高等职业学校"十四五"规划护理类专业书证融通特色教材
数字案例版

▶ 供护理、助产等专业使用

护理学基础

（数字案例版）

主　编　李爱夏　赵　嘉　丁春阳
副主编　刘晓霞　高　燕　夏雅雄　王丹凤
编　者　（以姓氏汉语拼音为序）
陈阳广　桂林医学院
丁春阳　镇江市高等专科学校
高　燕　桂林医学院
李爱夏　宁波卫生职业技术学院
李　明　黄河科技学院
刘春英　桂林医学院
刘晓霞　镇江市高等专科学校
王丹凤　黄河科技学院
王　凤　宁波卫生职业技术学院
魏小飞　镇江市高等专科学校
吴佳莹　宁波卫生职业技术学院
夏雅雄　宁波卫生职业技术学院
赵　嘉　桂林医学院
邹于征　黄河科技学院

华中科技大学出版社
http://www.hustp.com
中国·武汉

内 容 简 介

本书是高等职业学校"十四五"规划护理类专业书证融通特色教材（数字案例版）。

本书共二十章，内容包括绪论、护理学相关概念、护理理论、医院与医院环境、入院和出院护理、职业防护与安全护理、预防与控制感染、舒适护理、生命体征的评估及护理等。

本书可供护理、助产等专业使用。

图书在版编目(CIP)数据

护理学基础：数字案例版/李爱夏，赵嘉，丁春阳主编.—武汉：华中科技大学出版社，2021.8
ISBN 978-7-5680-7380-6

Ⅰ.①护… Ⅱ.①李… ②赵… ③丁… Ⅲ.①护理学-中等专业学校-教材 Ⅳ.①R47

中国版本图书馆 CIP 数据核字(2021)第 163417 号

护理学基础（数字案例版）
Hulixue Jichu(Shuzi Anli Ban)

李爱夏　赵　嘉　丁春阳　主编

策划编辑：周　琳
责任编辑：张　琴
封面设计：原色设计
责任校对：张会军
责任监印：周治超
出版发行：华中科技大学出版社（中国·武汉）　　电话：(027)81321913
　　　　　武汉市东湖新技术开发区华工科技园　　邮编：430223
录　　排：华中科技大学惠友文印中心
印　　刷：武汉科源印刷设计有限公司
开　　本：889mm×1194mm　1/16
印　　张：28.5
字　　数：839 千字
版　　次：2021 年 8 月第 1 版第 1 次印刷
定　　价：79.00 元

高等职业学校"十四五"规划护理类专业书证融通特色教材（数字案例版）

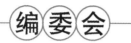

编委会

丛书学术顾问 文历阳　胡　野

委员（以姓氏笔画为序）

王　兵	湖南交通工程学院
王高峰	贵州工程职业学院
卢　兵	镇江市高等专科学校
朱　红	山西同文职业技术学院
刘义成	汉中职业技术学院
孙凯华	广东岭南职业技术学院
杨美玲	宁夏医科大学
邹金梅	四川卫生康复职业学院
张　捷	上海中侨职业技术大学
陈小红	铜仁职业技术学院
陈丽霞	泉州医学高等专科学校
陈国富	泰州职业技术学院
陈晓霞	肇庆医学高等专科学校
武　江	镇江市高等专科学校
林爱琴	郑州铁路职业技术学院
金庆跃	上海济光职业技术学院
郑纪宁	承德医学院
费素定	宁波卫生职业技术学院
唐忠辉	漳州卫生职业学院
桑末心	上海东海职业技术学院
黄　涛	黄河科技学院
黄岩松	长沙民政职业技术学院
黄绪山	安康职业技术学院
曹新妹	上海交通大学医学院附属精神卫生中心
程红萍	长治医学院
雷良蓉	随州职业技术学院
戴　波	聊城职业技术学院

网络增值服务使用说明

欢迎使用华中科技大学出版社医学资源网yixue.hustp.com

1.教师使用流程

（1）登录网址：http://yixue.hustp.com （注册时请选择教师用户）

（2）审核通过后，您可以在网站使用以下功能：

管理学生

建立课程　　　　　　　　布置作业

下载教学
资源　　　　　教师　　　　　查询学生学习
记录等

2.学员使用流程

建议学员在PC端完成注册、登录、完善个人信息的操作。

（1）PC端学员操作步骤

①登录网址：http://yixue.hustp.com （注册时请选择普通用户）

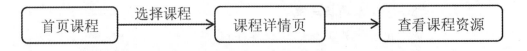

② 查看课程资源

如有学习码，请在个人中心-学习码验证中先验证，再进行操作。

```
首页课程 ──选择课程──> 课程详情页 ──> 查看课程资源
```

（2）手机端扫码操作步骤

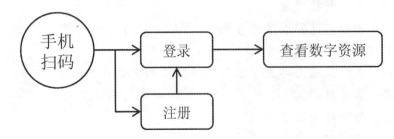

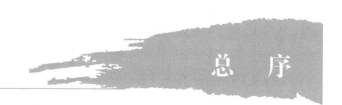

总 序

2019 年国务院正式印发《国家职业教育改革实施方案》(下文简称《方案》),对职业教育改革提出了全方位设想。《方案》明确指出,职业教育与普通教育是两种不同教育类型,具有同等重要地位,要将职业教育摆在教育改革创新和经济社会发展中更加突出的位置。职业教育的重要性被提高到了"没有职业教育现代化就没有教育现代化"的地位,作为高等职业教育重要组成部分的高等卫生职业教育,同样受到关注。

高等卫生职业教育既具有职业教育的普遍特性,又具有医学教育的特殊性。其中,护理专业的专科人才培养要求以职业技能的培养为根本,以促进就业和适应产业发展需求为导向,与护士执业资格考试紧密结合,突出职业教育的特色,着力培养高素质复合型技术技能人才,力求满足学科、教学和社会三方面的需求。

为了进一步贯彻落实文件精神,适应护理专业高职教育改革发展的需要,满足"健康中国"对高素质复合型技术技能人才培养的需求,充分发挥教材建设在提高人才培养质量中的基础性作用,经调研后,在全国卫生职业教育教学指导委员会专家和部分高职高专示范院校领导的指导下,华中科技大学出版社组织了全国近 50 所高职高专医药院校的 200 多位老师编写了这套高等职业学校"十四五"规划护理类专业书证融通特色教材(数字案例版)。

本套教材强调以就业为导向、以能力为本位、以岗位需求为标准的原则。按照人才培养目标,遵循"三基"(基本理论、基本知识、基本技能)、"五性"(思想性、科学性、先进性、启发性、适应性)、"三特定"(特定目标、特定对象、特定限制)的编写原则,充分反映各院校的教学改革成果和研究成果,教材编写体系和内容均有所创新,在编写过程中重点突出以下特点。

(1)紧跟教改,接轨"1+X"证书制度。紧跟高等卫生职业教育的改革步伐,引领职业教育教材发展趋势,注重体现"学历证书+若干职业技能等级证书"制度(即"1+X"证书制度),提升学生的就业竞争力。

(2)坚持知行合一、工学结合。教材融传授知识、培养能力、提高技能、提高素质为一体,注重职业教育人才德能并重、知行合一和崇高职业精神的培养。

(3)创新模式,提高效用。大量应用问题导入、案例教学、探究教学等编写理念,将案例作为基础与临床课程改革的逻辑起点,引导课程内容的优化与传授,适应当下短学制医学生的学习特点,提高教材的趣味性、可读性、简约性。

(4)纸质数字,融合发展。教材对接科技发展趋势和市场需求,将新的教学技术融入教材建设中,开发多媒体教材、数字教材等新媒体教材形式,推进教材的数字化建设。

(5)紧扣大纲,直通护考。紧扣教育部制定的高等卫生职业教育教学大纲和最新护士执业资格考试要求,随章节配套习题,全面覆盖知识点和考点,有效提高护士执业资格考试通过率。

本套教材得到了专家和领导的大力支持与高度关注,我们衷心希望这套教材能在相关课程的教学中发挥积极作用,并得到读者的青睐。我们也相信这套教材在使用过程中,通过教学实践的检验和实际问题的解决,能不断得到改进、完善和提高。

高等职业学校"十四五"规划护理类专业书证融通特色教材
(数字案例版)编写委员会

前言

　　高职护理专业的培养目标是以社会需求为导向、以岗位胜任力培养为本位,面向社会、面向岗位,培养"实用型"护理人才,实现学校培养与岗位需求"无缝对接",满足现代化医疗对高素质护理技能型人才的需求。随着社会的发展和科学技术的不断进步,临床护理实践的发展日新月异,《护理学基础(数字案例版)》就是在这样的背景下酝酿而编写的。编写过程中,编者严格遵循"教材继承性与创新性相结合"的原则,内容充分体现科学性、先进性和实用性;参考国内外同类教材先进的内容和编写规则,结合目前临床护理实践,听取广大教材使用者的意见及建议,将护理专业必须掌握的"三基"内容(基本理论、基本知识、基本技能)列为教材的重点;同时将人文精神有机融入专业技能操作过程中,以培养学生良好的职业道德和职业情感;有效对接临床护理实践的新进展,拓展知识面,以强化学生临床思维能力的培养。为提高学生的学习兴趣和改善学习效果,有效对接护士执业资格考试,本书每章内容均有明确的学习目标,并以典型案例引入学习内容,重点部分有"护考提示",另有知识拓展和"直通护考在线答题",以帮助学生了解教学要求及检验学习效果。此外,本书还配有电子课件,有助于学生学习和教师教学。

　　本书由各高等医学院校的 14 位护理专业教师真诚合作编写而成,同时得到了各学校领导以及临床护理专家、同仁的悉心指导和大力支持,也得到了华中科技大学出版社相关领导和编辑的鼎力相助,在此一并表示衷心而诚挚的感谢!由于我们水平有限,难免有不足之处,敬请教材使用者、专家、护理同仁给予批评指正和多提宝贵意见,我们会不断努力打造精品教材,更好地为护理教育与临床护理实践服务。

李爱夏　赵嘉　丁春阳

目　录

MULU

第二十章　护理程序

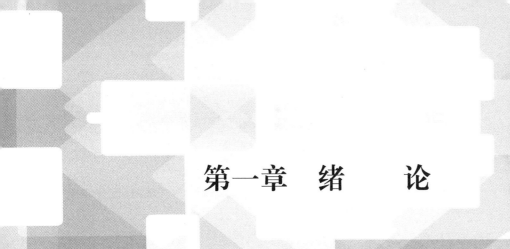

第一章 绪 论

 学习目标

1.掌握：护理学、护理的概念；现代护理学发展的三个阶段及每一阶段的特点；南丁格尔对护理的贡献；护理学基础课程的学习目的、学习内容和学习方法。

2.熟悉：护理学形成和发展；护理学的性质、特点和任务；护士的角色功能、行为规范和素质要求。

3.了解：护理专业的特点、性质和工作方式。

护理学是一门在自然科学、社会科学理论指导下的综合性应用学科，是研究有关预防保健与疾病防治过程中的护理理论与技术的科学。随着社会的进步、科学技术的发展、人们生活水平的提高及对健康需求的增加，护理学逐渐发展成独立的一级学科。护理学包括理论与实践两大范畴，基础护理是护理实践范畴中重要的组成部分之一，对培养具备扎实基本知识和娴熟基本技能的合格护理专业人才起着举足轻重的作用。

案例1-1

女生，小李，某职业学院护理专业一年级学生，看到学校里的"南丁格尔"塑像，充满了好奇。

问题：

1."南丁格尔"人物的背景包括哪些内容？与护理专业有什么关系？

2.成为一名优秀护士需具备哪些素质？

第一节 护理学概述

一、护理学的性质与特点

(一)护理学的性质

护理学是医学领域中一门独立的一级学科，研究促进、维护、增进和恢复人的身心健康状况的护理理论、知识和技能及其发展规律。护理学是将自然科学和社会科学紧密联系，为人类健康服务的

Note

综合性应用科学。护理学是人类在与大自然和疾病斗争的实践中逐步发展起来的一门独立学科,在整个生命科学中占有重要的地位。护理学有独立的理论体系和实践体系,是在护理实践基础上,对护理经验的高度概括,是经过护理实践验证的具有客观真理性和逻辑性的科学。

(二)护理学的特点

1. 科学性　护理学以广泛的自然科学、社会科学、人文科学理论知识为基础,其自身的理论知识体系也有很强的科学性。

2. 技术性　护理学是一门实用科学,有专门的护理技术和操作规范。

3. 社会性　护理学一方面受社会进步和改革的影响,另一方面也因护理工作日益广泛地面向社会,给社会带来更多的效益。

4. 服务性　护理是运用科学的知识和技术为人类社会健康服务,是帮助人的一种方式,因此护理学是一门服务性很强的综合性应用科学。

二、护理学的任务与目标

(一)护理学的任务

随着社会的发展和护理学科自身的发展,护理学的任务逐渐明确。护理伦理学的国际法指出:护士的唯一任务是帮助患者恢复健康,帮助健康人提高健康水平。该法律明确规定了护理学的任务:

①建立有助于康复的物质和精神环境。

②着重用教授和示范的方法预防疾病。

③为个人、家庭和社区民众提供保健服务。

世界卫生组织(WHO)专家委员会提出,护理是全面完整的健康照顾,对健康和疾病五个阶段提供服务。

①健康维护阶段:帮助人们获得并维持最佳健康状态。

②危险渐增阶段:协助人们维护健康、预防疾病。

③早期检测阶段:在人们发病的初期,立即发现问题,凭借早期诊断和治疗以防止病情的发展。

④临床治疗阶段:为急病或重病患者解除病痛,为濒死患者和家属给予安慰和支持。

⑤康复阶段:帮助人们解除因疾病而带来的虚弱与无力感,或帮助他们发挥体内最大的潜能,逐步恢复健康。

(二)护理学的目标

护理学是为人类健康服务的学科,其目标就是在尊重人的需要和权利的基础上,提高人的生命质量。它是通过"促进健康、预防疾病、恢复健康、减轻痛苦"来实现的。护理学的最终目标不仅是维护和提高个人健康水平,更重要的是面向家庭,面向社区,最终提高整个人类社会的健康水平。

第二节　护理学的基本概念

现代护理学包含四个最基本的概念——人、健康、环境和护理。对这四个概念的认识直接影响到护理学的研究领域、护理工作的范围和内容。

一、人

护理的服务对象是人(person),人自然成为护理专业中最受关注的因素。护理中的人不仅涉及个体,也包括由个体组成的家庭、社区、团体或整个社会,可以是健康人,也可以是患病的人。

（一）人是一个统一的整体

整体(holism)是指按一定方式、目的有秩序排列的各个要素的有机集合体。护理中我们认为人是一个由生理、心理、社会、精神、文化等要素组成的统一整体。这是因为人不仅仅是一个单纯的生物有机体,即一个由各种器官、系统组成的受自然和生物学规律支配的生物人,人更是一个有意识、有思维、有情感、有创造性、过着社会生活的社会人,因此人具有生物和社会的双重属性。人的生理、心理、社会等方面相互作用、相互影响,其中任何一方功能变化均可在一定程度上引起其他方面功能的变化,从而对整体造成影响。而人体各方面功能的正常运转,又能有力地促进人体整体功能的最大发挥,使人获得最佳的健康状态。

（二）人是一个开放系统

人是生活在复杂社会中的有机体,他无时无刻不在与其周围环境发生联系。人生命活动的基本目标是保持机体的平衡,这种平衡包括机体内部各系统间以及机体与环境间的平衡。所有有生命的系统都有内环境和外环境之分,护理的主要功能是帮助个体调整其内环境,去适应外环境的不断变化,以获得并维持身心的平衡即健康状态。强调人是一个开放系统,提示在护理工作中,护理人员不仅应关心患者机体各系统或各器官功能的协调平衡,同时还要注意其周围环境如家庭、单位、社区等对机体的影响,这样才能使人的整体功能更好地发挥和运转。

（三）人有基本需要

人的基本需要是指人为了维持身心平衡及求得生存、成长与发展,在生理上与精神上最低限度的需要。人的一生从出生到衰老死亡要经历许多发展阶段,有着许许多多的需要。作为生物人,有在生理方面的基本需要如进食、排泄、休息、活动、睡眠等;作为社会人,有在心理社会方面的需要如社会交往、情感表达、尊重、自我价值的实现等。人为了生存、成长与发展,必须满足其基本需要。若基本需要得不到满足,就会出现机体的失衡进而导致疾病。许多因素均可在不同程度上影响需要的满足,如生理因素、情绪因素、知识与智力因素、社会因素、环境因素、个人因素、文化因素等。护理的功能就是帮助服务对象满足其基本需要。

（四）人具有独特性

尽管人首先是一个生物学个体,但人不同于一般动物,他更具有社会性。每个人都是一个独特的个体,他有自身独特的思想、情感、动机和需要。因此护理工作中,护士应尊重个体的独特性,满足患者的合理需要。

（五）人有自我概念

自我概念是指一个人对自己的看法,即个人对自己的认同感。自我概念并非与生俱来,它是随着个体与环境的不断互动,综合环境中其他人对自己的看法与自身的自我觉察和自我认识而形成的。因此,个人的工作表现、认知功能、自身形象与外在吸引力、是否受人喜欢、解决问题的能力、特别的天赋以及其他如自立情况、经济情况等都将影响其自我概念。自我概念是个人身心健康的必要元素,它可影响个人的所思所想与所作所为。拥有良好自我概念者对自身的能力、天赋、健康、相貌等拥有足够的信心,因此他能有效地抵御一些身心疾病的侵袭并能更好地面对人生。而自我概念低下者则对自身存在的价值持否定、怀疑态度,故可能会流露出对自己的失望、不满意甚至憎恨等。

二、健康

预防疾病与促进健康是护理人员的天职,对健康(health)和疾病的认识直接影响着护理人员的护理行为。

【护考提示】
健康的定义。

（一）健康是个体生理、心理、社会等方面的完全良好状态

这是世界卫生组织（WHO）在 1946 年提出的观点，并将健康定义为："健康，不仅是没有疾病和身体缺陷，还要有完整的生理、心理状态与良好的社会适应能力。"这种对健康的认识得到了人们普遍的认可。它把健康与人们充实而富有创造性的生活联系起来，强调了个体的健康应包括身心两方面，克服了把身体、心理、社会诸方面机械分割开的传统观念，同时也强调了人和环境的和谐与平衡。

（二）健康和疾病是一个连续、动态的过程

健康和疾病是一个连续的过程，极佳的健康与濒临死亡分别在一条连线的两端。任何人任何时候的健康状况都可在这条线两端之间的某一点上找到一个位置，且时刻都在动态变化之中。人若成功地保持了内外环境的和谐稳定，则其健康趋于完好状态；若人的这种稳定状态遭到破坏，健康完整性受损，则人就会产生疾病甚至死亡。护理人员有责任促进人类健康向完好状态发展。

（三）健康受多方面因素的影响

人生活在复杂的自然和社会环境中，其健康受多方面因素的影响。影响人类健康的主要因素归纳起来有环境因素、生物学因素、生活方式及保健设施因素等。

三、环境

人的一切活动都离不开环境（environment），环境与人相互作用，与人类健康息息相关。

（一）环境与人相互依存、相互作用

环境为每个人所熟悉，护理理论家罗伊（Roy）把环境定义为"围绕和影响个人或集体行为与发展的所有因素的总和"，韩德森（Henderson）认为环境是"影响机体生命与发展的所有外在因素的总称"。所有有生命的有机体的环境又有内环境和外环境之分。人的内环境是指人体内的生物、化学和物理环境，如酸碱度、压力、氧气等。外环境主要分为自然环境（如空气、阳光、水等）和人文社会环境（包括社会经济、文化、道德状况、政治、法律制度等）。所有这些环境与人都息息相关、相互作用，任何人都无法脱离环境而生存。环境又是动态的、变化的，人必须不断调整机体的内环境以适应外环境的变化。同时，人又可以通过自身的力量来影响环境、改造环境，以利于自身的生存、繁衍与健康。

（二）环境影响人的健康

随着现代社会高科技的开发和利用、工业化进程的推进，人类对环境的开发、利用和控制能力大大提高。与此同时，环境对人类健康的影响也越发明显，资源的过度开发、生态失衡、空气与水污染、噪声污染、化学制剂的滥用等都对人的健康造成了损害。在人类所患疾病当中，不少与环境中的致病因素有关。因此，护理人员应掌握有关环境与健康的知识，为服务对象创造良好的休养环境以恢复和增进健康，并广泛宣传，作环境保护的卫士。

四、护理

护理人员需要对护理（nursing）有深刻的认识，方能不断塑造自己的专业特征，培养自己的专业素质，在今后的健康照顾体系中扮演好自己的角色。

（一）护理是科学和艺术的结合

护理是在科学指导下进行的活动，其科学指导来源于自然科学知识和社会科学知识，如化学、物理、生物医学、药理学、心理学、伦理学等，护理工作必须严格遵循这些学科理论知识的指导，遵循科学规律。同时，护理工作又是充满创造性的艺术。由于护理服务对象的千差万别，其健康问题、需要等各不相同，因此要求护士必须尊重患者的独特性，灵活应用科学知识，因人而异地分析和解决患者问题，满足其需要。正如现代护理鼻祖南丁格尔指出：护理使千差万别的患者都能达到治疗和康复

需要的最佳身心状态,这本身就是一项最精细的艺术。

（二）护理是助人的活动

护理是助人的活动,其目的在于恢复、维持和增进人们的健康。许多护理学者对此进行了论述,著名护理理论家韩德森(Virginia Henderson)经过反复研究与推敲,1966 年在《护理的本质》(The nature of nursing)中指出:"护士的独特功能是协助患病的或健康的人,实施有利于健康、康复或安详地死亡等的活动。这些活动,在个人拥有体力、意愿与知识时,是可以独立完成的,护理也就是协助个人尽早不必依靠他人来执行这些活动。"

（三）照顾是护理的核心

照顾是护理的核心和永恒的主题。纵观护理发展史,无论是在什么年代,也无论以什么样的方式提供护理,照顾(患者或服务对象)始终是护理人员工作的重心与职责。

（四）护理是一个过程,其方法是护理程序

护理活动是一个过程,这个过程由一系列有序的步骤组成。临床工作中,解决患者问题的护理活动步骤包括评估、诊断、计划、实施和评价。通过该步骤,护士可以有针对性地收集患者的资料,分析患者的问题,提出个性化解决方案,从而可以最大限度地避免治疗和护理的风险,故它是一种科学地解决问题的方法,护理工作者将这些步骤固定为护理工作的过程或程序即护理程序。护理程序有明确目的,就是解决患者的健康问题。

（五）护理是一门专业

护理是不是一门专业(profession)？这是一个传统的备受医学界争论的问题。20 世纪 50 年代以前,由于护士仅限作医生的助手,加之护理的特殊性以及形成过程中的历史原因,护理更多地被认为是一门技术性职业或亚专业、辅助专业。20 世纪 50 年代以后,国外护理界在完善护理教育体制、开发护理理论模式、提高护理科研水平、完善专业团体功能等方面做出了诸多努力,使护理逐渐由一门职业发展成为一门专业。关于专业的界定,1981 年,凯利(Kelly)认为应符合以下特征或标准:

①专业服务对人类是重要的,且造福于社会。

②专业拥有专门的知识体系,且通过科研可不断扩展。

③专业服务的重要特点是涉及知识和智能活动,专业人员要承担应负的责任。

④专业人员需在大学内培养或受更高层次的教育。

⑤专业人员工作有相当的独立性。

⑥专业人员愿为他人服务(利他主义),把工作作为自己的终生事业(是自己生命的一部分)。

⑦有职业伦理法典,以指导其成员的抉择和行为。

⑧有自己的学术团体,鼓励和支持高标准的工作实践。

随着护理专业地位的确立,护理人员的社会地位和专业形象也逐步在公众心目中得以建立,因此护理人员应用专业人员的标准严格要求自己,对社会负责,对公众负责,对人民的健康负责。

第三节 护理学的内容与范畴

护理学的内容与范畴是护理实践经验的总结和提炼,随护理实践不断深入,护理学的内容与范畴也在不断拓展和变化。

一、护理学的内容

护理学是一门应用科学,其内容离不开护理实践,主要有以下几方面。

【护考提示】护理学的基本概念。

（一）临床护理

1. 基础护理 各专科护理的基础。基础护理是以护理学的基本知识、基本理论和基本技能为基础，结合患者生理、心理特点和治疗康复要求，以满足患者的基本需要，如膳食护理、病情观察、排泄护理等基本护理技能操作。

2. 专科护理 以护理学及相关学科理论为基础，结合临床各专科患者的特点及诊疗要求，为患者进行身心整体护理，如各专科患者的护理、急救护理、康复护理等专科护理技能操作。

（二）社区护理

社区护理的对象是一定范围内的居民和社会团体。它是以临床护理的理论知识和技能为基础，以整体观为指导，结合社区的特点，深入社区、家庭、学校、工厂、机关，通过健康促进、健康维护、健康教育、管理协调等，改变人们的健康观念，帮助人们实践健康的生活方式，最大限度地发挥机体的潜能，提高全民健康水平。

（三）护理管理

护理管理是运用管理学的理论和方法，对护理人员、技术、设备、信息、经济等要素进行计划、组织、指挥、协调和控制，以确保护理服务正确、及时、安全、有效。

（四）护理教育

以护理学和教育学理论为基础，贯彻国家教育工作方针和卫生工作方针，培养护理人才，以适应医疗卫生服务和护理学科发展的需要。护理教育一般分为在校护理教育、继续护理教育，在校护理教育包括中专教育、大专教育、本科教育、硕士及博士护理教育，继续教育包括工作后的岗位培训、规范化培训、学历教育（如在职研究生）等，继续护理教育是为从事实际工作的护理人员，提供以学习新理论、新知识、新技术、新方法为目的的终身性在职教育。

（五）护理科研

护理科研是推动护理学科发展，促进护理理论、知识、技能更新的有效措施。它运用观察法、实训法、调查法、经验总结和调查分析法等研究方法，揭示护理学的内在规律。

二、护理学的范畴

（一）护理学的研究对象、任务、目标

这是护理学科建设的基础，随着护理学的发展而不断变化。由于它们是在一定历史条件下的护理实践基础上形成的，所以具有相对的稳定性。

（二）护理学理论体系的建立和发展

护理学理论体系的建立和发展是护理学发展的产物，是护理人员在长期的护理实践中不懈努力的结果。当护理人员在实践中发现旧理论无法解释新问题、新现象时，便促使其建立和发展新理论。从南丁格尔建立护理理论至今，为适应现代生物-心理-社会医学模式，产生了许多新的护理理论与概念模式，随着护理实践的不断发展，必将产生更多的护理新理论。

（三）护理学与社会发展的关系

研究护理学在社会中的作用、地位、价值，社会对护理学的影响，社会发展对护理学的要求等，如护理人员的地位、职称和待遇，人口结构改变、疾病谱的变化等对护理学的影响，人类进入太空、深水、高速运转等新活动领域的健康护理等。

（四）护理分支学科及交叉学科的形成

随着现代科学的高度分化和广泛综合，护理学与自然科学、社会科学、人文科学等多学科相互渗透，形成了许多新的综合型、边缘型的交叉学科和分支学科。护理交叉学科包括护理管理学、护理心

理学、护理伦理学、护理教育学、护理美学等。护理分支学科如外科护理学分化出骨科护理学、烧伤护理学、颅脑外科护理学等。随着科学的发展、社会的进步,护理学科必将进一步深化和发展,产生更多的分支学科与交叉学科。

（五）护理科学研究的深化及护理人员自身素质的提高

护理科学研究是推动护理学科发展,促进护理理论、知识、技能更新的有效措施。其研究内容是促进正常人健康,减轻患者痛苦,保护危重患者生命的护理规律与方法、技术等,其研究方法为科学实训法、调查法、经验总结和理论分析法等。护士素质是护理人员在工作中应具备的职业素养。护士肩负救死扶伤的光荣使命,患者的健康以及职业的伦理都要求护士必须具有较高的素质,因此提高护士素质,不仅应成为每一位护士自身内在的要求,更应成为护理学科研究的课题。

第四节 护理工作方式

护理工作方式是指护理人员在对服务对象进行护理时所采用的工作模式,又称护理分工方式。目前临床上常用的护理分工方式主要有以下几种。

一、个案护理

个案护理是指由一名护理人员负责一位患者的全部护理的护理工作方式。这种方式适用于多器官功能衰竭、危重脏器移植、大手术后等危重患者的护理。

个案护理的优点:①对患者的病情观察细致、全面;②护患交流增加,关系融洽;③护理人员职责明确,易产生责任感和成就感。缺点:①护理工作缺乏连续性,护士只能做到当班负责;②对护理人员要求高,耗费人力、物力、财力。

二、功能制护理

功能制护理是以护理工作任务为中心,以护理日常事务为主要工作内容,通过岗位分工,达到完成患者常规护理的一种护理分工方式。根据护士需要完成的常规护理任务,护士多被分为"治疗护士""生活护理护士""办公室护士"等,她们各自按流水作业进行工作。

功能制护理的优点:①护士分工明确,便于组织和管理;②工作效率较高,节省护士人力;③护理人员对所承担的技术工作熟悉。缺点:①护理人员为患者提供的是片段性的护理;②工作连续性差;③护理人员易产生疲劳感,不利于发挥护士的工作积极性。

三、成组护理

成组护理是指护理人员以小组的形式对一组患者进行护理的分工方式。通常,在一个护理单元中,护理人员被分为若干小组,每组由一位业务技术能力强、临床经验丰富的护士担任组长,配以数名组员,负责10～20名左右患者的护理。

成组护理的优点:①有利于护士对患者实施整体护理;②护理的系统性、连续性较好;③小组成员间容易沟通和协调;④有利于充分发挥小组成员的智慧与经验。缺点:①对组长的业务能力和组织能力要求高;②小组成员间需要花费较多时间进行沟通。

四、责任制护理

责任制护理是在20世纪80年代初引入我国并开始实施的一种护理分工方式,其特点是患者从入院到出院的所有护理由责任护士全面负责,责任护士实行 8 h 在岗,24 h 负责制。责任制护理强调以患者为中心开展工作,为患者提供满足身心需要的整体的、个性化的护理。

责任制护理的优点:①护士责任明确;②患者归属感和安全感增加;③有利于建立良好的护患关系;④有利于护士发挥独立的护理功能。缺点包括:①护士 24 h 负责不客观,难以实现;②人力、财力消耗较大;③文字书写任务过重。

五、综合护理

综合护理是一种通过有效地利用人力资源,恰当地选择并综合运用上述几种工作方式,为服务对象提供低成本、高质量、高效率护理服务的工作方式。临床常用的综合护理是将成组护理与功能制护理相结合,或是将责任制护理与成组护理相融合等。

综合护理的优点:①有利于护士为患者实施整体护理;②工作效率高,注重成本效益;③为护士提供了良好的个人发展空间,护士责任心、成就感增强。缺点:①对护理人员的能力要求较高;②护理人力投入较多。

总之,上述几种护理工作方式各有利弊。临床工作中,护理管理者需要根据具体情况,认真分析,恰当选择并综合运用。

第五节 护理学的形成与发展

护理学的形成与发展和人类的文明与健康密切相关。古人云:鉴古知今。学习护理学的发展史,可以使护士了解护理发展过程中的经验教训,分析把握现在,预测未来,从而更好地满足社会对护理服务的要求,增进人们的健康水平。

一、护理学的形成

护理学既是最古老的艺术,又是最年轻的专业。自从地球上有了人类,就有了生、老、病、死的问题,人类为解除或减轻自身的疾病及痛苦而产生了护理。护理学的发展经过了漫长的历史时期,并成为社会活动的一部分,由于时代及历史背景的不同,不同的时期有不同的护理特色。纵观护理学的发展,可分为以下几个阶段。

(一)人类早期护理

1.公元前后的护理 据记载,人类的医疗和护理活动起源于对动物观察的结果。人们在观察鸟类和其他动物时,可以看到母爱和互相扶持的现象。低等动物能自我疗护,知道生病或受伤的处理及协助其他受伤同伴。在古代,人类为谋求生存,在狩猎、械斗、打仗等与自然界抗争的活动中发生了疾病、创伤和战伤,随之就有了关于医疗护理实践和理论的发展。但在人类早期,医学并无科学的根据,医、药、护没有明确的分工,医师一人兼任医生、护士及药剂师的工作,人们主要以自我保护式、互助式、经验式、家庭式爱抚手段与疾病和死亡做斗争。这种情况持续了数千年。因此,当时的护理记录主要是对一些文明古国的医疗及护理发展的记录。

1)埃及 埃及是世界文明古国之一,留下了许多纸草文献,最古老的是史密斯医学纸草文、布鲁格什医学纸草文。古代埃及人认为,恶魔进入人体吸干骨髓,然后吞噬肉体致病,法师术和咒文可驱除恶魔。当时人们已经能够应用各种植物、动物及矿物质制成丸、膏等制剂来治疗疾病,同时也有了对伤口进行包扎、止血、催吐、灌肠以净化身体等护理技术。人们相信人永生不死,人死后灵魂仍会附着在肉体上。一名叫查脱(That)的医生,提出了王室尸体的埋葬法——防腐保存法,即用干化法保存尸体,俗称"木乃伊",从而引起了人们对人体的研究。公元前 300 年,在亚历山大城设立了第一所医院。当时的宗教与医、药、护不分,治疗疾病的主要方法仍为驱魔等宗教手段。

2)希腊　阿斯克勒庇俄其(Asklepios)因他的优良技术被人们称为神医。他的两个女儿海吉亚(Hygia)和波乃西亚(Panacia)协助患者恢复健康,被认为是最早参加护理活动的妇女。医学之父希波克拉底(Hippocrates)破除了宗教迷信,将医学引入科学发展的轨道,使公元前 6—4 世纪成为医学早期的黄金时代。他对医学的贡献如下:提出医学伦理学的概念,起草的《希波克拉底医学誓言》至今仍被许多国家尊为医学道德的典范;强调从事医疗的人应以观察、诊断、记录等方法探求疾病的原因,然后对症治疗,创造了"液体病理学说";教会人们应用冷热泥等敷法。

3)罗马　罗马对医学的最大贡献是凯撒(Austs Caesa)在军营中建立军医团组织,有医院、护士或协助员。罗马最富有的家族法米利亚(Familia)创建了私人医院。罗马医生盖伦(Clarissimus Galenos)以人体解剖的医学观点,创造了独特的医学体系,写过 200 多部作品,所编的疾病、治疗、药物的知识被沿用很久,几乎成为盖伦定律。罗马人在当时非常注意环境、个人卫生及人体的保健,如供应清洁的饮水、修建浴室、修建大型的体育场所等。

4)印度　印度早期的医疗及护理带有神秘的宗教色彩,以巫术及魔术为主要的治疗及护理手段。公元前 1600 年,在古印度婆罗门教的经典《吠陀经》(The Vedas)中记录了道德修养及医疗行为的准则,要求注意公共卫生设备、养成良好的卫生习惯,并叙述了医药、外科及预防疾病等方面的内容。统一印度的国王阿索卡(Asoka)按照佛教的教义建立了 18 所东方最早的医院并兼设医学院,培养医护人员,重视疾病的预防,成立了类似于现在的健康治疗小组,成员包括医生、护士、药剂师等人,每个人的职责分明,共同承担预防及治疗疾病的任务。当时由于妇女不能外出工作,只有男性承担护士工作,可以看成是最早的"护士"。对这些男护士的要求为身体健康、善良勤劳、忠于职守,具有药物常识、营养常识,能备餐,能维护患者的清洁,能满足患者的需要,顺从医生等。

5)巴比伦　为现今的伊拉克。在《圣经》等文献中有医学的论述,他们注重公共卫生及环境清洁,禁止摄入血及血类食物;规定新生儿要隔离;常用药物包括动植物、矿物,制剂有丹、散,采用灌肠、体操疗法和按摩法等。

2.公元初期的护理(公元 1—公元 500 年)　自公元初年基督教兴起后,开始了教会对医学 1000 多年的影响;这个时期没有真正意义上的护理。当时的护理工作带有很强的宗教色彩,主要以基督教会的宗教意识来安排及组织护理活动。从事护理工作的主要是修女,她们没有接受过正规的护理训练,但她们出于宗教的博爱、济世救人宗旨,认真护理患者,可以看成是以宗教意识为主要思想的护理最初阶段。

当时在基督教会的资助下建立了许多医院、救济院、孤儿院、养老院等慈善机构,由女执事来访问患者。公元 400 年,基督教会的菲碧(Phoebe)首先组织修女建立了护理团体,从事护理工作,随后又有一些护理团体成立,使护理组织化、社会化。其中重要人物有菲碧(Phoebe)、玛赛拉(Marcell)、菲毕奥拉(Fabiola)及波拉(Paula)等人。

(二)中世纪护理

中世纪的护理发展主要以宗教及战争为主题。中世纪由于罗马帝国的分裂,欧罗巴帝国处于群雄割据的混乱状态,开始了民族大迁徙。医学及护理学的发展极为落后,人们被疾病、战争及天灾所困扰。虽然欧洲各国建立了数以百计的大小医院,但条件很差,所有患者无论内科、外科,甚至传染科都混杂在一起。当时的护理工作环境分为一般的医疗机构及以修道院为中心的教会式医疗机构两种。医疗机构都遵循一定的护理原则,按照患者的病情轻重,将患者安排在不同的病房。当时护理的重点是改善患者治疗的物理环境,包括改变采光、通风及空间的安排等。意大利沙弗诺城的医学院校招收妇女学习产科、医院管理、护理、助产,考试合格后发给证书。

12—13 世纪,由于连年战争,伤病员大量增加,因此需要随军救护人员。战争中的一些信徒组成救护团,男团员负责运送伤员、患者和难民,女团员在医院里护理患者,开始有男性从事护理工作,护士的人数大幅增加。当时的护理除了重视医疗环境的改善外,还重视护理人员的训练、护理技术的发展、在岗教育、对患者的关怀等方面,但护理培训及实践很不正规。在战争之外的欧洲各国,大多数医院由教会控制,护理工作主要由修女承担,她们缺乏护理知识,又无足够的护理设备,护理多限于简单的生活照顾。

(三)文艺复兴与宗教改革时期的护理

文艺复兴时期,西方国家称之为科学新发现时代。从14世纪开始。由于文艺复兴,宗教改革及工业革命的影响,文学、科学、艺术、医学领域有了很大的发展及进步,其间建立了许多图书馆、大学、医学院校,出现了一批医学科学家。瑞士医生帕拉房尔(Paracelsas)在药物化学方面有很大贡献,比利时医生维萨留斯(Vasalius)写了第一部《人体解剖学》,英国的威廉·哈维(William Harvey)发现了血液循环的原理,法国人巴拉斯·帕里(Pare Ambrorse)由理发师成为第一名外科医生,从此,近代医学开始朝着科学的方向发展,并逐渐演变成为一门独立的专业。但护理工作却仍然停留在中世纪的状态,并由于重男轻女、宗教改革及工业革命的影响,护理落入了长达200年的黑暗时期。

当时,妇女得不到良好的教育,教会的腐败导致了宗教改革,使医院中的修女不能留在医院或其他医疗场所继续照顾患者。同时,工业革命虽然促进了经济的繁荣,但增强了人们的拜金意识,削弱了其爱心、奉献及自我牺牲精神,护理工作不再由充满爱心的神职人员来担任,而主要是一些贫困人家的妇女因为生活所迫而担任。护理人员没有接受过护理训练,也没有护理经验,缺乏工作热情及爱心,爱慕钱财,服务态度恶劣,使护理工作陷入了瘫痪的状态。直到1576年,法国的天主教神父圣·文森保罗(St. Vincent De Paul)在巴黎成立了慈善姊妹会,成员不一定是教会的神职人员,她们经过一定培训后,深入群众,为病弱者提供护理服务,受到人们的欢迎,这才使护理的不利局面得以改善,使护理逐渐摆脱教会的束缚,成为一门独立的职业。

(四)现代护理的诞生与南丁格尔的贡献

在19世纪中后期,由于科学的不断发展,欧洲相继开设了一些"训练护士"的学校,护理的质量及地位有一定的提高。1836年,德国牧师西奥多·弗里德尔(Fliendner)在坎萨尔斯瓦茨(Kaiserswerth)建立了世界上第一个较为正规的护士训练班。南丁格尔曾就学于此,现代护理学的发展主要是从南丁格尔时代开始的。

1. 南丁格尔的事迹与贡献 19世纪中叶,南丁格尔首创了科学的护理专业,使护理学逐步走上了科学的发展轨道及正规的教育渠道。国际上称这个时期为南丁格尔时期,这是护理学发展的一个重要转折点,也是现代护理学的开始。

南丁格尔对护理的贡献突出表现在以下几个方面。

1)为护理向正规的科学方向发展奠定了基础 她认为护理是一门艺术,有其组织性、务实性及科学性。她明确了护理学的概念和护士的任务,提出了公共卫生的护理思想,重视患者的生理及心理护理,并发展了自己独特的护理环境学说,她的护理理念为现代护理学的发展奠定了基础。由于她的努力,护理逐渐摆脱了教会的控制及管理而成为一门独立的职业。

2)著书立说,阐述其基本护理思想 她在1858年及1859年分别写了《医院札记》及《护理札记》。在医院札记中,她阐述了自己对改革医院管理及建筑方面的构思、意见及建议。在护理札记中,她以随笔的方式阐明了自己的护理思想及对护理的建议。这两本书多年来被视为各国护士必读的经典护理著作。同时,她还先后发表了一百多篇护理论文,答复了上千封各地的读者来信。

3)致力于创办护士学校 南丁格尔坚信护理是一门正规的职业,必须由接受过正规训练的护士担任。1860年,南丁格尔在英国伦敦的圣多马医院开办了第一所护士学校。她的办学宗旨是:护理是一门科学的职业,应采用新的教育体制及方法来培养护士。其办学模式、课程设置及组织管理模式为欧亚大陆的许多护士学校所效仿,促进了护理教育的迅速发展。

南丁格尔和她的护理事业

【护考提示】
南丁格尔的贡献。

4)创立了一整套护理制度　她强调在设立医院时必须先确定相应的政策,采用系统化的护理管理方式,制订医院设备及环境方面的管理要求,从而提高护理工作效率及护理质量。在护理组织机构的设立上,要求每个医院必须设立护理部,并由护理部主任来管理护理工作;要适当授权,以充分发挥每位护理人员的潜能。

5)其他方面　强调了护理伦理及人道主义观念,要求护士不分信仰、种族、贫富,平等对待每位患者。同时注重护理人员的训练及资历要求等。

2. 现代护理学的诞生　19世纪以后,现代护理学的诞生与各国的经济、文化、教育、宗教、妇女地位及人民生活水平的改善有很大的关系。护理学在世界各地的发展很不平衡,总体来看,西方国家的护理学发展较快,护士的社会地位相对较高,其他国家的护理学发展相对滞后。

现代护理学的发展实际上就是一个向专业发展的过程,主要表现在以下几个方面。

1)护理教育体制的建立　自1860年后,欧美许多国家的南丁格尔式护士学校如雨后春笋般出现。如在美国,1901年约翰霍普金斯大学开设了专门的护理课程;1924年耶鲁大学首先成立护理学院,学生毕业后取得护理学士学位,并于1929年开设硕士学位;1964年加州大学旧金山分校开设了护理博士学位课程。世界其他国家及地区也创建了许多护士学校及护理学院,形成了多层次的护理教育体制。

2)护理向专业化方向的发展　主要表现在对护理理论的研究及探讨、对护理科研的重视及投入和各种护理专业团体的形成。护理学作为一门为人类健康事业服务的专业,得到了进一步的发展及提高。

3)护理管理体制的建立　从南丁格尔时代开始,世界各国都相继应用南丁格尔的护理管理模式,并将管理学的原理及技巧应用到护理管理中,强调了护理管理中的人性管理,并指出护理管理的核心是质量管理。对护理管理者要求更加具体及严格,如美国护理协会对护理管理者有具体的资格及角色要求。

4)临床护理分科的形成和深化　从1841年开始,特别是第二次世界大战结束以后,由于科技的发展及现代治疗手段的进一步提高,护理专科化的趋势越来越明显,如除了传统的内、外、妇、儿、急诊等分科外,还有重症监护、职业病、社区及家庭等不同分科的护理。

二、现代护理学的发展

现代护理学的发展可以概括性地分为以下三个阶段。

(一)以疾病为中心的护理阶段

这一阶段出现在现代护理发展的初期,由于当时人们对健康的认识停留在"健康就是没有疾病"的阶段,认为健康是由细菌或外伤引起的机体结构改变或功能异常,因此一切医疗行为都围绕着疾病进行,以清除病灶为基本目标。在当时,护理尚未形成自己的理论体系,从而受这种医学指导思想的影响,因此,协助医生诊断和治疗疾病成为这一时期护理工作的主要内容。此期护理的特点包括:①护理开始成为一门专门的职业,其从业人员——护士在从事护理工作之前需要经过特殊的培训;②在长期对疾病护理的过程中逐步积累形成了一套较规范的护理常规与护理技术操作规程,为护理学的进一步发展奠定了坚实的基础。当然,作为护理学形成和发展初始阶段的产物,以疾病为中心的护理思想有其致命的弱点,突出表现在护理的过程中只见病不见人,从而导致仅重视局部疾病护理,轻视对人的全面照顾,因此,这一思想严重束缚了护理人员的思维,局限了护理学的研究领域。

(二)以患者为中心的护理阶段

随着人类社会的不断进步和发展,20世纪初,社会科学中许多有影响的理论和学说如系统论、人的基本需要层次论等相继被确立,这些理论的引入奠定了护理学进一步发展的理论基础。1946年,WHO提出的新的健康观——"健康不但是没有疾病和身体缺陷,还要有完整的生理、心理状况和良好的社会适应能力",不仅为护理学的发展指明了方向,而且还提供了广阔的实践空间。同时,西方先进国家培养出大批高级护理人才及"护理程序""护理诊断"的提出,又为护理学的发展提供了方法和人才上的可能。护理理论家罗杰斯(Rogers)提出的"认识一个整体"的观点受到人们的关注。伴随着生物-心理-社会医学模式的提出,人作为一个生物、心理、社会的有机整体的观点进一步得以强化,护理的指导思想也逐步从以疾病为中心转向以患者为中心,工作内容也从传统的单纯执行医嘱逐渐转向应用护理的科学工作方法——护理程序,全面收集患者的资料,做出护理诊断,制订护理计划,实施身心的整体护理。

此期护理的特点为:①逐步形成护理学的知识体系。一方面,护理学通过吸收相关学科的相关理论,作为自己的理论基础,如护理学基础中的健康概念、环境概念、系统理论、适应理论等;另一方面,护理工作者们通过自身的实践与研究,又建立了许多护理模式如奥伦的自护模式、罗伊的适应模式等。所有这些,共同形成了护理学的理论框架与知识体系。②以患者为中心实施整体护理。护理人员的思维从单纯的对患者疾病的护理扩展到对患者实施生理、心理及社会各方面的全面照顾。③护理人员应用科学的工作方式——护理程序,解决患者的健康问题,满足他们的健康需求。④护士主要的工作场所还局限在医院内,其服务对象还以患者为主,尚未涉及群体保健及全民健康。

(三)以人的健康为中心的护理阶段

随着社会的进步,科学技术的发展,传统的疾病谱已发生了很大的变化。过去对人类健康威胁极大的急性传染病已得到了较好的控制,取而代之,与人类生活方式和行为有关的疾病如心脑血管病、恶性肿瘤、意外伤害等构成人类死亡的主要威胁。同时,伴随着人们物质生活水平的提高,人们的健康需求也日益提高。因此,医疗护理服务重点局限在医院的现状已很难满足广大人民群众日益增长的保健需要。

此阶段护理的特点:①护理学已成为现代科学体系中综合了人文、社会、自然科学知识的独立为人类健康服务的应用学科;②护士的任务已超出了原有的患者或疾病护理的范围而扩展到了对所有人、生命周期的所有阶段的护理;③护理的工作场所也相应地从医院扩大到了工厂、学校、家庭、社区、幼儿园、养老院或临终关怀医院等;④护理人员的工作方法仍以护理程序为主。

三、中国护理发展

(一)祖国医学与护理

我国传统医学强调三分治、七分养,养即护理,中医护理是中医不可分制的重要组成部分,"护"寓于"医",有关护理的理论和技术记载甚为丰富。

1.中医护理的特点

1)整体观　病因方面考虑内伤七情、外感六淫等心理及环境因素,治疗时不是头痛医头,而是把患者当作一个"人"来全面考虑。

2)辨证施护　按照阴阳、五行、四诊、八纲、脏腑辨别表里、寒热、虚实的证候,采取不同护理原则进行有针对性的护理。

2.中医护理原则

1)扶正祛邪　正为人体防御能力,邪为人体发病条件。治疗和护理的目的是改变双方力量对比,一切护理措施均据此制定。

2)标、本、缓、急　标本说明病症主次关系,一般以"急则护标、缓则护本"为原则。

3)同病异护、异病同护　根据辨证施护原则,要因病、因证而护。

4)因时、因地、因人制宜　强调机体与外界环境统一的原则,要根据时令、气候、地理、环境、年龄、性别、生活习惯、精神状态等不同情况施护。

5)预防为主　强调"未病先防"和"既病防变"的原则。

【护考提示】
现代护理发展的三个阶段及特点。

3. 中医护理技术　有针灸、推拿、拔火罐、刮痧、气功、太极拳、煎药法、服药法、食疗法等。

随着中医药学的发展,有许多行之有效的调养和护理方法,散在地记录于中医的著作之中,但由于自古以来,我国的医、护、药不分,护理没有得到独立发展的机会,直到近代护理才逐步走向一门独立的专业。

(二)中国近代护理的发展

1. 西方护理的传入及影响(1840—1919 年)　中国近代护理的发展从鸦片战争以后开始。1840年以后,西方医学与护理学借助数量可观的传教士、医生及护士以前所未有的势头传入我国。当时的医院环境、护士的服装、护理的操作规程及护士学校的教科书等都带有浓厚的西方色彩。

鸦片战争后,各国的传教士涌入中国,除建立教堂及传教外,还修建了一些医院和学校。1835年,广东建立了第一所西医医院,2 年后以短期训练班的方法培养护士。1887 年,一名美国护士在上海成立妇孺医院并开办护士训练班。1888 年,中国第一所护士学校在福州成立。1895 年和 1905年,北京成立护士训练班及护士职业学校。

2. 中国近代护理的发展(1920—1936 年)　1920 年,中国协和医学院建立了协和高等护士专科学校,是中国第一所具有本科水平的护士学校。该校招收高中毕业生,学制 3～4 年,在燕京大学、金陵女子文理学院、东吴大学、岭南大学、齐鲁大学 5 所大学设有预科,学生毕业后发给"护士"文凭。自 1920—1953 年,协和高等护理专科学校为国家培养了一批高水平护理师资和护理人才。1932 年,中央护士学校在南京成立,学制 3～4 年,是中国第一所正规的公立护士学校。1934 年,教育部成立护士教育专门委员会,将护士教育定为高级护士职业教育。该委员会制定了护理教育课程设置标准、教材大纲等,并要求全国护士学校向教育部办理相关的登记手续。1936 年,卫生部开始管理护士注册事宜,要求护理学校的学生毕业后参加护士会考,会考及格者发给证书,然后经注册后领取护士证书。

3. 抗日战争到全国解放(1937—1949 年)　我国护理的主要发展概况如下。

1)在解放区　延安解放区的护理人员在十分简陋和艰苦的条件下,克服重重困难和阻力,出色地完成了救治伤病员的任务。很多知识分子奔赴延安,开办医院,并在医院培养护士。同时也有许多国际医学护理界的友人来华支援中国人民的抗日战争。

2)在国民党统治区　日军占领地的许多护校被日本人接管或关闭。一些护校迁到后方继续培养人才,如协和医学院护士学校的教师在校长的带领下将学校迁到成都,继续培养护理人才。

3)在沦陷区(日军的占领地)　中华护士会总干事田粹励留在了沦陷区,机智地与日军周旋,完整地保存了中华护士会在南京的会所,并继续坚持进行护士会考及发证等工作,保障了护理教育的质量。

至 1949 年,全国共有 180 多所护士学校,3 万多名护士,当时的人口为 6 亿,护士的数量远远不能满足医疗保健及人民健康的需要。

(三)中国现代护理的发展

1949 年中华人民共和国成立后,在党的"面向工农兵""预防为主""团结中西医"及"卫生工作与群众运动相结合"的四大方针指引下,中国的卫生事业有了很大发展,护理事业也得到了迅速发展。特别是在党的十一届三中全会以后,改革开放政策及人民健康需求的不断提高,更加促进了护理事业的蓬勃发展。

1. 护理教育

1)多层次的学历教育　1950 年在北京召开了全国第一届卫生工作会议,在此次会议上对护理专业教育进行了统一规划,将护理专业教育列为中等教育范畴,规定了护士学校的招生条件,成立了教材编写委员会,出版了 21 本相关的护理专业教材。此后,国家培养了大批中等专业护士。1952年后国家取消了高等护理教育,原目的是更快更好地培养护理人才,却导致了护校教师、护理管理人员、科研人员青黄不接,有些甚至是后继无人,严重地影响了我国护理专业的发展。1966—1976 年,护理教育受到严重影响,全国几乎所有的护士学校均被停办或解散或被迁往边远地区,校舍及各种教学仪器设备遭到破坏。直到 1979 年,中断的护校才陆续恢复招生。1983 年,教育部与卫生部联合召开会议,决定在全国高等医学院校增设护理专业及专修科,恢复了高等护理教育。1983 年,天津医学院招收了首届学士学位的本科护理系学生。此后,全国其他院校相继成立护理系,开启护理本科教育和大专教育。1992 年,北京医科大学开始招收护理专业硕士研究生。1994 年在美国中华医学基金会的资助下,西安医科大学联合北京医科大学、协和医科大学、上海医科大学、中山医科大学、中国医科大学、华西医科大学、湖南医科大学,与泰国清迈大学共同举办护理研究生班,至今已为中国各院校培养许多硕士毕业的护理人才。目前,全国各大医学、护理院校开设护理专业硕士、博士教育。我国已形成了多层次、多渠道的护理学历教育体系。

2)岗位教育及继续教育 从 1979 年开始,各医疗单位陆续对护士进行了岗位教育。教育手段主要采用邀请国内外护理专家讲课,选派护理骨干到国内外先进的护理院校或医院进修学习及组织编写有关材料供广大护理人员学习。1987 年以来,国家教育委员会、国家科学技术委员会、国家经济委员会、国家劳动人事部、财政部及中国科学技术协会联合发布了《关于开展大学后继续教育的暂行规定》。之后国家人事部又颁发了相应的文件,规定了继续教育的要求。1996 年,卫生部继续医学教育委员会正式成立。1997 年,卫生部继续教育委员会护理学组成立,标志着我国的护理学继续教育正式纳入国家规范化的管理。1997 年,中华护理学会在无锡召开了继续教育座谈会,制定了护理继续教育的规章制度及学分授予办法,使护理继续教育更加制度化、规范化及标准化。

2. 护理管理 1950 年,各医院开始实行科主任负责制,曾一度取消了护理部,使护理质量下降,1960 年又恢复护理部对医院护理工作的管理。1966 年至 1976 年期间,又再次取消了护理部。1979 年开始,卫生部加强了对护理工作的管理。1986 年,卫生部召开了全国首届护理工作会议,会后公布了《卫生部关于加强护理工作领导理顺管理体制的意见》,其中对各级医院护理部的设置作了具体而明确的规定。各级医院健全及完善了护理管理体制,由护理部负责护士的培训、调动、任免、考核、晋升及奖励等,提高了护理人员的素质,保障了护理质量。卫生部在《卫生技术人员职称及晋升条例(试行)》中规定护士的主要专业技术职称分为护士、护师、主管护师、副主任护师、主任护师五级,使护理人员具有了完善的晋升考试制度。1993 年 3 月,卫生部公布了《中华人民共和国护理管理办法》,该办法的实施使中国有了较完善的护士注册及考试制度。1995 年 6 月 25 日,全国开设了首次护士执业考试,考试合格者发给执业证书,申请注册后方可执业。1997 年,《中共中央、国务院关于卫生改革与发展的决定》提出改革城镇职工医疗保障制度、改进卫生管理体制、积极发展社区卫生服务,这意味着护理改革已融入整个卫生改革的大熔炉中,标志着中国的护理管理逐步走上了规范化、法治化的管理轨道。

3. 临床护理 自 1950 年以来,我国临床护理工作一直受传统医学模式的影响,实行的是以疾病为中心的护理服务。护理人员主要在医院从事护理工作,医护分工明确,护士为医生的助手,处于从属的地位,临床护理规范是以疾病的诊断及治疗为中心而制定的。1979 年以后,由于加强了国内外的学术交流,加上医学模式的转变,护理人员积极探讨以患者为中心的整体护理。同时护理的范围也不断扩大,护理人员开始在社区及其他的卫生机构开展护理服务。1987 年,在美籍护理专家的帮助下,我国江苏等地的一些医院引入了责任制护理和护理程序。责任制护理要求责任护士用护理程序的科学方法对患者从入院到出院进行全面、整体的护理。随着责任制护理的普及,我国广大护理人员对护理程序这种方法及整体护理理念的认识逐步加深,但随后由于种种原因,责任制护理未能持续有效地开展下去。20 世纪 90 年代以后,随着对外交流日益频繁,整体护理思想迅速引入我国并在各地医院展开试点和实践,自此,以人为中心的整体护理在我国护理界逐步实施。2010 年 1 月,我国卫生部办公厅印发《2010 年"优质护理服务示范工程"活动方案》的通知,强调以患者为中心,强化基础护理,全面落实责任护理制,深化护理专业内涵,整体提升护理服务水平,提出"优质护理服务"

概念 。同年3月,卫生部在全国卫生系统开展"优质护理服务示范工程"活动,最终目的是在卫生系统各级各类医院全面加强临床护理工作,强化基础护理,改善护理服务,达到"三满意"——患者满意、社会满意、政府满意。至2017年年底,优质护理服务实现了三级医院全覆盖,近90%的二级医院开展了优质护理服务。

4. 护理专业 护理工作作为医疗卫生工作的重要组成部分,在保障患者生命安全、促进康复和减轻痛苦等方面担负着重要责任。随着社会经济的发展、人民群众生活和文化水平的不断提高,人民群众的健康需求和期望不断增长,护理服务向高质量、人性化方向发展。临床医疗技术的发展突飞猛进,对护理专业也提出了更高的挑战。护理质量、人力资源等管理更科学、规范和高效;护理教育不断改革、创新、完善,目标是培养有观察能力、沟通能力、评判性思维能力和综合分析、解决问题能力并存的高级护理人才。重视护理研究,开展护理科研,推动了护理学科的发展。

1986年,首届全国护理工作会议之后,2005年又一次召开全国护理工作会议。会议明确目标,统一思想,开拓创新,充分肯定在开展"以患者为中心、以提高医疗服务质量为主题"的医院管理年活动中,护理质量和患者满意度得到了大幅度的提升。

《中国护理事业发展规划纲要(2005—2010年)》提出:要加强科学管理,创新工作机制,保证护理质量,提高专业水平,使护理工作"贴近患者、贴近临床、贴近社会"。加强人力资源的管理:增加总量,调整结构,巩固基础,提高水平,合理调整临床护士队伍结构。坚持护理工作为人民群众健康服务的宗旨,树立和落实科学发展观,坚持走适合我国国情的护理事业发展道路,加强护士队伍建设,提高护理专业水平,提高护士队伍整体素质,树立以患者为中心的服务理念,为患者提供基础护理服务和专业技术服务;有计划培养临床专业化护理骨干;提高管理人员的管理水平和能力;发展社区护理;促进护理教育改革与发展。推进护理事业全面、协调和可持续发展,以适应社会和经济的发展,适应医学科学技术的发展,满足社会和广大人民群众对健康服务的需求。

《中国护理事业发展规划纲要(2011—2015年)》进一步对护理专业的建设和发展指明方向、明确要求:强调进一步贯彻落实《护士条例》;加强护士队伍建设,根据《医药卫生中长期人才发展规划(2011－2020年)》,大力培养与培训护理专业人才,落实护士配备相关标准,加强基层护士人力配备,优化护士队伍结构,提高护士队伍服务能力;提高医院临床护理水平;继续扎实推进"优质护理服务示范工程"活动;深化公立医院护理管理改革;建立专科护理岗位培训制度;建立护理管理岗位培训制度;探索建立长期护理服务体系;加快护理教育改革与发展;大力发展中医护理;加强与国际及港澳台地区的合作与交流,促进我国护理事业的发展。

第六节 护理专业特点与护理学基础

一、护理专业的特点

(一)独有的专业价值

护理的目标是减轻痛苦、维护健康、恢复健康、促进健康。随着生活水平的提高,人们对健康的需求也越来越高,社会对护理的需求不断提高,护理的服务范围不断扩大,护理所承担的任务也不断增加。以人的健康为中心已成为护理的奋斗目标,广大护理人员为达到目标不断努力。护理的目的标志着护理的价值,在宏观水平上体现了护理的价值。这种护理理念具有目的性、方向性,是指导护士行为的准则。护理的理想价值在患者、家庭、社会的服务中得以体现,从而实现护理的现实价值。理想价值的实现主要依赖于护理的活动过程。救死扶伤是每位护士的天职,其无私的奉献精神始终贯穿于整个服务过程,为解除患者痛苦、提高人们的健康水平和生活质量尽职尽责。价值的发展过程是用价值观念指导护士的专业行为,而专业行为又体现在一个人的态度和个人的工作质量上。一个人的态度受到个性的影响,每一个人均有自己的个性,个性有正面的和负面的。护理人员必须有良好的服务意识,关爱患者,及时修正自己个性的负面,以符合专业态度的需要。个人的工作质量体现在一个人的学习态度和业务能力上,每一个人必须掌握本专业的基础理论和精湛技能,并具有不断学习的态度,不断了解新的信息,更新专业理论和技能。

(二)独立的知识体系

护理和其他学科一样,有自己的专业理论、知识和技能。护理人员必须接受专业教育,以达到一定的专业水平。护理专业设有中专、大专、学士、硕士、博士等不同层次教育,除了正规的学历教育以外,还确立了毕业后接受规范化教育和继续教育,通过护理教育培养专业护士、专科护士。护理专业研究人员发展护理研究以不断修正和发展专业的理论和实践,使专业具有更强的生命力。护理实践除了临床护理和社区护理之外,还有和这些实践有关的护理教育、护理管理和护理科研。

(三)自主性和自我调节

护理专业的独立性和自主性,体现在除了有自己的理论体系和实践体系以外,还有自己的专业组织和专业的实践标准。

1. 专业组织 护理专业组织是在卫生部、卫生厅行政部门及医疗机构统一领导下的各级护理中心和护理专业的学术团体,如国家、省、市级护理学会。其职责是贯彻党的方针政策,制订护理的道德标准、护理制度、护理常规、护理技术操作标准。护理的各项规章制度、常规和标准均是为了满足服务对象的需要而制订的,随着科学的发展和专业发展的需要,须不断修正专业的标准,以促进护理质量的提高。

2. 专业责任 专业的责任心是检验护士的标准,护士必须对专业的行为负责,严格遵守各项规章制度,履行自己的职责,有强烈的责任感和使命感。社会给予护士权利,护士对社会负有责任;对社会所负的责任越大,社会所给予的权利也就越大,护士的社会地位也随之而提高。

3. 专业道德 伦理是研究人道和人性尊严的有关人类行为的科学,护士必须有自己的伦理道德以控制自己的专业行为。1973年,国际护理学会订立道德规范,护士的基本责任是"促进健康,预防疾病,恢复健康,减轻痛苦"。护士的固有责任是"尊重人的生命、尊严和权利",不受国籍、种族、宗教、政治、社会地位的限制;护士应尊重患者的权利,患者有隐私权、知情权、选择权;护士应致力于减轻患者的痛苦,提供一种以促使个人价值、习俗和信仰受到尊重的环境。每个人有自己道德标准和生活哲学,这决定一个人的价值和态度,也影响一个人与其他人相互间的作用和关系,每一位护士都应注意自己的行为对整个专业的影响。任何不良的行为都有损于整个专业的形象,因此,护士的言行举止应符合职业道德标准和要求。

二、护士的角色与功能

(一)护士的角色

角色是用来描述人的行为的一个词,人的行为有一定的模式。护士的角色是适合护士的行为模式。早期护士的任务简单,以生活照料为主,护士所扮演的角色相继经历了民间形象(如同母亲照顾小孩)、宗教形象(当时的患者大部分是由教徒照顾)、仆人形象(只有下等人或奴隶才去照顾那些受上帝惩罚的患者)。随着科学的发展,护理学发展为与教师、医生、心理学家、律师等其他专业一样,是一项"助人的专业"。护士在她的专业领域中作为帮助者帮助追求健康的人,并承担下列角色。

1. 健康照顾者 当人因各种原因导致自理能力降低或缺失,不能满足基本需要时,护士为其提供帮助,使其感觉舒适、恢复和获得健康。

2. 管理者 护理工作中,护士不仅要分管较多的患者,同时所面对的是社会各阶层人士,需要与不同患者、家属进行沟通和协调，进行有效的管理，共同为患者的健康而努力。另外，护理队伍有自身的组织体系，通过有组织的领导、策划、沟通、控制，最大程度地发挥护理的功能，并与其他专业沟通合作、互相依赖、互相帮助而促使本专业的发展。

3. 教育者　要促使护理学科的发展，必须建立护理的教师队伍，提高教学质量，培养不同层次的护理人才，以多渠道、多规格培养护士。护士服务的对象是追求健康的人，因此护士需承担教师的角色，对患者和追求健康的人进行有关健康知识的教育，以提高服务对象的自我保健能力。

4. 研究者　要推进护理学科的发展必须开展护理研究，护理工作中存在着很多需要解决的问题，无论是护理理论还是护理实践，都有待于研究和探索，以解决临床护理、社区护理、护理教育及护理管理中的问题。另外，还需通过进行基础研究和应用研究，发展护理的理论和实践。

5. 咨询者　社会人群为了提高健康水平，有很多专业的问题需要询问，以解决对有关健康的疑惑，护士可作为咨询者予以咨询和指导。

6. 代言者　护士是患者和家属的信任者，当有不利患者健康的任何行为出现时，护士有义务提出忠告或给予帮助。

（二）护士的功能

护士为个人、家庭、社区提供护理，指导他们恢复健康、促进健康、预防疾病。护士主要的功能是护理职能而不是治疗职能，是对人的照顾；护理的次要功能是协助其他健康专业人员从事治疗，在执行次要功能时，不应干扰主要功能。护士的功能可分为护士的独立功能（independent）、依赖功能（dependent）和相互依赖功能（inter dependent）。

1. 独立功能　由护士独立判断患者需要进行哪些护理活动，不需要医生开医嘱。如为患者提供舒适的卧位和协助患者活动、皮肤和口腔护理，帮助患者有效咳嗽、深呼吸等，以满足患者的基本生理需要，与患者交流，解决有关健康与疾病的疑虑。

2. 依赖功能　对医生开出的医嘱进行有效的实施，包括实施医嘱的技术，如给患者服药，护士必须了解药物的作用，观察药物的疗效及不良反应，指导患者有关药物的知识同时及时将信息反馈给医生，以协助调整治疗方案。

3. 相互依赖功能　指护士严密监测患者的生命体征，医生根据护士监测的数据和情况拟订治疗方案，部分治疗方案又通过护士去实施，共同完成以恢复患者健康为目的的医生与护士间相互配合的工作。

三、护士的基本素质

（一）政治思想素质

政治思想素质包括政治态度、思想品德、人格情操三方面的内容。

1. 政治态度　热爱祖国，积极拥护党的方针政策，树立科学发展观，坚持全面、协调和可持续发展，坚持走适合我国国情的护理事业发展道路，树立以人的健康为中心的服务理念，在专业服务中努力提高自身的素质，为促进科技进步、推动生产力发展作贡献，做有理想、有道德、有文化、守纪律的社会主义建设者。

2. 思想品德　努力学习辩证唯物主义的科学思维方法，树立正确的人生观、价值观。以追求人类健康幸福为己任，以积极的人生态度抵制拜金主义、极端个人主义等腐朽思想的侵蚀，崇尚真、善、美，摒弃假、丑、恶，正确认识护理工作的价值和意义，热爱护理专业。

3. 人格情操　有高度的社会责任感和奉献精神；有爱护生命、关爱患者的纯朴情怀；为追求护理学科的进步而勤奋学习、刻苦钻研业务；自尊、自重、自强不息，自知、自爱，正视自己在能力、品质、行为方面的弱点，力求不断自我完善，提高自己的精神境界。

【护考提示】
护士的角色。

（二）专业和文化素质

1. 人文社会知识　护理工作的对象是人，护士必须学会尊重人、理解人，进而才会真诚地关心人、体谅人。因此，护士要有爱心，遵守社会道德规范，具备良好的沟通协调能力，应掌握心理学、伦理学、哲学、美学等人文、社会科学知识，培养观察力、欣赏力、鉴别能力、思维和表达能力。

2. 专业能力　不断学习医学、护理学专业知识，以强烈的求知欲和自我学习能力，不断摄取新知识，获得新技能，提高和完善自己的知识层次和结构，掌握从事护理专业工作必需的理论知识和护理技能操作规范，并能正确运用到实际工作中。具备综合观察、分析病情和应急变通、正确高效处理问题的实际工作能力。

（三）心理素质

护士良好的心理素质表现在以积极、有效的心理活动，适应与满足护理专业的要求。

1. 有追求事业成功的理想　乐于为患者解除疾苦做出奉献，有热爱生命、尊重患者的美德，以强烈的求知欲去学习、钻研业务技术，探求护理的发展，不断提高工作能力和业务技术水平。

2. 有正确的专业思想　热爱高尚而平凡的护理工作，不为名利所诱惑，不受世俗偏见所干扰，不断调适自己的心理状态，以服从事业的需要和社会的需要。

3. 有正确的行为准则　严谨认真，正直无邪，以高尚的人格忠实地维护患者的利益。具有百折不挠的意志力、高度的自觉性和坚韧的耐受力。

4. 有自我完善的信念　护士应对生命有爱心，对事业热爱，待人热情诚恳，宽容豁达；对工作一丝不苟，认真负责；有灵敏的思维、稳定的情绪、活泼开朗的个性，稳重冷静的处事态度。护士要注意优化自己的性格，不断完善自己，做一个有知识、有技术、有温度的护士。

四、护理学基础概述

（一）课程地位

护理学基础是研究护理的基本理论、基本知识和基本技能的护理学专业基础学科，是护理学专业课程体系中最基本、最重要的课程之一，是护理专业学生学习临床专业课程的前期必备课程。

（二）课程基本任务

护理学基础是学习临床专科护理的基础，是学习运用护理学基本知识和基本技能，满足患者的基本需要的重要课程。本课程的目的是培养以患者为中心，针对患者的心理、社会精神及文化等各层面的健康问题，采取科学、有效的护理对策，满足患者的需要，使其尽可能恢复到健康的最佳状态的能力。因此，护理学基础的基本任务就是以培养护理学专业学生良好的职业道德和职业情感为核心，使他们树立整体护理的观念，掌握护理学基础中的基本理论知识和基本操作技能，并将所学的知识和技能灵活地运用于临床护理实践中，履行护理人员的角色和功能，实现"促进健康、预防疾病、恢复健康和减轻痛苦"的护理目标。例如：通过健康教育使服务对象理解并采纳适宜的运动、合理平衡的膳食、适当的睡眠以及定期身体检查等措施以达到促进健康的护理目标；指导肥胖者实施有效的减少体重的计划，帮助服务对象减少或消除影响健康的因素，从而达到预防疾病的护理目标；帮助已经出现健康问题的服务对象解决健康问题，改善其健康状况，从而达到恢复健康的护理目标；在护理实践中，运用所学的护理理论知识和技能，帮助个体或群体减轻疾病带来的痛苦；采取适当的护理措施，减轻临终患者的身心痛苦，使其在生命的最后阶段能获得舒适，从而平静、安详、有尊严地离去。

（三）课程学习内容

护理学基础是临床专科护理的基础课程，具有丰富的科学内涵。在课程中学生将学习从事护理工作所必需的护理基本理论、基本知识和基本技能。由于基础护理工作是临床各专科护理的基础，满足患者对健康需求贯穿始终，因此其内容包括患者的生活护理，满足患者治疗需要的护理措施、患者病情变化的观察技术和健康教育技术等。具体内容包括环境、患者入院和出院的护理、预防与控制医院感染、患者的安全与护士的职业防护、患者的清洁卫生、休息与活动、生命体征的评估与护理、冷热疗法、饮食与营养、排泄、给药、静脉输液与输血、标本采集、疼痛患者的护理、病情观察及危重患者的管理、临终护理、医疗和护理文件记录。

（四）课程学习目的

基础护理是满足患者基本需要的一系列护理活动，这些基础护理活动既包括满足患者生理需要的层面，也包含满足患者心理需要的层面。护理学基础的教学活动和实践活动既有助于帮助学生明确作为一名合格护士的自身价值，也有助于培养学生良好的职业道德与职业情感。其教学宗旨在于帮助学生有效掌握并灵活运用护理学基础理论与技术，以便为全面开展"以服务对象为中心"的高质量整体护理服务打下坚实的理论和实践基础。因此，学习护理学基础的主要目的是使学生在完成本课程内容的学习后，能够做到以下方面的内容。

1. 获得满足患者生理、心理、社会需求所必备的基本知识和基本技能　通过学习护理学基础，帮助学生牢固地树立终生为人类的健康事业服务的思想和决心，以护理理论知识为指导，用娴熟的基础护理操作技术，为患者提供优质的护理服务，满足患者生理、心理和社会需求，提高患者的生活质量，使其尽可能地达到健康的最佳状态。

2. 认识自身价值，树立正确的价值观　认识自身价值是做好护理工作的原动力。通过学习护理学基础，帮助学生认识到护理学既是一门科学，也是一门艺术。科学性体现在护理学专业有其相对独立的知识体系，并有一定的理论作指导；艺术性则表现为护理的对象是千差万别的个体，在对服务对象进行护理时必须有意识地将所学的知识和技能加以创新和完善。

3. 培养良好的职业道德和职业情感　护理的服务对象是人，人是由生理、心理、社会精神、文化等各个层面所组成的开放性的整体。护理服务对象的特殊性决定了从事护理工作的护理人员必须具备良好的人道主义精神和人文情怀，只有这样，才能为服务对象提供人道主义的护理照顾，使服务对象获得身心上的舒适并促进其疾病的康复。

通过学习《护理学基础》，可以培养学生高尚的职业道德和职业情感，使其树立严谨求实的工作作风和对患者高度负责的工作态度，使他们在未来的临床护理工作中，能够严格遵守护理人员的伦理道德行为规范，尊重、关心和体谅患者，维护患者的权益，做好患者的代言人。此外，通过学习护理学基础，还可以激发学生热爱护理学专业、为护理事业无私奉献的热情。

（五）课程学习方法和要求

护理学基础是一门实践性很强的课程，学生在学习中要注重在理论知识指导下的动手操作能力的培养，同时要学会通过反思不断提升自己分析、解决问题的能力。

1. 实践学习法　护理学基础的最终目的是让学生获得照顾患者所需的最基本的知识和技能，因此，实践学习法是学生学习护理学基础的主要方法，包括实训室学习和临床学习。

1）实训室学习　学生只有在实训室模拟的护理情境下能够独立、熟练地完成各项基础护理技能操作，达到教学大纲所要求的标准，才能够熟练地对真实的临床患者实施各项护理技能操作。因此对学生提出如下几点要求。①以认真的态度对待实训课：进入实训室前，按要求穿好护士服、戴好护士帽、穿好护士鞋。②严格遵守实训室的各项规章制度：在实训室内严禁大声喧哗，严禁坐床，要爱护实训室内的所有设备及物品（包括模型人、操作用物等），保持实训室的清洁卫生，实训结束离开实训室前，要将实习所用物品放回原处，并关好门窗、水电。③认真观看教师示范：在实训学习中，教师示范是重要的环节。学生应集中注意力,仔细看清楚教师示范的每一个步骤。在教师示范过程中,如有疑问或有没看清楚的地方,在教师示范结束后及时提出。④认真做好模拟练习:观看完教师的示范后,学生要根据教师的示范按照正确的操作步骤逐步进行模拟练习。在模拟练习中,学生不要操之过急,应力求每一步骤都能符合操作标准的要求,如有问题,应及时请教老师。⑤加强课后练习:技能学习是一个循序渐进、不断熟练的过程,需要学生课后根据自身情况,有目的、有计划地观看操作视频,反复进行操作技能练习,达到正确、规范、熟练的程度。

2)临床学习 临床学习是提高学生基础护理技能以达到熟练程度的有效方法,同时可促进学生职业道德和职业情感的形成与发展。学生在临床真实的护理情境中为患者实施基础护理的各项技能操作之初,需要临床教师的指导,再逐渐过渡到在带教老师"放手不放眼"的前提下自己独立完成各项操作。为了提高临床学习的效果,要求学生做到如下几点。①以护士的标准严格要求自己:进入临床后,学生应自觉遵守医院的各项规章制度,按照护士的伦理道德规范行事。②树立良好的职业道德和职业情感:学生到临床后,要树立高度的责任心,尊重、关心、同情、爱护患者,全心全意为患者服务,尽可能地满足患者提出的各种合理要求。③认真对待每一项基础护理技能操作:临床学习的经历是非常珍贵的,学生应珍惜每次学习机会,并严格遵守操作程序、无菌技术操作原则和查对制度,确保患者的舒适和安全。④虚心接受临床教师的指导和帮助:临床教师具有丰富的临床经验和带教经验,他们了解学生刚刚进入临床时的感受和状态,是学生临床学习的主要支持者,也是学生临床学习的角色榜样。因此,学生应有效地利用临床教师这一重要的学习资源,尊重他们,主动向他们请教问题并虚心接受其指导。此外,如在临床学习中遇到各种压力,学生应主动寻求临床教师的帮助,以避免压力对自身造成各种不利影响。

2. 反思学习法 反思学习法是指学生在完成某项基础护理技能操作之后进行反思以便不断熟练的方法。反思学习法是改善实践学习效果的重要方法之一,既可以用于实训室学习,也可以用于临床学习。学生应按照以下三个阶段进行反思学习。

1)第一阶段 回到所经历的情境(回到经验中去)。在此阶段,学生只需回忆自己所做的技能操作的全过程,描述所出现的失误,而不做任何评判,即问自己"刚才我都做了些什么?"。

2)第二阶段 专心于感受(注重感觉)。在此阶段,学生需要去体验有关技能操作的自我感受,即问自己"我刚才的操作做得怎么样?"。学生在进行基础护理技能操作之后,通常会产生不同的心理感受,有些是积极的,有些则是消极的。作为学生,应努力去体验那些积极的感受(例如在临床学习中,学生得到患者表扬后的愉快感受),采取适当的方法(如向临床带教老师或同学倾诉)排除消极的感受(如临床学习时,连续两次穿刺失败而激怒患者)。

3)第三阶段 重新评价阶段(分析意义)。这是反思学习的最后阶段,即问自己"这次经历对我意味着什么?"。在此阶段,学生需将本次经验与其原有经验的想法和感受联系起来,并比较它们之间的相互联系(连接新经验与以往旧经验)。

反思过程需要不断地实践和应用,直到学生能够熟练地执行基础护理技能操作的每个步骤并感到得心应手为止。反思学习法既适用于个体学生,也可以用于小组或全班同学,即在每次实训课或临床学习结束后,由实训指导教师或临床带教教师组织学生进行反思性讨论。讨论中,学生不仅可以反思自己的经历,还可以分享其他同学的经历和感受,从而对提高他们的技能和能力起到积极的促进作用。

反思学习的另一种形式是写反思性日记,这种反思学习的形式更适合在临床实习的学生。可以通过学生实习周(日)记的形式进行。学生把自己在临床上所做、所想和所思的事情记录下来,但记住不是写"流水账",而是将在看到某种场景或做了某件事情之后的感受和体会写出来,包括学生在临床学习中的感悟和收获。学生可以通过反思性日记将整个临床学习过程中的点点滴滴记录下来,

南丁格尔奖

它将成为学生临床学习成长的最好见证。

　　总之,护理学基础是护理学专业学生的重要专业课程之一,是学习临床护理学专业课程的基础。学生只有了解《护理学基础》课程在整个护理学专业课程体系中的地位和任务,明确学习目的、方法和要求,才能有效掌握护理学基础的基本理论知识和技能,从而为将来学习其他护理学专业课程及从事临床护理工作奠定良好的基础。

（李爱夏　吴佳莹）

直通护考
在线答题

第二章 　护理学相关概念

扫码看PPT

学 习 目 标

1.掌握:护理学的相关概念,健康与疾病的概念,健康与疾病之间的关系;健康的测量与评价;健康教育和健康促进的基本概念;护理健康教育的原则、程序及方法。

2.熟悉:健康教育的相关理论与模式;运用健康评价标准。

3.了解:护理学的概念和知识体系。

护理学是医学科学中的一门独立学科,在卫生保健事业中,与临床医学、预防医学起着同等重要的作用。护理学的内容及范畴涉及自然、社会、文化、教育和心理等,且随着护理实践的不断深入而逐渐发展。其基本任务是减轻痛苦,恢复健康,维持健康和促进健康。

第一节　护理学的概念与知识体系

案例2-1

弗洛伦斯·南丁格尔(1820—1910年),英国人,1854—1856年,在克里米亚战争中,率领38名护理人员奔赴前线,救护伤病员,使英国士兵病死率从高达50%降至2.2%,让大家认识到护理的重要性及必要性。

问题:

1.作为护理专业的学生,你如何理解护理的概念?

2.你如何理解护理学的概念?

案例答案

一、护理的概念

护理是基于人类的需要而产生、发展的,随着社会的进步,环境的改变,人类生活方式的变化,护理的概念也发生了巨大的变化。随着护理的内容、特点逐渐发生变化,护理的定义也在不断完善。护理一词来源于拉丁文,原意是指哺育小儿,它包含保护、养育、供给营养、照顾等。这是因为从原始时期以来,哺育儿童的工作多由母亲或其他妇女担任,随着社会的发展,这种照顾方式也扩展到对老年人及服务对象的照顾。在过去的130多年里,护理的概念也从最初的以疾病为中心的阶段(19世纪 60 年代至 20 世纪 40 年代),继而发展成以患者为中心的阶段(20 世纪 40—70 年代),最后转变成以人的健康为中心的阶段(20 世纪 70 年代至今)。

二、护理学的概念

护理学是以自然科学和社会科学理论为基础,研究维护、促进和恢复人类健康的护理理论、知识、技能及其发展规律的一门综合性应用科学。随着社会的发展,科学的进步,人民生活水平的提高和健康需求的增加,护理学已逐渐发展成为医学科学中的一门具有独特功能的专门学科,其研究内容涉及影响人类健康的生物、心理、社会等各个方面。护士通过应用科学方法对护理对象进行整体的认识,揭示护理的本质及其发展规律,从而为护理对象提供个体化、整体性及连续性的服务,以达到增进人类健康的目的。

国际护士理事会认为护理学是帮助健康的人或患病的人保持或恢复健康,预防疾病或平静地死亡的科学。美国护士联合会根据现代护理学的进展将护理学定义为"通过判断和处理人类对已经存在或潜在的健康问题的反应,并为个人、家庭、社区或人群代言的方式,达到保护、促进及最大程度提高人的健康水平及能力,预防疾病及损伤,减轻痛苦的目的"。这一定义包括以下含义。

（一）护理学是综合性的应用科学

护理学研究的是人类对"健康问题"的反应,而人类对健康问题的反应既有生理方面的,也有心理和精神方面的,这就需要医学和其他自然科学、社会科学的知识和方法。所以,护理学是综合了自然科学、社会科学和人文科学等知识的应用学科。

（二）护理学的研究对象是整体的人

护理学需要研究"已经存在或潜在的健康问题",所以服务的对象既有患病的人,也有未患病但有"潜在的健康问题"的人。因此,护理学研究的对象不只是患者,还包括未患病的人、家庭 、社区。护士不仅要在医院为患者提供护理服务,还要将护理服务扩展到家庭和社区,以满足个体和群体在生理、心理、精神等方面的需求,帮助服务对象获得最大程度的健康。

（三）护理学的根本目的是解决人的健康问题

护士要根据人的不同健康状况采取不同的护理方法。对于健康状态良好的人,护理的目的是保持和增进健康;对有可能出现健康问题的人,护理的目的是预防疾病;对已经出现健康问题的人,护理的目的是协助恢复健康;而对于临终患者,护理的目的则是尽量解除或减轻其痛苦并维护其有尊严地走完人生之路。

（四）护理程序是护理学的工作方式

护理是应用"判断"和"处理"的方法来解决人类的健康问题,强调运用护理程序的工作方法,要求护士具备进行护理评估与护理诊断的能力,制订护理计划的能力,实施护理措施的能力,以及评估护理效果的能力。

三、护理学的知识体系

在长期的护理实践中,护理学已逐渐形成了相对稳定的、具有其独特性及科学性的知识体系,且随着科学技术的进步、医学模式的转变、护理理念的更新、护理实践的扩展,将不断丰富、发展与完善。目前普遍认为护理学的知识应该包括以下两个方面。

（一）基础知识

1.自然科学知识　如生物学、物理学、化学等。

2.医学基础知识　如解剖学、生理学、病理学、药理学等。

【护考提示】
护理学的概念。

3.人文及社会科学知识　如社会学、心理学等。

4.其他方面　如计算机应用、信息检索等。

（二）专业知识

1.护理学的基础理论　如护理学导论、护理学基础等。

2.临床专科护理知识　包括各专科护理的理论及技术,如内科护理学、外科护理学、妇产科护理学、儿科护理学、急救护理学、康复护理学等。

3.预防保健及其公共卫生方面的知识　如社区护理、公共卫生护理等。

4.护理管理、教育及科研方面的知识　如护理教育学、护理管理学、护理科研等。

护理学的知识体系是护理实践内容的总结与提炼,随着护理实践、护理科研的不断深入,护理学的知识体系也在不断地拓展和变化。

第二节　健康与疾病

案例2-2

病房里患者们正在热烈地讨论什么是健康,什么是疾病。1号床的王大爷说:"健康就是没有疾病,不需要像我这样天天躺在病床上。"2号床的王阿姨认为:"疾病就是身体不舒服,身上总有这样那样的疼痛。"

问题:

1.你认为他们对于健康和疾病的说法正确吗?

2.如何正确理解两者之间的关系?

健康与疾病是医学科学中两个最基本的概念,是人类生命活动的本质及质量的一种反映。护理是为个人、家庭和各种社会团体提供保健服务的专业,其主要宗旨是帮助人们预防疾病、恢复健康、维持和促进健康,从而使每个人保持最佳的健康状态。因此,护理人员了解健康和疾病的概念、理论,对于发展护理理论、丰富护理实践、扩展护理研究领域、宣传卫生保健知识、推动实现健康战略目标,以及为服务对象提供更优质的服务将发挥重要而独特的作用。

一、健康与亚健康

（一）健康的概念

健康一词,在英语中有强壮、结实和完整的意思,是一个复杂、综合且不断变化的概念,其意义相当广泛,且涵盖不同层面。随着现代社会经济、科学技术的发展,以及人们生活水平的提高,健康的概念也在不断变化。对健康概念的认知,归纳起来,其演进过程大致如下。

1.健康就是没有疾病　这是一种对健康最传统和最一般的认识,也是不少人所持有的健康观。这种健康观的局限性在于没有回答出健康的实质,也没有说明健康的特征,而是将健康与疾病视为"非此即彼"的关系。显然,这一定义对于人们认识健康是无益的。

2.健康是人体正常的功能活动　这个定义抓住了健康的重要特征而使人们对健康的认识前进了一步。人们认为健康是指人体各系统各器官发育完好,各部位功能正常,体格健壮,精力充沛,但这一定义却忽视了人的社会特征和心理特征。

3. 健康是人体正常的生理、心理活动 这种健康观认为人的健康应该包括身体的健康和心理的健康。这个定义进一步深化了对健康的认识，反映了人体健康的重要特征，但却只从微观的角度分析了健康，而没有把健康置于人类生活广阔的背景中，忽略了人的社会适应性。

4. 健康不但是没有疾病和身体缺陷，还要有完整的生理、心理状况与良好的社会适应能力 这是世界卫生组织在 1948 年给健康下的定义。这一定义揭示了健康的本质，指出了健康所涉及的各个方面。这一定义的优点在于：指出了健康就是没有疾病这一定义的不足之处；明确了健康包括生理、心理两方面，为护理拓宽了工作领域；提出了健康还应包括对社会环境的适应，把健康与人们的生活密切联系在一起。

5. 健康除具备完整的生理、心理状态和良好的社会适应能力外，还应具有高尚的道德观念 这是世界卫生组织于 1989 年提出的有关健康的新概念，这个概念将健康概括为四个方面，即躯体健康、心理健康、社会适应能力良好和道德健康，认为健康不仅涉及人的体能方面，也涉及人的精神方面。世界卫生组织提出"道德健康"的观念，强调从社会公共道德角度出发来维护人类的健康，要求每个社会成员不仅要为自己的健康负责，而且要对社会群体的健康承担社会责任。世界卫生组织的健康定义把健康的内涵扩展到一个新的认识境界，对健康认识的深化起到了积极的指导作用。

（二）亚健康状态

亚健康状态是近年来国内外医学界提出的新概念，又称"第三状态""次健康"，因其具有广泛的社会性和特有的时代性，被称为"世纪病"。一般指介于健康和疾病之间的一种生理功能低下的状态，主观上有不适感觉，临床检查却无明显疾病，但机体各系统的生理功能和代谢活力降低。亚健康状态是一种动态的变化状态，有可能发展成为第二状态，即疾病，也可恢复到第一状态，即健康。需要注意将亚健康状态与疾病的无症状现象相鉴别。从某种意义上来说，人体亚健康状态可能是疾病无症状现象的更早期形式。

二、影响健康的因素

健康受生物因素、心理因素、环境因素、生活方式和医疗卫生服务等的综合影响。

（一）生物因素

作为生物属性的人，其全部生命活动依附在生物躯体上。因此，生物因素是影响人类健康的主要因素，包括遗传因素和生物性致病因素。遗传因素占有重要的地位，某些特殊的疾病与遗传有关，如色盲、血友病、糖尿病等；生物性致病因素主要指由病原微生物引起的传染病、寄生虫病和感染性疾病等。尽管现代医学已经找到了某些控制生物性疾病的方法，如预防接种、合理使用抗生素等，但在某些国家和地区，病原微生物的危害依然存在。

（二）心理因素

心理因素主要通过情绪、情感的作用对健康产生影响。人的心理活动在生理活动的基础上产生，反过来又通过情绪、情感来影响人体内脏器官的生理、生化功能，严重时可造成功能紊乱、免疫功能下降等，增加多种疾病发生的概率。

（三）环境因素

现代科学证实，除了少数纯属遗传因素的疾病外，几乎所有的人类健康问题都或多或少与环境有关，环境因素包括物理环境和社会环境。其中物理环境包括空气、水、气候以及卫生设施等，置于大自然中的人，通过摄取其中有益于身体健康的物质来维持人的生命活动。同时，大自然中也随时存在着各种危害人体健康的物理因素，如气温、湿度、气压、声波、振动、噪声及辐射等超过某一限度时就会影响人体健康；天然或合成的化学物质导致中毒，也会对人的健康造成影响。社会环境包括政治、经济、文化、教育、风俗习惯、职业、社交、婚姻、家庭及福利等多个方面。社会环境与人的健康有密切的关系,积极的社会环境将促进人的健康,而消极的社会环境可以直接对人造成伤害,导致人体患病。

(四)生活方式

生活方式是指人们在一定的文化、民族、经济、社会、风俗、规范,特别是家庭影响下而形成的一系列生活习惯、生活制度及生活意识。生活方式直接影响人的健康,比如不良的饮食习惯、吸烟、酗酒、吸毒、药物依赖、体育锻炼或体力活动过少、生活工作紧张、娱乐活动安排不当、家庭结构异常等均可导致机体内部失调而致病。世界卫生组织提出健康的四大基石主要是指人们的生活方式,其具体内容是:合理膳食,适量运动,戒烟限酒,心理平衡。

(五)医疗卫生服务

医疗卫生服务的主要工作是向个人和社会提供范围广泛的促进健康、预防疾病的医疗和康复服务,保护和改善居民的健康水平。在医疗保健服务中,卫生资源的配备合理性,专业人员数量和质量及其所提供的服务品质的高低,医疗制度的完善与否等都对人类的健康产生重大的影响。

合理膳食概括为"五个数字"和"五种颜色"

三、健康的测量与评价

健康测量是将健康概念及与健康有关的事物或现象进行量化的过程,即依据一定的规则,根据被测对象的特征,用数字来反映健康概念及与健康有关的事物或现象。世界卫生组织的健康水平测量研究小组指出,理想的健康测量指标应该具有科学性、客观性、特异性和敏感性等特点,并提出了健康测量的相关指标。

(一)健康状况测量指标

1. 健康状态的个体和群体指标体系

1)个体指标 ①定性指标:描述个体生命活动的类型及完成情况,如老年人活动项目测量、儿童生长发育测量等。②定量指标:描述结构和功能达到的程度,如身高、体重、活动幅度等。

2)群体指标 ①定性指标:描述群体活动类型及实际情况,如交往、婚姻、生育等。②定量指标:群体数量及各种活动在数量上的反映。③定质指标:群体的素质,包括生长发育程度、群体气质、特性、疾病比例等。

2. 健康状态的生物、心理和社会指标体系

1)生物学指标 包括年龄、性别、生长发育、遗传、代谢等,主要反映人的生物学特性,是医学研究得最早的一方面。

2)心理学指标 包括气质、性格、情绪、智力、心理年龄等,主要反映人的心理学特征。

3)社会学指标 包括社会经历、人际关系、社会经济地位、生活方式、环境、物质精神生活满意程度等,是主要与健康有关的社会指标。

3. 健康状况的直接、间接指标体系

1)直接指标 能够直接度量个人或群体的健康状况,如身高、体重、血糖、血压等可以直接测量的指标。

2)间接指标 人的健康状况的复杂性,科学技术水平的客观条件限制,以及生命活动质量在很大程度上取决于周围环境,特别是社会的发展。因此,在一些较为复杂的情况下,如度量一个国家人民的健康水平时,利用间接易测指标,也能较好地反映出健康状况。

4. 健康状况的综合性指标体系

在实际工作中,常常采用综合性指标体系把多种指标组合起来测量,以评价健康状况。

1)环境指标 自然环境方面指标、社会环境方面指标。

2)生物学指标 生长发育方面指标、生理方面指标、心理方面指标。

3)行为和生活方式指标 消费方面指标、业余活动指标、职业方面指标。

4)生活质量指标 生活质量指数、社会健康指标、生活质量量表。

5)保健服务指标 医疗服务方面指标、预防服务方面指标。

(二)健康评价标准

1. 世界卫生组织确定的衡量健康的 10 项标准

(1)精力充沛,能够从容不迫地应对日常生活和工作压力而不感到过分紧张和疲劳。

(2)处世乐观,态度积极,乐于承担任务,不挑剔,工作有效率。

(3)善于休息,睡眠良好。

(4)应变能力强,能适应外界环境的各种变化。

(5)具有抗病能力,能够抵抗一般性感冒和传染病。

(6)体重适当,身材匀称,站立时,头、肩位置协调。

(7)眼睛明亮,反应敏锐,眼睑不发炎。

(8)牙齿清洁、无龋齿、无痛感;牙龈颜色正常、无出血现象。

(9)头发有光泽、无头屑。

(10)骨骼健康,皮肤、肌肉有弹性,走路轻松。

2. 社会心理健康标准 国内外学者普遍认为心理健康的标准有 11 项。

(1)具有适度的安全感,有自尊心,对自我和个人成就有"有价值"的感觉。

(2)充分了解自己,不过分夸耀自己,也不过分苛责自己。

(3)在日常生活中,具有适度的主动性,不为环境所左右。

(4)适当地接受个人的需要,并且有满足此种需要的能力。

(5)有自知之明,了解自己的动机和目的,能对自己的能力做适当的估计。

(6)与现实环境有良好的接触,能容忍生活中的挫折和打击,无过度幻想。

(7)能保持人格的完整与和谐,个人的价值观能适应社会的标准,对自己的工作能集中注意力。

(8)有切合实际的生活目标,个人所从事的事业多为实际的可能完成的工作。

(9)具有从经验中学习的能力,能适应环境的需要。

(10)在集体中能与他人建立和谐的关系,重视集体的需要。

(11)在不违背社会标准的原则下,能保持自己的个性,有判断是非、善恶的能力,对人不过分诌媚,也不过分寻求社会的赞许。

四、疾病的概念

在人的生命过程中,疾病是有别于健康的存在形式,是自然、动态的过程。对疾病的认识,不应只局限于身体器官的功能与组织结构的损害,还应关注人体各器官、系统之间的联系,人的心理因素与躯体因素的联系,以及人体与外界社会环境之间的联系。现代疾病观包括以下内容。

1. 疾病是人体正常活动的偏离或破坏 表现为功能、代谢、形态结构及其相互关系超出正常范围,以及由此产生的机体内部各系统之间和机体与外界环境之间的协调发生障碍。

2. 疾病是发生在人体一定部位、一定层次的整体反应过程,是生命现象中与健康相对立的一种特殊征象 人体是一个包括分子、细胞、组织、器官在内的多层次的统一体。疾病常常是人体的整体反应过程,局部损伤一定会影响到整体,同时也受到整体代谢水平和反馈调节等的影响。

3. 疾病不仅是体内的病理过程,也是内外环境的失调,是内外因素作用于人体的一种损伤的客观过程 它不仅表现为内环境稳态的破坏,还表现为人体与外环境的不协调。

4. 疾病不仅是躯体上的疾病,也包括精神、心理方面的疾病 完整的疾病过程,常常是身心因素相互作用、相互影响的过程。

综上所述,疾病是机体身心在一定内外环境因素作用下所引起的一定部位功能、代谢和形态结构的变化,表现为损伤与抗损伤的整体病理过程,是机体内部与外部环境平衡的破坏和正常状况的偏离。

五、健康与疾病的关系

健康是一种状态,处于不断变化的过程中,因此没有绝对静止的健康状况。对于健康与疾病的关系,过去多认为两者各自独立且相互对立,认为是一种"非此即彼"的关系。20世纪70年代,有人提出"健康与疾病是连续统一体"的观点,认为健康与疾病之间并无明显的界限,每个人每时每刻都处于健康和疾病连续过程中的某一点上。

每个人的健康状况在任何时期都包含着健康和疾病两种成分,哪一个成分占主导,就表现出哪一个成分的现象与特征。当个体向最佳健康一端移动时,健康的程度就增加;当个体向完全丧失能力或死亡一端移动时,疾病的程度就增加。

个体从最佳健康状态到死亡状态或从死亡状态到最佳健康状态的过程中,并没有明显的界限。所以健康与疾病在生命过程中是动态变化的,并在一定条件下可以相互转化。曲线上的任何一点都是个体生理、心理、社会诸方面功能的综合表现。

健康与疾病可在个体身上同时并存,即一个人可能在生理、心理、社会的某方面处于低水平的健康甚至疾病状态,但在其他方面却是健康的。个体可将各方面进行调整,达到自己健康的良好状态,并充分发挥潜能,同样能为社会做出贡献。因此,一个人的健康状况与有害因素对人体造成的影响以及人体的防御功能密切相关,其健康状况也能在医护人员的共同努力下发生转变。

【护考提示】
健康与疾病之间的关系。

六、疾病的预防

疾病的预防是根据目前对疾病病因的认识、机体的调节功能和代偿状况以及对疾病的了解进行的。因此,预防疾病可以根据疾病的不同阶段,采取相应的措施,阻止疾病的发生、发展和恶化,并促进康复。这种覆盖了医疗护理服务中的预防、治疗和康复三个健康保健层面的措施,称为三级预防。

(一)一级预防

一级预防又称病因预防,是在疾病尚未发生时针对致病因素或危险因素采取的预防措施,主要措施包括以下几点。

(1)实施健康教育,鼓励民众养成良好的生活方式。

(2)提倡合理饮食,加强体育锻炼。

(3)特殊人群的重点预防。

(4)针对病因的特异性预防。

(5)环境保护和检测。

(6)重视社会、心理、行为与健康的关系。

(二)二级预防

二级预防又称"三早"预防,即早发现、早诊断、早治疗,是指在发病前期和发病早期采取的预防措施。二级预防不仅有利于终止疾病的进一步发展,而且有利于防止疾病在群体间蔓延。

(三)三级预防

三级预防又称临床预防,是对患者进行的积极有效的治疗、护理,可以防止伤残并促进功能的恢复,减少并发症和后遗症的发生,提高生存质量,延长寿命,降低病死率,最大限度地减轻伤残程度,帮助其恢复部分或全部自理能力。

第三节　健康促进与健康教育

随着医学模式的转变和护理观念的更新,健康教育已成为护理工作者的重要职责之一。通过健康教育可以唤起公众的健康意识、帮助个体和群体掌握卫生保健知识、树立健康观念、养成健康的生活习惯、消除或减轻影响健康的因素,以达到预防疾病、促进健康、提高生活质量的目的。

健康促进是帮助人们改变其生活方式以实现最佳健康状况的科学,是健康教育的发展和延伸。

一、健康促进的概述

(一)健康促进的概念

健康促进是健康教育的发展和延续,健康促进这一概念随着人们生活方式和生活环境的改变以及全球卫生保健事业的发展,也在不断发展和深化之中。世界卫生组织前总干事布伦特兰在第五届全球健康促进大会上做了清晰的解释:"健康促进就是要使人们尽一切可能,让自身的精神和身体保持在最优状态,宗旨是使人们知道如何保持健康,在健康的生活方式下生活,并有能力做出健康的选择。"健康促进的定义很多,目前比较有影响力的定义有以下几种。

1. 美国联邦办公署的定义　1979 年,美国联邦办公署提出:"健康促进包括健康教育及任何能促使行为和环境转变为有利于健康的有关组织、政策及经济干预的统一体。"

2. 劳伦斯·格林的定义　美国健康教育学家劳伦斯·格林提出:"健康促进是指一切能促使行为和生活条件向有益于健康改变的教育与环境支持的综合体。"

3. 世界卫生组织的定义　1986 年,世界卫生组织提出:"健康促进是促使人们维护和提高其自身健康水平的过程,是协调人类与环境之间的战略,规定个人与社会对健康各自所负的责任。"

健康促进是以健康教育为核心,将个人和社会对健康负有的责任感作为动力,用经济、政策、行政、法规等手段,以良好的自然和社会环境做后盾,强调个人和社会对健康应负的责任,并且动员相关部门以及全体社会成员的总体力量,来消除危及健康的各种因素,形成有益于人们健康的生活方式和生活环境,达到提高社会群体健康水平和改善人类生命质量的目的。

(二)健康促进的策略

《渥太华宪章》明确提出了健康促进的五点策略。

1. 制定与健康有关的公共政策　世界卫生组织明确指出:"健康问题已经提到了各个部门、各级领导的议事日程上,要让他们了解他们的决策对健康产生的后果负有责任。"这说明健康不仅是个人的责任,还应该是社会的责任。健康促进的政策应由多样且互补的各方面综合而成,比如法规、财政、税收和组织等政策。

2. 创造良好的支持性环境　世界卫生组织指出:创造支持性环境与健康息息相关,两者相互依存,密不可分。健康促进在于创造一种令人感到安全、舒适、满意、愉悦的生活和工作环境。良好的环境因素在人类健康促进的过程中占有重要的地位。因此,只有积极参与到对环境的改善与良好环境的维护中来,才可以使环境成为人类获得健康的支持力量。良好、健康环境的构建需要个人、群体和社会的共同参与。

3. 积极发挥个人的作用　健康促进通过提供信息、健康教育和提高生活技能以支持个人和社会的发展,使群众能更有效地维护自身的健康和他们的生存环境,并做出有利于健康的选择。

4. 强化社区性行动　健康促进工作是通过具体和有效的社区活动,包括确定需要优先解决的健康问题,做出决策,设计策略及贯彻执行,以达到促进健康的目标。健康促进的开展离不开群众有效积极的参与,因此,推动健康促进的行之有效的途径就是充分发动社区群众,让他们直接参与卫生保健计划的制订和执行。

5.调整卫生服务方向 卫生服务部门不仅需要提供临床与治疗服务,还应调整服务方向,积极开展健康促进活动,这就要求卫生管理部门和全体卫生工作者主动适应现代卫生保健战略的观念和做法,扩大服务职能和服务范围,整合自身资源,投入健康促进的卫生服务工作中去。

二、健康教育的概述

健康教育是运用多学科的理论及方法,通过有计划、有组织的系统社会教育活动,帮助人群掌握卫生保健知识,树立健康观念,选择有益于健康的行为和生活方式,达到预防疾病、提高生活质量目的的一种教育过程。

(一)基本概念

1.健康教育 1954年,世界卫生组织在《健康教育专家委员会报告》中指出:健康教育和一般教育一样,关系到人们知识、态度和行为的改变。一般来说健康教育致力于引导人们养成有益于健康的行为习惯,使之达到最佳状态。健康教育是一种连接健康知识和行为之间的教育过程。1999年,第十四届世界健康教育大会报告中提出:健康教育及其相关的理论是一种崭新的科学文化,它的着眼点是如何促使人们建立和形成有益于健康的行为和生活方式,以消除危险因素,更好地促进和保护人民群众的健康。健康教育是指通过有计划、有组织、有系统的信息传播和行为干预手段,帮助个体和群体掌握保健知识,树立健康观念,改变不良的行为方式和生活方式,自觉采取和培养有利于健康的行为和生活方式,使人们达到最佳的健康状态的教育活动。健康教育是一种连接健康知识和行为之间的教育过程,是联系健康知识与健康实践的纽带,是通过传播与教育的方法,向社会大众普及卫生科学知识,提高健康意识,促进健康的活动。健康教育的着眼点是行为问题,核心问题是促使个体和群体改变不健康的生活方式。健康教育的本质是教育个人、家庭和社区,使他们树立健康意识,对自己的健康负责,并对他人产生积极的影响。

2.健康教育学 健康教育学就是研究如何通过教育的手段,对人们进行健康知识的培训,以便使人们能够真正领会健康含义的科学。其研究对象是个体、群体和社区,研究方法涉及众多领域,如医学、行为学、教育学、心理学、社会学,是借助多学科的理论和方法,以人类健康发展为中心,向人们揭示人、自然、社会体系中健康本质的交叉学科。

3.健康教育与健康促进 健康教育与健康促进关系紧密,但不能相互等同或替代。健康教育是健康促进的重要内容和基础。健康教育是针对行为问题采取的系统的科学干预步骤,帮助人们养成健康的行为习惯,改变已有的不健康行为方式,提高人们的健康意识和保健技能。健康促进是运用行政的或组织的手段,广泛协调社会各相关部门以及社区、家庭和个人,督促其履行各自对健康的责任,共同维护和促进健康的一种社会行为和社会战略。

健康教育在健康促进中起主导作用,它能够在促进行为改变中起重要作用,还能激发领导者拓展健康教育的意愿,引导群众积极参与,促成健康氛围的形成。健康促进涉及人群健康生活的各个层面,其内涵包括了健康教育及其他有益于健康改变的一切支持系统,并重视发挥个人、家庭、社会的健康潜能。

(二)健康教育的目的及意义

健康教育的目的是通过健康教育的过程,改善、维护和促进个体及社会健康。健康教育的目的和意义主要包括以下几个方面的内容。

1.健康教育是实现初级卫生保健的重要举措 健康教育是实现此战略目标的基本途径和基本策略,是成功实现初级卫生保健的关键。

2.健康教育是提高人群自我保健意识和能力的需要 健康教育可以使群众了解和掌握有关健

康的知识,帮助人们自觉采纳有利于健康的行为和生活方式,能够减少部分疾病的危险因素,达到预防疾病、促进健康的目的。

3. 健康教育是降低医疗费用和提高健康水平的有效措施　健康教育是一种经济有效的防止疾病的方法和手段。各国的健康教育实践充分证明,如果人们能够改变不良的行为方式及生活习惯,采取有益于健康的生活方式,就可以有效地降低疾病的发病率和死亡率,减少医疗费用,提高健康水平。

(三)健康教育在护理实践中的作用

健康教育的目的是鼓励公众采取和维持健康的生活方式,利用现有的条件,改善其健康状况及生活环境。健康教育是护理实践的一个重要组成部分,是护士的职责之一。因此,护理人员必须加强学习,提高履行健康教育的责任感和意识,在健康教育中发挥积极的作用。护理人员在健康教育中的作用包括以下几个方面。

1. 提供有关健康的信息　护士应根据公众的需要,为其提供有关疾病预防、健康促进的信息。向大众传播有关健康的知识,唤起人们对自身及社会健康的责任,使人们积极投入卫生保健活动中,以提高公众的健康水平。

2. 帮助服务对象认识影响健康的因素　护士应帮助人们认识危害个体健康的环境因素、不良行为和生活方式,根据具体情况,有针对性地开展健康教育工作,以提高公众的健康素质。

3. 帮助服务对象确定存在的健康问题　护士通过对服务对象进行全面评估,帮助服务对象确定健康问题。

4. 指导服务对象采纳健康行为　护士为服务对象提供有关保健的知识与技能,如教会糖尿病患者检测血糖、教会妇女进行乳房自我检查的方法,从而帮助他们解决自身的健康问题,提高人群自我保健能力。

5. 开展健康教育的研究　健康教育在我国是一门年轻的学科,需要不断地完善及提高。护士作为医院和社区卫生保健工作中的重要工作人员,需要担负起开展健康教育的研究工作。在研究过程中,应重视不同人群、不同地域间开展健康教育的方法与手段的研究,如不同职业人群的健康教育、心理卫生的健康教育、环境保护的健康教育及研究等工作。

三、健康教育相关理论与模式

健康教育模式是健康教育活动的指南,可帮助理解、分析行为变化的过程,是评估健康需求、实施健康教育计划、评价健康教育结果的理论框架。

(一)知-信-行模式

知-信-行模式,即知识、信念和行为模式的简称,是改变人类健康相关行为的模式之一,它将人类行为改变分为获取知识、产生信念及形成行为三个连续过程,这一理论揭示了知识、信念和行为之间的递进关系。"知"主要是指对疾病相关知识的认知和理解。"信"主要是指对已获得的疾病相关知识的信任,对追求健康形成信念,促使态度改变。"行"主要是指在健康知识、健康信念和态度的推动下,产生有益于健康的行为。这一理论表明,只有当人们掌握了有关健康的知识,并对知识进行积极的吸收、思考,逐步形成信念时,才有可能通过积极的信念改变行为。

该理论简单明了,便于理解运用。例如指导糖尿病患者合理控制饮食:首先需要让糖尿病患者充分了解合理饮食对糖尿病治疗的重要性,不合理的饮食对健康的危害,有了这些知识和信息,糖尿病患者才有可能形成合理饮食有益于治疗疾病这一信念,对控制饮食持积极态度,在信念形成、愿意并相信自己有能力控制糖尿病的发展及恶化的情况下,糖尿病患者就可能积极主动地控制饮食。

(二)健康信念模式

1958 年,霍克巴姆提出健康信念模式,该模式后经贝克等学者修改完善。健康信念模式是迄今用来解释个人信念如何影响健康行为改变的最常用的模式。健康信念模式是一个结构模型,主要由三部分组成,即对疾病威胁的感知、提示因素、影响及制约因素。

1. 对疾病威胁的感知 指人们如何看待健康与疾病,如何认知疾病的严重程度,如何认识采取预防措施后的效果及采取措施所遇到的障碍等。

1)对疾病易感性的感知 指个体对罹患某种疾病可能性的认识,包括对医师判断的接受程度和自身对疾病发生、复发可能性的判断。

2)对疾病严重性的感知 指个体对疾病可能产生的医学和社会学的严重后果的认识程度,包括人们对疾病引起的临床后果的判断,如死亡、伤残、疼痛等;对疾病引起的社会后果的判断,如工作烦恼、失业、家庭矛盾等。

3)对采取健康行为获益程度的感知 即相信采取某项措施一定会对预防某种疾病有益,如相信低糖饮食对减轻糖尿病的并发症是有作用的。

4)对采取健康行为障碍的感知 即对采取健康行为可能遇到的困难与问题的认识。人们对某一疾病的易感性及严重程度认识越深,对健康行为的益处信念越强,就越容易采取医护人员所建议的预防性措施。

2. 提示因素 指能够促使或诱发健康行为发生的因素,包括他人的提醒、各种媒体的宣传、身边亲友的患病等,提示因素越多,越有益于人们采取健康行为。

3. 影响及制约因素 即影响个体采取健康行为的因素,包括人口学和社会心理学因素,如年龄、性别、人种、人格、社会压力、文化程度、职业等。

健康信念模式的作用实质上是为个体提供健康知识,让护理人员从影响公众的健康信念入手,利用宣传册、电视、报纸、杂志、网络等媒介宣传预防疾病的知识,帮助其形成正确的健康认知,增强其健康信念,养成健康行为,从而达到防治疾病的目的。

四、护理健康教育的原则、程序及方法

由于健康教育是一项全面、系统的教育活动,在实施过程中必须遵循一定的原则、程序和方法,才能唤起公众的健康意识,促使个体和群体改变不健康的行为和生活方式。

(一)健康教育原则

1. 科学性 健康教育的内容必须正确、真实、符合科学,并注意应用新的科学研究成果,应用的数据应可靠无误,举例应实事求是,不能将陈旧过时的甚至是错误的信息传播给公众,具有科学性的教学内容和方法才具有实践指导意义。

2. 可行性 健康教育必须结合当地的经济、社会、文化及风俗习惯,否则难以达到预期目的。许多不良行为或生活方式受社会习俗、经济条件、文化背景、卫生服务等的影响已根深蒂固,需要经过长时间坚持不懈的健康教育才能够得以改善,因此健康教育必须考虑教育对象所处的环境状况、社会规范、工作条件、居住条件、饮食习惯等因素,方具有可行性。

3. 针对性 在实施健康教育计划之前,需要制订出行之有效的健康教育计划。这就需要全面评估教育对象的学习需要,对健康教育对象的年龄、性别、嗜好、个性、健康状况、学习能力等有所了解,并且掌握教育对象需要了解和掌握的知识。在实施健康教育计划时,还应根据不同人群的特点,选用不同的教育策略和教育方法,设计与年龄、性别、爱好、文化背景相适宜的教学活动。此外,要注意收集健康教育的反馈信息,及时调整目标和方法。

4. 启发性 健康教育不能靠强制手段,应通过启发教育的方式,鼓励与肯定行为的改变,让人们认识到不健康行为的危害,形成自觉的健康意识和习惯。在健康教育中,采用生动的案例、组织患有同类疾病的教育对象交流经验等启发教育的方式优于单纯的说教模式,往往能够提高健康教育的效果,使健康教育更加生动。

5. 规律性　在健康教育的过程中,应考虑到不同人群的认知、思维和记忆规律,做到由浅入深、由简到繁、从具体到抽象地进行健康教育活动。同时,应注意课程的连续性、连贯性,每次的教学内容安排得不宜过多,循序渐进才能达到较好的教育效果。

6. 通俗性　在进行健康教育工作时,应尽量使用通俗易懂的语言,避免过多地使用医学术语。如对于文化程度较低的教育对象,可以采用当地的俗语;对于儿童,可以使用形象生动的比喻和儿化语言,以帮助教育对象更好地理解教育内容。

7. 直观性　在进行健康教育时,采用形象直观的教学方法是提高教学效果的有效手段。可以运用图片、幻灯片、动画等生动形式表现教学内容,提高健康教育教学内容的生动性、直观性,以利于提高教育对象的学习兴趣,加深对学习内容的了解,提高健康教育效果。

8. 合作性　在卫生保健服务过程中,个人、家庭、社区组织、卫生专业人员、卫生服务机构和政府需要共同承担健康促进的责任,这样才能实现健康教育的目标。健康教育活动需要教育对象、教学者、社会和家庭等支持系统的参与和密切合作,这样才能帮助学习者采取对健康有益的行为。合作得越好,越有利于健康教育目的的实现。

9. 行政性　政府部门的领导与支持是促进全民健康活动的重要力量。医疗卫生部门在提供医疗服务的同时,也应开展健康教育与健康促进活动。专人、专款支持能够有效地推进健康教育的开展。

(二)健康教育程序

健康教育是一项全面、系统、连续的过程,需要评估、设立目标、制订计划、实施计划及效果评价五个步骤。

1. 评估　通过系统的评估可以有效地了解健康教育对象的学习需求、学习能力、准备状态及学习资源等,能够为制订健康教育目标和计划创造有利的条件。

1)评估学习者的学习需要　在健康教育前,除了解学习对象的基本情况,如年龄、性别、教育程度等外,还可以通过一些问卷、面谈等形式了解学习者的知识程度、学习需要等。以便根据不同的学习需要及特点,合理安排健康教育活动。

2)评估学习能力　包括患者的文化水平、阅读能力、理解能力及动手能力。

3)评估准备情况　教育者在为服务对象提供健康教育前,应评估自身的准备情况,如计划是否周全、备课是否充分、是否了解被评估的对象、教具是否齐全等,以指导自己做好充分的准备。

4)评估心理状况　评估患者对疾病的心理适应、情绪反应情况。当患者身患某种疾病时,由疾病所引起的焦虑或恐惧心理,会让个体比平时更加关心自己的健康、关注所患的疾病,因此,患者会更加希望了解与疾病相关的医学知识。

5)评估以往学习经历　护理人员应重点询问个体有无住院史,以往是否阅读过与其疾病有关的资料,是否接受过健康教育等。在了解个体以往的学习经历后,制订具有针对性的教育计划。此外,护理人员还应重视消除以往学习经历给个体造成的消极影响。对态度消极的患者,应特别注意采取热情、接纳的态度和灵活的教育教学方法,帮助其转变观念,消除影响,建立学习信心。

2. 设立目标　设立明确、具体的教育目标有助于教育计划的实施,这不仅是健康教育中的一项重要内容,也是评价教育效果的依据。

1)目标应具有针对性和可行性　制定目标时需要弄清楚学习对象对学习的兴趣与态度、缺乏的知识与技能、学习能力的强弱等,从而制定切实可行的目标。

2)目标应具体、明确、可测量　目标制定得越具体、明确、可测量,就越具有指导性和可行性。目标应表明具体需要改变的行为,改变的程度及预期的时间,并确定实现目标的先后顺序。

3)目标应以学习者为中心　在制订目标时,要充分尊重学习者的意愿,通过共同讨论,达成共识,使学习者自觉、自愿、主动为自己的健康而接受健康教育指导,激励和调动受教育者的主观能动性,以利于取得较好的效果。

3. 制订计划 制订行之有效的教育计划,是成功实现健康教育的前提。一个好的计划,可以减少不确定性的冲击,使工作变得有序,同时计划也是一种协调,可以减少不必要的活动,有力地推动健康教育的实施。

1)明确实施计划的前提条件 制订计划时应根据实际情况,列出实现计划所需的各种资源,可能遇到的问题和阻碍,找出相应的解决方法,并确定计划完成的日期。

2)将计划书面化、具体化 通常一份完整的教育计划应以书面形式表达出来,整个健康教育计划应有具体、详细的安排,如每次教育活动的内容、参加教育的人员、教育地点及时间、教育所需要的设备和教学资料等都应有详细的计划。

3)完善和修订计划 初步定好计划后,应进一步调查研究,提出多种可供选择的方案,邀请有关组织者和学习者参与讨论与修订,确定最优方案,使计划更加切实可行。

4. 实施计划 在实施计划前,健康教育的人员应详细了解和掌握目标、计划和具体任务。在计划实施的过程中应注意以下几点。

(1)创造轻松、愉快的学习环境,建立和谐的人际关系。

(2)认真倾听谈话的内容,态度要客观、公正。

(3)尊重和保护学习者的隐私。

(4)鼓励学习者参与教育活动,满足其学习需求。

(5)重视各部门之间的密切配合与沟通。

(6)计划完成后,应及时进行总结。

5. 效果评价 评价健康教育效果是将健康教育结果与预期健康教育目标进行比较的过程,效果评价应该贯穿于健康教育活动的全过程。根据评价结果及时修改和调整教育计划、改进教学方法、完善教学手段,是健康教育效果评价的目的所在。

健康教育效果评价可以是阶段性的、过程性的或结果性的。评价的内容包括:是否达到教学目标,所提供的健康教育是否为公众所需要,教学目标及计划是否切实可行,执行教育计划的效率和效果如何,是否需要修订教育计划,教育者是否称职,教材是否合适,教学进度是否恰当,教学气氛是否融洽等。

(三)健康教育方法

健康教育的方法多种多样,教学者可依据教学目的和教学对象的不同,选择相应的方法。讲授、提供阅读材料、讨论、会谈等方式可增加学习者的知识;小组讨论、辩论等方式可改变学习者的态度;示范、角色扮演等方式可以帮助学习者获得某种技能,提高学习者的兴趣。具体的方法介绍如下。

1. 专题讲座法 专题讲座法是就某个健康方面的问题以口头传授(课堂讲座的形式)的方式介绍给学习者的方法。这是一种较正式、传统和最常用的教育方式,它通过口头授课的方式传递健康知识,帮助学习者转变观念。这种教学方法适用于除儿童以外的各种大小团体。特点是易于组织,能在有限的时间内传递大量、系统的知识,并且有利于教学活动的开展,是大家容易接受的一种健康教育方法。但却不适于听众较多的授课,因为讲授者无法与听众进行良好的沟通,也不利于学习者直接体验知识和技能。此外,这种健康教育方法对教学者的语言表达、组织能力要求较高。

2. 讨论法 讨论法是以教学对象为互动主体,教学者加以引导,在教学过程中主要以交流的方式进行,通过让学习者主动探究教学内容,完成教学目标的方法。讨论法主要针对学习者的共同需要,以小组或团体的方式进行健康信息的沟通及经验交流。这一方法有利于提高学习兴趣,加深讨论者对问题的认识及了解,使学习的过程由被动向主动转化,以改善健康教育的效果。此法适用于5~20人的教学。这种方法的不足之处在于小组讨论用时较长,可能会出现有人过于主导,而有人较为被动,或出现小组讨论的主题出现偏离等现象。因此,在开始讨论前可先介绍讨论主题,并由卫生保健人员如护士、医生作为主持者进行讨论,以加强健康教育的效果。

3.角色扮演法　角色扮演法是一种通过行为模仿或行为替代来影响个体心理过程的方法,可分为预先准备好的角色扮演和自发式的角色扮演。它通过制造或模拟一定的生活片段,使教学内容剧情化,由学习者扮演其中的角色,使之在观察、体验和分析讨论中理解知识和受到教育。这种方法的优点是提供了具体而有兴趣的学习环境,所有人员都可以参与学习过程,寓教于剧情之中。在角色扮演前,应注意整个扮演主题的选择与编排;在角色扮演后,主持者应报告此项活动的目的与意义,以取得理想的效果。

4.实地参观法　实地参观法是根据教学目的,组织学习者到实际场景中观察某种现象,以获得感性知识或验证已学习过的知识的教学方法,可分为准备性参观、并行性参观和总结性参观。实地参观法能刺激学习者寻找更多的学习经验,增进对教学内容的了解,以利于提高学习者的观察技巧。在参观前应做好相应的准备,并告知参观者参观的目的、重点及注意事项,参观时间要充分,并允许学习者有时间提问。但这种方法容易受诸多条件如时间、地点、天气等条件的限制。

5.示范法　示范法是指教学者通过具体的动作示范,使学习者直接感知所要学习动作的结构、顺序和要领的一种教学方法,即通过观察他人行为,而学得或改变行为的过程。示范法通常包含有动作、程序、技巧和知识,并以各种设备和教具进行配合,施教者以一连串的动作与详细讲解使教学对象理解现象或原理。此方法常用于教授某项技术或技巧,由教学者进行示范,并讲解操作步骤和要点,然后让学习者练习。

6.个别会谈法　个别会谈法是指健康教育工作者在全面评价学习者之后,借助一些启发性问题,通过口头问答的形式,引导学习者通过比较、分析、判断等获取知识的教学方法。个别会谈法是一种简单易行的健康教育方法,常用于家庭访视、诊所治疗等。会谈时应事先了解学习者的基本背景资料,选择舒适、安静的会谈环境,并且与学习者建立良好的关系,及时了解其所存在的困难及问题,以便实施正确的健康教育。会谈结束后,应及时总结本次谈话的内容,并了解学习者对教育内容的掌握情况。

7.展示与视听教学法　展示与视听教学法是以图表、模型、标本或录像、电视、电影等视听材料向人们讲解健康知识与技能的教学方法。用图片、模型展示和视听教学法能激发学习者的学习兴趣,使学习者在没有压力的氛围中学到健康知识。这种教学方法形象、生动,可在农村、街道、社区、病区等地开展。

8.其他健康教育方法　健康教育除了上述教育方法外,还可采用计算机辅助教学,广播、电视、报纸、书刊、杂志、小册子等公众传媒,以及各种社会团体、民间组织等,介绍预防保健知识,促进健康教育活动。

健康教育通过信息传播和行为干预,帮助人们掌握卫生知识,树立健康观念,改变不良生活习惯,自觉采取有益于健康的行为和生活方式。它是一项需要各级政府、各级组织、医务人员、社会群体和个人共同参与的系统工程。健康教育还需要在实践中不断研究、发展和完善。

（刘晓霞）

直通护考
在线答题

第三章 护理理论

学习目标

1.掌握：掌握需要、压力与适应、成长、发展的概念；掌握需要理论的概念，马斯洛需要层次论的基本内容和特征；掌握人类的适应层次和各种心理防卫机制。

2.熟悉：熟悉需要理论、压力与适应理论及人的成长与发展理论在护理工作中的应用。

3.了解：奥瑞姆的自理理论、罗伊的适应模式、纽曼的系统模式的主要概念、主要观点和主要内容。

护理专业最为关注的是人。对于护士来说，正确认识人的基本特征，掌握人类需求的特点，对今后开展优质高效的护理服务是至关重要的。人类的基本需要是指人类为了维持身心的平衡并求得生存、生长与发展的最低限度的需要。

第一节 人类基本需要在护理实践中的应用

每一个人的生长、生存和生活都离不开自身需要的被满足，而每一个人的需要都千差万别，受个人生长环境及文化背景的影响。护士通过学习有关人类的基本需要可以更好地进行护理工作，满足服务对象的个性化需求，促进其早日康复。

一、需要的概述

(一)需要的概念

不同学科之间对需要的概念有不同的定义。站在护理学科的角度上，南丁格尔认为需要的概念是"新鲜的空气、阳光、环境，个体的清洁、排泄以及各种防止疾病发生的需求"；奥兰多认为"需要是个体的需求获得满足"；罗伊则认为"需要是个体的一种内在的要求，能够激励个体为达到目的而进行一系列的活动，从而维持人的完整性"。

需要是个体、群体对其生存、发展条件所表现出来的依赖状态，是个体和社会的客观需求在人脑中的反映，是人的心理活动与行为的基本动力。

(二)需要的特征

1.对象性 人的任何需要都是指向一定对象的，这种对象既可以是物质性的，如食物、住所等，也可以是精神性的，如审美等。无论是物质性的需要还是精神性的需要，都必须有一定的外部物质条件才能获得满足。

2.发展性　需要是个体生存发展的必要条件。个体在发展的不同阶段有不同的优势需要,如婴儿期的主要需要是生理需要,而少年期有更高的尊重需要的要求。

3.无限性　需要并不会因暂时的满足而终止,当一些需要得到满足时,又会产生新的需要,新的需要又推动人们从事新的满足需要的活动。正是在不断产生需要与满足需要的活动过程中,个体获得了自身的成长与发展。因此,个体应根据主、客观条件,有意识地调节自己的需要,合理地提出和满足自己的需要。

4.社会制约性　人有各种各样的需要,但需要的产生与满足受到其所处环境条件与社会发展水平的制约。因此,个体应根据主、客观条件,有意识地调节自己的需要,合理地提出和满足自己的需要。

5.独特性　人与人之间的需要有相同的方面,也有不同的方面,这种需要的独特性是由个体的遗传因素、环境因素所决定的。

(三)需要的分类

人是有着复杂需要的有机体,对需要的种类有着不同的划分方式。按照起源,可将需要分为生理需要和社会需要;按照对象,可将需要分为物质需要和精神需要。其基本需要可大致分为以下五类。

1.生理需要　与维持人体正常的生理功能息息相关的需要。如空气、食物、水、休息、排泄等。

2.社会需要　人与人之间的相关交往、相互关联。如爱与被爱、友情、尊重和归属感等。

3.情绪需要　人对外界的刺激所产生的心理反应。如七情中的喜、怒、忧、思、悲、恐、惊情绪。

4.智能需要　人在认知和思考方面的需要。如学习、讨论、归纳、推理、判断、解决问题等。

5.精神需要　满足人的心理和精神活动的需要,指人们在精神上的欲望和追求。如人的自尊、发挥自己的潜能、精神上的娱乐、宗教上的信仰等。

二、人类基本需要的有关学说

许多心理学家、哲学家和护理学家均对需要理论进行了研究,并解释和说明了人的基本需要。其中尤以美国的心理学家马斯洛所提出的需要层次论最为著名,此外,在护理领域中常见的还有卡利什的人类基本需要理论和韩德森的患者需要模式。

(一)马斯洛需要层次论

1.人的基本需要层次　马斯洛认为人的需要可以分为基本需要和特殊需要,基本需要指全人类所共有的需要,特殊需要指人类在不同的生长环境和社会文化条件下形成的需要,如饮食、服饰等。马斯洛认为,人的需要有轻重之分,按照重要性由低到高可分为五个层次,分别为:生理需要、安全需要、爱与归属需要、尊重需要、自我实现需要。

1)生理需要　人类生存的最基本需要,包括空气、水分、食物、适宜的温度、休息和睡眠以及性等的需要。生理需要是最低层次的需要,应首先满足,是产生其他需要的基础。

2)安全需要　希望受到保护、避免发生身体上和精神上的伤害等。当生理需要获得满足时,安全需要才会出现。安全需要包括生理的安全和心理的安全两方面。安全需要是人的自我保护需要,也是个体生理需要相对满足后的主要需要。它可以通过法律、秩序和适应环境等措施得到保障。

3)爱与归属需要　个人需要去爱和接纳别人,同时也需要被别人爱,被社会接纳,以建立良好的人际关系。爱和归属的需要得到满足后,人就会感到关怀、温暖、信任、友谊以及爱情,并渴望自己有所归属,成为团体的一员。如果爱和归属需要得不到满足,人就会感到孤独、痛苦甚至绝望。

4)尊重需要　包括自尊和尊重两个方面。自尊指个体渴求能力、自信,视自己为一个有用的人,能对社会做出贡献的有价值的个体,充满信心和责任感。尊重是受人尊敬和爱戴,希望自己的能力得到他人的承认与赞赏,得到社会的认可与肯定。马斯洛亦曾提出:"如今社会出现层出不穷的问题

【护考提示】
马斯洛需要
层次论。

与暴力事件,乃因爱与归属感以及自尊这两个基本需要未被满足。"由于这些需要未被满足,个体对自身失去信心,于是产生挫折感,渐渐疏离群体,以致无望感油然而生。

5)自我实现需要 个人的潜能得到充分发挥,实现自己的理想与个人的人生观、价值观,使个人的能力发挥达到极限。它是最高层次的基本需要,在其他需要获得满足后才出现。

2. 各层次之间的内在联系

1)优先满足低层次需要 人的需要从低到高有一定的层次性,生理需要是人类生存所必需的、最低级的、最基本的需要,往往需要优先满足。

2)各种层次的需要满足的迫切性不同 有的需要必须立刻满足,比如对氧气的需要;有的需要可以延缓满足,如休息、尊重等。

3)较高层次的需要以较低层次的需要为基础 当较低层次的需要得到满足时,较高层次的需要才会出现,并变得愈发强烈。

4)各层次需要之间可彼此重叠 较高层次需要发展后,较低层次需要并未消失,而是对个体行为的影响力降低。

5)各需要之间的顺序可以变化 对于不同文化背景的人,在不同的条件下,各需要之间的满足次序可能不同,最明显、最强烈的需要往往会最先得到满足。

6)满足高层次需要的方式和程度差异较大 人们对生理需要的满足方式基本相同,如空气、水和睡眠等,但对爱与归属、尊重和自我实现等较高层次需要的满足却千差万别。

7)与健康成正比 人的需要满足程度与健康成正比。在其他因素不变的情况下,任何需要的真正满足都有助于健康的发展。

(二)卡利什的人类基本需要层次论

在马斯洛提出需要层次论后,美国护理学家卡利什在此基础上进行了修改和补充,在生理需要和安全需要之间增加了刺激的需要,包括性、活动、探索、操纵和好奇心等,使原先马斯洛的人类基本需要层次变为六个层次,因为他认为人类的好奇心和求知欲是获取知识的动力源。其中,虽然性和活动的需求也属于生理需要的范畴,但这些需要是在满足空气、水、食物、排泄、休息等必需的、基础的生理需要的基础上,才会去寻求获得的,因此将其列在生理需要之后。另外,人们为了满足好奇心,在探索或者操纵各项事物时往往会将自身安全抛诸脑后。因此,好奇心、探索和操纵等需要的满足应优先于安全的需要(图 3-1)。

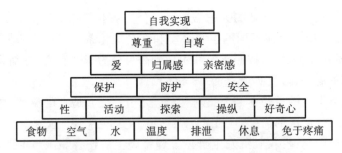

图 3-1 卡利什人类基本需要层次理论示意图

(三)韩德森的患者需要模式

韩德森是美国的护理学家,他认为护理的独特功能是协助个体从事有益于健康、促进康复或安详地死亡等活动,并帮助其尽可能地获得独立。韩德森提出了十四项满足人类基本需要的日常活动。

(1)正常地呼吸。

(2)适当地摄入食物、水。

（3）通过各种途径排出代谢废物。

（4）移动并维持所期望的姿势，如走路、坐、卧和改变姿势等。

（5）充足的睡眠和休息。

（6）选择恰当的穿着。

（7）通过调整穿着或环境，使体温维持在正常范围。

（8）保持身体清洁和良好修饰，保护皮肤的完整性。

（9）避开环境中的危险因素，并避免伤害他人。

（10）通过表达自己的情绪、需要、观点，与他人进行沟通。

（11）遵照自己的信仰从事相关活动。

（12）从事可带来成就感的工作。

（13）参与不同形式的娱乐活动。

（14）学习、发现、满足各种促进正常发展的健康好奇心。

三、需要理论在护理工作中的应用

（一）人的基本需要理论对护理的意义

马斯洛认为，基本需要的满足与否及其满足的程度与个体的健康水平是密切相关的。护理的目的是帮助人们满足其基本需要以维持平衡状态，最终的目的是指导护理实践，识别并预测服务对象的需要，从而提供有效的护理措施，帮助其恢复健康。

1.识别患者的需要　帮助护士识别护理对象未满足的需要，发现护理问题。

2.感受患者的行为和情感　帮助护士更好地理解护理对象的言行。一个因长期化疗而脱发的患者，即使在夏天也要带上帽子或头巾等饰物，这是自尊需要的表现；手术前的患者焦虑不安，这是对安全需要的表现。

3.预测患者可能会产生的需要　有利于护士预测护理对象尚未表达的需要，或可能出现的问题，以便及时采取措施加以预防。如在患者入院时，及时介绍病房的环境，可帮助患者减少因陌生环境而产生的不安。

4.识别患者需要的轻重缓急　掌握人的基本需要理论有助于护士识别护理问题的轻重缓急，使护士能够按照优先次序制订及实施护理计划，优先满足患者的迫切需要。

（二）满足服务对象的基本需要

人在健康状态下，能够满足自身的基本需要。但在患病时，往往由于疾病的限制，有许多需要不能自行满足，需要依靠别人的帮助来满足自身的需要。患病时患者会出现哪些需要不能满足？满足的途径又是怎样的？具体如下。

1.生理需要　疾病的产生会导致患者各种生理需要无法及时满足。

（1）氧气：需要首先满足的生理需要，尤其对于危重或呼吸功能受抑制的患者。护士应对患者的缺氧情况进行迅速评估，采取针对性的措施，满足患者对氧气的需要。

（2）水：常见的问题有脱水或水肿、电解质紊乱、酸碱失衡等。护士应在评估患者的症状后，采取相应的措施，满足患者对水分的需要。

（3）营养：患者因疾病原因不能进食，营养摄入不足或太多，偏食或心理怪癖等造成营养不良或肥胖，因疏忽和陋习、心理情绪问题等阻碍食物的满足。护士应评估患者的营养状况后，对患者的饮食进行干预，满足其营养的需要。

（4）排泄：常见的排泄问题有便秘、腹泻、大小便失禁、尿潴留等。患者在产生以上问题时，护士要采取相应的措施，解决患者因排泄产生的问题。

（5）温度：包括自身的体温和环境的温度。体温异常，或长期处于过冷、过热的环境中，会对患者尤其是婴幼儿、老年人、体质较为虚弱的人造成较大的影响。因此,护士要特别注意患者体温及环境温度的变化,保持适宜的温度。

(6)睡眠:睡眠不足、过劳或过逸、睡眠型态紊乱等睡眠问题,往往会使患者身心疲惫,体质下降。因此,护士应注意满足患者对睡眠的需要。

(7)避免疼痛:患者常因疾病产生各种急性或慢性疼痛,护士应及时评估患者的疼痛状况,根据医嘱,采取合适的止痛措施。

2. 刺激需要　长期患病的患者,由于其机体功能受到疾病的限制,需要主动或被动的肢体活动以防止肌肉的萎缩。除此之外,由于其长期住院,缺少娱乐活动,患者可能情绪低下。因此,护士应根据科室的条件,丰富住院期间的生活内容,激发其感官功能。

3. 安全需要　患者在住院期间会因为陌生的环境、未知的病情变化、高昂的住院费用等感到焦虑。此时,护士应帮助患者提高安全感。如采取防滑地板、夜间开小灯、告知呼叫器的使用来避免患者身体受到损害。也可通过及时对患者进行入院介绍、疾病介绍、解答患者问题等增加患者的心理安全感。

4. 爱与归属需要　患者在住院时,往往会感到孤独无助,对爱与归属的需要更加强烈。护士应鼓励患者家属及亲友,多关心、探视患者,此外,还可以通过建立良好的护患关系,来满足患者对爱与归属的需要。

5. 尊重需要　患者患病时,由于疾病的限制,需要依赖他人进行照顾,当隐私得不到保护,自身形象发生大的变化时,患者会变得不自信,缺乏对自身的认同。因此,护士在护理操作过程中,应注意保护患者的隐私,尊重患者的生活习惯,帮助患者增加对自身的认同感。

6. 自我实现需要　疾病会影响患者各种能力的发挥,例如失明、失聪、麻痹、截肢、失去声音或永远的残障等;这会对患者实现自我产生较大的阻力。此时,护士应鼓励患者表达自身的感受,通过帮助患者进行康复,为患者实现自我创造条件。

第二节　压力与适应理论在护理实践中的应用

一、压力的概述

压力是一种跨越人格、文化、时间的全人类经验,其贯穿于每个人的一生。人们在经历各种压力时,必然会产生一系列的生理或心理反应,进而对身心健康产生一定的影响。

(一)压力的概念

压力(stress)　压力是个复杂的概念,不同学科对压力的侧重点不同,因此对压力有不同的解释。生理学家认为血压的变化可以用来直接描述患者所受的压力;心理学家通过观察患者的焦虑等情绪来描述压力。目前认为,压力是个体对作用于自身的内外环境刺激做出认知评价后,出现的一系列生理及心理紧张性反应状态的过程,即认为压力是一个动态的变化过程,主要包括刺激、认知评价和反应三个环节。

1. 刺激　能刺激个体产生压力反应的因素。研究的重点在于从引发压力的刺激着手,探讨引发压力反应的刺激源的特点,包括刺激物的种类、性质、强度及持续的时间等,从而有效地减少刺激,以达到减轻个体压力反应的目的。

2. 认知评价　将压力作为中介变量,重点研究刺激与反应之间的状态,探讨调节刺激与压力之间的作用。研究者认为压力反应主要来自认知评价,而认知评价又与个体的经历、知识水平、能力及社会支持有关。

3.反应　压力是紧张刺激物作用于个体以后所产生的一种反应状态,其研究的重点在于压力状态下的个体的生理及心理方面的反应。

(二)压力源的概念

压力源是指任何能使个体产生压力反应的内外环境中的刺激。根据其性质,主要分为以下四类。

1.躯体性压力源　由于直接作用于躯体而产生应激的刺激物,包括理化因素,如过度的冷热刺激、过强或过暗的光线、水和空气的污染;生物因素,如各种病原微生物,女性月经期、妊娠期、更年期的改变;病理性因素,如各种病变、外伤或手术。

2.心理性压力源　导致个体产生焦虑、恐惧和抑郁等不良情绪反应的各种紧张信息。如参加重要的考试或竞赛、由学习成绩不理想带来的各种压力、患病时由于担心疾病愈后不佳产生的压力等。

3.社会性压力源　因各种社会现象及人际关系而产生的刺激。其范围较广,如家庭冲突、子女患病、亲人去世、地震、水灾、战争动荡等都属于社会性压力源,是人类生活中最为普遍的一种压力源,与很多疾病的发生都有着密切的关联。

4.文化性压力源　因文化环境的改变而产生的刺激。如个体从熟悉的环境迁徙到陌生的环境中,生活方式、语言环境、价值观念、风俗习惯等的变化,往往会给自身带来一定的压力。

(三)压力的意义

压力对于每一个个体来说,都有着积极和消极的双重作用。

1.压力的积极作用

1)适当的压力有利于维持正常的人体活动　人体生活活动的持续需要一定的外界刺激,如果没有压力,个体就不会生长,生命活动也会停止。如果人类没有实现自我的心理压力,可能会不思进取,很难做出大的成绩。

2)适当的压力有助于提高人体的适应能力　适当的压力可以提高个体的应对能力,从而能够更好地适应内外环境的变化和刺激。如果没有压力,就像温室里的花朵,不能直面温室外的风雨。

3)适当的压力能使机体处于应对压力的警觉状态　适度的压力可以提高机体的警觉水平,促使人们能够随时随地地应对环境的挑战,促进个体维持身心健康。

2.压力的消极作用

1)突然且强烈的压力影响心理健康　突然而强烈的压力会造成患者身心功能发生障碍或者崩溃。如亲人的突然离世等会使个体产生抑郁、愤怒或绝望等消极情绪,或使个体采用不恰当的行为应对机制,是引发事故、药物依赖或自杀的主要原因之一。

2)持久且慢性的压力影响身心健康　持久而慢性的压力会使人长期处于紧张的状态,导致机体抵抗力下降,容易诱发身心疾病。有研究表明,高血压、冠心病等都与压力有一定的关系。

3)过重的压力影响个体的社会功能　当机体在短时间遭遇重大压力时,无法应对强烈的刺激,便容易产生生理和心理功能的紊乱,继而影响个体的社会功能。例如在参加重要会议时,临时通知参会者做重要讲话,参会者由于毫无准备会导致压力反应过度强烈,出现心理障碍,从而影响其正常能力的发挥。当机体经历持久而慢性的压力时,容易出现睡眠差、注意力不集中等,使得学习和工作的效率低下,同时影响个体的社会功能。

二、席尔的压力与适应学说

席尔(Hans Selye,1907—1982年)是加拿大著名的生理心理学家,被称为“压力理论之父”。他于20世纪四五十年代对压力进行了广泛的研究,通过对人和动物的大量实验来研究生物体压力下的反应,并提出了“压力与适应学说”,于1950年出版了第一本专著《压力》,阐明了其理论的核心内容。

1.压力 席尔认为,压力是人体应对环境刺激而产生的非特异性反应。人体都有一种倾向,即努力保持体内的平衡状态,当有任何破坏平衡的情况发生时,它总会设法调整机体去适应改变,以避免平衡状态的破坏。压力反应持续于个体的一生,压力的完全解脱就意味着死亡。

2.压力反应 席尔认为压力的生理反应包括全身适应综合征和局部适应综合征。全身适应综合征是指当人体面对任何压力时,都不会产生完全特异的反应,而是产生相似的反应群,如体重下降、疲乏、疼痛、失眠、胃肠功能紊乱等;局部适应综合征是指人体除了应对压力的全身性反应外,也会对局部压力源产生局部反应,如某一器官或区域受到刺激后产生的红肿热痛和功能障碍。

3.压力反应的过程 席尔认为全身适应综合征反应过程可分为3期,即警觉期、抵抗期和衰竭期。

(1)警觉期:警觉期是人体对压力的初步反应,其特征是人体承受压力源时,将动用各种生理和心理的防卫机制。在压力源出现后的短暂时期,机体会产生一系列的自我防御的调节反应,主要表现为动员各种生理与心理的防御功能来维持机体的内部稳定状态。在生理方面,主要是通过调节内分泌激素的作用使全身有足够的能量去抵抗压力源,几乎涉及全身各个器官,表现为肾上腺分泌增加,血压升高,脉搏及呼吸加快等;在心理方面主要是通过促进机体的心智活动来增加认知的警觉性。

(2)抵抗期:人体企图适应压力源和应用应对机制,机体内部防御力量处于高水平的状态,在此期,所有警觉期反应的特征均趋于正常,表现为体重恢复正常,肾上腺皮质缩小,同时受伤的组织也开始修复。但机体的抵抗力处于高于正常水平的状态,对峙的结果会有两种,一是机体战胜了压力源,内环境重建稳定;二是压力源持续存在或压力源的影响导致机体不能适应,机体受到损害而进入衰竭期。

(3)衰竭期:如果压力源的强度较大,时间过长或出现新的压力,使机体的抵抗力达到极限,不良的生理和心理反应便会不断出现,最终导致机体出现严重的功能障碍,导致全身衰竭,严重的时候可能会导致死亡。

席尔认为,适应的程度与人的应对能力、压力源的强度及持续的时间存在相关。如果机体的适应能力被耗竭,机体会缺乏适应压力的能力,最终导致个体的死亡。但由于其过分地强调机体对于紧张刺激的生理反应,而忽略了心理学因素在压力中的中介作用,导致其理论存在一定的局限性。因此,许多学者在席尔研究的基础上展开了对压力的社会心理学研究,促进了有关压力的心理模式的发展。

三、压力的防卫机制

压力源以不同的强度、不同的方式作用于人,个体总是有意无意地采用各种防卫措施,以维护自身的身心平衡。人们通常采用下列防卫机制抵抗压力源的损害。

1.第一道防卫——生理防卫和心理防卫 生理防卫包括遗传素质、身体状况、营养状态及免疫功能等。心理防卫是指心理上对压力做出适当反应的过程,如焦虑、否认、忽视、压抑、转移等。心理防卫运用适当,则有益于心理成长与发展;如果过度运用或运用不当,将会导致不良后果。心理防卫能力取决于个体过去的经验、教育程度、智力水平、生活方式、经济状况、社会支持、性格特征、焦虑阈等因素。

2.第二道防卫——自我帮助 当压力源较强,压力反应严重,而个体第一道防卫相对较弱时,就必须采用自我帮助来对抗和控制压力反应,以减少疾病的产生。自我帮助的方法主要有以下四种。

(1)正确对待问题:个体一般采用自我评估法来识别压力源的来源,然后采取相应的办法处理。应对的方法主要是设法改变压力源,改变自己对问题的感受和反应。

(2)正确对待情感:个体在遭受压力后,可出现焦虑、愤怒、沮丧、生气等情绪。个体也是通过自我评估的方法,找出情感反应的原因和伴随的生理反应,并应用过去经历过的应对方法或心理防卫机制等来处理好自己的情绪。

(3)利用可能得到的支持:当个体面对压力时,需要一个强有力的支持系统帮助其渡过困境,减少对身心的不良影响,如与一个值得信赖的人进行交流沟通、参加一些有帮助的社会团体等。社会支持系统中的重要成员可以是父母、配偶、子女和好友等。

(4)减轻压力的生理诱因:良好的身体状况是抵抗压力源的基础。建立健康的生活方式、改善营养状况、加强体育锻炼、提高保健意识等,均有助于加强第一道防卫。

如果对压力源未予重视,没有进行自我帮助活动,或压力源超过防卫机制,或过度使用防卫机制,就会引起心身疾病。

3. 第三道防卫——专业帮助 人一旦患有心身疾病,就必须及时寻找帮助,由医务人员提供药物治疗、心理治疗、物理治疗、健康教育等,以提高患者的应对能力,有利于心身疾病的痊愈。若专业帮助不及时或不恰当,患者的疾病就会加重或演变为慢性病。这些慢性病又可成为压力源,加重患者的负担。如果防卫失败,最终将导致患者死亡。

四、压力的适应

适应(adaptation)是生物体以各种方式调整自己以适应环境的一种生存能力及过程,即个体为了维持恒定的状态所使用的一切技巧。适应是一个动态的过程,是机体维持内稳态、保证自己能应对压力源以及健康生存的基础。

(一)适应的层次

人类的适应较其他生物更复杂,所涉及的范围也更广,包含生理、心理、社会文化及技术四个层面的适应。

1. 生理层次适应 通过体内生理功能的调整,适应内外环境的变化对机体的影响,其目的是帮助机体维持在正常的生理功能范围内,以维护机体的生存与健康。这是个体处在无意识的状态下机体自动产生的适应,主要有体内代偿性变化。当外界对机体的需求增加或改变时,机体将做出代偿性的变化,如一个初学跑步者,开始会感到呼吸急促、心跳加快、肌肉酸痛等,但坚持一段时间后,这些感觉就会逐渐减轻、消失,这是因为体内的心、肺、肌肉的功能增强,适应了跑步对身体所增加的需要。还有感觉器官的适应,如由于某种情况的连续性刺激,可引起感觉灵敏度的降低,如对某些气味的适应。

2. 心理层次适应 当个体经受心理压力时,通过调整自己的态度、情绪去认识和处理问题,以恢复心理上的平衡。通常可采用一些心理防御机制或放松技巧来应付压力源。常见的心理防御机制如下。

(1)否认:对已发生但又无法接受的事实潜意识地加以拒绝,借以逃避心理上的痛苦。如癌症患者的第一心理反应就是否认,认为是医生的误诊。

(2)潜抑:将不被意识所接受的感情、思想及冲动,不知不觉地抑制到潜意识中,以忘记不愉快的情境,保护好自己。

(3)抑制:有意识地将不能接受的思想、冲动和事件置于脑外,但却随时能够记起这些事情。

(4)选择性忽视:潜意识里忽视对自己不重要或烦恼的事情。

(5)转移:将情感或行为从一个对象转移到另一个较能接受的代替对象上。

(6)投射:将自己的一些不良动机、欲望或感受完全归咎于他人,以解脱自己,维护自尊。

(7)反向形成:极力否认自己所忌讳的动机及行为,采取与自己动机完全相反的态度及行为,以掩盖自己本来的愿望。

(8)合理化:用有利于自己的理由为自己辩解,将面临的窘迫处境合理化,以掩盖或解释自己的行为动机或结果。

(9)退化：个体的心理阶段暂时脱离现实的倒退性行为，如一个能够自理的人在患病后，又回到了从前依赖他人的程度，有时超过自身的病情需要。

(10)幻想：在遭遇无法克服的困难时，用想入非非、做白日梦的方式来逃避现实，减轻痛苦。

(11)补偿：潜意识里企图克服或用各种方法来弥补事实上或想象中的不足而产生的自卑感。

(12)升华：将不易被接受的冲动和欲望导向比较崇高的方向，有时不但可以解脱自身，还能对社会有益。

3.社会文化层次适应　调整个人的行为模式，与其周围的社会群体及文化规定的社会规范、价值观、传统、习俗等相符合、相协调。如"入乡随俗"就是一种社会文化层次的适应。

4.技术层次适应　人们在运用文化遗产的基础上创造新的科学工艺和技术，以改变周围环境，控制自然环境中的压力源。但现代科学技术的运用又产生了许多新的压力源，如噪声、水和空气污染等，需要进一步去克服和适应。

(二)适应的特性

所有的适应层次，无论是生理层次、心理层次、社会文化层次或技术层次，都有下列共同的特征。

1.目的性　所有适应机制的目的都是尽可能地维持机体的内稳态。

2.主动性　适应是一种主动的动态过程，是一种自我调节的机制。如在口渴时，个体会去主动找寻水。

3.多维性　适应是一种多层次的全身性反应过程，包括个体的各个方面。

4.有限性　适应是有限度的，不能超过一个人的生理、心理、社会及精神的稳定范围，如人对于冷热的耐受度有一定的限度。

5.差异性　适应能力存在个体差异，适应能力强的个体会应用更多的防御机制应对压力，做出及时的反应，能够较容易地适应环境。

6.实践性　适应效果与时间相关，若时间充分，适应的效果会更好。

7.稳定性　每个人在一生中可能会遇到各种各样的压力源，但不会由于适应而丧失自己的个性及行为特征。

五、压力和适应理论在护理工作中的应用

每个人在一生中都会经历不同的压力，个体对不同压力的感受也不一样。同样的压力对某人而言是有益的，对另外一个人却是痛苦的。当压力来临时，个体都会有不同的应对方式。如何帮助患者更好地进行应对，是临床护理工作一个完整的、系统的过程，因此，帮助患者应对可以采用护理程序方法。

(一)评估

评估患者的健康状况及压力水平，包括患者的自我意识及功能、患者的焦虑水平及其他情绪反应，患者对压力的反应程度、持续时间、过去的应对方式及可以得到的社会支持。协助患者找出压力源，以便采取积极有效的应对方式。护士可以通过与患者交谈，搜集患者的主观资料，把握患者的思想情况，了解患者对疾病的认识、态度及对治疗、护理的要求，对住院是否习惯等。分析患者的压力源是生理的、心理的、环境的，还是社会文化的，针对不同的压力源采取相应的护理措施。

(二)提出护理诊断和目标

常见的护理诊断有焦虑、恐惧、角色紊乱、个人应对无效等。可根据具体情况确认患者压力源；由压力源所引起的症状和体征；帮助患者确认如何应对及改变行为；教会患者应对压力的方法。

(三)制订护理计划和护理措施

1.帮助患者适应住院环境　为患者创造一个安静、整洁、舒适、安全的病室环境，主动热情地接

待患者,介绍有关规章制度和负责的医生、护士,减轻患者的陌生感和孤独感。

2. 提供疾病的相关信息　主动了解患者的心理、生理感受,耐心解答患者的疑问;进行疾病诊断、检查、治疗及护理措施的知识教育,并指导患者运用适当的心理和生理防卫机制,如运用放松疗法、瑜伽、气功等以减轻焦虑的程度。

3. 建立良好的人际关系　鼓励患者与同室病友融洽相处,动员家属及社会支持系统的关心和帮助,组织慢性病和肿瘤患者参加有关康复团体。与患者评估支持系统,寻求支持系统的支持。

4. 教患者实施松弛疗法　松弛疗法是患者在医务人员的指导下,控制自己行为的治疗方法;使人体肌肉放松,排除对一切问题的考虑,不伴有焦虑存在或不允许焦虑存在;经过反复的训练,使全身发生条件反射性松弛反应。松弛疗法不是治疗紧张,而是使紧张引起的影响降低到最低程度。

(1)松弛疗法的基本要素:①安静的环境:周围必须没有干扰,没有其他压力源的存在。②舒适的位置:患者取坐位或平卧,保持最佳的舒适姿势。③被动的姿态:患者应抛开一切思想杂念,做到心外无物。④精神劝说:集中患者的注意力,使其进行深而慢的呼吸,重复词或短语,伴随轻音乐,让患者想象美好的自然环境。

(2)常用松弛疗法:在安静的环境里,使被试者处于最佳的位置;闭上眼睛,进行深而慢的呼吸;重复几次后,使被试者完全安静下来;被试者在吸气时使肌肉紧张,在呼气时放松肌肉,交替进行。可以按照下列顺序进行,由面部开始,到眼睛、鼻、嘴、颈,再到右手臂、左手臂、背、胸、腹,最后至右大腿、右小腿、右足、左大腿、左小腿、左足;每次紧张和放松后,可按上述顺序重复 2～3 次,每次 15～30 min。

(四)评价

了解实施护理措施后的效果,患者还有哪些问题需要解决,以采取更切实有效的措施。

第三节　人的成长与发展理论在护理实践中的应用

成长与发展贯穿于人的整个生命过程中,人在每一个阶段都有不同的特点和需要解决的特殊问题,因此,护理人员了解生命过程中各个阶段的特点和特征,有助于明确各个年龄段护理服务对象的基本需要,提供更好的护理服务。

一、成长与发展的概念

1. 成长　又称生长,是指生物体由于细胞增殖而产生的生理方面的改变,表现为各组织器官、各系统形态与体积的改变,可表现为数量增多、体积增大、重量增加,可以用量化的指标来测量,如身高、体重、骨密度等。成长的形态可分为四种类型。①增量性生长:去除排泄或消耗的部分后生理上的增长。②增生:即细胞数量的增多。③肥大:细胞体积的增大。④更新:机体维持正常的生理功能而进行的新陈代谢。

2. 发展　又称发育,是个体随年龄增长及与环境的互动而产生的身心变化的过程。可表现为行为的改变、技能的增强或机体能力的演进。发展贯穿于生命的整个周期,不仅包括生理变化,还保护认知、心理、道德等多方面的改变,往往不能够用量化的指标测量出来。

3. 发展任务　个体在整个生命周期的各个发展阶段出现的符合个体生理、心理特征、社会规范、道德准则而需要实现的发展目标或完成的指标性任务。如果成功地完成某一个阶段的发展任务,可使个体产生幸福感、价值感,进而顺利地进入下一个发展阶段;反之,则可能出现发展障碍,并影响未来的发展。

4. 成熟　广义的成熟包括生理与心理、功能与能力的发展;狭义的成熟是指生理上的成长发育。成熟是指个体通过与外界环境的相互作用,从而获得生理、心理、社会和道德的良好的状态。个体能够不断地调整自己,促进自身适应社会,并从中汲取所需的知识和能力,从而达到完善的状态。

5. 年龄　一种具有生物学基础的自然标志,是衡量成长与发展的阶段性指标之一。人的年龄可以分为时序年龄和发展年龄,时序年龄是指一个人从出生之日起开始计算的年龄,发展年龄是指反映身心发展程度的年龄,包括生理年龄、心理年龄、社会年龄和道德年龄等。根据时序年龄,人的一生可划分为婴儿期、幼儿期、学龄前期、学龄期、青春期、青年期、中年期及老年期八个阶段。

二、成长与发展的基本内容

对个体成长与发展的了解和评估主要从以下六个方面进行考虑。

1. 生理方面　主要包括身体的生长和功能的发展、成熟,如体重的增加、动作的协调、器官功能的完善等。

2. 认知方面　主要指与大脑生长和获得知识、技能有关的发展方面,包括感觉、知觉、注意、记忆、思维和语言等方面。

3. 情感方面　主要指个体的喜、怒、哀、乐、悲、恐、惊等各种情绪的体验和发展。情感是人对客观事物的一种主观的态度体验。

4. 社会方面　个体在自身发展的过程中,通过与其他个体的相互作用,逐渐形成社会态度和社会角色,并确立自身的行为规范。

5. 道德方面　主要指个体在道德认识、道德情感、道德意志和道德行为等方面的发展。

6. 精神方面　人在成长发展过程中所产生的对生命意义及生存价值的认识。

三、成长与发展的基本原则

1. 预测性　人体的成长与发展都有一定的规律,并且基本上都是按照一定的顺序进行的,这种顺序是不可逆转的。如婴儿只有在学会翻身、爬行和站立后,才能够学会走路。当婴儿学会翻身时,我们就能预测到他(她)下一个学会的技能就是坐。

2. 顺序性　个体的成长和发展都需要经历特定的顺序,一般是由上到下,由近到远,由粗到细,由低级到高级,由简单到复杂。

1)由上到下　个体身体和动作技能的发展沿着从头到脚的方向进行,如胎儿的头部发育较早,而肢体发育较晚。

2)由近到远　个体身体和动作技能的发展沿着从身体近心端到远心端的方向进行。如婴儿控制肩和臂的动作最先熟练,其次才是手肘、腕部、手,最后才是手指。

3)由粗到细　比如在握持物品时,先学会用全部手掌握持,之后才能发展到以手指捏取物品。

4)由简单到复杂　幼儿最初的动作多是全身性的,不够精确,也比较简单,慢慢发展到复杂、精确的动作。

5)由低级到高级　儿童在成长的过程中,先学会观察周边的事物,之后才会记忆、联想、分析和判断。

3. 连续性和阶段性　人的生长和发展是一个连续的过程,但发育却是分阶段的,例如,婴儿在出生 6 个月后迎来第一个生长高峰,之后逐渐变慢,等到青春期的时候,又会出现第二个生长高峰。心理的发展也同样具有连续性和阶段性。

4. 不均衡性　人体在生长的过程中,各器官系统的发育快慢不同,各有先后。比如,神经系统在1 岁前发育最快,生殖系统在青春期才迅速发育。心理的发展同样存在不平衡性,例如,语言发展以3～5 岁最快。

5. 个体差异性　由于每个人的成长都要受到遗传因素、生长环境的影响,因此,个体在成长的过程中不可避免地会产生个体差异。如同一年龄阶段的不同个体在体格生长上会表现出不同的发育水平以及不同的性格特征。

6.关键期 个体在成长和发展的过程中,对环境刺激最敏感,且是发展某些技能和能力的最佳时期。如果错过了关键期,将会对以后的成长和发展带来难以补偿的影响。比如,孕期的前3个月是胎儿发育的关键期,2~5岁是语言发展的关键期,青春期是性心理发展的关键期。

四、影响成长与发展的因素

(一)遗传因素

基因是影响人类生长与发展的重要因素之一。基因决定体内蛋白质的合成,而蛋白质又影响细胞的活性,因此,基因决定了整个发展过程中身体的变化,控制着身体的生物功能。此外,人体各器官、系统的生理功能的发生与成熟也是按基因蓝图来进行的。如人体的性别、肤色、身高、种族、面形特征等均由遗传所决定。

(二)环境因素

环境是影响人类生长与发展的另一重要因素,其中,社会环境影响很大。

1.宫内发育情况 胎儿在子宫内的发育受到母亲年龄、营养、健康状况等多种因素的影响。如母亲在妊娠期间感染疾病或不合理用药,将有可能导致胎儿畸形。

2.营养状况 良好的营养状况是人体生长发育的基础,营养不良会导致个体发育迟缓,并影响智力和社会能力的发展。而营养过剩会带来生理上的疾病和心理上的负担。

3.家庭 家庭是个体出生后接触最多、关系最为密切的一个环境。家庭的首要功能是满足家庭成员的一些基本需要,如温饱、安全、爱与归属的需要。若家庭存在经济困难、照顾意识不强或家庭不和等情况,则无法满足这些需要,势必会严重影响个体的生长与发展。此外,家庭是个人最主要的生活环境,它将影响个体身体动作的发展、语言的发展、人际关系的建立、价值观的确立等。

4.学校 学校是提供正规教育及社会文化的场所。学校通过系统的知识传授及社会所必需的知识、技能与行为规范的教育,帮助个体在认知方面成长,并为将来适应社会和为社会服务奠定良好的基础。

5.社会 社会是个人生活的大环境。一个人受文化背景、风俗习惯、学习、生活经历的影响。社会环境影响一个人的就业、创业、家庭的建立及自我实现。

(三)个人因素

个体在成长和发展的过程中除了受到遗传因素和环境因素的影响外,个人因素也会影响到个体的发展。比如,个体的健康状况会影响到体格发育、心理及智力的发育,尤其在发展的关键期;自我意识的形成也会促使个体去努力奋斗,选择自己喜欢的生活方式。

五、成长与发展的理论

(一)弗洛伊德的性心理发展理论

弗洛伊德(Sigmund Freud)是奥地利著名精神病学家,被誉为"现代心理学之父",是精神分析学派创始人。他通过心理分析,观察人类的行为,提出并发展了性心理发展理论。性心理发展理论主要包括三个要点,即意识的层次、人格的结构和人格的发展阶段。

1.意识的层次 包括意识、潜意识、前意识三个层次。弗洛伊德将其形象地比喻为大海上漂浮的一座冰山。

(1)意识:个体能够直接感知的心理活动,或是心理活动中与现实联系的部分,如感知觉、情绪、意志和思维等。弗洛伊德将其形容为冰山之巅的部分。

(2)潜意识:个体无法感知到的心理活动,这部分的内容通常是不被道德、理智所接受的各种本能冲动和欲望,或明显导致精神痛苦的过去事件。潜意识是精神分析理论的主要概念之一。弗洛伊德称之为海平面以下的冰山部分。

(3)前意识:又称为无意识,介于意识和潜意识之间。

2.人格的结构 弗洛伊德认为人格由三大系统组成。

(1)本我:本我是人格中最原始的部分,是动机和欲望的潜意识来源,包含遗传的各种内容,在出生时就存在,依据"享乐原则"产生。

(2)自我:自我是人格中较具理性和策略的部分,介于本我和超我之间,是个体为适应社会所形成的人格部分,依据"现实原则"产生。

(3)超我:超我是人格系统中组成良知和道德价值观的部分。

人格的三大系统不是孤立的,而是相互作用而构成的整体,本我是人格的生理成分,自我是人格的心理成分,超我是人格的社会成分。本我寻求快乐,自我追求现实,超我则衡量是非善恶。三大系统若保持平衡,人格则得到正常发展,否则人格遭到破坏,个体产生焦虑,甚至导致人格异常。

3.人格的发展阶段 弗洛伊德认为人格发展分为五个阶段。

(1)口腔期(0~1岁):此期原欲的焦点是口腔与嘴唇,婴儿以吸吮、吞咽得到满足和快感。弗洛伊德认为如果此期婴儿口部活动未受到限制,成人后的性格倾向于乐观、开放等人格特征,受限制的婴儿,倾向于依赖、被动、猜疑等人格特征。

(2)肛门期(1~3岁):此期原欲的焦点由口腔转移至肛门,此时幼儿控制肛门括约肌的神经系统已经发展成熟到一定程度,能试着自行控制排便,并能自主控制身体的部分功能。父母在这段时期应重视幼儿的大小便训练,但也不宜过严,否则可能导致成人后的冷酷、固执等人格特征。

(3)性蕾期(3~6岁):此期原欲的焦点转移到性器官,儿童开始对男女生殖器的不同感到好奇。儿童最初的情感是向双亲发展的,男孩在此期有恋母情结的倾向,女孩则有恋父情结的倾向。

(4)潜伏期(6~12岁):此期儿童压抑了对异性父母的情感,也同时压抑了对其他异性的兴趣。进入潜伏期后,儿童将精力集中在智力和体力的发展上。

(5)生殖期(12岁以后):这个阶段开始于青少年期,此阶段原欲又回到性器官上,但注意力从双亲转移到自己所喜爱的异性身上,是步入往后成熟的成人性关系的开端。

(二)艾瑞克森的心理社会发展理论

艾瑞克森(Erik Erikson)是弗洛伊德的女儿安娜·弗洛伊德的学生,是美国哈佛大学的精神分析医生,也是著名的精神分析理论家之一。他将弗洛伊德的理论扩展到社会层面,形成心理社会发展理论。他与弗洛伊德最大的不同点在于:他认为影响个人发展的主要因素除生物学影响之外,还有文化与社会因素;同时艾瑞克森在弗洛伊德理论的基础上,将年龄分期贯穿了整个生命过程。艾瑞克森将人类的心理社会发展分为八个阶段,即婴儿期、幼儿期、学龄前期、学龄期、青春期、青年期、中年期和老年期,每一个阶段都有一个发展的危机或中心任务必须解决,否则将会影响下一个阶段的人格发展。

1.婴儿期 0~18个月,这一时期发展的危机是信任对不信任。

婴儿期的发展任务是与照顾者(父母)建立信任感,这时候的婴儿刚来到人世,依赖他人满足自己的需要。如果婴儿能够得到持续的、良好的照顾和爱抚,就会产生基本的信任感,反之,则会产生不信任感,并将这种不安全的感觉带入今后的发展阶段中。

对婴儿期的发展有重要影响的人是母亲。婴儿期顺利发展的结果是建立信任感,主要表现为信赖他人、乐观、有安全感;如果没有建立信任感,将会表现出焦虑不安、退缩以及不相信别人等人格特征。

2.幼儿期 1.5~3岁,此期发展的危机是自主对羞怯或疑虑。

幼儿期的发展任务是适时地学到最低限度的自我照顾及自我控制的能力,以获得自主感。这一时期儿童开始学习独立吃饭、穿衣及大小便等基本的自理活动,并开始探索外部世界,以此来形成自主感。如果,儿童的自主行为受到过分的限制或否定,则会产生羞愧、疑虑、不自信的心理行为,从而停止尝试和努力。

对幼儿期的发展有重要影响的人是父母。幼儿期顺利发展的结果是产生自我控制感,有自信和自主性;如果发展障碍,会出现缺乏自信、过度自我限制或顺从、任性等人格特征。

3. 学龄前期　3～6 岁,此期发展的危机是主动对内疚。

学龄前期的发展任务是获得主动感,体验目标的实现。此期儿童的活动和语言能力增强,对周围世界充满好奇和探索的欲望,并通过活动满足这一欲望。当儿童发现自己的某些愿望难以实现或违背了社会准则时,则会由此产生内疚感或罪恶感。

对学龄前期的发展有重要影响的人是家庭成员。学龄前期顺利发展的结果是能主动进取,有创造力。如果发展障碍,则会表现为缺乏自信、悲观、退缩、害怕出错等人格特征。

4. 学龄期　6～12 岁,此期发展的危机是勤奋对自卑。

学龄期的发展任务是获得勤奋感。此期,儿童开始接受正规的学校教育,主要精力集中于学习知识、技能和遵守规则。学龄期是养成有规律的社会行为的最佳时期。此期儿童在学业上的成功体验会促进勤奋感的建立;反之,如果经历失败的体验多于成功,则会产生自卑感。

对学龄期的发展有重要影响的人是父母、老师、同学等。学龄期顺利发展的结果是学会与他人竞争、合作,守规则,获得学习能力;如果发展障碍,则会出现自卑、缺乏自信等人格特征。

5. 青春期　12～18 岁,此期发展的危机是自我认同对角色混乱。

青春期的主要发展任务是建立自我认同感。自我认同是人格上自我一致的感觉,青少年需要从周围世界中明确自己的社会角色,选择人生的目标。与此同时,又想尝试新的生活方式或自己喜欢的新潮形象,一时间会对自己的角色定位感到混乱。

对青春期的发展有重要影响的人是同龄伙伴及崇拜的偶像。此期顺利发展的结果是有明确的生活目标,并为设定的目标而努力;如果发展障碍,会产生认同危机,导致角色混乱,迷失生活目标,可能出现堕落或反社会的行为。

6. 青年期　18～35 岁,此期发展的危机是亲密对孤独。

青年期已经建立了自我认同感,形成了独立的自我意识、价值观念及人生目标,此期的主要发展任务是发展与他人的亲密关系,承担对他人的责任和义务,建立友谊、爱情和婚姻关系,从而建立亲密感。只有在确立自己的认同感之后,才能在与别人的共享中忘却自我,否则很难达到真正的感情共鸣,会产生青年人特有的孤独感。

对青年期的发展有重要影响的人是朋友和同龄的异性。青年期顺利发展的结果是有美满的感情生活、有稳定的事业基础;如果此期发展障碍,人就不能体验和经历亲密,从而产生孤独感等。

7. 中年期　35～65 岁,此期发展的危机是创造对停滞。

中年期的主要发展任务是养育下一代,获得成就感。在前几期顺利发展的基础上,成年人已经与他人建立了良好的关系,开始养育下一代,并为社会创造价值。同时,由于知识和经验的积累,其在处理问题时也有了一定的深度和广度,对未来有一定的信心。

对中年期的发展有重要影响的人是配偶和同事。此期顺利发展的结果是热爱生活。若发生障碍,则会产生自我放纵、没有责任感的心理状态。

8. 老年期　65 岁以上,此期发展的危机是完善对绝望。

老年期的主要任务是建立完善感。此期由于机体的功能退化,部分老年人的身体状况不佳,如果再丧失配偶和朋友,则容易出现抑郁、悲观的情绪,会对没有实现的理想感到缺憾。

老年期发展顺利的结果是乐观、满足地安享晚年;反之,则会感到痛苦和失望。

（三）皮亚杰的认知发展理论

皮亚杰(Jean Piaget)是当代著名的发展心理学家,认知学派创始人。通过对儿童行为的详细观察发展了他的认知发展理论。他认为个体认知的发展就是个体与环境相互作用、相互适应的过程。皮亚杰将认知发展过程分为四个阶段。

1.感觉运动期 此阶段为0~2岁。此期思维的特点是婴幼儿通过身体的动作和感觉来认识周围世界,进而发展解决简单问题的能力。

2.前运思期 此阶段为2~7岁。此期的儿童认知发展的最大特点是以自我为中心,并开始运用语言、文字、图形等抽象的符号去进行思考活动,开始有能力幻想,玩一些角色扮演的象征性游戏。但此时的思维尚缺乏系统性和逻辑性。

3.具体运思期 此阶段为7~11岁。此期的儿童开始摆脱以自我为中心,考虑问题的两个方面或更多方面,看问题也变得客观与实际,逐步具备逻辑思维能力,并具有时空概念,能同时想到过去、现在和将来。

4.形式运思期 此阶段为11岁以上。此期思维迅速发展,能运用概念的、抽象的、纯属形式逻辑的方式去推理,对一些非具体存在的事物也有能力去思索。

（四）科尔伯格的道德发展理论

科尔伯格(Kohlberg)受皮亚杰的影响,提出了三级六段的道德发展理论,他认为一个人的态度和信念会帮助自己决定是非,这就是道德;道德推理的能力与个人认知发展的水准有关;同时他也相信个人是以独立的方式去做道德判断的,而不只是简单地将父母、老师或朋友们的社会规范强加给自己。

科尔伯格将道德发展分为三个阶段。

1.前习俗道德期 此期为2~9岁。前习俗道德期的道德行为是以自我为中心而发展的,不能兼顾行为后果是否符合社会道德规范,包括两个阶段。

(1)惩罚与顺从取向:此时儿童评价行为的标准注重行为的结果,认为凡是认同的、赞扬的行为就是好的行为,认为被惩罚的、责怪的行为就是坏的行为。儿童为了避免受到惩罚而服从家长、老师制定的规则,道德行为的准则就是避免惩罚,这是人类道德水平发展的最低水平。

(2)相对功利取向:此时儿童评价行为的好坏,主要看是否满足自己的需要。

2.习俗道德期 此期为9~12岁。在这一时期,儿童逐渐形成自己的道德观念,判断道德的标准主要是以社会规范和他人期望为主,即其作出判断的主要动机是为了符合父母、家庭、社会的期望,包括两个阶段。

(1)好孩子取向:此期儿童将成为好孩子作为行为的标准,认为能够让别人高兴、能够帮助别人的行为就是好的行为,否则就是坏的行为。并以此为依据,遵守社会规范。

(2)法律和规则取向:此期儿童认为正确的行为就是尽到自己的责任,遵守并维护社会规则,否则就是错误的行为。此期主要表现为儿童对社会秩序和良知的认识。

3.后习俗道德期 此期为12岁以上,又被称为道德自律期。这一时期,儿童会将社会道德规范消化吸收,形成自己的道德标准和价值观,并能够凭借自己的良心和价值观,顶住权威和社会规范的压力,对行为作出自己的判断,包括两个阶段。

(1)社会契约取向:此期的儿童认为道德法则只是社会契约的一种表现形式,并且应该随着社会的发展进行相应的修订,并且能够自觉地遵守相应的规章制度。

(2)普遍的道德原则取向:此期的儿童判断是非不受外界法律和规则的限制,而是以不成文的、带有普遍意义的道德原则,如正义、公平、平等、个人的尊严、良心、良知等为依据。

第四节　护理理论及模式

自 20 世纪 50 年代开始,一批护理理论家们通过不断探索和积极尝试,相继建立了护理学的理论模式,改变了护理实践长期以来依靠操作规程、习惯和传统经验为基础的现状,促进了护理专业的发展。比较有影响的有奥瑞姆的自理理论、罗伊的适应模式、纽曼的系统模式。

一、奥瑞姆的自理理论

(一)奥瑞姆的自理理论的基本观点

奥瑞姆认为,护理应重视人对自理活动的需要,并提供帮助。奥瑞姆的理论由三部分组成,即自理理论、自理缺陷理论和护理系统理论。

1. 自理理论　自理是个体为维持自身的生命、健康和幸福所采取的一系列活动。自理能力即从事自我照顾的能力。护理所关心的是个体的自理能力在特定时期是否能满足其自理需要。自理需要包括以下三个方面。

(1)普遍性的自理需要:也称日常生活需要,是个体为了满足生存的基本需要所必须进行的一系列活动,如摄取足够的氧气、食物和水,排泄的控制和调节,休息与活动的平衡,社交与沟通的需要等。

(2)发展性的自理需要:在生命发展过程中各阶段特定的自理需要,以及在某种特殊情况下出现的新的自理需要,如儿童期、青春期、妊娠期、更年期的自理需要,失去亲人时的调整,对新环境、新工作的适应等。

(3)健康状况欠佳时的自理需要:个体在患病、遭受创伤等情况下的自理需要,如寻求治疗的需要、生活上由他人照顾的需要等。

2. 自理缺陷理论　这是奥瑞姆的自理理论的核心部分,阐述了个体什么时候需要护理。她认为,当一个人不能或不完全能进行连续有效的自我护理时,就需要照顾和帮助。

3. 护理系统理论　奥瑞姆指出,护士应依据患者的自理需要和自理能力的不同,采取三种不同的护理系统,即全补偿护理系统、部分补偿护理系统和辅助-教育系统。

(1)全补偿护理系统:患者没有自理能力,需要护士进行全面的帮助,以满足患者所有的基本需要。

(2)部分补偿护理系统:患者有部分自理能力,但需要护士提供不同程度的帮助,才能满足患者的基本需要。

(3)辅助-教育系统:患者有自理能力,但需要护士的指导、教育或提供最佳环境,才能达到自理的最佳水平。

(二)奥瑞姆的自理理论与护理的四个基本概念

1. 人　奥瑞姆认为,人是一个具有生理、心理、社会适应性及不同自理能力的整体。人具有学习和发展的潜力,通过学习可以达到自我照顾的目的。

2. 环境　奥瑞姆认为,环境是"存在于人的周围并影响人的自理能力的所有因素"。人生活在社会中,都希望能进行自我管理,社会对不能自我满足自理需要的人是能接受并提供帮助的,自我帮助和帮助他人都被社会认为是有价值的活动。

3. 健康　奥瑞姆支持世界卫生组织关于健康的定义。良好的生理、心理、人际关系和社会适应性是人体健康不可缺少的组成部分。

4.护理 护理是预防自理缺陷的发生和发展,并为有自理缺陷的人提供治疗性自理的活动。它是一种服务,一种助人方式。

(三)奥瑞姆的自理理论在护理实践中应用的方法

奥瑞姆将理论和护理程序有机地联系在一起,她的自理理论及观点已被广泛地应用到护理实践中。以奥瑞姆理论为指导的护理工作方法如下。

1.诊断与处置 护士通过收集资料确定患者是否存在自理缺陷,哪些方面存在自理缺陷,以及引起缺陷的原因等来评估患者的自理能力和自理需要,从而决定患者是否需要护理帮助。

2.设计及计划 根据患者的自理能力和自理需要,选择全补偿护理系统、部分补偿护理系统或辅助-教育系统,并确定预期的护理结果,制订详细的护理计划。

3.实施与评价 根据护理计划提供相应的护理措施,以达到满足患者的自理需求、恢复和促进健康、增进自理能力的目的,并根据服务对象的实际情况不断地调整护理方案。

二、罗伊的适应模式

(一)罗伊的适应模式的基本观点

适应模式是由美国当代著名的护理理论学家罗伊提出的,适应模式深入探讨了人的适应机制、适应的方式和适应的过程。罗伊认为,人是一个整体的适应系统,人的生命过程是对内外环境的各种刺激不断适应的过程,护理的目的就是提高人的适应性,从而提高人的健康水平。

罗伊理论的核心内容是将人作为一个整体的适应系统,并将该系统在结构上分为了五个部分,即输入、控制过程/应对机制、适应模式/效应者、输出/反馈(图3-2)。

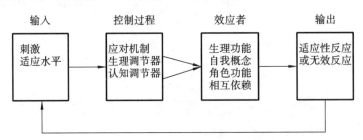

图 3-2　罗伊的适应模式的基本结构

(1)输入:来自外界环境或人体内部的刺激,可以引起人体的反应。刺激可分为三类。①主要刺激(focal stimuli):当时面对的、需要立即应对的、对人体影响最大的刺激。②相关刺激(contextual stimuli):一些诱因的刺激,或对当时有影响的刺激,这些刺激是可以观察到的、可测量到的或由本人所诉说的。③固有刺激(residual stimuli):原有的、构成本人特性的刺激,这些刺激可能与当时的情况有一定的关系,但不易观察到或测量到。

(2)输出:人的行为。输出的行为可以成为系统的反馈。输出分为适应性反应和无效反应:适应性反应即人对刺激能适应,促进有效反应,促进人的完整性,使人得以生存、成长、繁衍、主宰及自我实现,适应水平高;无效反应即人对刺激不能适应,适应水平低。

(3)控制过程:罗伊用应对机制来说明人这个适应系统的控制过程。应对机制分为生理调节器和认知调节器。应对机制由先天获得,通过神经—化学物质—内分泌途径来进行应答,如对抗细菌入侵的白细胞防御系统,即称为生理调节器;应对机制由后天习得,通过感觉、加工、学习、判断和情感等复杂的过程来进行应答,如对高血压病的监测和控制的认识,即称为认知调节器。生理调节器和认知调节器常需协调一致,共同发挥作用,以维护人的完整性。

（4）效应者：生理调节器和认知调节器共同作用于效应者，并通过效应者表现出适应性反应或无效反应。效应者有四个适应层面，即生理功能、自我概念、角色功能和相互依赖。生理功能包括营养、氧合功能、排泄、活动与休息等；自我概念是指人的体像、自尊和价值；角色功能是指个人在社会中所承担角色的履行情况；相互依赖是指个人和与其有重要关系的人及社会支持系统间的相互关系。护士可通过这四个层面对个体行为进行观察和护理，从而使个体达到适应性反应，降低无效反应。

（二）罗伊的适应模式与护理的四个基本概念

1. 人　罗伊认为人是生物、心理、社会的一个综合体，并不断与变化着的环境相互作用。同时，她还认为人作为一个复杂的生物体是护理的对象，是一个开放的适应系统，通过内在的生理调节和心理调节过程来维持其生理功能、自我概念、角色功能和相互依赖四个方面的适应。

2. 健康　罗伊认为，健康是个体"成为一个完整和全面的人的状态和过程"。健康的完整性表现为有能力生存、成长、繁衍、主宰及自我实现。健康是人的功能处于对刺激的持续适应状态，是适应的一种反映。

3. 环境　罗伊认为，环境是"围绕并影响个人或群体发展与行为的所有情况、事件及因素"，即来自人内部和围绕人周围的各种刺激。这些刺激包括主要刺激、相关刺激和固有刺激，不断输入人这个适应系统。

4. 护理　罗伊认为，护理作为一门实践性应用学科，其知识体系用于有目的地为人类提供服务，提高其维护健康的能力。护理的目标是促进人在四个适应层面上的适应性反应。

（三）罗伊的适应模式在护理实践中的应用方法

罗伊将护理工作方法分为六个步骤，简述如下。

1. 一级评估　又称行为评估，是指收集与生理功能、自我概念、角色功能、相互依赖四个层面有关的输出性行为，从而确定患者的行为反应是否存在无效反应。

2. 二级评估　对影响患者行为的刺激因素进行评估，从而帮助护士明确引起患者无效反应的原因。

3. 护理诊断　对患者适应状态的陈述。护士通过一级评估和二级评估明确患者的无效反应及其原因，进而推断出护理诊断。

4. 制订目标　目标是对患者经护理干预后应达到的行为结果的陈述。护士应制订可观察、可测量和可达到的目标，并尊重患者的选择，尽可能与患者共同制订。

5. 实施互利干预　如前所述，罗伊认为护理干预可通过改变或控制各种作用于适应系统的刺激，使刺激全部作用于个体的适应范围内，还可通过提高人的应对能力扩展适应范围，达到促进适应性反应的目的。控制刺激的方式有消除刺激、增强刺激、减弱刺激和改变刺激等。

6. 评价　护士应将干预后患者的行为改变与目标行为进行比较，确定是否实现护理目标，再根据评价结果对计划进行修订与调整。

三、纽曼的系统模式

（一）纽曼的系统模式的主要内容

纽曼的系统模式是由美国护理理论家纽曼，在借鉴其他护理理论家的理论上提出的。该模式以整体观、系统观探讨个体与环境的互动。纽曼认为人是一个开放的系统，人在环境中面对多种多样的压力源，必须不断地调整自我和环境，以达到相互适应的目的。

1. 人　在纽曼的系统模式中，人是一个与环境持续互动的开放系统，称为个体或个体系统。这个系统可以是一个人,也可以是家庭、群体或社区。纽曼认为个体系统是由五个变量组成的整体系统,是一个不断与其环境相互作用,不断进行物质、信息和能量交换的开放系统。

2.压力源 压力源是干扰机体正常活动、正常状态、稳定平衡的各种刺激,它对人产生的影响不是一成不变的,而是因人、因时、因质量及数量而变化的。压力源可分为以下几种。

(1)个体内压力源:护理对象个人的各种生理、社会心理、文化、生长发育及精神等方面的因素,如缺氧、疼痛、孤独、自卑等。

(2)人际关系压力源:有关人际关系及角色期望方面的因素,如人际关系紧张或冲突。

(3)个体外压力源:社会性的因素所产生的刺激,如社会政治变革、体制变革、人事制度的变革及社会医疗保障体系的变革等。

3.反应 纽曼认为,压力反应不仅局限在生理方面,这种反应是生理、心理、精神与社会文化多方面的综合反应;并非所有压力都对机体有害,压力反应的结果可以是负性的,也可以是正性的。

4.预防 预防性护理活动的主要功能是控制压力源或增强人体各种防御系统的功能,以帮助服务对象维持、恢复防御系统的平衡与稳定,获得最佳的健康状态。预防性护理活动是由三级预防保健护理完成的。

(1)一级预防保健护理:适用于护理对象的系统对压力源没有发生反应时。护理人员主要通过控制或改变压力源来实施护理,可以减少压力源侵犯的可能性,降低压力源的强度;也可以通过对患者进行饮食、睡眠、降低压力等方面的教育来加强防御线的功能。一级预防的目的是保持人作为一个系统的稳定,促进及维护人的健康。

(2)二级预防保健护理:适用于压力源已经穿过正常防御线,人的动态平衡被破坏,出现症状或体征时。护理的重点是帮助患者早期发现疾病、早期治疗。二级预防的目的是获得人作为一个系统的稳定。

(3)三级预防保健护理:适用于人体的基本结构及能量遭到破坏后。护理的重点是帮助服务对象恢复及重建功能,并防止压力源的进一步损害。三级预防的目的是维持人作为一个系统的稳定。

(二)纽曼的系统模式与护理的四个基本概念

1.人 为寻求平衡而与环境相互作用的开放系统。人是由生理、心理、社会文化等组成的整体。

2.健康 健康等同于系统的最佳状态。可通过减少压力源对人体的不良影响,使产生的能量大于消耗的能量,从而保持正常防御线的动态平衡,达到健康状态。

3.环境 所有围绕人们的内部和外部力量。环境是动态的。环境中存在压力源。

4.护理 护理的主要目标是保持和获得系统的稳定性,通过有目的的干预来减少压力因素和不利情况,帮助获得和保持一个最高水平的整体健康状态。

(三)纽曼的系统模式在护理实践中的应用方法

纽曼认为,护理人员可以应用三个阶段的护理程序来达到控制压力源或增强人体各种防御系统功能的目的。这三个阶段分别为护理诊断、护理目标及护理结果。

1.护理诊断 在这一步中,护士首先需要对个体的基本结构、防御线的特征以及个体内、个体外、人际存在和潜在的压力源进行评估,然后再收集并分析个体在生理、心理、社会文化与精神各个方面对压力源的反应及其相互作用资料,最后对其中偏离健康的方面做出诊断并排出优先顺序。

2.护理目标 护士以保存能量,恢复、维持和促进个体稳定性为护理原则,与患者及家属一起,共同制订护理干预措施并设计预期护理结果。纽曼强调应用一级、二级、三级预防原则来规划和组织护理活动。

3.护理结果 护士对干预效果进行评价并验证干预有效性的过程。评价内容包括个体内、外及人际是否发生了变化,压力源本质及优先顺序是否改变,机体防御功能是否有所增强,压力所引起的症状是否缓解等。评价的结果应使护理目标及干预措施得到重新修订。

(李明)

直通护考
在线答题

第四章　医院与医院环境

学习目标

1.掌握:医院的任务;门诊、急诊的护理工作;医院环境的调控。

2.熟悉:医院的概念;医院的种类;医院的基本性质。

3.了解:医院的组织结构。

　　医院是社会系统中的特殊组成部分,是以防治疾病为主要任务的医疗预防机构。良好的医院环境对治疗、护理、康复有着积极的影响。因此,护士应以服务对象为中心,创造一个安全、安静、整洁、舒适的环境,以满足服务对象的需要,减轻痛苦,促进康复。

第一节　医　院

案例4-1

　　张某,男,68岁,早晨锻炼时突发心前区疼痛伴大汗淋漓,被周围朋友送至市第一人民医院。

　　问题:

　　1.医院的任务有哪些?

　　2.急诊科护士应如何配合医生对患者进行抢救?

　　医院是对群众或特定人群进行防病治病的场所,具备一定数量的病床设施、相应的医务人员和必要的设备,通过医务人员的集体协作,对住院或门诊、急诊患者实施科学和正确的诊疗护理。

一、医院的基本性质和任务

(一)医院的基本性质

　　医院是治病防病、保障健康的机构,必须贯彻党和国家的卫生工作方针政策,遵守政府法令,为社会主义现代化建设服务。

(二)医院的任务

　　以医疗工作为中心,在提高医疗质量的基础上,保证教学和科研任务的完成,并不断提高教学质量和科研水平,同时做好扩大预防范围、指导基层技术等工作。

1. 医疗 医疗工作是医院的主要任务。医院医疗工作以诊疗和护理为业务主体,并与医院医技部门密切配合,形成一个完整的医疗体系。

2. 教学 医院是进行医学临床教育的重要基地。不同专业、不同层次的医学专业人员和技术人员的培养,都必须经过学校教育和临床实践两个阶段。在职人员也要不断接受继续教育,更新知识和技术,从而适应医学科学发展的需要。

3. 科学研究 医院是开展科学研究的重要基地。临床上很多疑难问题是医学研究的课题,通过科学研究,可解决医学中的难题,为临床实践提供新技术、新方法、新手段,推动和促进医学科学的发展。

4. 预防保健和社区卫生服务 随着医院职能的不断扩大,医院不仅要诊治患者,还需进行预防保健工作,提供社会医疗服务,如开展社区及家庭卫生服务、健康教育、健康咨询和疾病普查、妇幼保健指导等工作。

二、医院的种类

(一)医院的分类

根据不同的分类方法,可将医院划分为不同的种类(表 4-1)。

表 4-1 医院的种类

分 类 方 法	医 院 种 类
按收治范围	综合医院、专科医院、康复医院、职业病医院
按特定任务	军队医院、企业医院、医学院校附属医院
按地区	城市医院(市、区、街道医院)、农村医院(县、乡、镇医院)
按所有制	公立医院、私立医院、股份制医院、股份合作制医院、中外合资医院
按卫健委分级管理制度	一级医院、二级医院、三级医院

(二)医院的分级

我国从 1989 年开始,实行医院分级管理制度。医院分级管理是按照医院的功能与任务的不同,以及技术、管理、设施及服务质量综合水平,将其划分为一定级别和等次。按照卫生部《医院分级管理标准》,医院被分为一、二、三级,每级分甲、乙、丙三等,三级医院增设特等。

1. 一级医院 直接向一定人口的社区提供预防、医疗、保健、康复服务的基层医院、卫生院,如乡、镇卫生院和城市街道医院等。

2. 二级医院 向多个社区提供综合医疗卫生服务和承担一定教学、科研任务的地区性医院,如区、县医院等。

3. 三级医院 跨地区、省、市以及向全国范围提供医疗卫生服务的医院,是具有全面医疗、护理、教学、科研能力的医疗预防技术中心,如全国、省、市直属的市级大医院,医学院校的附属医院等。

三、医院的组织结构

根据我国医院的组织结构模式,医院大致由医疗部门、医疗辅助部门和行政后勤部门三大系统构成。各部门之间既分工明确,各尽其责,又相互协调,相互合作。

(一)医疗部门

医疗部门也称为临床部门,是医院的主体,包括内科、外科、妇产科、儿科、眼科、耳鼻喉科、口腔科、皮肤科、中医科、感染科、急诊科、门诊部等科室。

(二)医疗辅助部门

医疗辅助部门也称为医疗技术部门,是以专门的技术和设备辅助诊疗工作的部门,是现代医疗组成的重要部分。主要科室包括药剂科、临床检验科、内镜检查室、影像诊断科、麻醉科、病理科、营养科、供应室等。

(三)行政后勤部门

行政后勤部门为临床科室和医疗辅助科室服务,包括医院办公室、医务科、护理部、科教科、保卫科、医疗设备科、信息科、财务科、综合服务办公室等。

四、医院业务科室设置及护理工作

(一)门诊部

门诊是医院面向社会的窗口,是医院医疗工作的第一线。门诊部的医疗护理工作质量直接影响公众对医院的认识和评价。

1.门诊的布局和设置 门诊是医院直接为公众提供诊断、治疗和预防保健服务的场所,具有人员多、流动性大、病种复杂、季节性强、就诊时间短等特点。护理人员应提供优质的服务,使患者能得到及时的诊断和治疗。

门诊设有和医院各科室相对应的诊室,有挂号室、收费室、化验室、药房、治疗室、候诊室等。诊室内配备诊查床,床前设有遮隔设备,室内设有洗手池和诊断桌,其上放置各种体检用具、化验检查申请单、处方等。治疗室内备有急救物品和设备,如氧气、吸引装置、急救药品等。

门诊的候诊、就诊环境以方便患者为目的,以注重公共卫生为原则,体现医院对患者的人文关怀。应备有醒目的标志和指示路牌,设立总服务台、导医处,配备多媒体查询触摸屏和电子显示屏。各种医疗服务项目应清晰、透明。环境安静、整洁,布局合理。

2.门诊护理工作

1)预检分诊 先预检分诊,后指导患者挂号诊疗。担任预检分诊的护士应具有丰富的临床经验,热情、主动接待来院就诊的患者,简明扼要地询问病史,观察病情,做出初步判断,给予合理的分诊,并指导患者挂号。

2)安排候诊与就诊 患者挂号后,分别到各科候诊室等候就诊。为保证患者候诊、就诊的次序,护士应做好下列工作。

(1)开诊前,准备好诊疗过程中使用的各种器械和用物。

(2)维持良好的诊疗环境和候诊环境。

(3)分理初诊和复诊病案,收集整理各种检查、化验报告。

(4)根据患者病情测量体温、脉搏、呼吸、血压等,并记录在门诊病历上。

(5)按挂号先后顺序就诊,必要时协助医生进行诊断和检查等工作。

(6)观察候诊患者病情变化,遇高热、剧痛、呼吸困难、出血、休克等患者,应立即安排就诊或送急诊处理。对病情较重或年老体弱患者,可适当调整就诊顺序,让其提前就医。

3)健康教育 利用候诊时间开展健康教育,可采用口述、图片展示、黑板报宣传、播放电视录像或赠送有关健康教育方面的宣传小册子等不同方式。对患者提出的询问应耐心、热情给予解答。

4)治疗 根据医嘱执行治疗,如注射、换药、导尿、灌肠、穿刺等,护士必须严格执行操作规程,确保治疗安全、有效。

5)消毒隔离 门诊人群流量大,患者集中,易发生交叉感染,要认真做好消毒隔离工作。门诊的地面、墙壁、扶手、桌椅、诊查床、平车、轮椅等,应定期进行清洁、消毒处理。遇传染病或疑似传染病患者,应安排到隔离门诊就诊,并做好疫情报告。

6)健康体检与预防接种 经过培训的护士可直接参与各类保健门诊的咨询或诊疗工作,如健康体检、疾病普查、预防接种等，以满足人们日益增长的健康和卫生保健需求。

（二）急诊

急诊是医院诊治急、危重患者的场所，是抢救患者生命的第一线。对危及生命及遭受意外灾害事件的患者，能提供快速、高效的服务。急诊科护士应有良好的职业素养，具备丰富的急救知识和经验，技术熟练，动作敏捷。急诊的管理工作，应达到标准化、程序化、制度化。

1.急诊的布局和设置　急诊一般设有预检处、诊室、抢救室、治疗室、监护室、观察室、清创室、药房、化验室、X射线室、心电图室、挂号室及收费室等，形成一个相对独立的单元，以保证急救工作的顺利完成。

急诊应以方便患者就诊为目的，最大限度地缩短候诊时间，争取抢救时机，提高抢救效率。急诊环境宽敞、明亮、通风、安静和整洁。应设有专用电话、急救车、平车、轮椅等通信及运送工具，设有宽敞的出入口，标志清晰，路标指向明确，夜间有明显的灯光，以保证患者尽快得到救治。

2.急诊护理工作

1）预检分诊　患者到达急诊科后，预检护士通过简要评估确定患者就诊的科室，并护送患者到相应的诊室或抢救室。护士必须掌握急诊就诊的标准，做到一问、二看、三检查、四分诊。遇有急、危重患者，立即通知值班医生及抢救室护士进行抢救；遇到意外灾害事件，立即通知护士长和相关部门；遇有法律纠纷、刑事伤害、交通事故等事件，应尽快通知医院保卫部门或公安部门并请家属或陪送者留下。

2）抢救工作　包括抢救物品准备和配合抢救。

（1）抢救物品准备：一切抢救物品要求做到"五定"，即定数量品种、定点安置、定人保管、定期消毒灭菌和定期检查维修，急救物品完好率要求达到100%。护士必须熟悉各种抢救物品的性能和使用方法，并能排除一般性故障，使所有物品处于良好备用状态。急诊常用的抢救物品见表4-2。

表4-2　急诊常用的抢救物品

物品种类	物品名称
诊疗护理物品	血压计、听诊器、开口器、压舌板、舌钳、手电筒、止血带、输液架、氧气管、吸痰管、胃管等
无菌物品及无菌急救包	各种注射器、各种型号针头、输液器、输血器、静脉切开包、气管切开包、气管插管包、开胸包、导尿包、各种穿刺包、无菌手套及各种无菌敷料等
抢救器械	中心供氧装置（加压给氧设备）、电动吸引器、心电监护仪、电除颤器、心脏起搏器、呼吸机、超声波诊断仪、洗胃机等，有条件可备X射线机、手术床、多功能抢救床
抢救药品	各种中枢神经兴奋剂、镇静剂、镇痛药、抗休克、抗心力衰竭、抗心律失常、抗过敏药及各种止血药；急救用激素、解毒药、止喘药；纠正水、电解质紊乱及酸碱平衡失调类药物以及各种输入液体；局部麻醉药及抗生素类药等，并有简明扼要的说明卡片
通信设备	自动传呼系统、电话、对讲机等

（2）配合抢救：①护士必须严格遵守操作规程，争分夺秒实施抢救。在医生到达之前，护士应根据患者病情做出初步判断，并实施紧急处理，如测量血压、给氧、吸痰、止血、配血、建立静脉输液通路，如患者出现心搏骤停，则进行心肺复苏等。医生到达后，立即汇报处理情况和效果，并积极配合医生抢救，包括正确执行医嘱、密切观察病情变化。②做好抢救记录和查对工作。应及时、准确、清晰地做好抢救记录，要详细记录与抢救有关的事件并注明时间，如患者和医生到达的时间、各项抢救措施执行及停止时间（如用药、吸氧、心肺复苏等），要详细记录执行医嘱的内容及患者病情动态变

化。在抢救过程中,凡口头医嘱必须向医生复诵一遍,双方确认无误后方可执行。抢救完毕后,请医生及时补写医嘱和处方。各种抢救药品的空药瓶、空安瓿、空血袋等需经两人核对后按规定处置。

3)病情观察 通常急诊观察室设有一定数量的床位,以收治暂时未确诊的患者,或已明确诊断但因各种原因暂时不能住院的患者,或只需短时间观察即可离院的患者。留观时间一般为3~7天,观察室护士应做好下列工作。

(1)入室登记,建立病案,详细填写各项记录,记录病情变化。

(2)主动巡视和观察患者,及时正确执行医嘱,做好各项基础护理工作,加强心理护理。

(3)做好患者及其家属的管理工作。

(三)病区

病区是住院患者接受诊断、治疗、护理及康复的场所,也是医护人员开展医疗、预防、教学、科研活动的重要基地。

1. 病区的布局和设置 病区设有病室、危重病室、抢救室、治疗室、护士办公室、医生办公室、配餐室、盥洗室、浴室、库房、洗涤间、医护值班室和示教室等。有条件的医院可设置中心供氧及中心吸引装置、呼叫系统、电视、电话、壁柜等,或设立单人病室。如有足够空间,可设立学习室、娱乐室、会客室、健身室等。病室布置应温馨,要充分体现医院人性化服务理念。

病区的布局应科学合理,以方便治疗和护理工作。如护士办公室或护士站应设在病区的中心位置,与抢救室、危重病室及治疗室邻近,以便观察病情、抢救患者和准备物品。每个病区最好设30~40张病床,每间病室设2~4张病床,并配置相应数量的床旁桌椅,病床之间的距离至少为1 m,床与床之间设有遮隔设备,以保护患者的隐私。

2. 病区护理工作 病区护理工作的核心内容是以患者为中心,运用护理程序对患者实施整体护理,满足其生理、心理和社会需要,使其早日恢复健康。主要内容如下。

(1)准确评估患者的健康状况,做好记录。

(2)严格执行医嘱,落实治疗措施。

(3)巡视病室,观察病情,做好患者的各项生活护理、心理护理及健康教育。

(4)做好病室消毒隔离工作,预防院内交叉感染。

(5)按要求书写和保管各种护理文件。

(6)做好入院、出院、转院和死亡患者的护理工作。

(7)做好病房环境管理,避免和消除影响患者康复的各种环境危险因素。

(8)进行临床护理科学研究,不断提高临床护理的质量和水平。

第二节 医院环境

案例4-2

李某,女,65岁,一星期前受凉,出现咳嗽,喘息加重,既往有哮喘病史,被家人送至市第一人民医院,经治疗后病情平稳。

问题:

1.医院环境的分类有哪些?

2.如何为患者创造良好的住院环境?

案例答案

Note

医院是以向人提供医疗护理服务为主要目的的医疗机构。护士的工作场所也由原来的医院向外扩展,包括家庭、社区、学校、幼儿园、工厂、养老院等。以健康照顾为目标的医疗环境,应该对人产生积极的影响,对健康具有促进作用,并能满足人的基本需要。为患者提供一个安全、舒适的治疗环境是护士的重要职责之一。医院环境的安排和布置都需要以服务对象为中心,并考虑环境的舒适与安全,尽量减轻服务对象的痛苦,以促进康复。

一、医院环境的特点及分类

(一)医院环境的特点

医院是对特定的人群进行防病治病的场所,是专业人员在以治疗为目的的前提下创造的一个适合患者恢复身心健康的环境。个体在生命过程中都有可能接触医院环境,医院能否为患者提供良好的治疗性环境,不仅会影响患者在就医期间的心理感受,还会影响个体疾病恢复的程度与进程。因此,作为医务人员,为患者提供一个安全、舒适、优美且适合健康恢复的治疗性环境是十分必要的。良好的医院环境应具备以下特点。

1. 服务专业性　在医院环境中,服务的对象是患者,而患者是具有生物和社会双重属性的复杂的生命有机体。护士在提高医疗服务质量中起相对独立的作用,因此,现代医院环境对其专业素质的要求也不断提高,要求其应具有全面的专业理论知识、熟练的操作能力和丰富的临床经验,科学地照顾患者的生活,提供专业的生活护理、精神护理、营养指导等服务,并在新技术、新专业不断发展的同时,进一步满足患者多方位的健康需求。

2. 安全舒适性　医院是患者治疗病痛、恢复健康的场所,首先应满足患者的安全需要。

(1)治疗性安全:安全舒适感首先来源于医院的物理环境,包括空间、温度、湿度、空气、光线、噪声的适量控制、清洁卫生的维持等,医院的建筑设计、设备配置、布局应符合有关标准,安全设施齐备完好,治疗护理过程中避免患者发生损伤。

(2)生物环境安全:在治疗性医疗环境中,致病菌及感染源的密度相对较高,应建立院内感染监控系统,健全有关制度并严格执行,避免发生院内感染和疾病的传播,保证生物环境的安全性。

(3)医患、护患关系和谐:医护人员应为患者营造一个良好的人际关系氛围,耐心热情地对待患者,建立和睦的人际关系,重视患者的心理支持,满足其被尊重的需要及爱与归属的需要,以增加其心理安全感。

3. 管理统一性　医院医疗服务面广,分工协作部门复杂多样,在"一切以患者为中心"的思想指导下,医院根据具体情况制定院规,统一管理,保护患者及医院工作人员的安全,提高工作效率和质量。例如在病区护理单元中,应具体做到以下几点。

(1)病室整齐,规格统一,物品摆放以需求及使用方便为原则。

(2)患者的皮肤、头发、口腔等要保持清洁,被服摆放以满足需求及使用方便为原则。

(3)工作人员应仪表端庄、服装整洁大方,遵守有关的工作制度,尽量减少噪声的产生,给患者提供一个安静的休养空间。

(4)及时撤去治疗后用物,及时清除排泄物、污染物,分类处理医用垃圾与生活垃圾。

4. 文化特殊性　医院文化有广义和狭义之分。

广义的医院文化泛指医院主体和个体在长期的医学实践中创造的特定的物质财富和精神财富的总和,包括医院硬文化和医院软文化两大方面。医院硬文化主要是指医院内的物质状态,如医疗设备、医院建筑、医院环境、医疗技术水平和医院效益等有形的东西,其主体是物。医院软文化是指医院在历史发展过程中形成的具有本医院特色的思想、观念等意识形态和行为模式以及与之相适应的制度和组织结构,其主体是人。医院硬文化是医院软文化形成和发展的基础;而医院软文化一旦形成,则对医院硬文化具有反作用。两者是有机整体,彼此相互制约,又互相转换。

狭义的医院文化是指医院在长期医疗活动中逐渐形成的以人为核心的文化理论、价值观念、生活方式和行为准则等。适宜的医院文化是构建和谐医患关系的必要条件,将"以患者为中心"的原则融入医院管理是医院组织文化建设的关键。

(二)医院环境的分类

医院环境是医务人员为患者提供医疗服务的场所,可分为物理环境和社会环境两大类。社会环境又包括医疗服务环境及医院管理环境。

1. 物理环境 以医院的建筑设计、基本设施以及院容院貌等为主的物质环境,属于硬环境。它是表层、具体、有形的,包括视听环境、嗅觉环境、仪器设备、工作场所等,是医院存在和发展的基础。

2. 社会环境 医院是社会的一个特殊的组成部分。护士应和患者建立良好的护患关系,创建和谐的氛围,帮助患者解除不良心理反应,尽快适应医院环境。

1)医疗服务环境 以医疗护理技术、人际关系、精神面貌及服务态度等为主的人文社会环境,属于软环境。它是深层次的、抽象的、无形的,包括学术氛围、服务理念、人际关系、文化价值等。医疗服务环境的好坏可促进或制约医院的发展。

2)医院管理环境 包括医院的规章制度、监督机制及各部门协作的人际关系等,也属于软环境。医院管理环境应以人为本,体现医院文化,旨在提高工作效率,满足患者需求。

良好的医院环境需要软、硬环境相互促进、共同发展,亦是医院树立良好的社会形象及影响广大患者对医院整体印象的重要因素。

二、医院环境的调控

医院的物理环境因素直接影响患者的身心舒适和治疗效果,患者患病后也希望在整洁、安静、舒适和安全的环境中接受诊疗和休养。因此,创造与维护一个适宜的医院环境是护士的重要职责。当医院的环境不能满足患者康复需求时,护士应采取适当的措施对其进行调控。

(一)医院物理环境的调控

【护考提示】
医院物理环境的调控。

医院的物理环境是影响患者身心舒适的重要因素。环境性质决定患者的心理状态,它关系到治疗效果及疾病的转归。病室的温度、湿度、通风等是患者自身所不能控制的。因此,适当地调节医院的物理环境,使医院的物理环境保持整洁、安静、舒适、安全是护士的重要职责。

1. 整洁 主要指医院病室、患者的床单位及各部门环境整洁,患者及工作人员整齐清洁。保持病区环境整洁的措施如下。

(1)病区陈设齐全,规格统一,布局合理,摆放整齐,方便取用。及时清理环境,病区内墙、地面及所有物品采用湿式清扫法。

(2)保持患者及床单位清洁,床单、被套及衣裤及时更换,及时清除治疗护理后的废弃物及患者的排泄物。

(3)工作人员仪表端庄,服装整洁、大方得体。

2. 安静 安静的医院环境可使患者得到充分休息和睡眠,使焦虑减轻,有利于其早日康复。根据 WHO 规定的噪声标准,白天病区的噪声强度应控制在 $35\sim40$ dB,以保持病区环境安静,具体的措施如下。

(1)病区的桌椅脚应钉上橡胶垫,推车的轮轴、门窗铰链应定期滴注润滑油。

(2)电话、手机、呼叫系统等有声响的设备应使用消音设置,或将音量调至最低。

(3)医护人员应做到"四轻":走路轻、说话轻、操作轻、关门轻。

(4)加强对患者及家属的宣传工作,共同创造安静的病区环境。

3. 舒适 主要指病室的温度、湿度、通风、采光、色彩和绿化等方面对患者的影响。

1)温度 适宜的温度可使患者感到舒适、安宁,减少消耗,利于散热,并可降低肾脏的负担。病室适宜的温度一般为 18～22 ℃,新生儿、老年病室、产房及手术室以 22～24 ℃为宜。室温过高会使神经系统受到抑制,干扰消化功能与呼吸功能,不利于机体散热;室温过低,会使人畏寒、肌肉紧张,还会使患者在接受诊疗护理时受凉。因此,病室应备有室温计,随时观察室温并给予调节,可根据季节和条件采用不同的措施,如夏天可用电风扇使室内空气流通,或使用空调设备调节;冬天可采用暖气设备保持室温。此外,应根据气温变化适当增减患者的衣服和盖被,在执行治疗、护理操作时,应尽量减少暴露患者,以防受凉。

2)湿度　病室湿度一般指相对湿度,即在一定温度下,单位体积的空气中所含有水蒸气的量与其达到饱和时的含量的百分比。湿度会影响皮肤蒸发散热的速度,从而影响患者的舒适感。病室的相对湿度以 50%～60% 为宜。湿度过高,蒸发作用减慢,会抑制出汗,使患者感到湿闷不适,尿量增加,加重肾脏负担;湿度过低,空气干燥,人体蒸发大量水分,使患者感到呼吸道黏膜干燥、口干、咽痛,对气管切开或呼吸道感染患者尤为不利。因此,病室应备有湿度计,以便对湿度观察和调节,可根据季节和条件采用开窗通风、地面洒水、使用加湿器或利用空调设备等措施调节室内湿度。

3)通风　通风换气可以调节室内温度和湿度,增加空气中的含氧量,降低二氧化碳浓度和微生物的密度,使患者感到舒适,避免产生烦躁、倦怠、头晕、食欲缺乏等症状。病室应定时通风换气,一般每次通风时间为 30 min 左右,通风时应注意患者保暖,避免吹对流风。病室为无烟区,应告知患者及家属不得在室内吸烟。

4)采光　病室采光来源有自然光源和人工光源。适量的日光照射,能使照射部位温度升高、血管扩张、血流增快,改善皮肤和组织的营养情况,使人食欲增加,感到舒适、愉快。此外,阳光中的紫外线有杀菌作用,可促进机体内部生成维生素 D。因此,病室应经常开窗,让阳光直接射入,或协助患者到户外接受阳光照射,以辅助治疗,增进疗效。但应注意阳光不宜直射眼睛,午睡时应用窗帘遮挡阳光,以免引起患者不适。

为了夜间照明及保证特殊检查和治疗护理的需要,病区需备相应的人工光源。楼梯、药柜、抢救室、监护室内的灯光要明亮。病室除普通照明灯外,还应装有地灯,这样既可保证夜间巡视病情,又不至于影响患者睡眠。

5)色彩　医院中的装饰包括整体和局部的装饰。医院的绿化、建筑的结构与色彩、室内的装饰等都应从人与健康和谐发展的角度进行人性化设计,病室应整洁美观、陈设简单。应重视色彩环境对人的生理、心理的影响。如果病室及医务人员的工作服全部采用白色,易使患者产生单调、恐惧感。所以现代医院多根据护理对象的不同而选择合适的色彩,如儿科护士服采用粉红色,给人温馨、亲切的感觉;手术室选用绿色或蓝色,给人安静、舒适的感觉,增加患者的信任感。病室墙壁上方选涂白色,下方选涂浅绿色或浅蓝色,给人安静、平和的感觉。合理的色彩环境可使患者身心舒适,有利于恢复健康。绿色植物及鲜花可使人赏心悦目,并增添生机。可在病室内外摆设鲜花和绿色盆景植物,在病室周围建设花坛、草坪,种植树木等,优化住院环境。

4. 安全　给患者提供安全的环境包括以下内容。

1)避免各种原因导致的意外损伤　如浴室、厕所地面应有防滑设备,防止患者滑倒跌伤;意识障碍或躁动不安的患者应加床档或使用约束带保护,防止患者坠床或撞伤;小儿或意识障碍者冷热疗时应注意温度控制及保护皮肤,防止冻伤或烫伤等。

2)避免医源性损伤　给患者进行治疗护理操作时,应严格遵循操作规程和查对制度,防止差错事故发生;责任心强,语言、行为符合职业规范,以免造成患者生理和心理上的损伤。

3)避免医院感染　病区应有严格的管理系统和措施,预防医院感染。如操作中严格执行无菌技术操作原则和消毒隔离制度,定期对病室及各种设备进行清洁、消毒、灭菌等。

(二)医院社会环境的调控

医院是社会的一个组成部分,患者身处其中,若对医院的陌生环境、人员、规章制度等感觉不适应,会产生一些不良的心理反应。护士应与患者建立融洽的护患关系,创造和谐的气氛,帮助患者尽快适应医院的社会环境。

1. 护患关系 护患关系是一种服务者与服务对象之间特殊的人际关系。在护理活动中,护士的语言行为举止需符合职业规范,对患者应一视同仁,尊重患者的权利与人格,注意保护患者的隐私。在护患关系中,护士始终处于主导地位,要主动与患者建立良好的护患关系。护士的语言应热情、诚恳,以消除患者的陌生、孤独感;行为举止要端庄稳重、机敏果断,护理操作要稳、准、轻、快,以增加患者的信赖感;工作态度要严肃认真、一丝不苟,使患者获得安全感;情绪要稳定,以积极、乐观的情绪去感染患者。

2. 患者与其他人员的关系 除护患关系外,患者还需与病区内其他医务人员及同室的病友之间建立和睦的人际关系。护士应主动将其他医务人员和病友介绍给患者,鼓励患者与他们进行接触和沟通;提倡病友之间互相帮助和照顾,注意引导病室内的群体气氛积极向上,从而调动患者的乐观情绪,更好地配合医疗护理工作的开展。家庭是患者重要的社会支持系统,家庭成员对于患者的理解及支持有利于患者增强治愈疾病的信心。因此,护士也应注意协调患者与其家庭成员之间的关系,充分发挥家庭支持系统的积极作用。

3. 医院规则 健全的规章制度可以保证医疗、护理工作的正常进行,确保患者有良好的休息和睡眠环境,预防和控制医院感染的发生,使患者尽快恢复健康。

医院规则既是对患者行为的指导,也是对患者的一种约束,如作息制度、探视制度、陪伴制度等,不能完全按照患者个人的意志行事。护士对于新入院患者应及时介绍并耐心解释医院规则和执行各项规章制度的必要性及意义,取得患者及家属的理解和配合,使患者尽快地适应医院环境。

(魏小飞)

噪声的
相关知识

直通护考
在线答题

第五章 入院和出院护理

扫码看PPT

学习目标

1. 掌握：入院和出院的护理工作；各种铺床法的操作流程及注意事项；轮椅及平车的运送技术。
2. 熟悉：分级护理的内容和对象。
3. 了解：力学原理在护理工作中的应用。

护理人员应掌握入院护理的一般程序，按照整体护理的要求，对患者进行评估，了解患者的护理需要，并给予有针对性的护理措施，使患者尽快适应环境，遵守医院规章制度，并能密切配合医疗护理活动。在出院时，护理人员协助患者办理出院手续，指导出院患者如何巩固治疗效果，提高他们的自护能力，提高生活质量。

在患者的入院与出院护理中，护士应全面地掌握整个入、出院的程序，根据整体护理的要求，评估并满足患者的身心需要，与其建立愉快和良好的人际关系，给患者及其家属留下良好的印象。

案例5-1

护生小杨与小章分别在内、外科实习，下班后，两人一起交流当天的工作情况。小杨接待了一位糖尿病并有头虱的新患者；小章接待了一位急性阑尾炎需手术的患者。两人在带教老师的指导下，工作有条不紊，都得到了患者、家属和带教老师的肯定。在高兴之余，两人继续讨论以下几个问题。

问题：

1. 患者的入院程序有哪些？
2. 手术患者与其他患者铺床的要求一样吗？
3. 患者病愈出院的护理工作有哪些？

案例答案

第一节 患者入院护理

入院是指患者办理入院手续后进入病区的过程，患者入院包括办理入院手续和安全护送，以及到达病区后的初步过程。护理人员应掌握患者入院护理的一般程序，按照整体护理的要求，对患者进行评估，了解患者的护理需要，并给予有针对性的护理措施，使患者尽快适应环境，遵守医院规章

Note

制度,并能密切配合医疗护理活动。

一、入院程序

(一)入院护理的目的

(1)提供方便快捷的入院服务,协助患者了解和熟悉医院环境,使患者尽快熟悉和适应医院生活,消除紧张、焦虑等不良心理情绪。

(2)观察和评估患者的情况,满足患者的各种合理需求,以调动患者配合治疗和护理的积极性。

(3)做好健康教育,满足患者对疾病知识的相关需求。

(二)住院处的护理

【护考提示】
护士需要见到医生签发的什么才能帮患者办理入院?

1. 办理入院手续　确定患者需要住院检查或治疗时,医生签发住院证,患者或家属持医生签发的住院证到住院处办理入院手续,包括填写各种信息登记表,缴纳相关费用等。住院处受理患者后,立即电话通知相关病区值班护士根据病情准备接收新患者。对急、危重症患者,可先收入病房或先抢救再补办入院手续。

2. 卫生处置　根据入院患者的病情及身体状况,在卫生处置室进行卫生处置,如沐浴、更衣、理发、修剪指甲等。患者如有头虱或体虱,先行灭虱处理,再沐浴更衣。传染病患者或疑有传染病的患者,应先送隔离室处置。患者换下的衣服和不需要的物品(包括贵重钱物),交由家属带回或按手续暂时存放在住院处。急、危重症患者或即将分娩者可酌情免浴。

3. 护送患者进入病区　住院处护士携病历护送患者进入病区,根据病情,护士可让患者步行,用轮椅、平车或担架护送患者。护送时注意患者保暖,保持输液、给氧等各种治疗导管的通畅。根据病情安置合适的卧位,保证患者的安全。送入病区后,与值班护士就患者的病情及物品进行交接班。

(三)患者进入病区后的护理

1. 一般患者的入院护理

1)准备床单位　接到住院处通知后,病区值班护士应立即根据患者病情需要准备床单位,如将备用床改为暂空床。危重患者安置在危重病室,传染病患者安置在隔离病室,并备齐患者所需用物,如面盆、热水瓶、痰杯等。

2)迎接新患者　患者入院进入一个陌生环境后,希望被认识、被理解和被尊重,护理人员应以热情的态度、温和的语言接待患者,并妥善安置患者至指定的病室床位,消除患者的陌生感。

3)介绍指导　向患者介绍自己、主治医师及同室病友。介绍医院的规章制度和病床单位的设备及使用方法,如会客时间、用餐时间和呼叫系统的使用方法等。向患者介绍医院及病房环境如厕所、浴室、护士站和治疗室等,促使患者尽快地熟悉和适应医院、病房环境并有安全感,给患者留下良好的第一印象。指导患者常规标本的留取方法、时间及注意事项,根据患者的病情指导其合理饮食等。

4)通知医生诊治　通知值班医生检查、诊断及治疗患者,必要时协助医生为患者体检、治疗或抢救。执行入院医嘱及给予紧急护理措施。

5)测量生命体征　为新入院患者测量各项生命体征并记录。

6)准备膳食　通知营养科为患者准备膳食。

7)填写住院病历及有关护理表格　正确排列住院病案的顺序:体温单、医嘱单、入院记录单、病史及体格检查单、病程记录单(手术、分娩记录单等)、会诊记录单、各种检验检查报告单、护理病案、住院病案首页、住院证及门诊病案等。用蓝(黑)笔逐项填写住院病历及各种表格眉栏项目。在体温单40～42 ℃相应的时间纵格内,用红笔纵行填写入院时间。填写患者入院登记本、诊断卡(一览表卡)、床头(尾)卡。

8)入院护理评估　了解患者基本情况和身心需要,做相关的护理体检,按护理程序对患者的健康状况进行评估,填写患者入院护理评估单,拟订初步的护理计划。

2.急诊患者的入院护理

1)通知医生 接到住院处电话通知后,护士应立即通知有关医生做好抢救准备。

2)备齐物品 备齐急救器材和药品,如急救车、氧气、吸引器、输液器、吸氧管、吸痰器和各种抢救药物等,做好急救准备。

3)安置患者 将患者安置在已经备好床单位的危重病室或抢救室。

4)配合抢救 密切观察病情变化,主动配合医生进行抢救,并做好护理记录。

5)询问病史 对于不能正确叙述病情和需求的患者,如听力障碍、语言障碍、意识不清的患者或婴幼儿等,需暂留陪护人员,以便询问患者病史。

二、患者床单位的准备

(一)病床的基本单位

病床单位是指医疗机构提供给患者使用的家具与设备。它是患者住院期间休息、睡眠、排泄、活动与治疗的基本生活单位。病床单位的固定设施有:床、床垫、床褥、枕芯、大单、被套、棉胎或毛毯、枕套、橡胶单及中单、床旁桌、床边椅、跨床小桌,床头墙壁上有壁灯、呼叫器、中心供氧和负压吸引管道等设备(图5-1)。

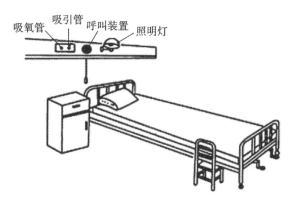

图 5-1 病床基本单位

1.床 病床是住院患者使用的最基本的生活单位,要保证其安全、舒适、实用、耐用。一般病床的规格为:长 200 cm、宽 90 cm、高 60 cm。常用的病床有以下几种。①不锈钢床:床头、床尾可摇起,方便患者调节体位。亦可在床脚装上小轮(可固定),便于移动床位(图5-2)。②木板床:适用于骨科患者,以利于骨骼断端的固定,也可以在不锈钢床上放置木板。③电动控制多功能床:可通过按钮或遥控器自行调节床的高度及改变患者的体位(图5-3)。

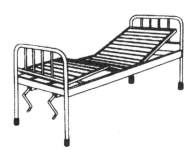

图 5-2 不锈钢床

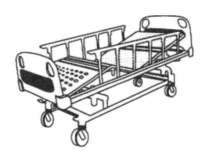

图 5-3 多功能床

2.床垫 床垫的规格与床相同,常用棕丝或海绵作芯,垫面用坚固的布料制作。

3.床褥 长和宽与床垫相同,通常用棉花作褥芯,棉布作褥面,便于拆洗。

4. 棉胎　长 210 cm、宽 160 cm,多用棉花胎,也可用人造棉或羽绒制作。

5. 枕芯　长 60 cm、宽 40 cm,用棉布作面,内装荞麦皮、木柏或人造棉。

6. 大单　长 250 cm、宽 180 cm,用棉布制作。

7. 被套　长 230 cm、宽 170 cm,用棉布制作,尾端开口处有系带。

8. 枕套　长 75 cm、宽 45 cm,用棉布制作。

9. 橡胶单　长 85 cm、宽 65 cm,在宽的两端各加白布 40 cm。

10. 中单　长 170 cm、宽 85 cm,用棉布制作。

11. 床旁桌　长 45 cm、宽 45 cm、高 85 cm,通常放于病床的右侧。

12. 床旁椅　要舒适,供患者、探视者和医务人员使用。

13. 跨床小桌　长 80 cm、宽 45 cm,为可移动的专用跨床小桌,供患者在床上写字、阅读或进行其他活动时使用。

(二)铺备用床(closed bed)

【目的】保持病室整洁、美观,准备接收新患者。

【评估】

1. 评估用物

(1)床单位已进行了清洁、消毒。

(2)病床和床垫完好无损、安全。

(3)床上用物洁净、配套及适合季节需要。

2. 评估环境

(1)病室整洁、安静,无患者治疗、进餐及睡眠。

(2)床边设施齐全、性能完好。

【准备】

1. 护士准备　着装整洁,剪指甲,洗手,戴口罩。

2. 用物准备　护理车上备床褥、大单、被套、棉胎、枕套、枕芯。

3. 环境准备　病室光线充足,通风,安静,整洁,病室内无患者正在进行治疗或者进食。

【实施】　铺备用床流程如表 5-1 所示。

表 5-1　铺备用床流程

工作任务步骤	工作过程要点说明
1. 备齐用物	●携用物至床旁,枕芯、枕套、棉胎、被套、大单、床褥,以上用物按序正确放于床尾椅上(或将护理车推至床尾)
2. 移桌移椅	●移开床旁桌约 20 cm,移椅至合适位置,将用物放于椅上。酌情翻转床垫,使其上缘紧靠床头
3. 铺平床褥	●呈"S"形展开床褥,将床褥平整地铺于床垫上
4. 铺好大单	●将大单放在床正中处,大单纵、横中线与床的纵、横中线对齐,先床头后床尾展开床单。先铺床头,用右手托起床垫,左手伸进床头中线,将大单平整地塞入床垫下,在离床头约 30 cm 处,向上提起大单边缘,使大单边缘呈等边三角形,以床沿为界,将上面的三角先放于床面上,先把下半三角塞于床垫下,再将上半三角翻下,塞于床垫下。再用同样方法铺同侧床尾,将中部拉紧塞于床垫下。转至对侧,用同样方法铺对侧床单。在铺对侧床尾第四个角时注意双手拉紧大单,保证床单及四角平整紧致

工作任务步骤	工作过程要点说明
5.套好被套	●"S"式:将被套纵中线与床纵中线对齐,被套正面向外平铺于床上,开口端向床尾。将开口端的上层打开至1/3处,将折叠成"S"形的棉胎放于被套开口处,将棉胎上缘向床头拉至被套封口处,将棉胎两边向两边展开,与被套边平齐。被套上缘与床头平齐,至床尾逐层拉平被套及棉胎,系带 ●卷筒式:被套反面在外平铺于床上,与床头对齐,分开向床尾,中线与床中线对齐。将棉胎平铺在被套上,上缘与被套开口平齐。将棉胎和被套床头两角向上折,再一并由床头卷至床尾,将盖被向床头翻卷,于床尾处拉平系带
6.充实枕套	●拍松枕芯,套上枕套并系带,开口背门,横放于床头盖被上
7.移回桌椅	●移回床旁桌、椅,确认床单位整洁后离开病室,洗手

【评价】

(1)操作熟练,方法正确、动作轻稳。

(2)四角折叠方正,床单、被套中线与床中线对齐。

(3)床铺平整、紧,被头无空虚,无皱褶,美观。

(4)操作符合节力原则。

(5)用过之物品处理符合要求。

【注意事项】

(1)床铺要符合安全、舒适、实用、耐用、美观的原则。

(2)铺床时姿势、动作优美,符合护理礼仪的规范要求。

(3)遵循"省时、节力"的原则。①做好各项准备工作,防止用物、环境等因素不符合要求而浪费时间。②铺床时身体要靠近病床,两脚前后或左右分开,扩大支撑面,降低重心,使身体的稳定性增加。③动作要舒展、平稳、连续、有效,减少小动作。④按操作流程有序地进行,减少走动的次数。⑤上肢操作时要用肘部的力量,避免单手用力,防止发生腕部损伤。

(三)铺暂空床(unoccupied bed)

【目的】

(1)保持病房内清洁、整齐。

(2)供新住院患者使用。

(3)供暂离床活动患者使用。

【评估】

(1)根据病情需要,准备用物,必要时准备橡胶单、中单。

(2)患者病情及伤口情况,病情是否许可暂时离床。

(3)床上用品是否齐全、清洁,病室环境是否适宜铺床。

【准备】

1.护士准备　衣帽整齐,洗手,戴口罩;仪表端庄大方,举止稳健、沉着。语言清晰流畅,态度和蔼可亲。

2.用物齐全　大单、被套、枕套、枕芯、棉胎、床褥、必要时备橡胶单、中单。按使用的先后顺序,摆放在护理车上。

3.环境准备　病室光线充足,通风,安静,整洁,病室内无患者正在进行治疗或者进食。

【实施】　铺暂空床流程如表5-2所示。

表 5-2 铺暂空床流程

工作任务步骤	工作过程要点说明
1.备齐用物	● 携用物至床旁,枕芯、枕套、棉胎、被套、大单、床褥,以上用物按序正确放于床尾椅上(或将护理车推至床尾)
2.移桌移椅	● 同铺备用床法
3.铺平床褥	● 同铺备用床法
4.铺好大单	● 同铺备用床法铺好大单,保证床单及四角平整紧致
5.酌情铺单	● 根据病情需要铺橡胶单和中单(或一次性医用垫单);将橡胶单放于床上,上缘距床头45～50 cm,中线与床中线平齐并展开,用同样方法将中单铺在橡胶单上,两单边缘下垂部分一起拉紧后平整地塞入床垫下。转至对侧,用同样方法拉紧橡胶单和中单后铺平塞于床垫下
6.套好盖被	● 同铺备用床法,将铺好的盖被三折于床尾,各中线对齐
7.充实枕套	● 拍松枕芯,套上枕套系带,开口背门,横放于床头
8.移回桌椅	● 移回床旁桌、椅,确认床单位整洁后离开病室,洗手

【评价】

(1)操作熟练,方法正确、动作轻稳。

(2)四角折叠方正,床单、被套中线与床中线对齐。

(3)床铺平整,被头无空虚,紧实、舒适、美观。

(4)操作符合节力原则。

(5)用过的物品处理符合要求。

【注意事项】

(1)在患者进餐或做治疗时,应暂停铺床。

(2)铺床前检查病床各部位有无损坏,如有,应及时维修。

(3)操作中要注意节力原则,方法及姿势要正确(脊柱维持平直,弯曲髋关节及膝关节以适应工作高度,站立时重心应落在两脚之间,站时两脚间距离与肩同宽或前后放置),动作轻稳,操作熟练。

(4)各层床单铺平拉紧,中线均应对齐。盖被、枕头平整,四角充实。

(四)铺麻醉床(anesthetic bed)

【目的】

(1)便于接受和护理手术后患者。

(2)使患者安全、舒适。

(3)保护被褥不被血液或呕吐物污染。

【评估】

(1)根据病情需要,准备用物。

(2)患者病情、手术部位和麻醉方式。

(3)术后治疗和护理等需要的物品。

(4)床上用品是否齐全、清洁,病室环境是否适宜铺床。

【准备】

1.护士准备 衣帽整齐,洗手,戴口罩;仪表端庄大方,举止稳健、沉着。语言清晰、流畅,态度和蔼可亲。

【护考提示】铺麻醉床的目的及流程。

2.用物准备

(1)床上用物:枕芯、枕套、棉胎、被套,橡胶单和中单各 2 条,大单、床褥,以上用物按序正确折叠后放置于治疗车上。

(2)麻醉护理盘:无菌巾内放置治疗碗、开口器、舌钳、牙垫、吸痰导管、氧气导管、压舌板、镊子、纱布,无菌巾外备手电筒、血压计、听诊器、治疗巾、弯盘、胶布、棉签、护理记录单、笔。

(3)其他:备输液架,必要时备吸引器、给氧装置、吸痰装置、胃肠减压器、负压吸引器、输液泵、注射泵、心电监护仪等。

3.环境准备　病室光线充足,通风,安静,整洁,病室内无患者正在进行治疗或进食。

【实施】　铺麻醉床流程如表 5-3 所示。

表 5-3　铺麻醉床流程

工作任务步骤	工作过程要点说明
1.备齐用物	● 携用物至床旁,枕芯、枕套、棉胎、被套、大单、床褥,以上用物按序由下而上正确放于床尾椅上(或将护理车推至床尾)
2.移桌移椅	● 同铺备用床法
3.铺平床褥	● 同铺备用床法
4.铺好大单 5.酌情铺单	● 同铺备用床法铺好大单,先铺近侧大单,再铺橡胶单和中单。将橡胶单放于床上,上缘距床头 45～50 cm,中线与床中线平齐并展开,用同样方法将中单铺在橡胶单上,两单边缘下垂部分一起拉紧后平整地塞入床垫下,用同样方法铺床头橡胶单和中单;转至对侧,逐层拉平塞紧各单,保证床单及四角平整紧致
6.套好盖被	● 同铺备用床法,将盖被纵向折三折于一侧床边,开口处向门
7.充实枕套	● 拍松枕芯,套上枕套系带,开口背门,横立于床头
8.移回桌椅	● 移回床旁桌、椅放于折叠被同侧床尾,置麻醉护理盘于床头桌上,输液架置床尾,其他物品按需放于妥善处;整理用物和环境,洗手

【评价】

(1)操作熟练,方法正确,动作轻稳。

(2)四角折叠方正,床单、被套中线与床中线对齐。

(3)床铺平整、紧,被头无空虚,无皱褶,美观。

(4)麻醉盘内物品符合要求。

(5)操作符合节力原则。

(6)用过的物品处理符合要求。

【注意事项】

(1)同备用床注意事项。

(2)中单按患者需要放置。①腹部手术铺于床中部;②颈、胸部手术者,可将第一块中单铺于床中部。第二块中单铺于床头,上缘齐床头,下缘压在中部;③下肢手术者,可将第二块中单铺于床尾手术部位;④非全麻手术患者,只需铺于手术部位。

(3)铺床时要换上清洁的床上用物,保证术后患者舒适并预防感染。

(五)卧有患者床整理法

【目的】　使病床平整、舒适,预防压力性损伤,保持病房整洁美观。

【评估】

(1)患者的年龄、病情、肢体活动能力,有无输液管、引流管,以及心理反应、合作程度。

(2)床单清洁程度。

(3)病室内其他患者是否进餐或治疗。

【准备】

1. 护士准备 着装整洁,洗手,戴口罩。

2. 患者准备 了解操作目的,愿意配合。

3. 用物准备 床刷、床刷套(微湿)、污物袋,必要时备清洁衣裤。

【实施】 卧有患者床整理法流程如表5-4所示。

表5-4 卧有患者床整理法流程

工作任务步骤	工作过程要点说明
1.备齐用物	● 携用物推至患者床旁,并告知目的、方法及配合要点,酌情关好门窗
2.移桌移椅	● 移开床旁桌及床旁椅至合适位置,病情许可者放平床头及床尾,护理车放于床尾正中,留一定空间,便于操作
3.松被松单	● 松开床尾盖被,协助患者侧卧,背向操作者,松开近侧各层床单
4.逐层扫净	● 取床刷从床头至床尾扫净大单
5.逐层铺平	● 将大单、中单逐层拉平铺好
6.整理对侧	● 协助患者翻身卧于扫净的一侧;转至对侧,同法扫净,拉平铺好
7.整理盖被	● 整理盖被,叠成被筒,为患者盖好
8.整理枕头	● 取下枕头拍松,放于患者头下
9.调整床头高度	● 根据患者病情及需要,摇起床头
10.移回桌椅	● 移回床旁桌、椅,确认床单位整洁后离开病室,洗手

【评价】

(1)操作有序,方法正确、熟练。

(2)操作时能做到以患者为中心,关心患者,动作轻稳。

(3)床铺清洁、平整、无渣屑,美观。

(4)用过的物品处理符合要求。

【注意事项】

(1)方法正确、动作轻稳、操作熟练,注意保护患者,避免受凉,患者卧位安全、舒适。

(2)四角折叠方正,床铺平、紧,无皱褶、整齐、舒适、美观。

(3)注意扫净枕下及患者身下渣屑,以免影响患者的舒适,污染的床单被套不可丢在地上。

(4)开窗通风,保持病室内空气流通,减少室内空气中的微生物数量。

(5)有引流管的患者,应妥善固定引流管。

(6)其他同备用床。

(六)卧有患者床更换床单法

【目的】

(1)保持床单位清洁,使患者感觉舒适。

(2)预防压力性损伤等并发症的发生。

【评估】

(1)患者的年龄、病情、肢体活动能力,有无输液管、引流管,以及心理反应、合作程度。

（2）床单清洁程度。

（3）病室内其他患者是否进餐或治疗。

【准备】

1. 护士准备　着装整洁,洗手,戴口罩。

2. 患者准备　了解操作目的,愿意配合。

3. 用物准备　清洁大单、中单、被套、枕套、床刷、床刷套(微湿)、污物袋,必要时备清洁衣裤。

4. 环境准备　关闭门窗,调节室温。

【实施】　卧有患者床更换床单法流程如表5-5所示。

表 5-5　卧有患者床更换床单法流程

工作任务步骤	工作过程要点说明
1. 准备,解释	● 将清洁被服及用物按更换顺序置于推车上,推至床旁。向患者解释更换床单的目的、方法,询问患者是否需要便器,以取得合作
2. 移桌移椅	● 关好门窗,移开桌椅。移开床旁桌及床旁椅至合适位置,病情许可者放平床头及床尾,护理车放于床尾正中,留一定空间,便于操作
3. 松被松单	● 松开床尾盖被,协助患者侧卧,背向操作者,松开近侧各层床单
4. 逐层扫净	● 从床头至床尾松开近侧各层床单,卷中单于患者身下,再将大单污染面向内翻卷塞于患者身下,扫净床褥
5. 逐层铺平	● 将清洁大单的中线与床中线对齐后展开,半幅塞入患者身下,另半幅自床头、床尾、中间,按顺序铺平拉紧呈斜角塞入床垫下,铺一次性中单,另一半塞入患者身下,下垂的一次性中单塞于床垫下铺好
6. 整理对侧	● 协助患者平卧,护士转向对侧,移枕头于患者头下,协助患者翻身背向护士,侧卧于已铺好床单的一侧
7. 撤去污单	● 松开各层床单,取出污中单放进医疗垃圾袋,取下污大单放于护理车污袋内
8. 扫净,铺单	● 从床头至床尾扫净床褥,取下床刷套放于护理车下层,床刷放于护理车上层,同法铺好各层床单
9. 撤换被套	● 协助患者平卧,铺清洁被套于盖被上,打开被套尾端开口,从污被套里取出棉胎,呈"S"形折叠放于清洁被套内,套好被套,如果患者能够配合,可请患者抓住被套两角保持被头充实,方便操作
10. 撤换枕套	● 一手托起患者头颈,一手迅速将枕头取出,在床尾换毕并置于患者头下,中线对正床中线,开口背门
11. 整理用物	● 根据病情摇起床头和床尾;助患者取舒适卧位,桌、椅归位,整理好床单元,开窗通风。将污被单送污物室,洗手

【评价】

（1）方法正确,动作轻稳,操作熟练。

（2）注意保护患者,避免受凉,卧位舒适。

（3）床铺干净、平整,无皱褶,四角折叠方正。

（4）用过的物品处理符合要求。

【注意事项】

（1）方法正确、动作轻稳、操作熟练,更换大单、被套时注意保护患者,避免受凉,患者卧位安全、舒适。

(2)四角折叠方正,床铺平、紧,无皱褶,整齐、舒适、美观。

(3)注意扫净枕下及患者身下渣屑,以免影响患者的舒适,污染的床单、被套不可丢在地上。

(4)开窗通风,保持病室内空气流通,减少室内空气中的微生物数量。

(5)有引流管的患者,应妥善固定引流管。

(6)操作过程中及时询问患者有无不适症状,并密切观察病情变化,指导并鼓励患者协助完成操作。

(7)应用省时、节力原则,避免多余无效动作,减少走动次数。

三、分级护理

【护考提示】
分级护理的
分级依据。

分级护理是指在患者住院期间,根据患者病情的轻重缓急和生活自理能力,按照护理程序实施不同级别的护理,制订不同的护理措施。通常将护理级别分为四个等级,即特级护理、一级护理、二级护理和三级护理。临床医护人员也应根据患者的病情和自理能力的变化动态调整患者的护理分级(表 5-6)。

表 5-6 护理级别的分级依据及护理要求

护理级别	分级依据	护理要求
特级护理	(1)病情危重,随时可能发生病情变化,需要进行监护、抢救的患者; (2)各种复杂或大手术后,严重创伤或大面积烧伤的患者; (3)使用呼吸机辅助呼吸,并需要严密监护病情的患者; (4)实施连续性肾脏替代治疗(CRRT),并需要严密监护生命体征的患者; (5)其他有生命危险,需要严密监护生命体征的患者	(1)专人 24 h 严密观察患者病情变化,监测生命体征; (2)根据医嘱,正确实施治疗、给药及护理措施; (3)准确记录出入液量; (4)根据病情正确实施基础护理和专科护理,如口腔护理、皮肤护理、气道护理及管道护理等; (5)实施安全措施,保持患者的舒适安全和功能体位; (6)实施床旁交接班
一级护理	(1)病情趋于稳定的重症患者; (2)手术后或治疗期间需严格卧床休息的患者; (3)生活完全不能自理且病情不稳定的患者; (4)生活部分自理,病情随时可能发生变化的患者	(1)每小时巡视患者,观察患者病情变化; (2)根据医嘱正确实施治疗、给药、护理措施; (3)根据患者病情,测量生命体征; (4)正确实施基础护理和专科护理,如口腔护理、压力性损伤护理、气道护理及管道护理等,实施安全措施; (5)提供护理相关的健康指导
二级护理	(1)病情稳定,但仍需卧床休息的患者; (2)生活部分自理的患者	(1)每 2 h 巡视患者,观察患者的病情变化; (2)根据医嘱,正确实施治疗、给药及护理措施; (3)根据患者病情,测量生命体征; (4)正确实施护理措施和安全措施; (5)提供护理相关的健康指导

续表

护理级别	分级依据	护理要求
三级护理	(1)生活完全自理且病情稳定的患者; (2)生活完全自理且处于康复期的患者	(1)每3 h巡视患者,观察患者病情变化; (2)根据医嘱,正确实施治疗、给药及护理措施; (3)根据患者病情,测量生命体征; (4)提供护理相关的健康指导

临床护理工作中,为更直观地了解患者的护理级别,方便护士做好相关的护理工作,一般在护士站的患者一览表和床头床位卡上采用不同颜色的标识表示患者的不同护理级别。一般特级护理和一级护理采用红色标志,二级护理采用黄色标志,三级护理采用绿色标志。

第二节　运 送 患 者

案例5-2

患者,男,45岁,由于车祸导致第4、5腰椎骨折,患者神志清楚,体温、脉搏、呼吸、血压正常,需要收入骨科手术治疗。

问题:

1.护士在运送患者进入病区时应选用哪种搬运方法?

2.运送过程中有哪些问题需要注意?

案例答案

对于自行活动有障碍的患者,在入院、接受检查或治疗、室外活动及出院时,护士应根据患者病情选用不同的运送工具,如平车、轮椅或担架等。运送过程中,护士应将人体力学原理正确地运用于操作中,避免发生职业损伤,减轻护患双方疲劳,保证患者安全与舒适,提高工作效率。

一、轮椅的使用及运送方法

【目的】

(1)护送不能行走但能坐起的患者入院、出院、检查、治疗或室外活动。

(2)帮助患者下床活动,促进血液循环,恢复体力。

【评估】

1.评估患者　核对患者身份,对意识不清者核对腕带(姓名、性别、年龄、诊断、科别、床号和住院号)。评估患者病情、意识状态、心理反应及合作程度;患者的损伤部位与肢体活动情况,有无伤口和骨折等;患者对轮椅的了解程度,有无坐轮椅的经验等。向患者解释轮椅运送的目的、方法及配合要点,使患者了解轮椅使用的目的、配合方法及注意事项。

2.评估环境　确保环境宽敞,光线明亮,地面平坦、整洁、干燥。

【准备】

1.护士准备　着装整洁,洗手,戴口罩。

2. 环境准备　环境宽敞,地面平坦、整洁、干燥,便于轮椅通行。

3. 用物准备　轮椅各部件性能良好,根据季节准备毛毯及外套,按需要准备软枕。

【实施】　轮椅运送法如表 5-7 所示。

表 5-7　轮椅运送法

工作任务步骤	工作过程要点说明
协助患者上轮椅	
1.核对,检查	● 检查轮椅性能,推轮椅至床旁,核对床尾卡与患者,向患者说明操作的目的、方法与配合事项
2.放置轮椅	● 将椅背与床尾平齐,面向床头,翻起脚踏板,将闸制动;需用毛毯保暖时,可将毛毯单层两边平均地直铺在轮椅上,使毛毯上端高过患者颈部约 15 cm
3.协助坐起	● 协助患者坐于床沿,嘱其手掌撑在床面维持坐姿;协助其穿上保暖外衣及鞋袜,身体虚弱者坐起后,应适应片刻,询问患者有无眩晕等不适,无特殊情况方可下地,以免发生体位性低血压
4.移向轮椅	● 将双臂伸入患者肩下,协助其慢慢下床,并一起转向轮椅,使患者坐入轮椅(图 5-4)。病情允许者,护理人员可站在车轮后面,固定轮椅,让患者自行坐入轮椅,嘱患者尽量向后坐,勿向前倾斜或自行下车
5.安置,整理	● 放下踏脚板,让患者双脚置于其上,两手臂放于扶手上,使患者舒适;将毛毯上端的边向外翻折约 10 cm,围在患者颈部,用别针固定;用毛毯围着两臂做成两个袖筒,各用一别针在腕部固定,再用毛毯围好上身,并将双下肢和两脚包裹(图 5-5);整理床单位,铺成暂空床
轮椅推送过程	● 观察患者,确定无不适后,松闸,推患者去目的地,推行中注意观察患者情况,询问患者感觉有无头痛、眩晕等,下坡应减速,并嘱患者抓紧扶手;过门槛时,翘起前轮,避免过大的震动,保证患者安全
协助患者下轮椅法	
1.制动轮椅	● 将轮椅推至床尾,将闸制动,翻起脚踏板
2.鼓励,解释	● 向患者解释下车步骤,鼓励患者站立时尽量用较有力的腿支撑体重
3.协助移床	● 站在患者面前,两腿前后放置,并屈膝,让患者双手放于护士肩上,扶住患者的腰部;协助患者慢慢转向床沿,坐于床沿,脱去保暖外衣及鞋子
4.安置,整理	● 协助患者取舒适卧位,盖好被子;整理床单位。观察病情,轮椅推回原处放置,必要时做记录

【评价】

(1)护士动作轻稳、协调、节力,操作规范。

(2)患者感觉安全、舒适、无疲劳,能主动配合。

(3)充分体现以人为本的服务理念,护患沟通良好。

【注意事项】

(1)使用轮椅前应检查性能是否完好,确保患者安全。

(2)推轮椅时应控制车速,保持平稳,使患者舒适。

(3)根据室外温度适当增加衣服、盖被,注意保暖,防止受凉。

(4)运送过程中注意观察患者病情变化。

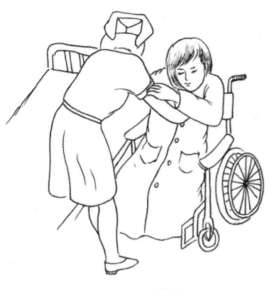

图 5-4　协助坐轮椅

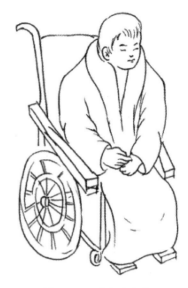

图 5-5　毛毯包裹患者

二、平车的使用及运送方法

【目的】　运送不能起床的患者入院、检查、治疗、手术或转运。

【评估】

(1)核对患者身份,对意识不清者核对腕带(姓名、性别、年龄、诊断、科别、床号和住院号)。评估患者病情、意识状态、心理反应及合作程度;患者的体重、躯体活动能力、损伤的部位和需要安置的体位等。

(2)评估患者对平车运送的目的、操作方法的了解程度以及有无使用平车的经验等。向患者解释平车运送的目的、方法及配合要点。神志清醒的患者应清楚使用平车的目的、配合方法及注意事项。

(3)评估环境:环境宽敞,地面平坦、整洁、干燥,光线明亮。

【准备】

1.护士准备　着装整洁,洗手,戴口罩。

2.环境准备　环境宽敞,地面平坦、整洁、干燥、便于平车通行。

3.用物准备　平车(性能良好,平车上放置用大单包好的垫子及带套的毛毯或棉被),按需要备中单、木板。

【实施】　平车运送法如表 5-8 所示。

表 5-8　平车运送法

工作任务步骤	工作过程要点说明
准备过程	
1.检查性能	● 检查平车性能是否良好
2.核对,准备	● 备齐用物推至患者处,核对床尾卡,确认患者,向患者及家属说明操作的目的、方法和配合事项,以取得合作。根据病情,妥善安置患者
挪动法	适用于病情许可、能适当配合动作的患者
1.移椅松被	● 移开床旁桌、椅,松开盖被,嘱患者自行移至床边
2.安置平车	● 使平车紧靠床边,并抵住平车或制动的轮子,防止滑动,确保患者安全

续表

工作任务步骤	工作过程要点说明
3.挪动患者	● 协助患者按上半身、臀部、下肢的顺序向平车挪动,并根据病情需要给患者安置舒适卧位;自平车移回床上时,先助患者移动下半身,再移动上半身
4.安置患者	● 使患者卧于平车中央(图 5-6)
一人搬运法	适用于小儿或体重较轻、不能自行挪动、病情允许者
1.移椅松被	● 将床旁椅移至对侧床尾,松开盖被
2.安置平车	● 推平车至床尾,并使平车头端与床尾成钝角,缩短搬运距离,将闸制动
3.搬运患者	● 搬运者站于床边,两脚一前一后,稍屈膝,一手自患者腋下伸入至对侧肩外侧,一手伸至对侧大腿下,屈曲手指,嘱患者双臂交叉依附于搬运者颈部,嘱患者略抬起身体,抱起患者(图 5-7)
4.安置患者	● 移步转向平车,放低前臂于平车上,使患者平卧
两人搬运法	适用于病情较轻,但自己不能活动而体重又较重者
1.移椅松被	● 将床旁椅移至对侧床尾,松开盖被
2.安置平车	● 推平车至床尾,并使平车头端与床尾成钝角,缩短搬运距离,将闸制动
3.搬运患者	● 搬运者甲、乙两人站在床边,将患者双手置于胸腹部,协助其移至床边。甲一手臂托住患者头、颈、肩部,另一手臂托住腰部;乙一手臂托住患者臀部,另一手臂托住腘窝处
4.安置患者	● 两人同时托起,使患者身体向护士倾斜,移步走向平车,两人同时屈膝,手臂置推车上伸直,使患者平躺于平车中央(图 5-8)
三人搬运法	适用于病情较轻,但自己不能活动而体重又较重者
1.移椅松被	● 将床旁椅移至对侧床尾,松开盖被
2.安置平车	● 推平车至床尾,并使平车头端与床尾成钝角,缩短搬运距离,将闸制动
3.搬运患者	● 搬运者甲、乙、丙三人站在床边(三位搬运者由床头按身高依次降低排列),将患者双手置胸腹间,协助其移至床沿;甲一手臂托住患者头、颈、肩部,另一手臂置胸背部;乙一手臂托住患者腰部,另一手臂置臀下;丙一手臂托住患者膝部,另一手置小腿处(图 5-9);甲喊口令,三人同时托起患者
4.安置患者	● 三人同时移步走向平车,同时屈膝,手臂置平车上伸直,使患者平躺于平车中央
四人搬运法	适用于颈椎、腰椎骨折患者或病情较重的患者
1.移椅松被	● 将床旁椅移至对侧床尾,松开盖被,在患者腰、臀下铺帆布中单或布中单
2.安置平车	● 将平车推至紧靠床边,大轮靠床头,将闸制动
3.搬运患者	● 搬运者甲站于床头托住患者的头、颈、肩部;乙站于床尾托住患者的两腿;丙丁二人分别站于病床及平车两侧,紧紧抓住帆布中单或布中单四角;由甲喊口令,四人同时抬起
4.安置患者	● 四人同时将患者移步轻轻置于平车中央(图 5-10)
运送过程	● 盖好大单或盖被,边缘部分向内折叠;整理床单位,铺暂空床;松闸,送患者到指定地点

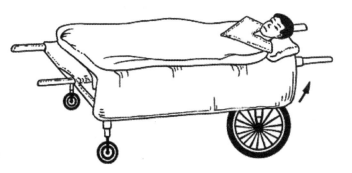

图 5-6　安置患者于平车中央

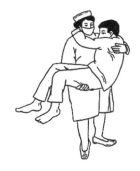

图 5-7　一人搬运法

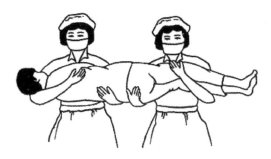

图 5-8　两人搬运法

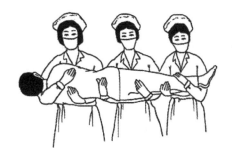

图 5-9　三人搬运法

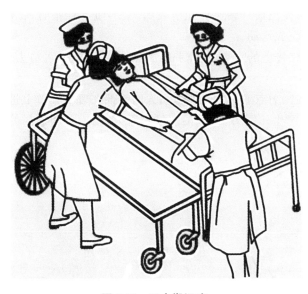

图 5-10　四人搬运法

【评价】

(1)护士动作轻稳、协调、节力,操作规范。

(2)患者感觉安全、舒适、无疲劳,能主动配合。

(3)充分体现以人为本的服务理念,护患沟通良好。

【注意事项】

(1)搬运时注意动作轻稳,协调一致,尽量使患者身体靠近护士,使重力线通过支撑面,保持平衡,符合节力原则。

(2)搬运过程中,注意观察患者的病情变化。如患者的面色、意识、精神状态等。

(3)推行时,护士应站于患者头侧;车速适宜,上下坡时,患者头部应位于高处。如平车一端为小轮,则以大轮端为头端,因为小轮转动灵活,大轮转动次数少,可减轻患者在搬运过程中的不适。推行时车速要适宜,确保患者安全、舒适。冬季注意保暖,避免受凉。有输液管及引流管的患者,应保持各管道通畅。推平车进出门时,应先打开门,不可用车撞门。

(4)观察病情,妥善安置患者。骨折患者挪动时应在车上垫一木板,并固定好骨折部位。对颈椎损伤或疑似颈椎损伤的患者,搬运时要保持头部处于中立位,缓慢移至平车中央。患者取仰卧位,并在颈下垫小枕或衣物,保持头颈中立。头颈两侧用衣物或沙袋加以固定。如果搬运不当会引起高位脊髓损伤,患者会发生高位截瘫,甚至在短时间内死亡。颅脑损伤、额面部外伤患者,头卧于健侧;昏迷的患者,头转向一侧。

三、人体力学在护理工作中的运用

(一)常用的力学原理

人体力学是应用物理学中的力学原理和相关的机械运动定律来研究人体发生的各种活动的科学,比如人体从一种姿势变成另一种姿势时身体如何有效协调,活动中如何维持和掌握身体的平衡等。

1.杠杆原理 杠杆是利用直杆或曲杆在外力作用下,能绕杆上一固定点转动的一种简单机械。杠杆的受力点称力点,固定点称支点,克服阻力的点称阻力点,支点到力的作用线的垂直距离称力臂,支点到阻力作用线的垂直距离称阻力臂。人体的运动基本上是符合杠杆原理的。人体运动系统主要由骨骼、关节及骨骼肌组成。其中骨骼如杠杆,关节是运动的支点,骨骼肌的舒缩所产生的力即运动的动力。当神经系统发出信息使某些肌群收缩、某些肌群舒张时,骨骼就会在此合力的作用下绕关节移动或旋转,最终完成运动。

依据杠杆定律,根据杠杆上的力点、支点和阻力点的相互位置,可将人体运动时运用的杠杆分为3类。

1)平衡杠杆 支点在阻力点和力点之间。如人的头部在寰枕关节上进行前屈后仰的活动,寰椎为支点,前后的两组肌肉产生作用力,头颅的重量为阻力,当后仰和前屈的力矩相等时,头部趋于平衡(图 5-11、图 5-12)。

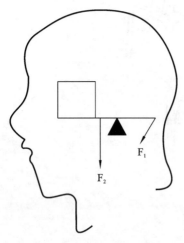

图 5-11 头部平衡杠杆

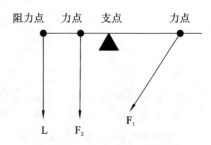

图 5-12 头部平衡杠杆的作用

2)省力杠杆 阻力点位于力点和支点之间,此类运动在人体运动中不多。如人用脚尖站立或走路时,脚尖是支点,脚跟后的肌肉收缩产生的力是作用力,体重落在两者之间的距骨上,由于力臂较阻力臂长,用较小的力就足以支持体重,可以省力(图 5-13、图 5-14)。

3)速度杠杆 力点位于支点和阻力点之间,力臂小于阻力臂,所需的力较阻力为大,但能换来距

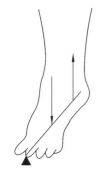

图 5-13　足部省力杠杆

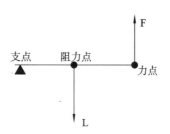

图 5-14　足部省力杠杆的作用

离较大的移动,是人体最常见的杠杆运动。如用手臂举起重物时的肘关节运动和伸膝运动,肘关节是支点,手臂前肌群的力作用于支点和重物重心之间,由于力臂较短,就得用较大的力。这种杠杆虽费力,但却赢得了速度和运动范围(图 5-15、图 5-16)。

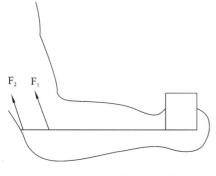

图 5-15　手和前臂速度杠杆

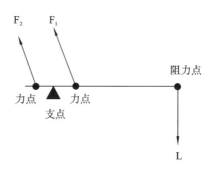

图 5-16　手和前臂速度的作用

2. 平衡和稳定　人或物体的平衡与稳定,与人或物体的重心、支撑面、重量密切相关。

1)物体的重量与稳定性成正比　物体重量越大,越稳定,如要推倒一把轻椅子比推倒一把重椅子所需的力要小。在护理操作中,协助患者移到椅上坐时应选择重的椅子,因其稳定,安全,如要把患者移到轻椅子上,就应将椅子靠墙,使椅子有其他力量的支持以维持稳定。

2)重心高度与稳定性成反比　重心是物体重量的中心。人或物体的重心越低,越稳定。人体重心的位置,随着躯干和四肢的姿势改变而改变。当人垂直双臂直立时,重心位于骨盆处(图 5-17);如把手臂举高,重心随之升高;当身体下蹲时,重心也随之下降(图 5-18)。

3)支撑面大小与稳定性成正比　支撑面是人或物体与地面接触的外围,用连接线围成的部分。支撑面越大,人或物体越稳定(图 5-19)。支撑面小,则需付出较大的肌肉拉力,以保持平衡稳定,如用一只脚站立时,肌肉就必须用较大的拉力,才能维持人体平衡稳定。扩大支撑面,平稳性增强。如体弱或老年人行走时,用手杖起到扩大支撑面的作用,从而增强稳定性。

4)重力线、支撑面与稳定的关系　重力线是指一条通过重心垂直于地面的线。人体只有在重力线通过支撑面时,才能保持平衡稳定。当人从椅子上站起来时,最好两脚一前一后,使重力线落在支撑面之内,这样可以花较少的力气平稳地站起来。否则,身体还须运用腰部力量保持平衡。体质较弱者,会因腰部和腿部肌肉力量不够而难以离开座位(图 5-20)。

(二)人体力学的运用

在医疗保健活动中,人体力学应用十分广泛。护理人员在日常治疗、护理工作中,时时刻刻都在运用人体力学原理。对护理人员而言,正确地运用人体力学原理,一方面,可以提高工作效率,即只需最小的能量输出,就能发挥最大的工作效率;另一方面,可以减少疲劳和受损,比如腰肌劳损,从而起到保护自身作用。护士掌握人体力学原理后,可以帮助患者采取正确的姿势和体位,减少患者肌

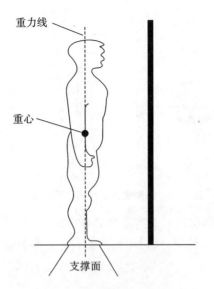

图 5-17　人直立时重心在骨盆中部

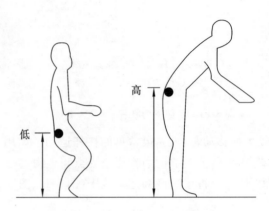

图 5-18　稳定性和重心高度成反比

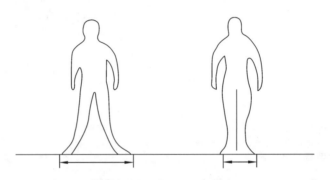

图 5-19　支撑面和稳定性成正比

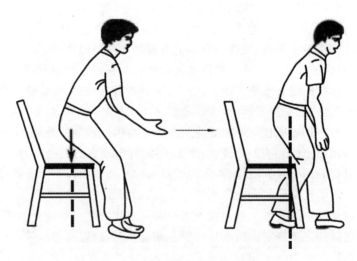

图 5-20　从坐位起立时,重力线发生改变

肉紧张,使其感到舒适,并减少其不安全感。

　　1. 维持较大的支撑面　护士在站立或操作时,应根据实际需要两脚向前后或左右分开,以扩大支撑面;协助患者摆放体位时,也以尽量扩大支撑面为原则,如患者侧卧位时,应使其两臂屈肘,一手放于枕旁,一手放于胸前,两下肢前后分开,上腿弯曲在前,下腿稍伸直,以扩大支撑面,稳定卧位。

　　2. 降低重心　护士在站立或操作时,应尽量使重心接近支撑面。如护士在进行低平面的护理操作或取位置低的物体时,上身近似直立、减少弯腰,可减轻腰部负荷,背部也不易疲劳。两下肢应随身体动作的方向前后或左右分开,以增加支撑面,同时身体取下蹲姿势,这样降低了重心,使重力线在支撑面内。利用重心的移动去操作,这样比弯腰去取物省力,而且还保持了身体的稳定性。

3. 减少身体重力线的偏移 护士在搬运或提起重物时应面向移动方向,尽量将物体靠近身体;转身时要以全身转动代替躯干转动,以免在携带重物时,扭转脊柱,造成损伤;抱起或抬起患者移动时,应将患者靠近自己,移动患者时,应与患者靠近,这样保证物体与护士或患者与护士重力的合力线落在支撑面内。

4. 利用杠杆作用 护士在提物时使物体靠近躯干,同时将肘部尽可能地贴近躯干,这样可减少物体的力臂,从而用较小的力来提取重物,增加了操作的有效性。如端治疗盘、脸盆等,两肘应紧靠身体两侧,上臂下垂,前臂和所持物体靠近身体以省力。在必须提取重物时,最好把重物分成相等的两部分,分别由两手提拿。若重物由一只手臂提取,另一只手臂则向外伸展,以保持平衡。在举高物品时,也可利用杠杆作用,或用推拉代替举高,这样只要克服摩擦力就可以了。

5. 尽量使用大肌肉或多肌肉群 护士在进行护理操作时,能使用整只手时,尽量不只用手指;在能使用手臂力量时,就不只用手腕部力量;在能使用躯干部和下肢肌肉的力量时,尽量不只使用上肢的力量。如端治疗盘时应使五指分开,托住治疗盘并与手臂一起用力,由于多肌群用力,故不易疲劳;提取重物时,两脚前后分开就是使用腿部的肌肉群,而不只是使用背部的肌肉群,可避免损伤背部或腰部。

6. 操作平稳、有节律 根据惯性原理,物体一旦移动,就会继续保持移动状态,此时平稳、有节律的移动比快速、急拉的方式做功小。应让患者有一种自我控制的感觉,以增强患者恢复健康的信心,应适当听取患者的建议,因为患者知道哪种情况舒适、安全,更能保护自己免于发生伤害。

护理人员要经常有意识地去实践、体会并熟悉以上原理,并真正有效地落实到各项护理操作中,使之最终成为自己自觉的习惯动作。

第三节 患者出院护理

案例5-3

患者,48岁。数天前饮酒后1 h出现上腹部刀割样疼痛,向腰背部放射,疼痛难以忍受,伴呕吐,呕吐物中混有胆汁,急诊入院。经医生诊治后患者病情稳定,需出院。

问题:

1. 患者出院的一般流程是什么?

2. 对于该患者,护士向其做出院指导时应重点交代什么内容?

案例答案

出院护理是指住院患者经过住院期间的治疗和护理,病情好转、稳定、痊愈,需出院或需转院,或不愿接受治疗而自动离院时,护士对患者进行的一系列的护理工作。

一、出院护理的目的

(1)对患者进行出院指导,协助患者转变角色,尽快适应原来的工作和生活并能遵照医嘱继续按时接受治疗或定期复诊。

(2)指导患者办理出院手续。

二、出院方式

1.同意出院 经治疗后患者病情好转,已痊愈或可回家休养,医生主动通知患者出院或由患者建议,经医生同意出院。

2.自动出院 患者所患疾病未痊愈仍须住院治疗,但因经济、家庭等因素,患者或家属要求出院。在这种情况下,医护工作者应与患者或家属进行沟通,告知其出院后可能发生的不良后果,患者或家属仍坚持出院时,须填写"自动出院"字据,然后由医生开出"自动出院"的医嘱。

3.转院 患者需转往其他医院继续治疗时,医生需告知患者及其家属,并开出院医嘱。

4.死亡 患者因病情危重,经抢救无效死亡。需由医生开出"死亡"医嘱,再由患者家属办理出院手续。

三、患者出院的基本流程

(一)出院前的护理

1.通知患者 护士根据出院医嘱,将出院日期通知患者,并协助患者做好出院准备。

2.进行健康教育 护士根据患者的康复情况,进行恰当的健康教育,指导患者出院后在饮食、服药、休息、功能锻炼和定期复查等方面的方法和注意事项。必要时可为患者提供有关书面资料,便于患者掌握有关的护理知识、技能和护理要求。

3.做好心理护理 护士应注意观察患者的情绪变化,特别是对于自动出院的患者,护士要做好心理支持,给予鼓励和安慰,减轻患者因离开医院所产生的心理依赖、恐惧和焦虑,增强患者战胜疾病的信心。

4.征求患者意见 护士要征求患者对医疗、护理等各项工作的意见,以便不断提高医疗护理质量。

(二)出院当日的护理

患者出院当日护士应完成下列护理工作。

1.执行出院医嘱

(1)用红笔注销各种执行卡片(服药卡、治疗卡、饮食卡、护理卡等)或在有关表格单上填写"出院"字样,注明日期并签名。

(2)撤去"患者一览表"上的诊断卡及床头(尾)卡。

(3)患者出院后需继续服药时,按医嘱处方到药房领取药物,并交患者带回,同时给予用药知识指导。

(4)在体温单 40～42 ℃横线之间相应时间栏内,用红笔纵行填写出院时间。

(5)自动出院的患者应在出院医嘱上注明"自动出院",并要求患者签字确认。

2.填写出院护理记录 根据医嘱填写患者出院护理记录。

3.整理用物 协助患者整理用物,归还寄存的物品。收回患者住院期间所借物品,并消毒处理。

4.办理出院手续 协助患者或家属办理出院手续。

5.护送患者出院 护士收到住院收费处签写的出院通知单后送患者出院,如搀扶步行、轮椅或平车护送。

(三)患者出院后的护理

患者离开病床后方可整理床单位,避免患者未离开病床时撤去被服给患者带来心理上的不适感。

1.病床单位的处理

(1)撤去病床上的污被服并清洗、消毒。

(2)用消毒液擦拭床旁桌椅。非一次性使用的痰杯、脸盆,需用消毒液浸泡。

(3)床垫、床褥、棉胎、枕芯等置于日光下暴晒 6 h,2 h 翻动 1 次,也可选用紫外线照射消毒或臭氧机消毒。

(4)病室开窗通风,更新室内空气。

(5)传染性疾病患者离院后,用物按传染病终末消毒法进行处理。

(6)铺好备用床,准备迎接新患者。

2.按要求整理病历,交病案室保存　正确排列出院病历顺序:住院病历首页、出院或死亡记录、入院记录、病史及体格检查、病程记录、会诊记录、各种检查报告单、护理记录单、治疗记录单、医嘱单、体温单。

(王丹凤)

直通护考
在线答题

第六章　职业防护与安全护理

学习目标

1.掌握:护理职业防护的管理与措施;医院中常出现的不安全因素及防范措施。

2.熟悉:护理职业防护、锐器伤、患者安全等概念;职业暴露的有害因素;影响患者安全的因素及安全需要的评估;辅助器的使用。

3.了解:护理职业防护的意义。

　　安全是人类的基本需要。护理安全是医院安全的重要组成部分,主要包括护理主体即护士的职业安全、护理对象即患者的安全。保障患者安全是临床治疗护理的核心目标,也是衡量医疗护理质量的重要标准。本章主要阐述护士职业安全防护和患者安全。

第一节　护理职业防护

案例6-1

　　护士小李,在肝胆外科工作,某日在给静脉输液的患者进行拔针时,不小心被污染的头皮针扎伤手指并出血。

　　问题:

　　1.小李发生了什么? 应采取哪些紧急处理措施处理伤口?

　　2.该情况是否要报告医院有关部门? 如何报告?

　　3.如何加强护士的健康管理?

　　护士作为医院护理工作的直接参与者,医院工作环境中的生物、物理、化学及心理、社会等因素有可能会对护士的身心健康造成不同程度的直接或间接的影响。护士可通过采取积极、科学的防范措施进行自我防护,有效地规避危害因素,保障自身职业安全。

一、职业防护相关概念及意义

(一)相关概念

1.护理职业暴露　护理人员在从事护理工作中,因接触病原微生物、有毒有害物质及受到心理

86

社会因素的影响,而有可能损害健康或危及生命的职业暴露。

2. 护理职业危害　护理人员在工作中受到某些职业性危害因素的影响,导致其身心健康受到不同程度的直接或间接的伤害,包括职业性危害因素导致的损伤和与工作相关的疾病。

3. 护理职业安全　为保障护理人员自身安全,采取适当、有效的防护措施以避免其受到职业性危害因素的影响,防止发生职业损伤的一系列管理规定及防护措施。

4. 护理职业防护　护理人员在护理工作中针对各种职业危害因素采取多种有效措施,以保护自身免受职业损伤因素的侵袭,或将危害降至最低程度。

（二）护理职业防护的意义

1. 提高护士职业生命质量　护理职业防护措施的有效实施,不仅可以避免职业性危害因素对护士造成的伤害,而且还可以控制由环境和行为不当引发的不安全因素。通过职业防护可以维护护士的身体健康,减轻心理压力,增强社会适应能力,从而提高护士的职业生命质量。

2. 科学规避护理职业风险　护士通过学习职业防护知识及接受职业防护技能的规范化培训,可以提高自身职业防护的安全意识,自觉履行职业规范要求,有效地控制职业危害因素,科学有效地规避护理职业风险,增加护理工作的安全感和成就感。

3. 营造轻松和谐的工作氛围　良好、安全的护理职业环境,不仅可以使护士产生愉悦的心情,而且可以增加其职业满意度,促进健康的人际交流,使之获得对职业选择的认同感。同时,轻松和谐的工作氛围可以缓解护士的工作压力,改善其精神卫生状况,提高其职业适应能力。

二、职业暴露的有害因素

护理人员在职业工作环境中经常会暴露在各种职业危害之中,直接威胁着护士的安全和健康。

（一）生物性因素

生物性因素是指医务人员在从事规范的诊断、治疗、护理及检验等工作过程中,意外接触、吸入或食入的病原微生物或含有病原微生物的污染物。生物性因素是影响护理职业安全最常见的职业危害因素。常见的有细菌和病毒。

1. 细菌　护理工作环境中常见的致病菌有葡萄球菌、链球菌、肺炎球菌、大肠埃希菌、结核杆菌等,广泛存在于患者的分泌物、排泄物、衣物和用具中,它们通过呼吸道、消化道、血液、皮肤等途径感染护理人员,导致疾病的发生。细菌的致病作用取决于其侵袭力、毒素类型、侵入机体的数量及途径。

2. 病毒　护理工作环境中常见的病毒有乙型肝炎病毒(HBV)、丙型肝炎病毒(HCV)、人类免疫缺陷病毒(HIV)、冠状病毒及流感病毒等,经血液和呼吸道传播较多。护士因职业性危害感染的疾病中,最常见、危害性最大的是乙型肝炎、丙型肝炎及艾滋病等,分别由 HBV、HCV、HIV 等血源性病原体引起。

（二）物理性因素

在日常护理工作中,常见的物理性有害因素有锐器伤、放射性损伤及热力性损伤等。

1. 锐器伤　最常见的职业性有害因素之一,锐器伤是导致血源性疾病传播的最主要因素,目前已证实有 20 多种病原体可经过锐器伤直接传播。同时,锐器伤还会对护士造成较大的心理影响,使其焦虑和恐惧,甚至影响护理职业生涯。

2. 放射性损伤　在日常工作中,护士常接触到紫外线、激光等放射性物质,如果防护不当,可导致不同程度的皮肤、眼睛损伤等不良反应。在为患者进行放射性诊断和治疗时,如果护理人员自我防护不当,可造成机体免疫功能障碍,严重者可导致造血系统功能障碍或致癌。

3. 热力性损伤　常见的热力性损伤有热水袋、热水瓶等所致的烫伤;易燃易爆物品如氧气、乙醚、乙醇等所致烧伤;各种电器如烤灯、高频电刀等使用所致的灼伤等。

【护考提示】
引起职业损伤最常见的病毒。

(三)化学性因素

化学性因素是指医务人员在从事规范的诊断、治疗、护理及检验等工作过程中,通过多种途径接触到的化学物质。在日常工作中,护士可通过各种途径接触化疗药物、多种消毒剂、汞及麻醉废气等,可造成身体不同程度的伤害。

1. 化疗药物　常用细胞毒类药物如环磷酰胺、铂类药物、氟尿嘧啶、紫杉醇类等,对正常组织、骨髓可产生抑制作用。长期接触此类化疗药物,在防护不当的情况下,药物可通过皮肤接触、吸入等途径给护士带来一些潜在危害。长期小剂量接触可因蓄积作用而产生远期影响,不仅可引起白细胞数量下降和自然流产率增高,而且还有致癌、致畸及脏器损伤等危险。

2. 消毒剂　护理人员在护理工作中,因经常接触各种化学消毒剂而使自身受到不同程度的污染。常用醛类如甲醛、戊二醛,过氧化物类如过氧乙酸及含氯消毒剂等,微量接触即可刺激皮肤、眼及呼吸道,引起皮肤过敏、流泪、恶心、呕吐及气喘等症状;经常接触会引起眼结膜损伤、上呼吸道炎症、喉头水肿和痉挛、化学性气管炎或肺炎等;长期接触不仅可以造成肝脏损害和肺纤维化,甚至还会损害中枢神经系统,表现为头痛、记忆力减退等。

3. 汞　常用护理操作用品如汞式血压计、水银体温计等,其中的汞是医院常见而又极易被忽视的有毒因素。如果对漏出的汞处理不当,可对人体产生神经毒性和肾毒性作用。

4. 麻醉废气　短时间吸入麻醉废气可引起头痛、注意力不集中、应变能力差及烦躁等症状;长时间吸入麻醉废气,可导致慢性氟化物中毒。

(四)人体工效学因素

由于护理工作的性质,临床护士常需做较大强度的体力劳动,如搬运患者或重物、推平车等。同时,护士在日常工作中也常需做弯腰、扭身等动作,使得腰部负荷较重,腰肌长期处于过度牵伸状态,可导致腰椎间盘突出、腰肌劳损、腰背痛等病症。此外,护士因长时间站立,其下肢静脉曲张发生率高于其他人群。手术室护士因经常长时间固定的姿势容易发生颈椎病、强直性体位等。

(五)心理社会因素

随着医学模式和健康观念的转变,护理工作不是单纯地执行医嘱,同时还承担着护理者、管理者、教育者、科研者及协调者等的工作,护士常处于超负荷的工作状态。同时,由于人们观念的差异,某些患者及其家属对护理工作存在偏见,致使护患关系紧张。长期超负荷的工作以及紧张的工作氛围,使护士的精神压力大,身心长期处于应激状态,导致护士成为职业疲惫感的高发人群。

三、护理职业防护的管理

为了护士的职业安全,规范护士的职业安全防护工作,预防护理工作中发生职业暴露,且确保在发生暴露之后能够得到及时处理,必须要依据和参照国家有关法规,充分做好防护管理工作。

(一)完善职业安全的组织管理

职业安全组织管理分为三级管理,即医院职业安全管理委员会、职业安全管理办公室、科室职业安全管理小组三级管理,分别承担相应的职业安全管理工作。

(二)建立健全规章制度,提高整体防护能力

1. 建立健全规章制度　制定与完善各项规章制度,如职业防护管理制度、职业暴露上报制度、处理程序、风险评估标准,消毒制度,隔离制度,各种有害因素监测制度及医疗废物处理制度等,并严格遵守执行,这是保障护士职业安全的基本措施。

2. 规范操作行为　制定各种预防职业暴露的工作指南并完善操作规程,使护理职业防护工作有章可循,从而减少各种职业暴露的机会。如血源性病原体职业暴露操作规程、预防锐器伤操作规程及预防化疗药物暴露操作规程等。

护士腰背劳力性损伤的预防

（三）加强职业安全教育,强化职业防护意识

1. 职业安全知识的培训与考核 对医护人员实施职业安全教育和规范化培训是减少职业暴露的主要措施。提供一定的人力、物力、政策及技术支持,做好护士岗前培训和定期在职培训与考核,并把护理职业安全作为在校教育和毕业后教育的考核内容之一。

2. 增强护士职业防护意识 护理工作中不仅要为患者提供安全、无差错的护理,还要保护自身免受损伤。护士要充分认识到职业暴露的危险性和职业防护的重要性,从思想和行动上重视职业防护,增强自身职业防护意识。

（四）改进护理防护设备

1. 防护设备及用品 ①常用的防护设备、设施:如生物安全柜、层流净化设施及感应式洗手设施等。②个人防护用品:如口罩、面罩、护目镜、围裙(图 6-1)、一次性隔离衣及放射防护用品等。③安全用品:如安全注射装置和一次性锐器回收盒等。

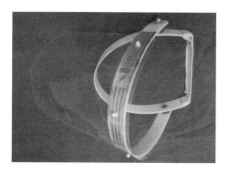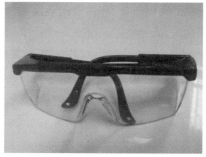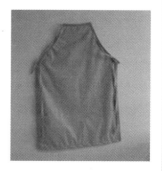

图 6-1　面罩、护目镜、围裙

2. 建立静脉药物配制中心 建立符合国际标准的操作环境,并配备经过严格培训的药剂师和护士。根据药物特性,严格按照操作程序配制全静脉营养液、化疗药物等,以保证临床用药的安全性和合理性,减少药物对护士的危害。

（五）强化和推进标准预防

可采用美国疾病控制中心提出的标准预防进行护理职业防护,即假定所有人的血液等体内物质都有潜在的传染性,接触时均应采取防护措施,以预防和控制血源性病原体职业暴露的危害。护士必须掌握各级防护标准、防护措施及各种防护用品的使用方法,以防止防护不足或防护过度。

（六）重视护士的个人保健

定期进行健康体检和免疫接种。如接种乙型肝炎疫苗、流感疫苗等。

四、常见护理职业暴露及预防

护士在临床护理工作中可能接触各种各样的有害因素,本节只介绍常见的护理职业暴露及预防措施。

（一）血源性病原体职业暴露

血源性病原体是指存在于血液和某些体液中的能引起人体疾病的病原微生物,例如 HBV、HCV 和 HIV 等。据研究,血液和某些体液中含血源性病原体浓度的大小依次为血液成分>伤口分泌物>精液>阴道分泌物>羊水等。必须通过综合性防护措施,减少护士感染 HBV、HCV 或 HIV 等的机会。

1. 血源性病原体职业暴露的原因

1)接触血液与体液的操作 ①进行接触血液、体液的操作时未戴手套。②手部皮肤发生破损,

有可能接触患者血液或体液时,未戴双层手套。③操作时发生意外,如患者的血液、体液溅入护士的眼睛、鼻腔或口腔中。

2)与针刺伤有关的操作 导致护士血源性病原体职业暴露的主要原因是被污染的针头或其他锐器损伤。

2. 预防措施

1)洗手 护士在接触患者前后,特别是接触血液、体液、排泄物或污染物品前后,无论是否戴手套,都必须正确洗手,必要时进行手的消毒。

2)做好个人防护 常用的防护措施包括戴手套、口罩、护目镜及穿隔离衣等。①戴手套:当护士接触患者血液或体液、进行体腔及血管的侵入性操作或接触和处理被患者体液污染的物品时,均应戴手套,护士手部有伤口时应戴双层手套。②戴口罩或护目镜:在处理患者的血液、体液等有可能溅出的操作时,如行气管插管、支气管镜及内镜等检查时,应戴口罩和护目镜,防止污染物溅入眼睛。③穿隔离衣:在身体有可能被血液、体液、分泌物和排泄物污染时,应穿隔离衣。

3)安全注射 注射时不伤及护士和患者,并且避免注射所产生的废弃物的危害。因此要保证提供安全注射所需要的条件,并遵守安全操作规程。

4)医疗废物的处理 对使用过的一次性医疗用品和其他固体废弃物,均应放入双层防水污物袋内,密封后贴上特殊标记,送到指定地点由专人进行焚烧处理。

(二)锐器伤

锐器伤是一种由医疗锐器,如注射器针头、各种穿刺针、手术刀、缝针、碎玻璃及安瓿等造成的意外伤害,使受伤者出血的皮肤损伤,是常见的一种职业危害。污染锐器的伤害是导致护士发生血源性传播疾病最主要的职业性因素。

1. 锐器伤的原因

1)医院因素 ①教育培训不够:医院未开展安全防护知识的教育,对新护士及实习护生未进行相关培训等。②防护设备及安全用品不足:如考虑医疗用品成本而限制手套的使用,未使用具有安全防护功能的一次性医疗用品,如安全型留置针、无针静脉注射系统等。③职业防护管理制度不健全:对锐器伤的处理流程和对制度执行情况的落实和监督不到位,标准预防的措施落实不到位等。④不良的工作环境:医疗单元的布局不合理及光线不足,是造成锐器伤的客观原因。执行各种操作时,不良的工作环境会增加锐器伤的频率和危险性。

2)护士因素 ①自我防护意识淡薄:对锐器伤的危害性认识不足,缺乏防护知识的系统教育,是发生锐器伤不可忽视的重要原因。②护理技术不熟练和操作不规范:如徒手掰安瓿;双手将用过的针头回套针帽;直接用手接触锐器;用过的锐器处置不当;手术过程中锐器传递不规范等,都与锐器伤的发生有密切关系。③身心疲劳:工作量及压力过大,易使护士出现身心疲乏,在护理操作时由于注意力不集中而导致误伤。

3)患者因素 在工作中遇到一些非常不配合的患者,护士在操作中易产生紧张情绪,导致操作失误而发生锐器伤。另外,在操作过程中由于患者突然躁动也极易使针头伤及护士。

2. 锐器伤的预防措施

1)加强培训,提高安全防护意识 医院和科室应定期对护士进行锐器伤防护的培训,特别是新护士和实习护生,提高自我防护意识,预防锐器伤的发生。

2)配备安全器具 安全器具是指用于抽取动静脉血液、其他液体或注射药物的无针或有针装置,通过内在的设计降低职业暴露的风险,如安全采血器、无针输液系统、可自动毁形的安全注射器、安全型留置针等。

3)建立锐器伤防护制度 严格执行护理操作常规和消毒隔离制度,执行标准预防措施,规范个人操作行为,培养良好的职业素质。

【护考提示】
锐器伤的防护措施。

4)增强自我防护意识 ①护士进行有可能接触患者血液、体液等物质的操作时,必须戴手套。操作完毕,脱去手套后应立即洗手,必要时进行手的消毒。如手部皮肤发生破损,必须戴双层手套。②在进行侵入性诊疗、护理操作过程中,必须保证充足的光线。

5)规范锐器使用中的防护 ①使用安瓿制剂时,先用砂轮划痕再垫以棉球或纱布后掰安瓿。②抽吸药液时严格遵循无菌操作原则。③制定完善的手术器械摆放及传递的规定,规范器械护士的基本操作。

6)纠正易引起锐器伤的危险行为 ①禁止用双手分离污染的注射器和针头。②禁止用手直接接触用过的针头、刀片等锐器。③禁止用手折弯或损坏针头。④禁止将用过的针头双手回套针帽。⑤禁止直接接触医疗垃圾。⑥手持针头或锐器时不要将锐利面对着他人。⑦禁止用手直接传递锐器(手术中锐器用弯盘或托盘传递)。

7)正确处置使用后的锐器 使用后的锐器应直接放入符合国际标准的锐器回收器,封存好的锐器盒应有明确的标志,便于监督执行。严格执行医疗垃圾分类标准,锐器不应与其他医疗垃圾混放,应放置在特定的场所。

8)加强与患者沟通 在操作过程中,应体谅和宽容不合作的患者,尽力与其沟通,以取得患者及家属的信任,从而达到治疗与护理的目的。为不合作或昏迷躁动患者治疗时,易发生锐器伤,因此必须请他人协助配合,尽量减少锐器伤。

9)加强护士的健康管理 ①建立护士健康档案,定期体检及接种疫苗。②建立损伤后登记上报制度。③规范医疗锐器伤处理流程。④建立受伤护士的监控体系,追踪伤者健康状况。并关爱受伤护士,做好心理疏导,及时有效地采取预防补救措施。⑤合理安排工作时间,根据工作性质,实行弹性排班,加大治疗高峰期的人力配备,以减轻护士的身心压力,提高工作效率和质量,减少锐器伤的发生。

3. 锐器伤的应急处理流程

1)保持镇静 受伤后护士要保持镇静,戴手套者迅速规范地脱下手套。

2)处理伤口 ①立即用手从近心端向远心端挤压,尽可能挤出污染的血液,但禁止在伤口处局部按压,以免产生虹吸现象,将污染血液吸入血管,增加感染机会。②用肥皂液清洗伤口,再在流动水下彻底冲洗。对于暴露的黏膜处,应用生理盐水反复冲洗干净。③用消毒液如0.5%聚维酮碘(碘伏)或75%乙醇消毒,包扎伤口。

3)评估患者和受伤护士 评估患者血液中含有病原微生物的多少和受伤护士伤口的深度、时间、范围,做相应的处理。

4)进行血清学检测 锐器伤后护士的血清学检测结果及处理措施(表6-1)。

表6-1 锐器伤后护士的血清学检测结果与处理措施

检 测 结 果	处 理 措 施
患者 HBsAg 阳性,受伤护士 HBsAg 阳性或抗-HBs 阳性或抗-HBc 阳性	可不进行特殊处理
患者 HBsAg 阳性,受伤护士抗-HBs＜10 mU/mL 或抗-HBs 水平不详	①用药:24 h 内注射 HBIG 并注射乙肝疫苗 ②检查:于受伤当天、第 3 个月、第 6 个月随访和监测
患者抗-HCV 阳性,受伤护士抗-HCV 阴性	检查:于受伤当天、第 1 个月、第 3 个月、第 6 个月随访和监测

【护考提示】
锐器伤的处理措施。

续表

检 测 结 果	处 理 措 施
患者 HIV 阳性,受伤护士 HIV 抗体阴性	①用药:经过专家评估后可立即预防性用药,并进行医学观察1年。用药的原则:若被 HIV 污染的锐器损伤,预防性用药方案应在4 h 内实施,不超过24 h。但即使超过24 h,也应实施预防性用药 ②检查:于受伤当天,第1个月、2个月、3个月、6个月时检查HIV 抗体

5)及时上报　及时填写锐器伤登记表,并报告部门负责人、医院感染管理科等。

案例6-2

护士小张,在肿瘤科工作,某日在配制化疗药物时,因瓶内压力过大不慎将药物喷到面部和眼睛内。

问题:

1.小张发生了什么? 应采取哪些紧急处理措施?

2.在配制化疗药物时应采取哪些防护措施?

案例答案

(三)化疗药物职业暴露

化学药物治疗是指对病原微生物、寄生虫、恶性肿瘤所致疾病的药物治疗,简称化疗。研究证明,化疗药物在杀伤肿瘤细胞、延长肿瘤患者生存时间的同时,也可通过直接接触、呼吸道吸入及消化道摄入等途径,给经常接触的护士造成一定的潜在危害。这些潜在危害与其接触剂量有关,大量接触化疗药物可对人体造成一定毒性反应及某些远期的潜在危险。

1.化疗药物职业暴露的原因

(1)准备和使用化疗药物过程中可能发生的药物接触:常发生在稀释药物时的振荡过程中,由于瓶内压力过大,排气时出现药物的喷洒或针剂药瓶出现破碎而导致药物漏出等。

(2)注射操作过程中可能发生的药物接触:静脉注射药物前排气或注射时针头衔接不紧密,导致药液外溢。

(3)在处理化疗废弃物的过程中可能发生的药物接触:使用过的化疗药物空瓶或剩余药物处理不当,可污染工作环境或仪器设备。

(4)直接接触化疗患者的排泄物、体液或其他污染物:如患者的粪便、尿液、痰液、唾液及汗液中均含有低浓度的化疗药物,当其污染被服后,如果处理不当,也可使护士接触化疗药物。

2.化疗药物职业暴露的预防措施　化疗药物防护应遵循两个基本原则:①减少与化疗药物接触。②减少化疗药物污染环境。防护措施如下。

1)配制化疗药物的环境要求　应设专门化疗药物配药间,配有空气净化装置,有条件的医院应设置静脉药物配制中心,以保持洁净的配制环境。我国静脉治疗护理技术操作规范(WS/T433－2013)规定,化疗药物配药间应配置符合要求的 II 级或 III 级垂直层流生物安全柜,以防止含有药物微粒的气雾对护士造成伤害,使之达到安全处理化疗药物的防护要求。并配备溢出包,内含防水隔离衣、一次性口罩、护目镜、防护手套、鞋套、吸水垫及垃圾袋等。其配药操作台面应覆盖一次性防渗透性防护垫或吸水纸,以吸附溅出的药液,以免蒸发造成空气污染,污染或操作结束后及时更换。

2)化疗护士的素质要求　①化疗药物配药间内应配备经过药学基础、化疗药物操作规程及废弃物处理等专业培训,并通过专业理论和实践操作考核的护士。②化疗护士应定期检查肝肾功能、血常规、免疫功能等,妊娠期及哺乳期护士应避免接触化疗药物。

3)化疗药物配制时的防护要求　①操作前准备:配药时穿一次性防渗透隔离衣,戴帽子、口罩、护目镜、双层手套(内层为 PVC 手套,外层为乳胶手套)。②正确打开安瓿:打开安瓿前应轻弹其颈部,使附着的药粉或药液降落至瓶底。掰开安瓿时应垫以纱布,避免药粉、药液、玻璃碎片四处飞溅,并防止划破手套。③防止药物溢出:粉剂安瓿溶解药物时,溶媒应沿瓶壁缓慢注入瓶底,待药粉浸透后再晃动,以防药物溢出。溶解瓶装药物时,应插入双针头,以排除瓶内压力,防止瓶内压力过高药液从针眼处溢出。④规范地抽取药物:抽取药液后,在药瓶内进行排气和排液后再拔针,不可将药物排于空气中。抽出药液以不超过注射器容量的 3/4 为宜,放入垫有 PVC 薄膜的无菌盘内备用。⑤操作后的处理:操作完毕,脱去手套后彻底冲洗双手并行沐浴,以减轻药物的毒副作用。

4)化疗药物给药时的防护要求　给药时应戴一次性口置、双层手套,静脉给药时宜采用全密闭式输注系统。

5)药物外溢的处理要求　如果化疗药物外溅,护士应穿戴防护用品如一次性口罩、面罩、防水隔离衣、双层手套、鞋套等进行处理,立即标明污染范围,避免他人接触。如果水剂药物溢出,应使用吸水毛巾或纱布垫吸附。若为粉剂药物外溢,则用湿纱布垫擦拭,污染表面用清水清洗。记录外溢药物的名称、时间、溢出量、处理过程及受污染人员等。

6)化疗药物污染物品的集中处理要求　在存储、配制和应用化疗药物的所有区域都应配备专用的废物收集容器,所有在接收、存储和应用过程中有可能接触化疗药物的一次性物品包括防护用品,都应视为化疗药物废物,如化疗药物废弃安瓿、药瓶及与化疗药物接触过的针头、注射器、输液管、棉签等,使用后必须放置在有毒性药物标识的专用容器中并统一处理,不能与普通垃圾一同处理。处理污物时,护士要戴帽子、口罩及手套,处理完毕后应彻底洗手。

3. 化疗药物暴露后的处理流程　配制、使用化疗药物和处理污染物的过程中,如果防护用品不慎被污染,应立即更换;如皮肤、眼睛直接接触到化学药物时,可采取下列处理流程:①立即用肥皂和清水冲洗污染部位的皮肤。②眼睛被污染时,应立即用清水或等渗洁眼液冲洗眼睛。③记录接触情况,必要时就医治疗。

【护考提示】
化疗药物损伤的防护。

(四)汞泄漏职业暴露

汞是对人体健康危害极大而且环境污染持久的有毒物质,如临床常用的血压计、体温计、水温计等都含有汞。一支体温计含汞约 1 g,一台台式血压计含汞约 50 g。一支体温计打碎后,如果其中的汞全部蒸发,可使 15 m² 房间的空气汞浓度达 22.2 mg/m³,国家标准规定室内空气汞的最大允许浓度为 0.01 mg/m³,如果空气中汞含量大于 10 mg/m³,可能危及人体健康。

1. 汞泄漏的原因

1)血压计使用不规范　①给血压计加压时,充气过快过猛,压力过大,导致汞从汞柱中喷出。②使用完毕未关闭汞槽的开关,在盖上血压计时,玻璃管中的汞就会泄漏。③血压计使用后未倾斜血压计关闭汞槽开关时,会使部分汞没有回到零位线以下,盖上血压计时,这部分汞易发生泄漏。④再次测量血压时,汞柱上端的残余汞还没有回到零位线以下,就开始加压,导致汞柱上端的汞从顶端喷出。⑤血压计故障,常见开关轴心和汞槽吻合不好,加压时导致汞泄漏。

2)体温计使用不规范　①护士原因:盛放体温计的容器不规范;未给患者详细介绍体温计的使用方法;未及时收回体温计或收回时未按要求放入容器内;甩体温计的方法不正确等都可使体温计破碎,导致泄漏。②患者原因:患者不慎摔破或折断体温计导致汞泄漏。

2. 汞泄漏的预防措施

1)加强管理,完善应对体系　建立汞泄漏化学污染的应急预案,规范汞泄漏的处理流程。科室配备汞泄漏处置包(内有硫黄粉、小毛笔及专用的收集汞密闭容器等),做到每个护士应知应会。条件允许的情况下尽量使用电子体温计和电子血压计。

2)提高护士对汞泄漏危害的认知　临床工作中护士常有打碎体温计和血压计导致汞泄漏的经历,仅有部分护士能正确处理体温计、血压计泄漏的汞。应加强对护士进行汞的危害和正确处理汞泄漏相关知识的专题培训,提高对汞泄漏的处理能力。

3)规范血压计和体温计的使用

(1)规范血压计的使用　①使用汞柱血压计前,需检查汞槽开关有无松动、是否关闭,汞柱是否有裂缝、破损。当有汞泄漏可能时,可轻轻拍击盒盖顶端使汞液归零。②在使用过程中,应平稳放置,不可倒置,充气不可过猛过高,测量完毕后应将血压计右倾45°,使汞全部进入汞槽后再关闭开关。③血压计要定期检查,有故障及时送修、排除故障后方可使用。

(2)规范体温计的使用　①存放体温计的容器应放在固定的位置,容器应表面光滑无缝,垫塑料膜,以便观察和清理泄漏的汞。②使用体温计前检查是否有裂缝、破损,禁止把体温计放在热水中清洗或沸水中煮,以免引起爆炸。③使用体温计过程中要防止损坏,甩体温计时勿碰触硬物,测体温时应详细向患者交代使用体温计的注意事项和汞泄漏的危害,用毕及时收回。建议一般情况不要用汞式体温计测口温和肛温,以免破损,刺激黏膜,引起中毒。④婴幼儿和神志不清患者测温时,护士应守在床旁并及时收回体温计,禁止测口温。

3. 汞泄漏的应急处理

1)暴露人员管理　一旦发生汞泄漏,不相关人员应立即离开现场,如有皮肤接触,立即用水清洗。开窗通风,关闭室内所有加热装置,以减少汞的蒸发。

2)收集汞滴　收集者穿戴防护用品如戴防护口罩、乳胶手套、防护服、鞋套。用不带针头的注射器抽吸汞滴,也可用纸卷成筒收集汞滴,放入盛有少量水的容器内,密封好并注明"废弃汞",送交医院专职管理部门处理。

3)处理散落的汞滴　对散落在地缝内不易收集的汞滴,取适量硫黄粉覆盖并保留3 h,硫黄和汞可以生成难溶于水的硫化汞,从而可避免汞的危害。

4)处理汞污染的房间　关闭门窗,用碘1 g/m³加乙醇点燃熏蒸或用碘0.1 g/m³撒在地面保留8~12 h,使其生成不易挥发的碘化汞,以降低空气中汞蒸气的浓度。结束后开窗通风。

附　医务人员艾滋病病毒职业暴露的防护

艾滋病病毒职业暴露是指医务人员从事诊疗、护理等工作过程中意外被艾滋病病毒感染者或艾滋病患者的血液、体液污染了医务人员皮肤或黏膜,或医务人员被含有艾滋病病毒的血液、体液污染的锐器刺伤皮肤,有可能被艾滋病病毒感染的情况。

1. 医务人员预防艾滋病病毒感染的防护措施

(1)医务人员进行有可能接触患者血液、体液的诊疗和护理操作时必须戴手套,如医务人员手部皮肤发生破损时,必须戴双层手套。操作完毕,脱去手套后应立即洗手,必要时进行手消毒。

(2)在诊疗、护理操作过程中,有可能发生血液、体液飞溅到医务人员面部的情况时,医务人员应戴手套、具有防渗透性能的口罩及护目镜;有可能发生血液、体液大面积飞溅或有可能污染医务人员的身体时,还应穿具有防渗透性能的隔离衣或围裙。

(3)医务人员在进行侵入性诊疗、护理操作过程中,要保证充足的光线,并特别注意防止锐器损伤,如用后的锐器应规范安全处置,禁止将使用后的针头重新套上针套,禁止用手直接接触使用后的针头、刀片等锐器,以防刺伤。

2. 发生职业暴露后的处理

1)局部处理　用肥皂液和流动水清洗污染的皮肤,对于被暴露的黏膜,应用生理盐水反复冲洗干净;如有侵入性损伤,应用手从近心端向远心端挤压,尽可能挤出污染的血液,再用肥皂液和流动水反复彻底冲洗,最后用消毒液如0.5%碘伏或75%乙醇消毒,并包扎伤口。

2)预防性用药　经过专家评估后可立即预防性用药,最好在 4 h 内实施,不超过 24 h,但即使超过 24 h,也应实施预防性用药。包括基本用药程序和强化用药程序:基本用药程序为使用两种逆转录酶抑制剂,给予常规治疗剂量,连续用药 28 天;强化用药程序是在基本用药程序的基础上,再增加一种蛋白酶抑制剂,使用常规治疗剂量,连续用药 28 天。

3)随访、咨询和汇总　于受伤当天、第 1 个月、2 个月、3 个月及 6 个月时检查 HIV 抗体,并对服用药物的毒性进行监控和处理,观察和记录艾滋病病毒感染的早期症状等。对艾滋病病毒职业暴露的情况进行登记、汇总并逐级上报。

第二节　患者的安全护理

患者安全是指患者在接受诊疗的过程中,不发生医疗法律法规允许范围之外的对患者机体、心理构成的损害、缺陷或死亡,不发生医务人员在执业允许范围之外的不良执业行为的损害和影响。护理人员在执业过程中,存在着各种不安全的危险因素,为了保证患者身心健康及治疗安全,避免医疗护理差错、事故的发生,应增强安全防范意识,采取有效措施消除或控制不安全因素,努力为患者提供一个安全的治疗和休养环境,以满足患者的安全需要,并保证护理人员自身安全,提高工作效率。

一、影响患者安全的因素

(一)护理人员因素

1. 素质、数量因素　主要指护理人员素质或数量方面的因素,护理人员整体素质的高低、人员配备是否符合标准要求直接影响患者安全,护理人员的素质包括政治思想素质、职业道德素质和业务素质等。当护士素质达不到护理职业的要求时,就可能造成言语、行为不当或过失,给患者身心造成伤害。当社会对护理专业人员数量的需求有较大提高时,管理者应及时根据护理专业发展的情况进行调整。

2. 技术因素　主要指护理人员技术方面的因素,由于护理人员技术水平低或不熟练、操作失误或操作错误、违反操作常规、业务知识欠缺、临床经验不足、缺乏应激事件处理的经验等影响患者安全,特别是随着新技术、新项目的大量引进,护理工作中复杂程度高、技术要求严格的内容日益增多,不仅增加了护理工作人员的压力,还可导致护理工作中承担的技术风险加大,影响护理安全。

(二)诊疗方面的因素

一些特殊的诊疗手段,在发挥协助诊断、治疗疾病及促进康复作用的同时,也可能会给患者带来一些不安全的因素,如各种侵入性的诊断检查与治疗、外科手术等均可能造成皮肤的损伤及潜在的感染等。

(三)管理因素

管理因素主要指管理制度不健全、业务培训不到位、设备物资管理不完善、管理监督不得力,由此造成的管理失控是影响护理安全的重要因素。例如:不重视护理业务技术培训,导致护士业务技术水平差;不强化相关法律知识,导致护士法律意识淡薄;对工作中存在的不安全环节缺乏预见性,导致护士未采取相应的措施或采取措施不及时;护理人员排班不合理,导致护士超负荷工作,都会给患者造成安全隐患。

(四)环境因素

1. 医院的基础设施、物品　如医院的物品质量不合格、数量不充足;设备性能不完善,不配套,未达到规范标准等,都会给患者造成安全隐患。医院防滑地板、走廊扶手、卫生间防滑垫等可预防患者

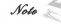

95

发生跌倒等安全意外。

2.环境污染 如消毒隔离不严密所致的院内交叉感染；昆虫叮咬，可导致过敏性伤害，以及引发传染性疾病。

3.医用危险品使用不当 如氧气、乙醚、乙醇等易燃易爆物品使用不当导致烧伤，各种电器治疗如烤灯、高频电刀等可导致灼伤；高压氧舱治疗不当可导致气压伤。

4.病区治安管理不严 例如失窃等犯罪活动的发生，使患者经济受损和感觉不安全等。

（五）患者因素

1.年龄 年龄会影响个体对周围环境的认知和理解能力，从而影响个体面对变化的环境能否采取相应的自我保护行为。如新生儿、婴幼儿自我保护意识差，需要依赖他人保护；儿童正处于生长期，由于好奇心强，喜欢探索新事物，容易发生意外事件；老年人各种器官功能退化，感觉功能减退，容易发生意外伤害。

2.身心状况 身心健康状况良好是保证人们处于安全状态的基本前提。机体免疫功能低下、身体虚弱、行动不便、意识障碍、感觉功能障碍、精神障碍等因素都可导致发生意外或伤害。如单侧或双侧肢体感觉功能障碍的患者，可因对温度、压力等刺激不敏感而受损伤；失明或视力模糊的患者，易发生跌倒、撞伤等意外；精神病患者容易发生自伤或伤人等意外。

3.对疾病的认知程度 患者的心理素质、对疾病的认知程度及承受力会影响患者的遵医行为，形成安全隐患。如擅自改变输液滴速、不遵医嘱服药及控制饮食、不配合治疗及护理操作、不定期复查等。

二、患者安全需要的评估

护士必须能够准确、动态地评估医院环境及患者个体可能存在的危险因素，及时采取积极、有效的预防保护措施，确保患者安全。包括对患者个体以及对医院环境中危险因素的评估。

（一）患者个体危险因素的评估

1.患者一般情况 包括患者的年龄、性别、教育背景、个性、既往就医经历等。如婴幼儿和老年者自我防范能力弱；教育程度高者易获得健康知识；经历过或目睹过不良事件的患者，往往有更高的安全预防参与度。

2.患者身心健康状况 患者的疾病病程、严重程度、症状、自理能力、感觉功能、情绪状态等均可能成为影响患者安全的危险因素。例如，患者意识模糊、平衡功能失调、低血压、眩晕症、肢体感觉功能障碍、既往有跌倒史等可导致患者发生跌倒的危险性增高，临床上常会对这些高危患者进行专项危险性评估。

3.患者接受的诊治和护理措施 某些诊治手段，尤其是有创性诊治技术，如介入治疗、手术、静脉治疗等可能出现不良后果，以及某些药物治疗的副作用、给药不当引起的毒性反应等与患者的安全需要密切相关。患者接受药物、手术等治疗护理措施时需要护士严格查对，防止发生医疗差错。

（二）环境危险因素的评估

医院环境中可能存在物理性、化学性、生物性等各种影响患者安全的因素，如各种医用气体、消毒剂、电器设备、放射线、致病微生物及化学药品等，以及患者对诊治环境能否有效适应也影响患者的安全，如医院地面、光线、走廊及卫生间扶手稳定性等影响患者的安全。因此，护理人员应及时评估医院环境中是否存在或有潜在影响患者安全的因素，及时采取防护措施确保患者处于安全状态。

案例6-3

患者，男，72岁，诊断为肝癌晚期，收治入院，患者意识模糊，烦躁不安，自发动作多。遵医嘱静脉输液、鼻饲及留置导尿管。

案例答案

问题：

1. 患者安全的定义？

2. 患者可能存在哪些不安全因素？

三、医院常见不安全因素及防范

医院常见不安全因素有物理性损伤、化学性损伤、生物性损伤、心理性损伤、医源性损伤五大类。

(一)物理性损伤及防范

1. 机械性损伤　常见有跌伤、撞伤等损伤。跌倒和坠床是医院最常见的机械性损伤。其防范措施如下。

(1)入院时向患者介绍病区环境及相关设施的正确使用。

(2)昏迷、意识不清、躁动患者及婴幼儿易发生坠床等意外,应根据患者情况使用床档或其他保护具加以保护,加强巡视和观察,必要时留家属陪护。

(3)年老体弱、行动不便、视力减退的患者行动时应给予搀扶或其他协助。常用物品应放于患者易取处,以防取放物品时失去平衡而跌倒。

(4)病区地面要采用防滑地板,并注意保持清洁、干燥;室内物品应放置稳妥,移开暂时不需要的物品,减少障碍物;通道和楼梯等进出口处应避免堆放杂物,防止碰、撞伤及跌伤。

(5)病区走廊、浴室及卫生间应设置扶手,供患者步态不稳时扶持。浴室和卫生间还应设置呼叫系统,以便患者在需要时寻求援助。保持病房、走道、卫生间照明良好。

(6)应用各种导管、器械进行操作时,应遵守操作规程,动作轻柔,防止损伤患者皮肤黏膜;妥善固定导管,注意保持引流通畅,避免出现导管意外。

(7)对精神障碍者,应注意将剪刀等锐器妥善放置,避免患者接触而发生危险。

附　患者发生坠床/跌倒的应急预案流程图(见图6-2)

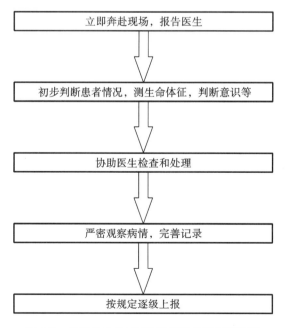

图 6-2　患者发生坠床/跌倒的应急预案流程图

2. 温度性损伤　包括烫伤、冻伤、灼伤和烧伤等。如热水袋、热水瓶所致的烫伤;冰袋、制冷袋等所致的冻伤;各种电器(如烤灯、高频电刀等)所致的灼伤;易燃易爆品(如氧气、乙醇等)所致的烧伤等。其防范措施如下。

(1)护士在对患者进行冷、热治疗时,应严格遵守操作规程,注意听取患者的主诉及观察局部皮肤的变化,做好交接班,如有不适,应及时处理。

(2)护士应注意安全使用和正确保管易燃易爆物品,设有防火措施,并加强防火教育,使护士熟练掌握各类灭火器具的使用方法。

(3)医院内的电路及各种电器设备应定期进行检查维修。

(4)对患者自带的电器设备,如收音机、电剃须刀等,使用前应进行安全检查,并对患者进行安全用电的知识教育。

3. 压力性损伤 医疗护理过程中由压力性因素所致患者全身或局部的损伤,常见的有长期受压所致的压力性损伤,石膏和夹板固定过紧形成的局部压力性损伤,高压氧舱治疗不当所致的气压伤等。压力性损伤防范措施见第八章第四节。应用高压氧舱治疗时,应掌握适应证,治疗时逐渐加压或减压,并注意观察患者的反应。

4. 放射性损伤 主要由放射性诊断或治疗过程中处理不当所致,包括电离辐射和核辐射损伤,如:紫外线灯消毒时直接照射可引起皮肤、黏膜损伤;接受各种放射性治疗的患者,因治疗使用不当,易发生放射性皮炎、皮肤溃疡坏死,严重者死亡。其防范措施如下。

(1)在使用 X 线或其他放射性物质进行诊断或治疗时,正确使用防护设备。

(2)尽量减少患者身体不必要的暴露,保证照射区域标记的准确。严格掌握放射性治疗的剂量、时间。

(3)保持放射治疗部位皮肤清洁、干燥和完整,应避免一切物理性刺激(用力擦拭、搔抓、摩擦、暴晒及紫外线照射等)和化学性刺激(外用刺激性药物、肥皂擦洗)等。

(二)化学性损伤及防范

化学性损伤通常是由于药物使用不当或错用引起。常见的有药物剂量过大、浓度过高、次数过多、方法不合理、药物配伍不当及用错药物等。其防范措施如下。

(1)护士应熟悉各种药物的基本知识,严格执行药物管理制度和给药原则。

(2)给药时,严格执行"三查八对"制度。药物应现配现用,并注意配伍禁忌,用药后及时观察患者用药后的反应。

(3)做好健康教育,向患者及家属讲解有关安全用药的知识。

(三)生物性损伤及防范

生物性损伤包括微生物和昆虫等对人体的伤害。病原微生物侵入人体后会诱发各种疾病,直接威胁患者的安全。其防范措施如下。

(1)控制感染源,切断传播途径,保护易感人群。

(2)护士应严格执行消毒隔离制度,严格遵守无菌技术操作原则。

(3)昆虫叮咬不仅影响患者的休息,还可致过敏性伤害,更严重的是传播疾病。因此,护士应采取有力措施予以消灭,并加强防范。

(四)心理性损伤及防范

心理性损伤是由神经系统受到损害或精神受到打击,遇到不愉快而引起的伤害。患者对疾病的认识和态度、患者与周围人的情感交流、医护人员对患者的行为和态度等均可影响患者的心理,甚至导致患者心理损伤的发生。其防范措施如下。

(1)护士应重视患者的心理护理,注意自己的言行举止,避免传递不准确信息,造成患者对疾病治疗和康复等方面的误解而引起情绪波动。

(2)应以高质量的护理行为取得患者的信任,提高其治疗信心。

（3）与患者建立良好的护患关系，并帮助患者与周围人建立和睦的人际关系。

（4）对患者进行有关疾病知识的健康教育，并引导患者采取积极乐观的态度对待疾病。

（五）医源性损伤及防范

无论是物理性、化学性、生物性还是心理性损伤，如果是由于医护人员言谈及行为上的不慎或操作不当、操作失误而造成的，均为医源性损害。例如，个别医务人员对患者不够尊重，缺乏耐心，语言欠妥当，使患者心理上难以承受而造成痛苦。还有个别医务人员因工作疏忽，导致医疗事故、差错的发生，轻者使病情加重，重者危及生命。其防范措施如下。

（1）医院要加强思想教育，培养医护人员良好的医德医风，提高素质。

（2）严格执行各项规章制度和操作规程，避免医源性因素导致的患者损伤，保障患者的安全。

四、患者安全护理的措施

临床护理工作中，在评估患者的安全需要后，对意识不清、躁动不安、行动不便等具有潜在安全隐患的患者，护士应综合考虑患者及其家属的生理、心理及社会等方面的需要，采取必要的安全措施，如保护具、辅助器等，为患者提供全面的健康维护，确保患者的安全，以提高患者的生活质量。

（一）保护具的应用

保护具的应用具体见第八章第二节。

（二）辅助器的应用

辅助器是辅助人体支撑体重、保持平衡和行走的器具，是维护患者安全的护理措施之一。

【目的】

辅助身体残障或因疾病、高龄而行动不便者进行活动，以保障患者的安全。

【常用辅助器】

1. 腋杖 提供给短期或长期残障者离床活动时使用的一种支持性辅助器具。

1）腋杖长度 使用腋杖最重要的是长度合适、安全稳妥。腋杖合适长度的简易计算方法为：使用者身高减去 41 cm，站立时大转子的高度为把手的位置（图 6-3）。

【护考提示】
医院常见不安全因素及防范措施。

预防患者管道脱落措施

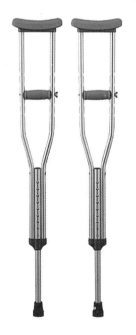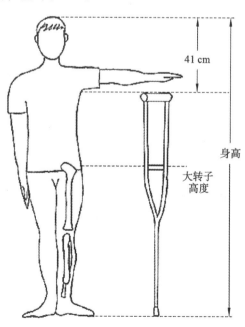

41 cm

身高

大转子高度

图 6-3 腋杖

2）使用方法 使用时，使用者双肩放松，身体挺直站立，腋窝与拐杖顶垫间相距 2～3 cm，腋杖底端应侧离足跟 15～20 cm。握紧把手时，手肘应可以弯曲。

3）步行方法　①两点式：走路顺序为同时出右拐和左脚，然后出左拐和右脚。②三点式：两腋杖和患肢同时伸出，再伸出健肢。③四点式：为最安全的步法。先出右腋杖，而后左脚跟上，接着出左腋杖，右脚再跟上，始终为三点着地。④跳跃法：常为永久性残疾者使用。先将两侧腋杖向前，再将身体跳跃至两腋杖中间处。

2.手杖　一种单手扶持、帮助行走的器具，常用于不能完全负重的残障者或老年人。手杖应由健侧手臂用力握住。

手杖长度的选择需符合以下原则：①肘部在负重时能稍微弯曲；②手柄适于抓握，弯曲部与髋部同高，手握手柄时感觉舒适。

手杖可为木制或金属制。木制手杖长短固定不变，金属制手杖可依身高来调整。手杖的底端可为单足、多足型（图 6-4）。多足型手杖比单足型的支持力和支撑面积要大得多，因而比较稳定，常用于平衡功能及肌力差的患者或地面较不平时。

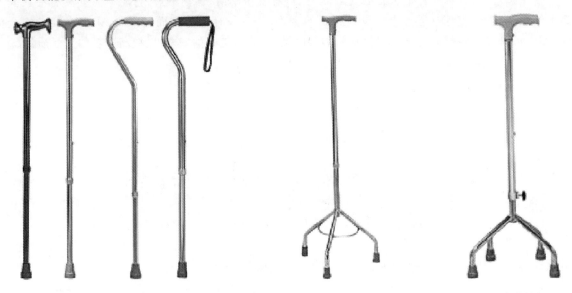

图 6-4　手杖

3.助行器　一种四边形或三角形的金属框架，自身轻，可将患者保护其中，支撑其体重，便于站立行走（图 6-5）。其支撑面积大，稳定性好，适用于上肢健康、下肢功能较差的患者。

1）步行式助行器　适用于下肢功能轻度损害的患者。无轮脚，使用时双手需提起两侧扶手同时向前将其放于地面，然后双腿迈步跟上。

2）轮式助行器　适用于上下肢功能均较差的患者。有轮脚，易于推行移动，使用时不用将助行器提起、放下，且用力下压时可自动刹车。

【注意事项】

（1）使用者意识清楚，身体状态良好、稳定，且手臂、肩部或背部应无伤痛，活动不受限制，以免影响手臂的支撑力。

（2）选择适合自身的辅助器。不合适的辅助器与错误的使用姿势可导致腋下受压，造成神经损伤、腋下和手掌挫伤及跌倒，还会引起背部肌肉劳损和酸痛等。

（3）使用前检查辅助器各部位是否牢固，底端的支脚垫是否完好适用等。如有损坏，应更换以维持其安全性。

（4）使用辅助器时，患者的鞋要合适、防滑，衣服要宽松、合身。

（5）选择较大的练习场地，保持地面干燥，无可移动的障碍物，避免患者跌倒。必要时可备一把椅子，供患者疲劳时休息。

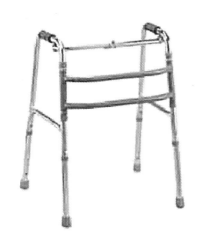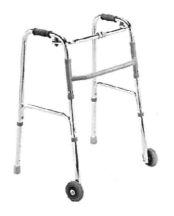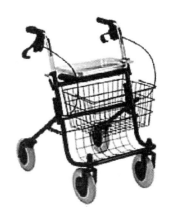

图 6-5　助行器

（赵嘉）

直通护考
在线答题

第七章 预防与控制感染

 学习目标

1.掌握：医院感染的概念、分类、形成；清洁、消毒、灭菌的概念；无菌技术概念及操作原则；隔离的概念、隔离区域的划分及隔离要求；无菌、隔离技术基本操作。

2.熟悉：常用清洁、消毒、灭菌的方法及注意事项；隔离种类及措施；隔离区域设置及隔离消毒原则。

3.了解：医院感染的控制。

医院感染伴随着医院的建立而产生，并随着现代医学的发展逐渐成为各级医疗机构所面临的突出的公共卫生问题。医院感染的发生不仅直接影响医疗质量，而且还可能给社会和家庭带来严重危害。世界卫生组织（WHO）提出有效控制医院感染的关键措施有清洁、消毒、灭菌、无菌技术、隔离技术、合理使用抗生素、消毒与灭菌的效果监测等。这些措施与护理工作密切相关，并贯穿于护理活动的全过程。因此护理人员应从思想上高度重视、严格管理，掌握预防与控制医院感染的相关知识和技术，并认真执行，同时护理人员要做好自我防护。

第一节 医 院 感 染

案例7-1

马女士半年前在某医院住院期间因治疗需要接受过输血。近日她感觉身体不适，遂到医院检查，被确诊为丙型肝炎。马女士认为她在上次输血前并未感染丙型肝炎，家族也无肝病史，因此推断是半年前输血所致，于是她将该医院起诉到法院。经调查，医院给其输的血液中确实含有丙型肝炎病毒，该事件是一起医院感染事件。

问题：

1.什么是医院感染？

2.医院感染发生的主要因素有哪些？

3.护士应如何预防和控制医院感染？

 Note

一、医院感染的概念与分类

医院感染,又称医院获得性感染。狭义上医院感染是指住院患者在住院期间遭受病原体侵袭而引起的所有诊断明确的感染或疾病,包括在住院期间的感染和在医院内获得而在院外发生的感染,但不包括入院时已有的感染及所引发的并发症或潜伏的感染。医院感染按病原体的来源可分为内源性感染和外源性感染。

(一)内源性感染

内源性感染又称自身感染,病原体来自患者自身,多是寄居在患者体表或体内的正常菌群或条件致病菌,一般情况下不致病,但当患者抵抗力下降或免疫功能受损时,患者体内的菌群失调或菌群发生移位而引起感染。

(二)外源性感染

外源性感染又称交叉感染,是患者体外的病原体通过直接或间接感染途径引起的感染,如患者与患者、患者与探视者、患者与医务人员之间的直接感染,或通过水、空气、物品之间的间接感染。其中最主要的感染来源是医护人员的手,引起院内感染的病原菌以金黄色葡萄球菌和绿脓杆菌居多。

二、医院感染发生的原因

(一)机体内在因素

机体内在因素包括生理、病理及心理因素,这些因素可使个体抵抗力下降、免疫功能受损,从而导致医院感染的发生。

1. 生理因素　包括年龄、性别等。婴幼儿和老年人医院感染发生率高,主要原因为婴幼儿尤其是低体重儿、早产儿等自身免疫系统发育不完善、防御功能低下;老年人机体功能衰退、抵抗力减弱。女性在特殊生理时期如月经期、妊娠期、哺乳期时,个体敏感性增加,抵抗力下降,是发生医院感染的高危时期;另外,某些部位的感染存在性别差异,如泌尿道感染女性多于男性。

2. 病理因素　由于疾病使患者对病原微生物的抵抗力降低,如糖尿病、恶性肿瘤、血液病等造成机体抵抗力下降;放疗、化疗、皮质激素的使用等对个体的免疫系统功能产生抑制甚至破坏作用;皮肤或黏膜的损伤,局部缺血,伤口内的异物、坏死组织、渗出液积聚等,均有利于病原微生物的生长繁殖,易诱发感染。此外,个体的意识状态也会影响医院感染的发生,如昏迷或半昏迷患者易发生误吸而引起吸入性肺炎。

3. 心理因素　个体的情绪、主观能动性、他人的暗示等在一定程度上可影响其免疫功能和抵抗力。若患者情绪乐观、心情愉快或能充分调动自身的主观能动性可以提高其免疫功能,从而减少医院感染的机会。

(二)机体外在因素

机体外在因素主要包括医院环境、诊疗活动和医院管理体制等,这些因素均可为医院感染的发生创造条件。

1. 医院环境　医院是各类患者聚集的场所,其环境易受各种病原微生物的污染,从而会增加医院感染的机会。如某些建筑布局不合理、污物处理不当、卫生设施不良等会增加医院空气中病原微生物的浓度,医院的设备、器械等受污染后适合病原体的生长、繁殖和变异。

2. 诊疗活动　随着医疗技术的不断发展,先进的药物和现代诊疗技术的应用在造福人类健康的同时,也增加了医院感染的危险性。

1)抗菌药物的不合理使用　治疗过程中不合理使用抗菌药物,如无适应证的预防性用药、术前用药时间过早、术后停药过晚、用药剂量过大或联合用药过多等,均易破坏体内正常菌群,导致耐药

【护考提示】
医院感染的相关概念、发生的原因及条件。

菌株增加、菌群失调和二重感染。由于抗菌药物滥用引起的医院感染,其病原体多以条件致病微生物、机会致病微生物和多重耐药细菌为主。

2)侵入性诊疗机会的增加　现代诊疗技术尤其是各种侵入性诊疗的增加,如气管插管、中心静脉插管、器官移植、血液净化、机械通气等破坏了机体皮肤和黏膜的屏障功能,损害了机体的防御系统,从而把致病微生物带入机体或为致病微生物侵入机体创造了条件,导致医院感染的发生。

3. 医院管理体制　医院感染管理制度不健全,或虽建立了医院感染管理制度,但只是流于形式;医院领导和医务人员缺乏医院感染的相关知识,对医院感染的严重性认识不足、重视不够或医院感染管理资源不足、投入缺乏等都会导致医院感染的发生。

三、医院感染发生的条件

医院感染的形成必须具备三个基本条件,即感染源、传播途径、易感宿主,三者组成感染链,当其同时存在并相互联系时便导致医院感染的发生。因此,医务人员可通过控制传染源、切断传播途径、保护易感宿主等措施来达到预防医院感染发生的目的。

(一)感染源

感染源是指病原微生物生存、繁殖及排出的场所或宿主(人或动物)。

1. 已感染的患者和病原携带者　其中已感染的患者是最重要的感染源。病原微生物从感染部位的脓液、分泌物中不断排出,数量较多且常具有耐药性,容易在另一易感宿主内定植。

此外,病原携带者(包括携带病原体的患者、医务人员、探陪人员)也是医院感染中另一重要的感染源,携带者没有任何症状、不易被人察觉,但能排出病原体。如在治疗和护理患者时,工作人员可通过手、工作服等将携带的微生物传播给患者。感染源也可来自患有病毒性感冒、呼吸道感染的患者家属或探视者。

2. 医院环境　医院的特殊环境可成为某些微生物繁殖的场所,如病房设施、器械、物品、垃圾、食物等容易受各种病原微生物的污染而成为感染源,其中铜绿假单胞菌、沙门菌等兼有腐生特性的革兰阴性杆菌可在医院潮湿的环境或液体中存活达数月之久。

3. 患者自身正常菌群　患者身体特定部位如皮肤、胃肠道、上呼吸道及口腔黏膜等处寄生的正常菌群,在一定条件下可引起患者自身感染或向外界传播。

4. 动物感染源　各种动物都可能感染病原微生物而成为动物感染源。在动物感染源中鼠类意义最大,鼠类不仅是沙门菌的宿主,而且是鼠疫、流行性出血热等传染病的感染源;禽类也可使人感染高致病性禽流感。

(二)传播途径

传播途径是指病原体从感染源传到易感宿主的途径和方式,主要包括以下几种方式。

1. 接触传播　病原微生物通过感染源和易感宿主之间直接或间接的接触而进行传播的方式,是外源性感染的主要传播途径。

1)直接接触传播　感染源直接(不经媒介)将病原体传给易感宿主的传播方式。如沙眼衣原体、狂犬病、性病、母婴间疱疹病毒、柯萨奇病毒等的传播。

2)间接接触传播　病原体通过媒介传递给易感宿主的传播方式。最常见的传播媒介是医护人员的手,其次是各种侵入性的操作。

2. 空气传播　以空气为媒介,病原微生物经由悬浮在空气中的微粒随气流流动而造成感染传播,也称为微生物气溶胶传播。

1)飞沫传播　当患者咳嗽、打喷嚏时,大量含有病原体的飞沫经口鼻喷出体外,由于其液滴较大,悬浮时间短,只有在易感者和感染源近距离接触时才有可能发生感染。

2)飞沫核传播　从感染源传出的飞沫,在降落前,表层水分蒸发,形成含有病原体的飞沫核,能长时间地漂游,远距离传播。

3)菌尘传播 物体表面的感染性物质干燥后,形成带菌尘埃,通过吸入或菌尘降落于伤口,引起直接感染,或菌尘降落于室内物体表面,引起间接传播。易感者往往没有与患者的接触史,预防的关键措施是通风、除尘、过滤及空气隔离。

3. 生物媒介传播 动物或昆虫携带病原微生物作为人群传播的中间宿主所进行的感染传播。如老鼠传播鼠疫,蚊子传播疟疾、乙型脑炎等。

4. 注射、输液、输血传播 通过污染的药液、血制品传播感染,如输血引起的乙型或丙型肝炎、艾滋病的传播等。

5. 饮水、饮食传播 食物中可能带有各种条件致病菌,尤其是大肠埃希菌及铜绿假单胞菌,可在患者肠道内定植,增加自身感染的机会。病原微生物通过饮水、饮食传播常可致医院感染暴发流行。

(三)易感宿主

易感宿主是指对感染性疾病缺乏免疫力而易感染的人。若把易感者作为一类群体,则称为易感人群。

医院是易感人群相对集中的地方,主要包括以下几类患者。①患有严重影响或损伤机体免疫系统功能疾病者,如白血病、再生功能障碍性贫血等患者。②接受侵入性诊断治疗的患者,如纤维胃镜检查、冠脉搭桥术、留置导尿等患者。③接受各种免疫抑制疗法的患者,如器官移植者。④大量长期使用抗生素的患者。⑤老年人、婴幼儿、营养不良者。

四、医院感染的预防与控制

医院感染已成为医院管理的首要问题,有关感染知识的培训,病房空气,护理用品、非医疗器械的消毒及监测制度的落实等,对预防医院感染、降低医院感染发生率、减少患者不必要的痛苦和经济负担具有重要意义,其管理措施有以下几方面。

(一)建立三级监控体系

在护理部质量管理委员会领导和医院感染管理部门的业务指导下,实行护理部医院感染控制小组——科室医院感染控制小组二级管理模式(一级管理——病区护士长任组长,兼职监控护士任组员;二级管理——护理部副主任任组长,部分科护士长、病区护士长任组员),形成自控——科控——院控三级质控网络,加强医院感染管理,做到预防为主、及时发现、及时汇报、及时处理。

(二)健全、落实各项规章制度

1. 管理制度 如清洁卫生制度、消毒隔离制度、供应室物品消毒管理制度、感染管理制度等。

2. 监测制度 《医院消毒供应中心清洗消毒及灭菌效果监测标准(WS 310.3－2009)》要求,对感染高发科室,如手术室、监护室、烧伤科、分娩室、血液透析室等消毒卫生标准进行监测,包括对灭菌、消毒效果,一次性医疗器材及门、急诊常用器械的监测。另外,卫生行政部门应当对医疗机构进行监督检查,发现存在医院感染隐患时,应当责令限期整改或者暂时关闭相关科室或者暂停相关诊疗科目。

3. 消毒质量控制标准 如医护人员手的消毒、空气消毒、物体表面的消毒、各种管道装置的消毒等,应符合国家卫生行政部门所规定的"医院消毒卫生标准"。

(三)合理使用抗生素

根据药物敏感试验结果选择敏感抗生素,选择合适的剂量、合理的给药途径和疗程。严格掌握使用指征。一般不宜预防性使用抗生素。

(四)人员控制

控制感染源和保护易感人群,尤其是易感患者。医院工作人员均应定期进行健康检查和做好个人防护。对陪护者和探视者进行合理必要的限制。

（五）医院布局、设施合理

医院建筑布局合理,设施应有利于消毒隔离。还应有污水处理设备,对医院内产生的污水进行无害化处理,保护环境。

（六）加强医院感染知识的教育

加强医院感染知识的教育,提高全体医务人员对医院感染的认识,增强预防和控制医院感染的自觉性,把好消毒隔离关。

医院感染控制新进展

第二节 清洁、消毒、灭菌

案例7-2

某医院由于消毒液配制错误,手术器械未达到灭菌效果,导致10名患者在接受白内障手术治疗后发生医源性感染,其中9名患者单侧眼球被摘除。经调查,该起严重的医疗事故严重违反了诊疗技术规范,给患者造成了严重的身体伤害。问题:

1.什么是消毒?

2.什么是灭菌?

3.常用消毒、灭菌的方法及适用范围有哪些?运用这些方法消毒、灭菌时应注意什么?

案例答案

医院物品的清洁、消毒、灭菌是预防与控制医院感染的重要措施,消毒灭菌的方法有两大类:物理消毒灭菌法和化学消毒灭菌法,由于每种方法都有局限性,使用中应遵循一定的原则。

一、概念

（一）清洁

清洁是指用物理方法清除物体表面上的污秽、尘埃和有机物。其目的是去除和减少微生物,但不能杀灭微生物。常用的清洁方法有水洗、器械去污和去污剂去污。适用于医院家具、餐具、地面、墙壁等的物体表面和物品消毒灭菌前的处理。

（二）消毒

消毒是指用物理或化学的方法清除或杀灭除芽胞以外的所有病原微生物,使其达到无害程度的过程。

（三）灭菌

灭菌是指用物理或化学的方法杀灭全部微生物,包括细菌芽胞和真菌孢子。

二、消毒、灭菌的原则与方法

（一）选择消毒灭菌方法的原则

医院清洁、消毒、灭菌工作应严格遵守消毒程序,通常遵循先清洗后消毒灭菌的程序;但是被朊病毒、气性坏疽及原因不明的突发传染性病原体污染的诊疗器械、器具和物品应先消毒,再按常规进行清洗、消毒、灭菌。

1. 使用经过卫生行政部门批准的消毒药品和器械 按照批准使用的范围和方法使用。

2. 根据物品被污染后的危害程度选择消毒、灭菌的方法 凡是高度危险性物品,必须选用灭菌剂以杀灭一切微生物;凡是中度危险性物品,一般情况下达到消毒即可,可选择中效消毒剂或高效消毒剂;凡是低度危险性物品,一般可用低效消毒剂或只做一般的清洁处理,仅在特殊情况下才做特殊处理。

3. 根据污染微生物的种类和数量选择消毒、灭菌的方法 对受到致病性芽胞、真菌芽胞或抵抗力强、危险程度大的病毒污染的物品,选用灭菌剂或高效消毒剂;对受到致病性细菌、真菌、亲水病毒、螺旋体、支原体、衣原体污染的物品,选用中效以上的消毒剂;对受到一般细菌和亲脂病毒污染的物品,可选用中效或低效消毒剂。当消毒物品上微生物污染特别严重时,应加大处理剂量并延长消毒时间。

4. 根据消毒物品的性质选择消毒、灭菌的方法 ①在消毒物体表面时,应考虑表面性质,表面光滑的可选用紫外线消毒器近距离照射,或用液体消毒剂擦拭。多孔材料表面可选择喷雾消毒法。②耐高温、耐湿的物品首选压力蒸汽灭菌法:耐高温的玻璃器材、油剂、粉剂可用干热灭菌法。③不耐热、不耐湿和贵重的物品,可用低温蒸汽甲醛气体或环氧乙烷消毒、灭菌。④对器械进行浸泡消毒,应采用对金属腐蚀性小的消毒剂。

5. 严格遵守消毒程序 凡是受到感染患者排泄物、分泌物或血液污染的器械和物品,应先预消毒,再清洗,然后按物品污染后危险性的程度,选择合理的消毒、灭菌方法进行消毒或灭菌。

(二)消毒灭菌法

1. 物理消毒灭菌法 利用物理因素作用于病原微生物,将之清除或杀灭。常用的有热力、光照、微波、过滤除菌等方法。

1)热力消毒灭菌法 利用高热破坏微生物的蛋白质、核酸、细胞壁和细胞膜,从而导致微生物死亡,达到灭菌的目的。热力消毒灭菌法是一种应用最早、简单、价廉、效果可靠的消毒方法,分干热法和湿热法两种:前者由空气导热,传导较慢;后者由空气和水蒸气导热,传导快,穿透力强。热力消毒灭菌法可灭活一切微生物,包括细菌繁殖体、真菌、病毒和细菌的芽胞。

(1)干热法:干热是指相对湿度在20%以下的高热。干热消毒灭菌所需温度高、时间长、传热速度较慢,能将热能均匀散布在物体表面,靠传导使热力透入物体内部,达到摧毁微生物的目的。

①焚烧法:一种最简单、迅速、彻底的灭菌方法。临床上常用于某些特殊感染(如破伤风梭状芽胞杆菌、气性坏疽梭状芽胞杆菌、铜绿假单胞菌感染)的敷料处理;其他已污染且无保留价值的物品,如医用垃圾、污物纸、病理标本等,可直接焚烧。

②烧灼法:直接用火焰灭菌。常用于微生物实验室接种环的消毒灭菌;某些耐高温的器械,如搪瓷类、金属类,在急用或无条件用其他方法消毒时,可用烧灼法消毒。器械需放在火焰上烧灼20 s;搪瓷容器类,可倒入少量95%乙醇,慢慢转动容器使乙醇分布均匀,再点火燃烧至熄灭,应烧3 min或炽热,甚至发红。

注意事项:燃烧过程中不得添加乙醇,以免引起火焰上窜导致灼伤或火灾;开启和关闭培养试管时,塞子和试管口须在火焰上烧灼,来回旋转2~3次;燃烧时,须远离易燃易爆物品,如氧气、汽油、乙醚等;贵重器械及刀剪等锐器,不宜用烧灼灭菌法,以免锋刃变钝或损坏器械。

③干烤法:利用专用密闭烤箱进行灭菌,一般用在不能被蒸汽透过或不耐水,但耐高温、不蒸发的物品,如油类、粉类、凡士林、石蜡、金属制品或玻璃器皿等。其热力传播和穿透主要依靠空气对流和介质传导,灭菌效果可靠。干烤所需要的温度和时间应根据烤箱的类型和微生物的种类来考虑,一般灭菌时间和温度为:160 ℃,2 h;170 ℃,1 h;180 ℃,30 min。

【护考提示】
医院常用物理消毒灭菌的方法、原理、适用范围及注意事项。

注意事项:灭菌前先将物品洗净擦干,玻璃器皿需要干燥。物品包装不超过 10 cm×10 cm×20 cm,放置物品时不得与烤箱底部和四壁接触,物品的量不超过烤箱的 2/3。灭菌过程中不要开烤箱,以防玻璃类器皿骤冷碎裂。有机物灭菌时,温度不超过 170 ℃,以防炭化。

(2)湿热法:由空气和水蒸气导热,传热速度快,穿透力强,湿热法比干热法所需温度低、时间短。

①煮沸消毒法:最早应用的消毒方法之一,也是家庭和某些基层单位常用的一种消毒方法。适用于耐湿、耐高温物品的消毒,如金属、搪瓷、玻璃、橡胶类物品等。

方法:物品洗净、全部浸没在水中,加热煮沸。消毒时间从水沸后开始计,如果中途加入物品,则需要从第二次水沸后重新计时。煮沸 5~10 min 可杀灭细菌繁殖体,煮沸 15 min 可杀灭多数细菌芽胞,某些热抗力极强的细菌芽胞需煮沸更长时间,如煮沸 3 h 才能杀灭肉毒芽胞。

注意事项:煮沸消毒前,物品必须刷洗干净,完全浸没在水中。保证物品各面与水接触,空腔导管须先在腔内灌水,器械的轴节及容器的盖要打开,大小相同的碗、盆不能重叠。橡胶类物品用纱布包好,待水沸后放入,3~5 min 取出。玻璃类物品用纱布包裹,于冷水或温水时放入。物品不宜放置过多,一般不超过消毒容器容量的 3/4。高山地区由于气压低,沸点也低,应延长消毒时间(海拔每增高 300 m,煮沸时间需延长 2 min)。此外,水中加 $NaHCO_3$ 配成 1%~2% $NaHCO_3$ 溶液,可提高沸点达 105 ℃,有增强杀菌、去污、防锈等作用。

②压力蒸汽灭菌法:目前最常用、最普遍、灭菌效果最可靠的一种热力灭菌方法,利用高压饱和蒸汽的高热所释放的潜热灭菌(潜热指 1 g 100 ℃水蒸气变成 1 g 100 ℃的水时,释放出 2255J 的热能)。此法灭菌经济、快捷、无臭、无味和无毒性。主要用于耐高温、耐高压、耐潮湿的物品,如各类器械、敷料、搪瓷、橡胶、耐高温玻璃用品及溶液等;而尼龙、毛织品、化纤类、凡士林等油剂和粉剂则不能用。根据排冷空气的方式和程度不同,分为下排气式压力蒸汽灭菌、预真空压力蒸汽灭菌和低温蒸汽消毒法。

a.下排气式压力蒸汽灭菌器:可分为卧式压力蒸汽灭菌器(图 7-1)和手提式压力蒸汽灭菌器(图 7-2)。下排气式压力蒸汽灭菌器是利用重力置换的原理,使热蒸汽在灭菌器中从上到下流动,将冷空气自底部排气孔排出,利用蒸汽释放的潜热使物品达到灭菌。灭菌所需的温度、压力和时间根据物品的性质、包装大小及有关情况决定。当压力在 103~137 kPa 时,温度可达 121~126 ℃,经 15~30 min,即可达灭菌目的。

b.预真空压力蒸汽灭菌器:配有真空泵,在灭菌前抽出灭菌器内的冷空气,形成 2~2.6 kPa 的负压,再输入蒸汽,在负压吸引下蒸汽可迅速透入物品内。当压力达 205 kPa,温度达 132 ℃时,保持 4~5 min 即可灭菌。

c.低温蒸汽消毒法:亦称巴氏消毒法,是将蒸汽输入预先抽空的压力蒸汽灭菌锅内,控制温度在 73~80 ℃,持续 10~15 min 进行消毒。主要用于不耐高热物品,如内镜、塑料和麻醉面罩等的消毒,能有效地杀死各种细菌繁殖体和一般细菌,但不能杀死芽胞。

注意事项:灭菌包不宜过大、过紧,体积不应大于 30 cm×30 cm×25 cm,灭菌器内物品放置总量不应超过灭菌器柜室容积的 80%,预真空压力蒸汽灭菌器亦不得超过 90%。各包之间应留有空隙,以便于蒸汽流通、渗入包裹中央,排气时蒸汽能迅速排出,保持物品干燥。盛装物品的容器应有孔,若无孔,应将容器盖打开,以利于蒸汽进入。消毒密闭瓶装液体时,应防止压力过高,造成炸裂。布类物品放在金属、搪瓷类物品之上,以免蒸汽遇冷凝成水珠,使包布受潮,影响灭菌效果。被灭菌物品应待干燥后关闭容器口才能取出备用。灭菌时随时观察压力及温度情况,定期检测灭菌效果。

灭菌效果的监测:a.物理监测法:将留点温度计的水银柱甩至 50 ℃以下,放入需灭菌包内,待灭菌后检查水银计刻度以判断是否达到灭菌温度。但此法不常用。b.化学监测法:目前广泛使用的方法。常用化学指示胶带(图 7-3),使用时将其粘贴于待灭菌物品包外,灭菌后,通过观察其颜色变化来判断灭菌效果。也可用化学指示卡(图 7-4),使用时将其放于待灭菌物品包的中央部位,灭菌后,通过观察其颜色及性状的变化来判断灭菌效果,如压力、温度、湿度、时间达到标准,则带上的线条可由白色或米黄色转变为黑色。c.生物监测法：最可靠、最理想的监测方法，其指示剂为对热耐受力较强的非致病性嗜热脂肪杆菌芽胞，将其制成菌纸片，使用时将 10 片菌片分别放于灭菌器四角及中央，待灭菌结束，用无菌持物钳取出放培养基内，在 56 ℃温箱中培养 48 h 至 1 周，若全部菌片均无细菌生长则表示灭菌合格。

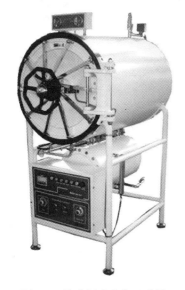

图 7-1　卧式压力蒸汽灭菌器

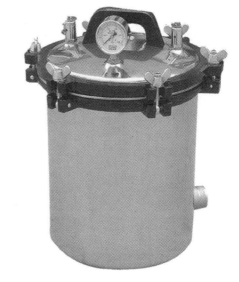

图 7-2　手提式压力蒸汽灭菌器

消毒前

消毒后

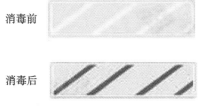

图 7-3　化学指示胶带

消毒前

消毒后

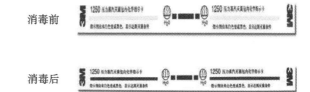

图 7-4　化学指示卡

2）光照消毒法　主要利用紫外线照射，使微生物的蛋白质光解、变性致其死亡。对杆菌杀菌力强，对真菌则较弱，对生长期细菌敏感，对芽胞敏感性差。

（1）日光暴晒法：日光由于具有热、干燥和紫外线的作用，有一定的杀菌力。常用于床垫、毛毯、衣服、书籍等物品的消毒。方法是将物品放在直射日光下暴晒 6 h。注意定时翻动，使物体各面均受到日光照射。

（2）紫外线灯管消毒法：紫外线杀菌机制是使微生物的 DNA 发生变性，细胞不能繁殖而死亡。紫外线根据波长可分为 A 波、B 波、C 波和真空紫外线。消毒使用的是 C 波紫外线，其波长范围为 200～275nm，杀菌作用最强的波段为 250～270 nm。紫外线灯管是低压汞石英灯管，通电后，汞气化放出紫外线，经 5～7 min，使空气中的氧气电离产生臭氧，可增强杀菌作用。因紫外线穿透力弱，所以只能照射物体表面及杀死一般细菌，常用来消毒空气、床铺、家具的表面及用于门诊、手术室、传染病房、烧烫伤中心等的终末消毒。常用的紫外线灯管，可采用悬吊式、移动式灯架或放在紫外线消毒柜内照射。

方法：①空气消毒：首选紫外线消毒器，在室内无人情况下，也可以用悬吊式或移动式紫外线灯直接照射。室内安装紫外线消毒灯（30W 紫外线灯，在 1 m 处的强度＞70μW/cm²）的数量为平均每立方米不少于 1.5W，有效照射距离不超过 2 m，照射时间不少于 30 min。②物品表面消毒：最好使用便携式紫外线消毒器（图 7-5）近距离照射或紫外线灯（图 7-6）悬吊式照射，有效距离为 25～60 cm，照射时间为 20～30 min，消毒时应将物品摊开或挂起，定时翻动物品，使其各个表面受到直接照射。

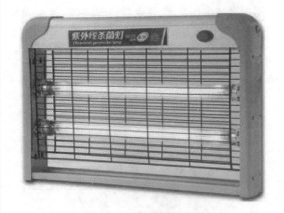

图 7-5　便携式紫外线消毒器

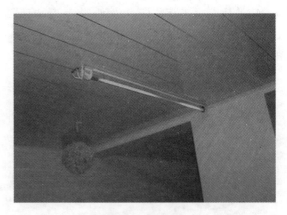

图 7-6　紫外线灯

注意事项:①保持灯管清洁,至少每 2 周用无水乙醇纱布擦拭灯管表面一次。②消毒前需做好室内清洁卫生工作,关闭门窗,人员停止走动。适宜温度为 20~40 ℃,相对湿度为 40%~60%。③注意保护皮肤、眼睛,紫外线对人的皮肤、眼结膜有强烈的刺激,照射时产生的臭氧也对人体不利,故紫外线照射时应尽量离开房间。必要时戴防护镜和穿防护衣,或用纱布遮盖双眼,用被单遮盖暴露的肢体。照射后开窗通风 3~4 min。④紫外线消毒时间从灯亮 5~7 min 后开始计时,关灯后,待灯管冷却 3~4 min 可再开启使用或移动灯管,以免灯管损坏。记录使用时间,若使用时间超过 1000 h 或灯管照射强度≤70μW/cm² ,则需更换灯管。⑤用紫外线消毒剂量指示卡或紫外线测量仪定期检测紫外线照射强度,一般每隔 3~6 个月检测 1 次。

(3)臭氧灭菌灯消毒灭菌法:灭菌灯内装有臭氧发生管,在电场作用下,将空气中氧气转化成臭氧。臭氧主要依靠其强大的氧化作用杀菌,是一种广谱杀菌剂,可杀灭细菌繁殖体、芽胞、病毒和真菌,并能破坏肉毒杆菌霉素等。主要用于空气、医院污水、诊疗用水、物品表面的消毒。使用灭菌灯时,应关闭门窗,以确保消毒效果。同时因为臭氧稳定性极差,且高浓度臭氧对人体有害,消毒时人员须离开现场,消毒结束后 20~30 min 方可进入。

3)电离辐射灭菌　利用放射性核素⁶⁰Co 发射的 γ 射线或电子加速器产生的高能电子束(阴极射线)的穿透性来杀死微生物的低温灭菌法。由于此法是在常温下进行的,故又称"冷灭菌"。适用于不耐高温物品的灭菌,如橡胶、纱布敷料、塑料、高分子聚合物(一次性注射器、输液器、输血器等)、精密医疗器械、生物医学制品及节育用具等。

4)等离子体灭菌法　一种新型的低温灭菌技术。医院多采用过氧化氢蒸汽低温等离子体灭菌器。灭菌器在高频电磁场作用下形成等离子体,等离子体中一些活性基团极易与微生物体内蛋白质和核酸发生反应,等离子体成分可直接氧化蛋白质链中的氨基糖,使微生物死亡。常用于对高温、湿热敏感的医疗用品和器械的灭菌,如:腹腔镜、膀胱镜等内镜器械;电子仪器、电极、电源等电子电源设备;钻头、导线、摄像机、传感器圈导联等金属器械。

5)微波消毒灭菌法　微波是一种频率高、波长短的电磁波。在微波的高频交流电中,物品中的极性分子发生极化,进行高速运动,并频繁改变方向,互相摩擦,使温度迅速升高,达到消毒作用。优点是作用时间短,使用方便。适用于食品、餐具、医疗药品及耐热非金属器械的消毒。

6)超声波消毒法　利用频率在 20~200 kHz 的声波,使细菌细胞机械性破裂,原生质迅速游离,达到消毒目的。如超声洗手器用于手的消毒,超声洗涤机用于注射器清洗和初步消毒处理。

7)生物净化法(层流净化法)　室内有人时,使用循环风紫外线空气消毒器、静电吸附式空气消毒器、动静态臭氧空气消毒机进行消毒,使空气通过孔隙小于 0.2 μm 的高效过滤器,利用物理阻留、静电吸附等原理除去介质中的微生物,机器工作 30~60 min 即可达到消毒要求。凡在送风系统上装备高效空气过滤器的房间,称生物洁净室。主要用于手术室烧伤病房、器官移植室、无菌药物制剂室和ICU等。

2.化学消毒灭菌法　利用化学药物杀灭病原微生物的方法,其原理是利用化学药物渗透到微生物体内,使菌体蛋白凝固变性,酶蛋白失去活性,从而抑制细菌代谢和生长,或破坏细胞膜的结构,改变其通透性,使细胞破裂、溶解。所用的化学药物称为化学消毒剂。凡不适用热力消毒灭菌的物品都可采用此法,如皮肤、黏膜、排泄物、环境、光学仪器、金属锐器和某些塑料制品等。

1)化学消毒剂的种类

(1)灭菌剂:可杀灭一切微生物,包括细菌芽胞,使物品达到灭菌要求的制剂。如戊二醛、环氧乙烷等。

(2)高效消毒剂:可杀灭一切细菌繁殖体(包括分枝杆菌)、病毒、真菌及孢子,并对细菌芽胞有显著杀灭作用的制剂。如部分含氯消毒剂、过氧化氢等。

(3)中效消毒剂:仅能杀灭细菌繁殖体、真菌、病毒、分枝杆菌等微生物,达到消毒要求的制剂。如醇类、碘类、部分含氯消毒剂等。

(4)低效消毒剂:仅能杀灭细菌繁殖体、亲脂病毒和某些真菌,达到消毒要求的制剂。如酚类、胍类、季铵盐类消毒剂等。

2)化学消毒剂的使用原则　①根据物品的性能及微生物的特性选择合适的消毒剂。②严格掌握消毒剂的有效浓度、消毒时间及使用方法。③消毒剂应定期更换,易挥发的要加盖,并定期监测以确保其有效浓度。④待消毒物品必须洗净并擦干后,再放入消毒剂中,浸泡时要全部浸没于消毒液中,且与消毒液充分接触,注意物品不要重叠,遇有中空的导管,须先将中空处充分灌入溶液,以达到消毒的效果。⑤消毒液内不可放纱布、棉花等,因这类物品易吸附消毒剂而降低消毒效果。⑥消毒中途若再加入物品,应重新计时。⑦经浸泡消毒后的物品,在使用前应用无菌生理盐水冲净,以免消毒剂刺激人体组织。

3)化学消毒剂的使用方法

(1)浸泡法:物品洗净擦干后浸没在消毒液中,在规定时间内达到消毒灭菌的方法。适用于耐湿、不耐热物品的消毒灭菌,如锐利刀剪、精密仪器、化纤制品等。是化学消毒灭菌中最常用的方法。

(2)喷雾法:借助喷雾器的作用,使消毒剂形成微粒气雾弥散在空间,进行空气和物品表面(如墙壁、地面)的消毒,需在标准浓度和一定时间内才能达到消毒作用。

(3)擦拭法:选用易溶于水、穿透性强、无显著刺激、标准浓度的消毒剂,擦拭物品表面,如桌椅、墙壁、地面的消毒,或皮肤、黏膜的消毒。

(4)熏蒸法:在密闭空间内将一定浓度的消毒剂加热或加入氧化剂使之呈气体,并在规定的时间内进行消毒的方法。如室内物品、空气的消毒,精密贵重仪器和不能蒸煮、浸泡物品的消毒。

空气消毒时将消毒剂加热熏蒸,按规定时间密闭门窗,消毒完毕再开窗通风换气。常用空气熏蒸消毒法见表7-1。

表7-1　空气熏蒸消毒法

消　毒　剂	消　毒　方　法
2%过氧乙酸	8 mL/m³,加热熏蒸,密闭门窗30～120 min
纯乳酸	0.12 mL/m³,加等量水,加热熏蒸,密闭门窗30～120 min
食醋	5～10 mL/m³,加热水1～2倍,加热熏蒸,密闭门窗30～120 min。用于流行性感冒、流行性脑脊髓膜炎患者病室的消毒
37%～40%甲醛溶液	2～10 mL/m³,加水4～20 mL后加热熏蒸,密闭门窗30～120 min

4)常用的化学消毒剂　临床常用的化学消毒剂见表7-2。

表 7-2　常用化学消毒剂

名　称	消毒效力	作 用 原 理	使 用 方 法	注 意 事 项
环氧乙烷	灭菌	低温为液态,超过 10.8 ℃为气态。与菌体蛋白结合,使酶代谢受阻而导致死亡;能杀灭细菌、真菌、病毒、立克次体和芽胞	①适用于不耐高温高压、易腐蚀的各种精密仪器、导管、植入物、化纤、器械等的熏蒸消毒 ②常用灭菌浓度为 800～1200 mg/L,温度为(54±2)℃,相对湿度为 40%～80%,时间为 2.5～4 h	①易燃、易爆、有毒性及强烈的刺激性,须严格遵守安全操作程序 ②放置于阴凉通风,无火源及电源开关处,严禁放入电冰箱 ③灭菌后的物品消除环氧乙烷残留量后方可使用 ④储存温度不可超过 40 ℃,以防爆炸
戊二醛	灭菌	与菌体蛋白反应,使之灭活;能杀灭细菌、真菌、病毒和芽胞	①适用于不耐高温的医疗器械,如内镜、透析器、肺活量测定管、传感器、重复使用的塑料导管等 ②常用浓度:2%溶液,加盖浸泡 10 h 达到灭菌;消毒可用浸泡法或擦拭法,一般细菌繁殖体消毒 10 min,肝炎病毒污染的物品消毒 30 min	①浸泡金属类物品时,加入 0.5%亚硝酸钠防锈 ②定期检查浓度,每周过滤 1 次,每 2 周更换 1 次;碱性戊二醛稳定性差,应加盖及现配现用 ③内窥镜连续使用时,需间隔消毒 10 min,每天使用前后各消毒 30 min,消毒后用冷开水冲净 ④灭菌后的物品在使用前用无菌蒸馏水冲洗
过氧乙酸	灭菌	能产生新生态氧,将菌体蛋白氧化,使细菌死亡;能杀灭细菌、真菌、芽胞、病毒	①适用于耐腐蚀物品、皮肤及环境等的消毒灭菌 ②常用浓度:0.02%溶液用于黏膜冲洗消毒;0.2%溶液用于皮肤消毒;浸泡消毒用 0.2%～1%溶液,时间 30～60 min;0.2%～0.4%溶液用于环境喷洒消毒;耐腐蚀医疗器械的高水平消毒用 0.5%的溶液冲洗 10 min	①对金属及棉织物有腐蚀性,消毒后及时冲洗干净 ②易氧化分解,故需加盖及现配现用,配制时避免与碱或有机物相混合 ③高浓度有刺激性及腐蚀性,配制时须戴口罩和橡胶手套 ④稳定性差,应密闭存放于阴凉避光处,防高温引起爆炸
福尔马林(35%～40%甲醛)	灭菌	能使菌体蛋白变性,酶活性消失;能杀灭细菌、真菌、芽胞和病毒	①适用于对湿热敏感、不耐高温和高压的医疗器械的消毒 ②常用甲醛灭菌器进行低温甲醛蒸汽灭菌,气体浓度 3～11 mg/L,温度 50～80 ℃,相对湿度 80%～90%,时间 30～60 min	①蒸汽穿透力弱,物品应分开摊放或挂起 ②有一定毒性和刺激性,使用时注意防护,消毒后应去除残留甲醛气体,需设置专用排气系统 ③因有致癌作用,不用于室内空气消毒

续表

名　　称	消毒效力	作用原理	使用方法	注意事项
含氯消毒剂（常用液氯、漂白粉、漂白粉精、酸性氧化电位水等）	高、中效	在水溶液中释放出有效氯，破坏细菌酶的活性而致其死亡；能杀灭各种致病菌、病毒、细菌芽胞	①适用于餐具、环境、水、疫源地等的消毒 ②常用浓度：0.15％溶液用于饮水消毒；含有效氯0.02％溶液用于被细菌繁殖体污染的物品，浸泡10 min以上；物体表面用0.05％的溶液均匀喷洒，时间30 min以上；被肝炎病毒、结核杆菌污染的物品表面应用含有效氯0.2％的溶液均匀喷洒，时间60 min以上；排泄物5份加干粉1份，搅拌后放置2~6 h	①密闭保存于阴凉、干燥通风处，粉剂还需防潮 ②稀释液不稳定，应现配现用 ③有腐蚀及漂白作用，不宜用于金属制品、有色织服及油漆家具的消毒 ④消毒时如存在大量有机物，应延长作用时间或提高消毒浓度
碘酊	中效	碘酊是含碘2％的乙醇溶液。碘可以直接作用于菌体蛋白，使其变性；可杀灭大部分细菌、真菌、芽胞和原虫	①适用于创面周围及手术、注射部位等的皮肤消毒 ②常用浓度：2％溶液用于皮肤消毒，作用1 min后，用75％乙醇脱碘	①不适用于黏膜及敏感部位的皮肤消毒 ②对二价金属有腐蚀性，不用于相应金属制品的消毒 ③对碘、乙醇过敏者慎用 ④禁止与红汞同时涂用，以免产生汞中毒 ⑤避光密闭保存于阴凉、干燥、通风处
碘伏	中效	碘伏是碘与表面活性剂的不稳定络合物，碘在水中持续释放，保持长时间的杀菌作用；能杀灭细菌、病毒等	①适用于皮肤、黏膜等的消毒 ②常用浓度：0.05％~0.1％溶液用于伤口、黏膜消毒，时间3~5 min；0.5％~2.0％溶液用于手术部位、注射部位的皮肤消毒，手术前刷手（擦2遍，时间2~3 min）；0.1％溶液用于物品浸泡消毒，30 min后冲净擦干即可	①避光密闭保存于阴凉、干燥、通风处 ②稀释后稳定性差，宜现配现用 ③对二价金属有腐蚀性，故不用于相应金属制品的消毒 ④消毒皮肤后无需用乙醇脱碘 ⑤对碘过敏者慎用

续表

名　称	消毒效力	作用原理	使用方法	注意事项
乙醇	中效	破坏细菌细胞膜的通透性屏障,使蛋白质漏出或与细菌酶蛋白反应而使之失活;对肝炎病毒和芽胞无效	①适用于皮肤、物体表面、医疗器械等的消毒 ②常用浓度:70%～80%乙醇作为消毒剂,适用于手和皮肤消毒,也可用于锐利金属器械及体温计浸泡消毒,5～10 min 以上;95%溶液可用于燃烧灭菌	①密封保存于阴凉、干燥通风、避光、避火处,保持有效浓度 ②有刺激性,不宜用于黏膜及创面消毒 ③使用浓度勿超过80%,因乙醇杀菌需一定量的水分,浓度过高或过低均影响杀菌效果 ④对乙醇过敏者慎用
胍类消毒剂氯己定(洗必泰)	低效	破坏细胞膜的酶活性,使胞质膜破裂;对细菌繁殖体有较强的杀菌作用,但不能杀灭芽胞、分枝杆菌和病毒	①适用于皮肤、黏膜、创面的消毒 ②常用浓度:0.05%～0.1%溶液用于冲洗阴道、膀胱、伤口、黏膜、创面或擦洗外阴部;4%溶液用于擦拭手术和注射部位皮肤,擦2遍,时间2～3 min	①氯己定是阳离子表面活性剂,切勿与肥皂、洗衣粉等阴离子表面活性剂前后和(或)混合使用 ②易受有机物(如血、脓)影响,消毒部位应先清洁干净再使用,以免影响消毒效果
季铵盐类苯扎溴铵(新洁尔灭)	低效	是阳离子表面活性剂,能吸附带阴离子的细菌,破坏细胞膜,改变细胞渗透性,最终导致菌体自溶死亡,又可使菌体蛋白变性而沉淀;对细菌繁殖体有杀灭作用,不能杀灭结核杆菌、芽胞和亲水性病毒	①适用于皮肤、黏膜及金属器械消毒 ②常用浓度:0.1%溶液用于皮肤及黏膜消毒;0.1%～0.2%溶液用于金属器械(加入 0.5%亚硝酸钠可防锈)消毒,浸泡 30 min	①不能与肥皂或其他阴离子洗涤剂合用 ②易受有机物(如血、脓)影响,消毒部位应先清洁干净再使用 ③对铝制品有破坏作用,不可用铝制品盛装 ④黏膜消毒仅限于诊疗过程中使用

戊二醛
灭菌剂

5)影响化学消毒剂作用的因素

(1)物品清洁度:消毒前需清洁表面,表面干净、光滑,效果更佳。

(2)消毒液浓度:除乙醇外,消毒液浓度越高,效果越好,所以清洗后需擦干再放入消毒液中,以免稀释消毒液浓度,而降低消毒效果。

(3)消毒液时间:时间越长,杀菌程度越高。

(4)消毒液酸碱度:菌体在不适宜的酸碱环境中时消毒效果较好。

(5)消毒温度:高温可促进化学反应,加快反应速率,每升高 10 ℃,杀菌速率增加一倍。

(6)微生物的种类:各种微生物对消毒剂的感受力不同,感受性高者杀菌力佳。

三、医院日常的清洁、消毒、灭菌工作

医院清洁、消毒、灭菌工作是根据一定的规范、原则对医院物品、医院环境和患者的分泌物等进行消毒处理,防止医院感染的发生。

(一)医院环境

医院环境因被患者、隐性感染者或带菌者排出的病原微生物所污染,而成为感染的媒介。因此,医院环境的清洁与消毒是控制医院感染的基础。医院门诊、病房建筑物外的环境要清洁,消灭低洼积水、蚊蝇滋生地,清除垃圾,遇到特殊污染的局部地面及空间,可用化学消毒剂喷洒。医院门诊、候诊室、诊室、走廊、病室等要搞好清洁卫生并进行必要的消毒,做到无灰尘、无蛛网、无蚊蝇,窗明洁净,地面、门窗、家具用消毒液湿扫或湿擦。

(二)空气净化

用物理、化学及生物等方法,使室内空气中的灰尘、含菌量尽量减少到无尘、无菌状态,称为空气净化。常用措施:控制感染源,减少陪同人员,湿式清扫,定时通风换气,合理安排清洁卫生时间和诊疗时间,紫外线空气消毒。如遇传染病或严重感染性疾病患者可采用化学消毒剂喷雾或熏蒸进行空气消毒。手术室、器官移植室、无菌药物配制室内的空气可采用层流净化法使空气净化。

(三)预防性消毒和疫源性消毒

根据有无明确感染源,医院消毒分为预防性消毒和疫源性消毒。

1. 预防性消毒　在未发现感染性疾病的情况下,对可能被病原微生物污染的物品和场所进行的消毒。例如医院的医疗器械灭菌,诊疗用品的消毒,餐具的消毒和一般患者住院期间和出院后进行的消毒等。

2. 疫源性消毒　对医院内存在着或曾经存在着感染性疾病传染源的场所进行的消毒,包括随时消毒和终末消毒。

(1)随时消毒:对医院存在的疫源地内的传染源在住院期间所住的病室或其床边消毒,随时杀灭或清除由感染源排出的病原微生物。应根据病情做到"三分开""六消毒":分居室、分饮食、分生活用具;消毒分泌物或排泄物、消毒生活用具、消毒双手、消毒衣服和床单、消毒患者居室、消毒生活用水和污物。陪护人员应加强防护。

(2)终末消毒:传染源离开疫源地后进行的彻底消毒。如医院内的感染患者出院、转院或死亡后对其住过的病室及污染物品进行的消毒。应根据消毒对象及其污染情况选择适宜的消毒方法,消毒人员应做好充分的准备工作并加强自我防护。

(四)被服类消毒

各科患者用过的被服可集中起来,送到被服室,经环氧乙烷灭菌后,再送洗衣房清洗、备用。如无条件成立环氧乙烷灭菌间,可根据不同的物品采用不同的方法:棉织品如患者的床单、病员服一般洗涤后再高温消毒;毯子、棉胎、枕芯、床垫可用日光暴晒或紫外线消毒;感染患者的被服应与普通患者的被服分开清洗和消毒,若被服上有有机物,应当先取出,然后按感染患者的被服处理;烈性传染病患者的衣物应先经压力蒸汽灭菌后,再送洗衣房洗涤或烧毁。工作人员的工作服及值班室被服应与患者的被服分开清洗和消毒。特殊污渍的处理方法:碘酊污渍,用乙醇或维生素 C 溶液擦拭;甲紫污渍,用乙醇或草酸擦拭;陈旧血渍,用过氧化氢溶液浸泡后洗净;高锰酸钾污渍,用维生素 C 溶液或 0.2%~0.5%过氧乙酸溶液浸泡后清洗。

(五)器械物品的清洁、消毒、灭菌

医疗器械及其他物品是导致医院感染的重要途径之一,必须根据医院用品的危险性分类及其消毒、灭菌的原则进行妥善的清洁、消毒、灭菌,并达到以下要求:接触皮肤、黏膜的医疗器械、器具和物品必须达到消毒水平;进入人体组织、无菌器官的医疗器械、器具和物品必须达到灭菌水平;各种用于注射穿刺、采血等有创操作的医疗器具必须一用一灭菌。疑似或确诊气性坏疽、朊毒体及突发原因不明的传染病病原体感染者宜选用一次性诊疗器械、器具和物品,使用后进行双层密闭封装后焚烧处理;可重复使用的污染器械、器具及物品应双层密闭封装后由消毒供应中心单独回收并处理。

普通患者污染的可重复使用诊疗器械、器具和物品应与一次性使用物品分开放置;可重复使用的应直接置于封闭容器内,由消毒供应中心回收、清洗、消毒与灭菌;一次性使用的物品不得重复使用。消毒后要求不得检出致病性微生物;灭菌后的器械物品不得检出任何微生物,如使用化学消毒剂消毒灭菌,应定期检测消毒液中的有效成分。

(六)医院污物的处理

医院污物主要指:①医疗垃圾:在诊疗、卫生处理过程中产生的废弃物,包括感染性废物、病理性废物、药物性废物、化学性废物、损伤性废物五类。②生活垃圾:患者生活过程中产生的排泄物及垃圾,包括果皮、果核、剩余饭菜、手纸、各种包装纸、饮料瓶及粪、尿等排泄物。这些污物均有被病原微生物污染的可能,所以应分类收集,通常设置黑黄红三种颜色的污物袋,其中黑色袋装生活垃圾,黄色袋装医用垃圾,红色袋装放射垃圾,损伤性废物置于医疗废物专用的黄色锐器盒内。垃圾袋需坚韧耐用,不漏水,并建立严格的污物入袋制度。

(七)皮肤和黏膜的消毒

皮肤和黏膜是人体的防御屏障,其表面有一定数量的微生物,其中一些是致病性微生物或条件致病菌。患者皮肤、黏膜的消毒应根据不同的部位选择消毒剂。医务人员应加强手卫生,可有效避免交叉感染的发生。

第三节 手 卫 生

案例7-3

护士小张遵医嘱为 4 床气管切开患者进行气管切开处无菌敷料的更换,已准备好用物。

问题:

1.此时护士小张的手应先做何处理?

2.若小张在进行操作过程中不小心接触了患者的痰液,操作后小张的手又应做何处理?

案例答案

一、概述

洗手和刷手是无菌技术中一项基本操作,也是做好消毒隔离、预防医院感染的一项重要措施。医务人员每天接触各种患者及污染物品,手上带有不同致病菌。在医院感染中,医务人员的手被认为是最主要的传播媒介。因此医务人员在进行无菌操作前、接触患者前后、离开病房前都必须认真地洗手,以防止医源性感染的发生。

二、洗手

洗手是用肥皂(皂液)和流动水进行清洗,以去除手部皮肤污垢、碎屑,减少微生物的数量,避免感染和交叉感染,是预防感染最基本、最简单、最有效的方法。

【目的】 清除医务人员手上的污垢和致病微生物。通过洗手可暂时性清除 90% 以上的细菌。

【评估】

(1)非紧急情况下医务人员均应认真洗手,洗手指征如下:①接触患者前后;②接触患者的黏膜、破损的皮肤或伤口前后;③接触患者的血液、体液、分泌物、排泄物及伤口敷料等后;④接触同一患者时,从身体的污染处移动至清洁处时;⑤接触患者周围的环境及物品以后;⑥穿脱隔离衣前后,脱手套以后;⑦无菌操作之前或接触清洁、无菌物品之前;⑧处理药物前或配餐前。

(2)评估护理人员手上有无皮肤破损或伤口,注意保护伤口。

【准备】

1.护士准备　衣帽整齐,修剪指甲并取下饰物和手表,卷袖过肘。

2.环境准备　清洁、宽敞、明亮,物品放置合理。

3.物品准备　流动水洗手池设备、清洁剂、干手纸巾或毛巾,必要时备护手液或直接备速干手消毒剂等。

【实施】　洗手的流程如表7-3所示。

表 7-3　洗手的流程

工作任务步骤	工作过程要点说明
1.准备工作	● 打开水龙头,调节合适的水流和水温。水流不宜过大,以防溅湿工作服
2.湿润双手	● 在流动水下充分湿润双手,关上水龙头后,取适量清洁剂(3~5 mL)均匀涂抹双手
3.揉搓双手	● 按"七步洗手法"(图7-7)揉搓双手:①掌心相对,手指并拢相互揉搓;②掌心对手背,交叉沿指缝相互揉搓并交换进行;③掌心相对,双手交叉沿指缝相互揉搓;④弯曲手指,使关节在另一掌心旋转揉搓并交换进行;⑤一手掌心握住另一手大拇指旋转揉搓并交换进行;⑥五个手指指尖并拢在另一手掌心转动揉搓并交换进行;⑦一手握住另一手腕回旋摩擦并交换进行。洗手时间至少15 s,注意揉搓指尖、指缝、拇指、指关节等处
4.冲洗双手	● 让流动水自腕部流向指尖冲净双手,洗净后关闭水龙头
5.擦干双手	● 用纸巾或毛巾擦干双手或用干手机器烘干;必要时取护手液护肤

【评价】

(1)操作程序正确,揉搓到位,冲洗彻底。

(2)保持清洁区和清洁物品未被污染。

【注意事项】

(1)洗手时身体切勿靠近水池,以免溅湿工作服。

(2)流动水冲洗时,腕部要低于肘部,使污水从前臂流向指尖,并避免水流入衣袖内。

(3)洗手时间要保证,一般建议接触患者前后应至少洗手15 s,若接触有感染情况的患者后、执行侵入性操作前后、换药或处理污染设备之后应至少洗手30 s。

【健康教育】　向患者及家属解释洗手的重要性,指导其正确洗手,让他们在日常生活中能重视手的清洁卫生。

三、卫生手消毒

【目的】　清除致病微生物,预防感染和交叉感染,避免污染无菌物品及清洁物品。

【准备】

1.护士准备　衣帽整齐,修剪指甲并取下饰物和手表,卷袖过肘。

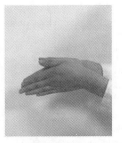 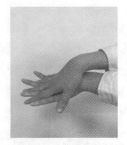 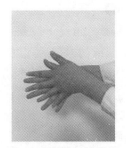

(a) 掌心相对揉搓　　　(b) 掌心对手背沿指缝揉搓　　　(c) 手指交叉、掌心相对揉搓

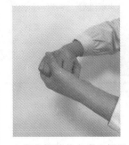 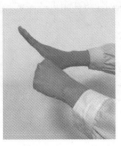 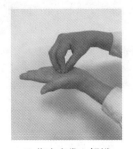 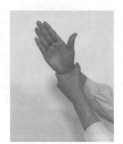

(d) 弯曲指关节在掌心揉搓　(e) 拇指在掌中揉搓　(f) 指尖在掌心揉搓　(g) 双侧手腕揉搓

图 7-7　七步洗手法

2. 环境准备　清洁、宽敞、明亮,物品放置合理。

3. 物品准备　流动水洗手池设备、清洁剂、小毛巾或手刷、干手巾、手消毒剂等。

【实施】　手卫生消毒流程如表 7-4 所示。

表 7-4　手卫生消毒流程

工作任务步骤	工作过程要点说明
1. 浸泡擦洗	● 双手浸泡在消毒液中,用小毛巾或手刷按刷手顺序反复擦洗或刷洗 2 min
2. 清洗擦干	● 用清水洗净后擦干双手

注:快速卫生手消毒法是先按照七步洗手法洗手,再取适量速干手消毒剂置于掌心,均匀地涂抹到整个手掌、手背、指缝和手指,必要时涂抹手腕及腕上 10 cm,再按照七步洗手法洗手的步骤揉搓双手,直到手部干燥。

【注意事项】

(1)应按照洗手步骤洗手并保持手部干燥后再进行卫生手消毒。

(2)用速干手消毒剂揉搓双手时,注意手的每个部位均需揉搓且方法正确。

四、外科手消毒

【目的】　清除手部、指甲及前臂的污物和暂居菌,减少常居菌至最少,抑制微生物快速再生。

【准备】

1. 护士准备　衣帽整齐,修剪指甲并取下饰物和手表,卷袖过肘。

2. 环境准备　清洁、宽敞、明亮,物品放置合理。

3. 物品准备　流动水洗手池设备、清洁剂、手刷、干手巾、速干手消毒剂等。

【实施】　外科手消毒流程如表 7-5 所示。

快速手部消毒

表 7-5　外科手消毒流程

工作任务步骤	工作过程要点说明
1.刷洗双手	● 用手刷蘸洗手液或肥皂液,按双手(指尖、指缝、手指、手掌、手背、腕部)、前臂、上臂下 1/3 顺序刷洗,每只手刷 30 s,用流水冲净,换刷后同法刷另一只手。按上述顺序再刷洗一遍,共刷 2 min
2.冲净双手	● 始终保持双手位于胸前并高于肘部,在流动水下冲洗双手、前臂和上臂下 1/3
3.擦干双手	● 用干手巾(如无菌毛巾)擦干双手、前臂和上臂下 1/3
4.消毒双手	(1)免冲洗手消毒法
	● 涂抹消毒剂:取适量免冲洗手消毒剂涂抹至双手的每个部位、前臂、上臂下 1/3
	● 揉搓至干:认真地揉搓直至消毒剂干燥
	● 同法再消毒一次
	(2)冲洗手消毒法
	● 涂剂揉搓:取适量的手消毒剂涂抹至双手的每个部位、前臂、上臂下 1/3,认真揉搓 2～6 min
	● 流水冲净:流水冲净双手、前臂和上臂下 1/3,水由手部流向肘部
	● 按序擦干:用无菌巾彻底擦干双手、前臂和上臂下 1/3

【注意事项】

(1)外科手消毒时,应先洗手,后消毒。不同患者手术之间手套破损或手被污染时,应重新进行外科手消毒。

(2)洗手之前应先摘除手部饰物和手表,修剪指甲时要求长度不超过指尖。

(3)在整个手消毒过程中始终保持双手位于胸前并高于肘部;涂抹消毒剂并揉搓、流水冲洗、无菌巾擦干等都应从手部开始,然后再向前臂、上臂下 1/3 进行。

(4)用后的清洁指甲用具、揉搓用品(如手刷),应放到指定的容器中;揉搓用品应每人使用后消毒或者一次性使用;清洁指甲用品应每日清洁与消毒。

(5)术后摘除外科手套后,应用肥皂(皂液)清洁双手。

第四节　无菌技术

案例7-4

患者,女,38 岁,阑尾炎切除术后。今天医生准备为其伤口换药,护士小吴正在准备换药盘。

问题:

1.小吴应遵守哪些操作原则?

2.小吴该如何正确取用无菌物品和无菌溶液?

3.小吴该如何铺无菌盘?

案例答案

一、概述

感染对任何人均会造成伤害,尤其是住院的患者,护理人员有责任提供一个既清洁又安全的环境,并保护患者及其家属、护理人员本身及自己的家人避免受到致病微生物感染。在预防医院感染的过程中,无菌技术是一项重要、关键的基本操作技术。护士应熟练地掌握各项无菌技术操作并严格遵守。无菌技术相关概念如下。

1.无菌技术 在医疗、护理操作过程中,防止一切微生物侵入人体和防止无菌物品、无菌区域被污染的一项操作技术和管理办法。

2.无菌物品 经过灭菌处理后保持无菌状态的物品。

3.无菌区 经过灭菌处理且未被污染的区域。

4.非无菌物品或区域 未经灭菌处理,或虽经灭菌处理但又被污染的物品或区域。

二、无菌技术操作原则

1.操作环境清洁且宽敞 环境宽敞、清洁、定期消毒。无菌操作前 30 min 应停止清扫工作,减少人员走动,以避免尘埃飞扬。

2.工作人员仪表符合要求 无菌操作前,工作人员着装整洁,修剪双手指甲并洗手,戴口罩,必要时穿无菌衣、戴无菌手套。

3.无菌物品管理有序规范 ①无菌物品应存放于温度低于 24 ℃、湿度小于 70% 的环境中,且存放区需至少高出地面 20 cm、距离天花板超过 50 cm。②无菌物品必须与非无菌物品分开放置,且有明显标志。③无菌物品不可暴露于空气中,应存放于无菌包或无菌容器中,且需注明物品名称、灭菌日期。④按失效期先后顺序摆放,先消毒灭菌者先使用。⑤定期检查无菌物品保存情况,使用纺织品材料包装的无菌物品普通环境下有效期为 7 天,如符合存放环境要求,有效期宜为 14 天;医用一次性纸袋包装的无菌物品,有效期为 1 个月;使用一次性医用皱纹纸、一次性纸塑袋、医用无纺布或硬质容器包装的无菌物品,有效期为 6 个月;由医疗器械生产厂家提供的一次性使用无菌物品应遵循包装上标识的有效期。无菌包过期或包布受潮均应重新灭菌。

4.操作过程中加强无菌观念 ①操作者应面向无菌区,身体应与无菌区保持一定距离。②手臂应保持在腰部或操作台面以上,不可跨越无菌区,手不可接触无菌物品。③避免面对无菌区谈笑、咳嗽、打喷嚏等,以免飞沫核或微生物等掉落于无菌区。④使用无菌持物钳夹取无菌物品。无菌物品应保持在腰部以上、肩部以下或放于台面,以确保无菌物品在视线范围内,避免因不小心而污染。⑤无菌物品一经取出,即使未用也不可放回无菌容器中。⑥非无菌物品应远离无菌区至少 3 cm。无菌区的边缘 3 cm 外,通常被视为非无菌。⑦操作中,无菌用物疑有污染或已被污染,不得使用,应予更换并重新灭菌。⑧一套无菌物品只供一位患者使用。

三、无菌技术操作方法

(一)无菌持物钳的使用

【目的】 用于取放或传递无菌物品,以保持无菌物品的无菌状态。

【评估】

(1)评估操作项目及目的,如进行护理操作或各项诊疗技术等。

(2)评估操作环境及无菌物品是否符合无菌技术操作原则。

(3)根据无菌物品的种类选择合适的持物钳。

【准备】

1.护士准备 衣着整洁,修剪指甲并洗手,戴口罩。

2.环境准备 操作环境及无菌物品符合无菌技术操作原则。

3.物品准备 无菌持物钳及其盛放容器、无菌有盖容器(内装无菌棉球或纱布等)。

1)持物钳的种类(图 7-8) 临床常用的有卵圆钳、三叉钳和长、短镊子。

(1)卵圆钳:下端有卵圆形的小环,可夹取刀、剪、镊、治疗碗、弯盘等。

(2)三叉钳:下端呈三叉形,较粗,可夹取瓶、罐、盆等较大或较重的物品。

(3)镊子:尖端细小,可夹取缝针、纱布、棉球等小物品。

2)无菌持物钳的存放 有湿式保存法和干燥保存法两种,湿式保存法是把无菌持物钳浸泡在盛有消毒液的大口有盖无菌容器中,消毒液浸没持物钳,液面在持物钳轴节以上 2～3 cm 或镊子长度的 1/2,每个容器内只能放置一把无菌持物钳(图 7-9);干燥保存法是无菌持物钳保存在无菌干燥罐内,并一同包裹在无菌包内,使用时开包。

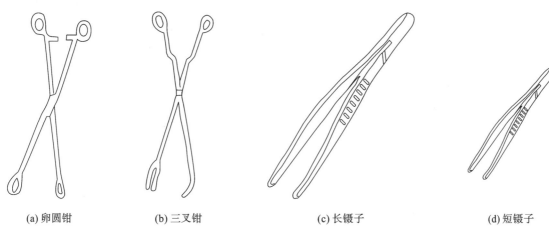

| (a) 卵圆钳 | (b) 三叉钳 | (c) 长镊子 | (d) 短镊子 |

图 7-8 持物钳的种类

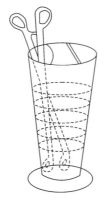

图 7-9 无菌持物钳湿式保存

【实施】 无菌持物钳的使用流程如表 7-6 所示。

表 7-6 无菌持物钳的使用

工作任务步骤	工作过程要点说明
1.检查标志	● 检查并核对名称、有效期和灭菌标识,确保在无菌有效期内
2.开容器盖	● 打开盛放无菌持物钳的容器盖,盖闭合时不可从盖孔中取、放无菌持物钳
3.取持物钳	● 手持无菌持物钳的两个圆环或持物镊上 1/3 处,钳端闭合,于容器中央垂直取出(图 7-10)

续表

工作任务步骤	工作过程要点说明
4.正确使用	● 使用过程中在腰部以上视线范围内活动,始终保持钳端向下,不可倒转向上(对于湿式保存的持物钳,倒转可使消毒液倒流致污染)
5.立即放回	● 使用后闭合钳端,打开容器盖,快速垂直放回容器中,松开轴节,盖好容器盖,防止无菌持物钳在空气中暴露过久

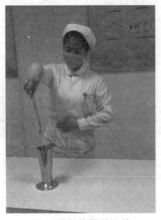 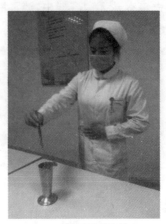

(a) 无菌持物钳的取放　　　　　　　　(b) 无菌镊子的取放

图 7-10　无菌持物钳(镊)的取放

【评价】

(1)操作规范,无菌持物钳未被污染。

(2)无菌持物钳放置方法正确,轴节打开,取、放时钳端闭合。

【注意事项】

(1)取、放持物钳时,钳端不可触及容器口边缘或液面以上的容器内壁,以免污染,一旦污染,应重新消毒。

(2)无菌持物钳只能夹取无菌物品,不能夹取油纱布,以免油粘在钳端,影响消毒效果。不可使用无菌持物钳换药、消毒皮肤,以防持物钳被污染。

(3)远处使用时要连同容器一同搬移,就地取出使用,防止持物钳在空气中暴露过久而污染。

(4)干燥法保存的无菌持物钳及容器应 4~8 h 更换一次,湿式保存法保存的无菌持物钳及容器应每周清洁、灭菌 2 次,并更换消毒液,使用频率较高的部门应每日清洁、灭菌,如门诊换药室、注射室、手术室等。

(二)无菌有盖容器的使用

【目的】　用于存放无菌物品并使其在一定时间内保持无菌状态。

【评估】

(1)评估操作项目及目的,如进行护理操作或各项诊疗技术等。

(2)评估操作环境及无菌物品是否符合无菌技术操作原则。

【准备】

1.护士准备　衣着整洁,修剪指甲并洗手,戴口罩。

2.环境准备　环境整洁,操作区域宽敞,操作台清洁、干燥、平坦,物品放置合理。

3.物品准备　各类无菌容器(无菌盒、罐或储槽),内盛灭菌器械、棉球或纱布等。

【实施】　无菌有盖容器的使用流程如表 7-7 所示。

表 7-7　无菌有盖容器的使用

工作任务步骤	工作过程要点说明
1.检查标志	● 检查无菌容器外标签、灭菌日期,确保在有效期内
2.开容器盖	● 垂直打开容器盖,盖口朝下(图 7-11)。若要放在桌面上或任何区域,则需盖口朝上放置,拿盖时手不可触及盖的边缘及内面
3.取出物品	● 用无菌持物钳取出无菌物品,置于无菌容器或无菌区域内,无菌持物钳或无菌物品均不可触及容器的边缘
4.盖容器盖	● 将盖的内面朝下,移至容器口上方盖严
5.手持容器	● 手持无菌容器(如无菌治疗碗)时应托住底部,手指不可触及容器的边缘和内面(图 7-12)

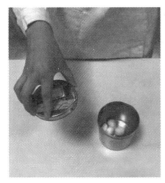

图 7-11　打开无菌容器

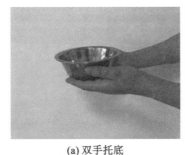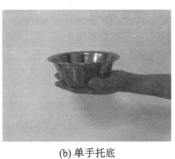

(a) 双手托底　　　　　　(b) 单手托底

图 7-12　手持无菌容器

【评价】　操作规范,无菌物品、无菌容器内面未被污染。

【注意事项】

(1)明确无菌容器的无菌面和非无菌面。

(2)无菌容器使用时才可开启,用完尽快盖好,以防暴露过久导致污染。

(3)无菌容器应定期消毒,无菌容器一经打开,使用时间最长不超过 24 h。

(三)无菌溶液的取用

【目的】　取无菌溶液供无菌操作使用过程中避免无菌溶液受到污染。

【评估】

(1)评估操作项目及目的,如进行护理操作或各项诊疗技术等。

(2)评估操作环境及无菌物品是否符合无菌技术操作原则。

【准备】

1.护士准备　衣着整洁,修剪指甲并洗手,戴口罩。

2.环境准备　环境整洁,操作区域宽敞,操作台清洁、干燥、平坦,物品放置合理。

3.物品准备　无菌溶液、无菌容器、弯盘、棉签、消毒液、启瓶器、笔等。

【实施】　无菌溶液的取用法如表 7-8、表 7-9 所示。

表 7-8　无菌溶液的取用法(玻璃瓶装溶液)

工作任务步骤	工作过程要点说明
1.检查,核对	● 无菌溶液瓶外观清洁、干燥,检查无菌溶液瓶的各项内容(药名、浓度、剂量、有效期),瓶盖有无松动,瓶身有无裂缝,溶液有无沉淀、混浊、变色、结晶或絮状物等

续表

工作任务步骤	工作过程要点说明
2.开启外盖	● 用启瓶器开启密封瓶外盖
3.消毒瓶盖	● 用消毒棉签从橡胶盖中央向外消毒至瓶口外缘 2 次
4.打开瓶盖	● 一手拿起溶液瓶,标签朝向手心,另一手打开瓶盖,将瓶盖倒置于桌面上或套于示指、中指上
5.倾倒溶液	● 距离容器上方 10~15 cm 的高度,旋转倒出少量溶液于弯盘内以冲洗瓶口,再倒出所需的溶液量于指定的无菌容器内
6.盖紧瓶盖	● 倒完溶液后视需要用无菌纱布或棉签,从瓶口向下擦拭瓶口外围,不可来回擦拭,再盖紧瓶盖,手不可触及瓶盖边缘及内面
7.整理,记录	● 注明开瓶日期、时间并签名,放回原处

表 7-9　无菌溶液的取用法(软包装溶液)

工作任务步骤	工作过程要点说明
1.检查,核对	● 遵医嘱准备相应量的无菌溶液,去除外包装薄膜,认真核对瓶签上的溶液名称、浓度、剂量和有效日期,挤压检查包装有无裂缝,溶液有无混浊、沉淀或变色等,如无上述情况,方可使用
2.取盖	● 取下外瓶盖,将瓶盖内面朝上,置于桌面,或握住瓶盖下方,拧去小瓶盖,丢弃
3.倒取溶液	● 塑料及高压蒸汽瓶的瓶口为特殊设计,故不必先倒掉少量溶液冲洗瓶口;手握瓶签,倒出所需溶液量于无菌容器中(图 7-13)
4.盖盖,记录	● 如瓶中有剩余溶液,应立即盖上瓶盖。在瓶签上注明开瓶日期、时间并签名

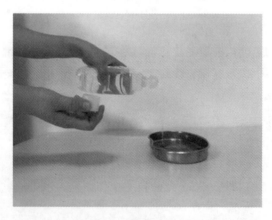

图 7-13　取用无菌溶液

【评价】

(1)符合无菌技术操作原则,操作规范,动作稳、准、轻、快。

(2)保持无菌区域、无菌容器及无菌溶液未被污染,液体未溅到桌面或无菌巾上。

【注意事项】

(1)不可将无菌棉签、敷料或器械伸入无菌溶液瓶内接触溶液。

(2)已倒出的溶液即使未用,也不可再倒回瓶内,以免污染剩余溶液。

(3)已开启的无菌溶液瓶内的溶液 24 h 内有效。

(4)若所倒溶液为消毒剂时,则无需倒少量溶液冲洗瓶口。

(5)如果倒无菌溶液需越过无菌区域范围太大或容器太小不便于倒入时,可用无菌持物钳先将容器移至无菌区域边缘,倒完后再移回原处。

(四)无菌包的使用

【目的】　存放无菌物品并使包内物品在一定时间内保持无菌状态。

【评估】

(1)评估操作项目及目的,如进行护理操作或各项诊疗技术等。

(2)评估操作环境及无菌物品是否符合无菌技术操作原则。

【准备】

1. 护士准备　衣着整洁,修剪指甲并洗手,戴口罩。

2. 环境准备　环境整洁,操作区域宽敞,操作台清洁、干燥、平坦,物品放置合理。

3. 物品准备　①包布:选用质厚、致密、未脱脂的双层纯棉布制成。②待灭菌物品:根据包的用途,内放治疗巾、敷料、治疗碗或器械等。③其他:化学指示卡及胶带、标签、无菌持物钳、盛放无菌物品的容器、笔等。无菌包灭菌前的包扎法见表7-10。

表 7-10　无菌包灭菌前的包扎法

工作任务步骤	工作过程要点说明
1.选择包布	● 选用质厚、致密、未脱脂的双层纯棉布制成的包布
2.放置物品	● 将需灭菌的物品放在包布的中央(玻璃物品先用棉垫包裹),化学指示卡放于其中
3.包好封包	● 将包布一角盖在物品上(如包布的一角有系带,先折盖其对角),然后折盖左、右两角(左、右角的尖端向外翻折),最后一角折盖后,用系带以"十"字形扎紧,如包布无系带,则直接用化学指示胶带粘贴封包(图7-14)
4.标识灭菌	● 包外贴上标签,注明物品名称及灭菌日期,粘贴化学指示胶带后灭菌处理

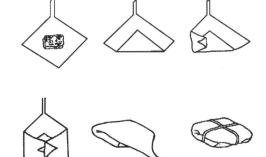

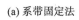

(a) 系带固定法

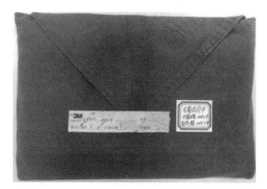

(b) 胶带固定法

图 7-14　无菌包包扎法

【实施】　无菌包的使用法如表7-11所示。

表 7-11　无菌包的使用法

工作任务步骤	工作过程要点说明
1.核对,检查	● 检查并核对名称、有效期和灭菌标识,检查无菌包有无潮湿、破损或松散
2.开包取物	

续表

工作任务步骤	工作过程要点说明
◆ 桌上开包法	● 将无菌包置于干燥、清洁、平坦处,解开系带,卷放在包布下(或撕开粘贴的化学指示胶带),按顺序依次打开远侧的外角,左、右两角,最后打开内角(双层包布包裹的无菌包,内层需用无菌持物钳依次打开) ● 用无菌持物钳夹出化学指示卡并检视颜色变化。从无菌包内取出所需物品,放在备好的无菌区域内
◆ 手上开包法	● 如需将包内物品一次性取出,先将系带缠好握于手上,然后将包托在手上,另一手打开包布其余三角并全部抓于手中,使包布无菌面朝向无菌区,在距离无菌区域10～15 cm的高度处稳妥地将包内物品放入无菌区域内(图7-15)
◆ 塑料包装的一次性无菌物品投递法	● 先核对一次性无菌物品的名称、灭菌有效期、包装密封性后,方可打开。一次性无菌物品可用两手拇指和示指揭开包装,暴露物品后,在距离无菌区域10～15 cm的高度处稳妥地将其放入无菌区域内(图7-16)
3.原折包好	● 如包布内物品未用完,则按原折痕顺序逐层折回,用"一"字形扎好系带(或贴回化学指示胶带),并注明开包日期

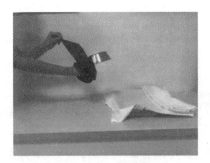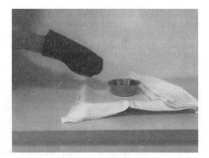

(a) 展开包布、无菌面向外　　　　　　　　(b) 轻放物品于无菌区

图7-15　手上开包投递法

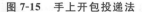

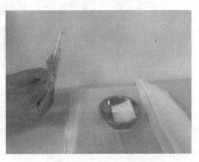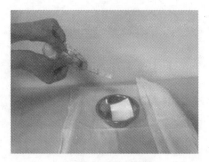

(a) 左右手相对,打开包装　　　　　　　　(b) 物品自然落入无菌区

图7-16　一次性无菌物品投递法

【评价】

(1)符合无菌技术操作原则,操作规范,动作稳、准、轻、快,态度认真。

(2)保持无菌区域、无菌物品及无菌包未被污染。

【注意事项】

(1)无菌包过期、潮湿或包内物品被污染时,均须重新灭菌。包布有破损时不可使用。

(2)打开无菌包时,手不可触及包布内面,操作时手臂不可跨越无菌区。

（3）无菌包有效期一般为 7 天。开包后，包内剩余物品有效期为 24 h，开过的无菌包内物品应优先使用。

（五）铺无菌盘法

【目的】　将无菌治疗巾铺在洁净、干燥的治疗盘内，形成一无菌区域，放置无菌物品。

【评估】

（1）评估操作项目及目的，如进行护理操作或各项诊疗技术等。

（2）评估操作环境及无菌物品是否符合无菌技术操作原则。

【准备】

1. 护士准备　衣着整洁，修剪指甲并洗手，戴口罩。

2. 环境准备　环境整洁，操作区域宽敞，操作台清洁、干燥、平坦，物品放置合理。

3. 物品准备　无菌持物钳、无菌治疗巾包、治疗盘、无菌物品及容器、标签、弯盘等。

包内治疗巾的折叠方法有横折法和纵折法。①横折法：将治疗巾横折后再纵折，成为四折，再重复一次，开口边向外。②纵折法：将治疗巾纵折两次成四折，再横折两次，开口边向外。

【实施】　无菌盘铺法如表 7-12 所示。

表 7-12　无菌盘铺法

工作任务步骤	工作过程要点说明
1. 核对，检查	● 检查治疗盘是否清洁干燥，将其横放于适当的位置 ● 核对无菌包名称、有效期和灭菌标识，检查无菌包有无潮湿、破损或松散
2. 开包取巾	● 按操作规范正确打开无菌包，用无菌持物钳取出一块无菌治疗巾，放于清洁治疗盘内，如包内治疗巾未用完，按原折痕包回，注明开包日期、时间并签名
3. 铺无菌盘	
◆ 单层底铺盘法	● 双手捏住无菌治疗巾一边外面两角，轻轻抖开，双折铺于治疗盘上，将上层向远端呈扇形三折于一侧，开口边向外，治疗巾内面构成无菌区，治疗巾不可垂于台面以下（图 7-17） ● 放无菌物品于无菌盘中央。双手捏住上层治疗巾的左、右角外面，将上层折叠层拉平，盖于物品上，上、下两层边缘对齐。将开口处向上翻折两次，两侧边缘向下翻折一次，以保持无菌
◆ 双层底铺盘法	● 双手捏住无菌治疗巾一边外面两角，轻轻抖开，从远到近三折成双层底，上层呈扇形折叠，开口边向外（图 7-18） ● 放入无菌物品后将上层折叠层拉平，盖于物品上，边缘对齐
4. 整理，记录	● 注明无菌盘名称、铺盘时间并签名（图 7-19）

【评价】

（1）符合无菌技术操作原则，操作规范，动作稳、准、轻、快，态度认真。

（2）保持无菌区域、无菌物品及无菌包未被污染。

【注意事项】

（1）铺无菌盘的区域必须清洁干燥，避免无菌治疗巾潮湿。

（2）操作者的手、衣袖及其他非无菌物品不可触及或跨越无菌面。

（3）铺好的无菌治疗盘应尽早使用，有效期不超过 4 h。

（六）无菌手套的使用

【目的】　在执行某些严格的无菌技术操作或接触无菌物品时，为确保无菌效果，保护患者及操

一次性无菌
治疗巾的
使用

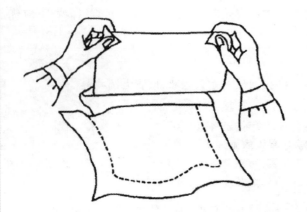

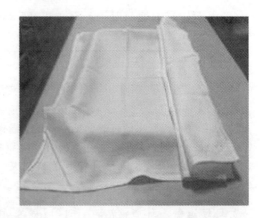

图 7-17　单层底铺盘法

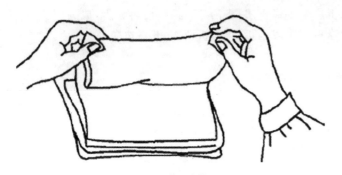

图 7-18　双层底铺盘法

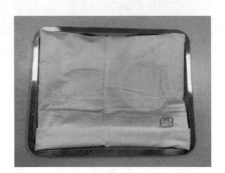

图 7-19　铺好的无菌盘

作者免受感染。

【评估】

(1)评估操作项目及目的,如进行护理操作或各项诊疗技术等。

(2)评估操作环境及无菌物品是否符合无菌技术操作原则。

【准备】

1. 护士准备　衣着整洁,修剪指甲并洗手,戴口罩。

2. 环境准备　环境整洁,操作区域宽敞,操作台清洁、干燥、平坦,物品放置合理。

3. 物品准备　一次性无菌手套(或无菌手套包)、污物桶等。

【实施】　一次性无菌手套的使用如表 7-13 所示。

表 7-13　一次性无菌手套的使用

工作任务步骤	工作过程要点说明
戴手套	
1.核对检查	●检查并核对无菌手套包外的号码、灭菌日期,包装是否完整干燥
2.打开包装	●从标记"撕开处"将手套袋撕开,取出内包,摊开于操作台面上,并让手套的套口端朝向操作者
3.取戴手套	
◆一次提取	●两手分别捏住两只手套的翻折处,取出手套,两只手套掌心相对,一手捏住两只手套翻折部分,即手套的内面,另一手对准五指戴上;再用已戴无菌手套的手指插入另一手套的翻折处(手套的外面),同法将手套戴好(图 7-20)

续表

工作任务步骤	工作过程要点说明
◆ 分次提取	● 戴右手手套时，左手拿起右手套的反折面，将右手对准手套各指套入，左手抓住套口外面，将手套向上拉紧；已经戴手套的手指插入另一手套的翻折处的内面(手套的外面)，取出手套，同法将另一手套戴好
4.调整手套	● 调整手套的位置，双手对合交叉检查是否漏气
脱手套	
1.脱下手套	● 用戴手套的手捏住另一手套腕部的外面翻转脱下，再以脱下手套的手指插入另一手套口内将其翻转脱下(图 7-21)
2.处置手套	● 将脱下的手套丢于黄色医疗垃圾袋内，洗手

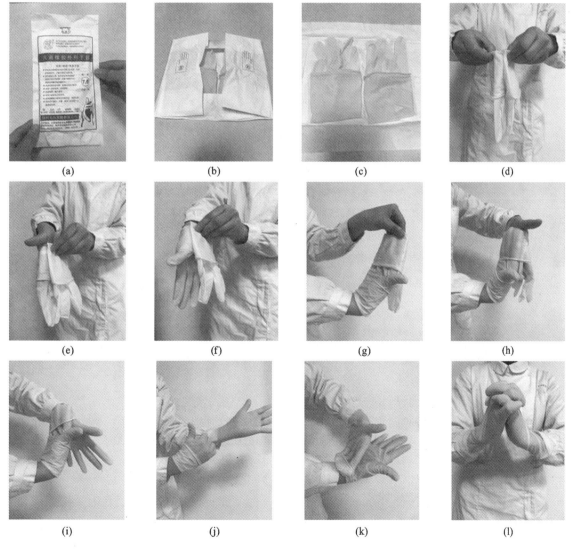

(a)　　　　(b)　　　　(c)　　　　(d)

(e)　　　　(f)　　　　(g)　　　　(h)

(i)　　　　(j)　　　　(k)　　　　(l)

图 7-20　一次提取戴手套法

【评价】

(1)符合无菌技术操作原则，操作规范，动作稳、准、轻、快，态度认真。

(2)保持无菌区域、无菌手套未被污染。

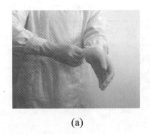 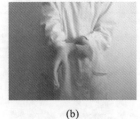 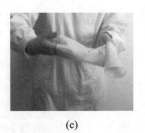 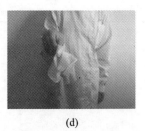

| (a) | (b) | (c) | (d) |

图 7-21　脱手套法

【注意事项】

(1)戴手套时,应避免手套外面(无菌面)触及任何非无菌物品。

(2)手套应扣套在工作衣袖外面,戴手套后,双手应始终保持在腰部或操作台面以上,即在视线范围以内。

(3)如发现有手套破损或可疑污染,应立即更换。

(4)翻转脱下手套时,避免强拉,注意勿使手套外面(污染面)接触到皮肤。

(5)戴手套不能取代洗手,戴手套前或脱下手套后均应洗手。

第五节　隔离技术

案例7-5

患者,男,28 岁,几天来出现腹痛,频繁腹泻排黏液、脓血便,里急后重,体温高达 41 ℃,初步诊断为细菌性痢疾,收入传染病区。问题:

1.护士应怎样安置患者?

2.对该患者应采取哪些隔离措施?

3.护理传染病患者时,护士应怎样加强自身防护?

案例答案

一、概述

隔离是防止医院感染的重要措施之一,隔离技术是按照各种传染病的不同隔离要求和隔离原则而制定的,其目的是控制传染源,切断传播途径和保护易感人群。因此,医务人员应遵守隔离原则,严格执行隔离技术,对患者及其家属做好健康教育,使所有出入医院的人员能理解隔离的意义并主动配合工作。

隔离是指将传染病患者、带菌者或高度易感人群安置在指定的地方,暂时避免和周围人群接触,以达到控制传染源,切断传播途径,保护易感人群的目的。对传染病患者采取的隔离称为传染源隔离,对易感人群采取的隔离称为保护性隔离。

二、隔离病区的管理

(一)隔离区域的设置

传染病区与普通病区应分开并远离食堂、水源和其他公共场所,相邻病区楼房相隔应大于 30

m,侧面防护距离 10 m,以防止空气对流传播。病区内由隔离室和其他辅助房间构成,并配备必要的卫生、消毒设备。病区设有多个出入口,使工作人员和患者分开进出。隔离病室门外及病床床尾挂隔离标志,门口放置消毒液浸湿的脚垫,门外设隔离衣悬挂架(或柜),备消毒手的用物(消毒液、手刷、一次性纸巾)、避污纸等。

(二)隔离区域的管理

不同传染病患者分开安置,可以以患者为单位,每个患者有单独的环境与用具,应与其他患者隔离;也可以以病种为单位,同种传染病的患者,安排在同一病室,与其他病种的传染病患者隔离,每间病室不超过 4 人,床间距应不少于 1.1 m。凡未确诊、发生混合感染、危重病患者及具有强烈传染性者,应住单独隔离室。严密隔离病室入口应设缓冲间,室内设卫生间(含盥洗室、浴室、厕所等设施),卫生间有单独出入口。

(三)隔离病区内区域的划分与隔离要求

隔离病区可划分为清洁区、半污染区和污染区等,各区之间界限须清楚,标志明显。

1. 清洁区　未与患者直接接触、未被病原微生物污染的区域,如更衣室、库房、值班室、配餐室等。隔离要求:患者及患者接触的物品不得带入清洁区;工作人员接触患者后必须消毒手,脱隔离衣和鞋子后才可进清洁区。

2. 半污染区　也称潜在污染区,指有可能被患者血液、体液或病原微生物等物质污染的区域,如病区内走廊、化验室、医生办公室、治疗室、护士站等。隔离要求:患者或工作人员通过走廊时不得接触走廊墙壁和家具;各类检验标本放在指定位置,检验后的标本和容器按规定处理。

3. 污染区　患者直接或间接接触、被病原微生物污染的区域,如病室、厕所、浴室、污物间等。隔离要求:污染区的物品未经消毒处理不得带到他处;工作人员进入污染区时必须穿隔离衣,戴口罩和帽子,穿隔离鞋;离开时脱隔离衣和鞋,消毒双手。

4. 两通道　医务人员通道、患者通道。医务人员出入口、通道设在清洁区一端。患者出入口、通道设在污染区一端。

5. 缓冲间　清洁区与半污染区之间、半污染区与污染区之间设立的两侧均有门的小室,为医务人员的准备间。

6. 负压病区　通过特殊的通风装置,使病区的空气由清洁区向污染区流动,使病区内的压力低于室外压力。负压病区排出的空气需经过处理,以确保对环境无害。

(四)隔离消毒原则

1. 一般消毒隔离

1)工作人员要求　进入隔离单位必须戴口罩、帽子,穿隔离衣,接触不同病种患者不能共用同一件隔离衣;穿隔离衣前,备齐所需物品,各种护理操作应有计划并集中进行,以减少穿脱隔离衣的次数;穿隔离衣后,只能在规定范围内活动;接触患者或污染物品后、离开病室前均应对双手进行消毒。

2)环境消毒工作　病室每日进行空气消毒,可用紫外线照射或消毒液喷雾;不易消毒的物品应避免污染,可放入塑料袋内避污;每日晨间护理后,用消毒液擦拭床和床旁桌、椅。

3)物品管理要求　患者接触过的物品或落地的物品均视为污染,消毒后方可给其他患者使用;患者的用物、信件、票证等均须严格消毒后,才能带出病室;患者的呕吐物、分泌物、排泄物及各种引流液按规定消毒处理后方可排放,需要送出病室处理的物品,应放入专用污物袋,袋外应有明显标志。

4)患者心理护理　了解患者的心理情况,尽量解除患者因隔离产生的恐惧、孤独、自卑等心理,同时向患者、陪伴者及探视者宣传、解释有关知识,使其遵守隔离要求和制度。

5)解除隔离的标志　传染性分泌物连续三次培养结果均为阴性或已度过隔离期,医生开出医嘱后方可解除隔离。

【护考提示】
终末消毒方
法。

2. 终末消毒处理

终末消毒处理是对出院、转科或死亡的患者及其所住病室、用物、医疗器械等进行的消毒处理。

1)患者的终末处理　患者转科或出院前应洗澡,更换清洁衣服后方可离开,个人用物消毒后才能带出。死亡的患者,须用消毒液擦拭尸体,并用消毒液棉球填塞口、鼻、耳、肛门、阴道等孔道,伤口处更换敷料,并用一次性尸单包裹,送传染科太平间。

2)患者床单位的终末处理　将病室的门、窗封闭,打开床边桌,摊开棉被,竖起床垫,按规定用消毒液进行熏蒸消毒或喷雾消毒,消毒完毕,开窗通风;被服类放入标明"隔离"字样的污物袋内,先消毒再清洗;家具及地面用消毒液擦拭;床垫、棉胎、毛毯和枕芯可用日光暴晒处理。其他用物及医疗器械按规定分类消毒处理(表 7-14)。

表 7-14　传染病患者污染物品消毒法

类　别	物　品	消 毒 方 法
病室	房间	2%过氧乙酸溶液熏蒸
	地面、墙壁、家具	0.2%~0.5%过氧乙酸溶液、1%~3%漂白粉澄清液喷洒或擦拭
医疗用品	玻璃类、搪瓷类、橡胶类	0.5%过氧乙酸溶液浸泡、高压蒸汽灭菌或煮沸消毒
	金属类	环氧乙烷熏蒸、0.2%碱性戊二醛溶液浸泡
	血压计、听诊器、手电筒	环氧乙烷或甲醛熏蒸、0.2%~0.5%过氧乙酸溶液擦拭
	体温计	1%过氧乙酸溶液浸泡
日常用品	食具、茶杯、药杯	煮沸或微波消毒、环氧乙烷熏蒸、0.5%过氧乙酸溶液浸泡
	信件、书报、票证	环氧乙烷熏蒸
被服类	布类、衣物	环氧乙烷熏蒸、高压蒸汽灭菌、煮沸消毒
	枕芯、被褥、毛织品	烈日下暴晒 6 h 以上或紫外线灯照射 60 min、环氧乙烷熏蒸、戊二醛熏蒸
其他	排泄物、分泌物	漂白粉或生石灰消毒,痰盛于蜡纸盘内焚烧
	便器、痰盂	3%漂白粉澄清液或 0.5%过氧乙酸溶液浸泡
	剩余食物	煮沸消毒 30 min 后弃掉
	垃圾	焚烧

三、隔离的种类与措施

【护考提示】
隔离的种类
及措施。

根据病原体传播途径的不同常将隔离分为以下几种,并按不同种类实施相应的隔离措施。

(一)严密隔离

适用于经飞沫、分泌物、排泄物直接或间接传播的烈性传染病,如霍乱、鼠疫、SARS 等。隔离措施:患者住单间病室,门窗关闭;接触患者时戴口罩、帽子,穿隔离衣和隔离鞋,用毕即弃;分泌物、排泄物和呕吐物要严格消毒处理;病室每天消毒 1 次。

(二)呼吸道隔离

适用于由患者的飞沫和鼻咽分泌物经呼吸道传播的疾病,如肺结核、流感、流脑、麻疹、百日咳等。隔离措施:同种疾病患者安排在一个病室,病室通向走廊的门窗关闭;工作人员出入时随手关门,防止病原体向外传播;接触患者时戴口罩、帽子,穿隔离衣;病室每日用紫外线照射消毒一次,口鼻分泌物及痰液,须经严格消毒后弃掉。

（三）肠道隔离

适用于由患者排泄物直接或间接污染食物或水源而引起传播的疾病,如甲型肝炎、细菌性痢疾、伤寒等。隔离措施:不同病种患者最好分室居住,如必须同居一室,应做好床旁隔离,食具、便器专用;排泄物、分泌物经消毒后再排放;护理人员接触患者时,应按病种穿隔离衣并消毒双手;病室应有防蝇设备,并做到无蟑螂及鼠患。

（四）接触隔离

适用于经体表或伤口分泌物直接或间接接触而感染的疾病,如破伤风、气性坏疽等。隔离措施:单室居住,不接触他人;密切接触患者须戴口罩、帽子,必要时戴橡胶手套、穿隔离衣;伤口分泌物或皮肤脱屑所污染的物品、器械等,须严格灭菌处理;对于污染的敷料采取焚烧处理;患者接触过的一切物品须灭菌后再行清洁、消毒、灭菌。

（五）血液-体液隔离

适用于预防通过直接或间接接触血液或体液而感染的传染性疾病,如乙型肝炎、艾滋病、梅毒等。隔离措施:同种病原体感染者可同居一室;为防止血溅,应戴口罩及防护目镜,必要时穿隔离衣、戴手套;被血液、体液污染的物品应严格消毒灭菌。

（六）昆虫隔离

适用于以昆虫为媒介而传播的疾病,如流行性乙型脑炎、流行性出血热、疟疾等。流行性出血热的传播源是野鼠,通过螨叮咬而传播;流行性乙型脑炎、疟疾由蚊子传播;斑疹伤寒、回归热主要由虱类传播。隔离措施:病室内应有防蚊灭鼠设施;斑疹伤寒患者入院前沐浴更衣、去虱。

（七）保护性隔离

适用于抵抗力低下或极易感染的患者,如肝硬化、血液病、严重烧伤患者及早产儿、脏器移植者等。隔离措施:患者住单间病室;接触患者前、后均应洗手、戴口罩、帽子、穿隔离衣;病室内应每日进行紫外线空气消毒 1～2 次,每日用消毒液擦拭病床,床旁桌、椅及地面;凡患呼吸道疾病或咽部带菌者避免接触患者。

四、隔离技术操作方法

采用隔离技术的目的是保护患者和工作人员,避免病原微生物互相传播,减少感染和交叉感染的发生。

（一）帽子、口罩的使用

【目的】　口罩用于保护患者或工作人员,避免互相传染,并防止飞沫污染无菌物品;帽子用于防止工作人员头发掉落、头皮屑飘落而污染无菌物品,同时也可防止工作人员头发被污染。

【评估】
(1)了解患者的诊断、目前病情、临床表现、治疗及护理情况。
(2)了解患者目前采取的隔离种类、隔离措施。
(3)评估患者对隔离措施的接受、合作程度及心理反应。
(4)评估患者及家属对所患疾病有关的防治知识、消毒隔离知识的了解程度及认识。

【准备】
1. 护士准备　着装整洁,洗手,符合隔离原则要求。
2. 环境准备　环境整洁、宽敞、安全。
3. 用物准备　圆帽或一次性圆帽、口罩(纱布口罩、外科口罩或医用防护口罩)、污物桶等。

【实施】　帽子、口罩的使用如表 7-15 所示。

表 7-15　帽子、口罩的使用

工作任务步骤	工作过程要点说明
1.前期准备	● 洗手、擦干
2.戴工作帽	● 将帽子遮住全部头发、戴妥(图 7-22)
3.取、戴口罩	
◆ 戴纱布口罩	● 将口罩罩住口、鼻及下巴,上端两条系带系于头顶中部,下端两条系于颈后,松紧度适宜
◆ 戴外科口罩	● 将口罩罩住口、鼻及下巴,上端两条系带系于头顶中部,下端两条系于颈后(图 7-22)
	● 将双手指尖放于金属条上,向内压紧鼻翼两侧金属条,并逐步向两侧移动,使口罩与脸部、鼻部贴合
	● 调整系带松紧度,检查闭合性
◆ 戴医用防护口罩	● 一手托住口罩,有鼻夹的一面背向外
	● 将口罩罩住口、鼻及下巴,鼻夹部位向上紧贴面部
	● 用另一手将下方系带拉过头顶,放在颈后双耳下
	● 将上方系带拉过头顶中部
	● 将双手指尖放在金属鼻夹上,从中间位置开始,用手指向内按压鼻夹,并分别向两侧移动和按压,根据鼻梁的形状塑造鼻夹
	● 检查:用双手完全盖住口罩,快速呼气,检查密合性,如有漏气应调整鼻夹位置
4.脱下处理	● 洗手后摘去口罩,先解开下方的系带,再解开上方的系带,然后取下帽子,将其一并丢入医疗垃圾桶内。如是布质帽子或纱布口罩,应每日更换,清洗,消毒

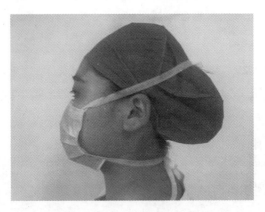

图 7-22　帽子、外科口罩佩戴法

【评价】

(1)符合隔离消毒原则,动作轻稳、准确、规范,态度认真,一丝不苟。

(2)保持清洁区和清洁物品未被污染。

(3)掌握戴帽子、口罩要领,手法正确,无污染。

【注意事项】

(1)应根据不同的操作要求选用不同种类的口罩。一般诊疗活动可佩戴外科口罩或纱布口罩。在手术室工作或护理免疫功能低下患者,进行体腔穿刺等操作时,应戴外科口罩。接触经空气传播或近距离接触经飞沫传播的呼吸道传染病患者时,应戴医用防护口罩。

(2)口罩应保持清洁、干燥。纱布口罩使用 4~8 h 应更换;一次性口罩使用不超过 4 h,每次接触严密隔离的传染病患者后应立即更换。口罩一旦污染或潮湿,应立即更换。

(3)戴口罩后,口罩应遮住口鼻部,不可用污染的手接触口罩。

(4)口罩用后,立即取下,不可挂在胸前,取下时手不可接触污染面。

(二)护目镜、防护面罩的使用

护目镜能防止具有感染性的物质如患者的体液、血液等溅入操作者眼部;防护面罩能防止具有感染性的物质溅到操作者面部。下列情况应使用护目镜或防护面罩:①需近距离接触经飞沫传播的传染病患者时;②在进行诊疗、护理操作中可能发生患者体液、血液、分泌物等喷溅时;③为呼吸道传染病患者进行气管切开、气管插管等近距离操作,可能发生患者体液、血液、分泌物喷溅时。

戴护目镜、防护面罩前应检查有无破损,佩戴装置有无松脱,佩戴后应调节舒适度,取下护目镜、防护面罩时应捏住靠头或耳朵的边,丢入医疗垃圾袋内,如需重复使用,可放入回收容器内,以便清洁、消毒。

(三)穿、脱隔离衣

【目的】　保护患者和工作人员免受病原体侵袭;防止病原微生物传播,避免污染。

【评估】

(1)评估隔离衣大小是否合适:应长短适宜,遮住工作服,同时应无潮湿、无破损。

(2)隔离衣挂放应符合要求:挂在半污染区时,清洁面朝外;挂在污染区时,污染面朝外。

(3)评估患者病情、目前采取的隔离种类和隔离措施。下列情形须穿隔离衣:①接触属于经接触传播的传染性疾病患者时;②对患者实行保护性隔离时,如大面积烧伤、器官移植等患者接受诊疗和护理时;③可能受到患者血液、体液、分泌物、排泄物喷溅时。

【准备】

1. 护士准备　着装整洁,符合隔离原则要求。修剪指甲,取下首饰,卷袖过肘,洗手。

2. 环境准备　清洁、宽敞、安全,物品放置合理。

3. 用物准备　隔离衣、挂衣架、污物袋、消毒手的设备。

【实施】　穿、脱隔离衣流程如表 7-16 所示。

表 7-16　穿、脱隔离衣

工作任务步骤	工作过程要点说明
▲穿隔离衣	(图 7-23)
1.取隔离衣	● 手持衣领,取下隔离衣,清洁面朝自己;将衣领两端向外折齐,对齐肩缝,露出袖子内口,隔离衣领和隔离衣内面均视为清洁面
2.穿上袖子	● 一手提衣领,袖筒内口对着自己,一手伸入一侧袖内,持衣领的手向上拉衣领,使一手套入后露出;换手持衣领,依上法穿好另一袖,注意衣袖勿触及领口及面部
3.系好衣领	● 双手由衣领中央顺着边缘向后系好衣领
4.扎好袖口	● 扣好袖口或系上袖带,需要时用橡皮圈束紧袖口,此时手已污染
5.系好腰带	● 解开腰带活结,将隔离衣一边(约在腰下 5 cm 处)逐渐向前拉,见到衣边捏住;同法捏住另一侧衣边,注意手勿触及衣内面。然后双手在背后将边缘对齐,向一侧折叠,一手按住折叠处,另一手将腰带拉至背后压住折叠处,将腰带在背后交叉,回到前面打一活结系好。注意后侧边缘须对齐,勿使折叠处松散,若后侧下部有扣,则扣上;穿好隔离衣后双臂保持在腰部以上的视线范围内,且不得进入清洁区
▲脱隔离衣	(图 7-24)
1.解开腰带	● 解开腰带,在前面打一活结

一次性使用
口罩、N95
口罩介绍

续表

工作任务步骤	工作过程要点说明
2.解开袖口	● 解开袖口,在肘部将部分袖子塞入工作衣袖内,便于消毒双手。不可将衣袖外面塞入袖内
3.消毒双手	● 同前"外科手消毒"
4.解开领口	● 解开领口,注意保持领口清洁
5.脱去衣袖	● 一手伸入另一侧袖口内,拉下衣袖过手(遮住手);用衣袖遮住的手握住另一衣袖的外面将袖子拉下,两手在袖内使袖子对齐,双臂逐渐退出
6.挂于衣钩	● 双手持领,将隔离衣两边对齐,夹好,挂在衣钩上。不再穿的隔离衣脱下,清洁面向外,卷好投入污物袋中

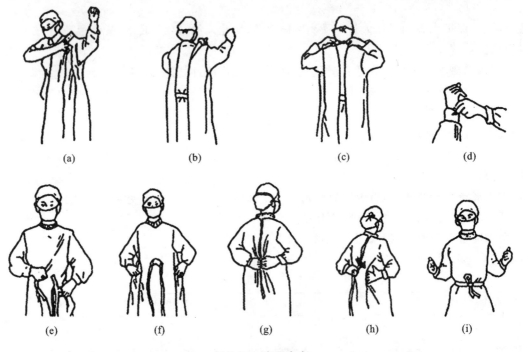

图 7-23　穿隔离衣

【评价】

(1)隔离观念强,隔离衣清洁面未被污染。

(2)手消毒彻底,隔离衣未被溅湿。

【注意事项】

(1)隔离衣只能在规定区域内穿,穿前检查有无潮湿、破损,长短须能全部遮盖工作服。

(2)穿脱隔离衣过程中,不可污染面部、帽子、衣领和清洁面。

(3)穿好隔离衣后,只限在规定区域内进行工作,不允许进入清洁区及走廊。

(4)隔离衣每日更换1次,如有潮湿或污染,应立即更换。接触不同病种患者时应更换隔离衣,每次接触严密隔离患者后立即更换。

(四)避污纸的使用

避污纸是备用的清洁纸片。用避污纸垫着拿取物品或做简单操作,保持双手或物品不被污染,可省略消毒手续。如用清洁的手拿取污染物品(患者用过的勺子、药杯、体温计)或用污染的手拿取清洁物品(开、关水龙头,开、关电灯等)时,均可使用避污纸。

穿、脱隔离衣口诀

标准预防

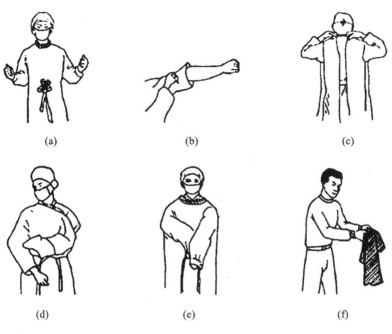

图 7-24　脱隔离衣

取避污纸时应从页面抓取,不可掀页撕取或接触下层纸片(图 7-25),以保持剩余纸片清洁;使用后立即弃于污物桶内,集中焚烧处理。

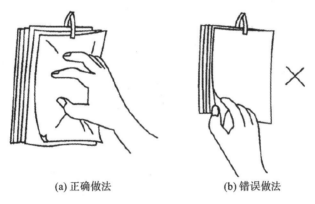

(a) 正确做法　　　　　　(b) 错误做法

图 7-25　取用避污纸

(王凤)

直通护考
在线答题

第八章　舒适护理

学习目标

1.掌握：常用卧位的适用情况及姿势要求；特殊口腔护理的适用对象及操作流程；压力性损伤发生的原因、分期及临床表现，压力性损伤的预防、治疗与护理。

2.熟悉：舒适卧位的基本要求；变换卧位术；头发护理、会阴部护理、晨晚间护理；疼痛的评估及护理。

3.了解：不舒适的原因，不舒适患者的护理原则；舒适卧位的基本要求；指（趾）甲护理；疼痛的原因及影响因素；疼痛对机体的影响，疼痛的分类。

患者的清洁、舒适与安全护理，是整体护理中最基本、最重要的组成部分，尤其是对危重或生活不能自理的患者来说，机体的清洁、舒适有利于人体新陈代谢产物的排泄，能预防感染，减少并发症的发生，从而提高患者的生活质量，达到促进康复的目的。

第一节　概　　述

案例8-1

患者，男，62岁，慢性肝炎、肝硬化、心绞痛病史。发现肝左内叶结节，核磁共振及超声造影显示有增强，诊断为肝癌晚期。近日由于上呼吸道感染而合并左心衰竭，现呼吸困难，焦虑不安，时常主诉疼痛难忍。

问题：

1.影响该患者不舒适的原因有哪些？

2.可采取哪些护理措施缓解患者的疼痛？

舒适是人类的基本需要。个体在最佳健康状态时，会通过自身不断的调节来满足其舒适的需要。但一旦患病，就会受到生理、心理、外界环境等多种因素的影响，处于不舒适的状态。护理人员在护理时，应通过密切观察，分析影响患者不舒适的各种因素，有针对性地为其提供舒适的卧位，加强生活护理，减轻疼痛，促进舒适，以达到促进康复的目的。

一、概念

(一)舒适(comfort)

个体在其环境中保持一种平静安宁的状态,身心健康,没有疼痛,没有焦虑,感觉轻松自在。舒适是自我满足的主观感觉,是个体平静安宁的精神状态。每个人对舒适有不同的解释和体验。一般认为,最高水平的舒适是一种健康状态。舒适包括以下几个方面的内容。

1.生理舒适 即个体身体的舒适感觉。

2.心理、精神舒适 即个体内在的自我意识,如尊重、自尊、信仰、信念、生命价值等精神需求的满足。

3.环境舒适 即与个体生存的物理环境相关的各种因素,如适宜的温度、湿度、空气、光线、声音、色彩等使个体产生舒适的感觉。

4.社会舒适 即个体、家庭和社会的相互关系,如各种人际关系的融洽、家庭与社会关系的和谐统一等为个体带来的舒适感觉。

舒适受身体、社会、心理和环境四个因素的影响。这四个因素互为因果,相互联系,缺一不可。当个体身心健康,各种生理、心理需要得到基本满足时,常能体验到舒适的感觉。最高水平的舒适表现为情绪稳定、心情舒畅、精力充沛、感到安全和完全放松,身心需要均能得到满足。

(二)不舒适(discomfort)

个体身心不健全或有缺陷、周围环境有不良刺激、对生活不满、身心负荷过重时的一种感觉。当个体对舒适的感觉程度下降时,就会感到不舒适。不舒适通常表现为紧张、精神不振、烦躁不安、失望、消极、失眠、疼痛、乏力,难以坚持日常工作、生活或学习等。其中,不舒适最严重的形式就是疼痛。舒适与不舒适之间无明显界限,个体每时每刻都处在舒适与不舒适之间的某一点上。

二、不舒适的原因

(一)身体因素

1.疾病影响 疾病所致的疼痛、恶心、呕吐、咳嗽、饥饿、腹胀、腹泻及发热等造成机体不适。

2.姿势或体位不当 如肌肉过度紧张或牵拉、关节过度屈曲或伸张、疾病所致的强迫体位;身体局部组织长期受压等原因致使局部肌肉和关节疼痛、麻木、疲劳等均可引起不适。

3.保护具或矫形器械使用不当 如约束带或石膏、绷带、夹板过紧,使局部皮肤和肌肉受压所引起的不适。

4.个人卫生不佳 如因疾病导致日常活动受限,生活不能自理导致个人卫生状况不佳,如汗臭、口臭、皮肤污垢、瘙痒等均可引起个体不适。

(二)心理、社会因素

1.安全、生存需求得不到保障 焦虑或恐惧,担心疾病带来的危害,恐惧死亡,过分担忧疾病对经济、家庭、工作造成的影响等均会给患者带来心理压力,进而出现紧张、烦躁、失眠等心理不适的表现。

2.生活习惯改变 住院后生活习惯发生改变,如起居、饮食等,使患者一时适应不良。

3.角色适应不良 患者因担心家庭、孩子或工作等出现角色适应不良,如角色行为缺如、角色行为冲突、角色行为紊乱等,往往使患者不能安心养病,影响康复。

4.自尊受损 如操作时身体暴露过多、缺少遮挡等或被医护人员疏忽、冷落,照顾与关心不够等,均可使患者感觉不被尊重,自尊心受挫。

5.缺乏支持系统 如住院后与家人隔离,缺乏经济支持或被亲朋好友忽视等。

(三)环境因素

1.不适宜的物理环境 包括周围环境中的温度、湿度、光线、色彩、声音等诸多不适宜的情况。如病室内温度过高或过低,噪声过强或干扰过多,空气污浊、有异味,探视者频繁出入,同室病友的呻吟或治疗仪器的嘈杂声,被褥不整洁,床垫软硬不当等都会使患者感到不适。

2.不适宜的社会环境 如新入院患者对医院和病室环境以及医务人员感到陌生或不适应,缺乏安全感而产生焦虑、紧张情绪。

三、不舒适患者的护理原则

护理人员要通过认真、细致的观察,及时与患者和家属进行有效的沟通,结合患者的行为与表情,评估导致患者不舒适的原因,及时采取相应的护理措施解除患者的不适,以促进和满足患者的舒适。

(一)预防为主,促进舒适

为了使患者经常保持舒适状态,护理人员应从身心两方面对患者进行全面评估,做到预防在先,积极促进患者舒适。如加强生活护理、保持病室环境整洁、协助重症患者保持良好的个人卫生、维持适当的姿势和舒适的卧位等均是增进舒适的护理措施。

护理人员要有良好的服务态度,除了使用亲切的语言、尊敬的称呼之外,还应不断地听取患者对治疗和护理的意见,并鼓励他们积极主动地参与护理活动,促进康复。

(二)加强观察,去除诱因

在护理患者的过程中,及时发现引起患者不舒适的原因,做到预防在先,针对诱因进行护理。例如,长期卧床患者卧位是否舒适,肢体是否处于功能位置等,一旦发现患者存在不舒适的诱因,应及时采取相应的护理措施去除诱因。

(三)消除不适,促进舒适

对于身体不适的患者,应采取积极有效的措施帮助其解除不适。如对癌症晚期的患者应及时评估其疼痛的程度和性质,采取有效的止痛措施来缓解疼痛;对于尿潴留患者,可给予隐蔽的环境、听流水声诱导排尿、针刺、热敷、按摩或导尿术等,以尽快解除因膀胱高度膨胀引起的不适。

(四)有效沟通,心理支持

护理人员面对由于心理、社会因素引起不适的患者,可多倾听以取得信任,使患者郁积在内心的苦闷或压抑得以宣泄。通过有效的沟通,正确指导患者调节情绪,并及时与家属及其单位取得联系,共同做好患者的心理护理,使他们配合医务人员的治疗和护理。

第二节　卧位与舒适

案例8-2

患者,男,65岁,患慢性支气管炎合并阻塞性肺气肿7年,近3天活动后出现心悸,气促,入院时发绀明显,呼吸困难。

问题：
　　1.为缓解呼吸困难,护士应为患者安置什么卧位?
　　2.护士为患者安置的卧位属于主动、被动还是被迫卧位?

　　卧位是指患者休息和适应医疗护理需要时所采取的卧床姿势。舒适的卧位能使患者感觉放松、舒适,正确的卧位对治疗疾病、减轻症状、进行各种检查、预防并发症和增进安全均能起到良好的作用。因此,护理工作者在临床护理工作中应熟悉各种卧位的适用范围及安置方法,指导并协助患者采取安全、舒适、正确的卧位,预防并发症。

一、舒适卧位的基本要求

　　舒适卧位即患者卧床时,身体各部位均处于合适的位置,使其感到轻松自在。护士应协助或指导患者卧于正确而舒适的体位。

　　1.卧床姿势　应尽量符合人体力学的要求,使体重平均分布于身体的各个部位,关节维持于正常的功能位置,使体内脏器在体腔内拥有最大的空间。

　　2.受压部位　应加强受压部位的皮肤护理,预防压力性损伤的发生。

　　3.身体活动　在无禁忌证的情况下,患者身体各部位每天均应活动,改变卧位时应进行全范围关节运动和练习。

　　4.体位变换　护士应协助患者经常变换体位,至少每 2 h 变换一次。

　　5.保护隐私　当护理人员对其进行各项护理操作或患者卧床时,均应根据需要适当地遮盖患者的身体,注意保护患者隐私,使其身心舒适。

二、卧位的分类

　　卧位是指患者休息和适应医疗护理的需要时所采取的卧床姿势。根据患者的活动能力、自主性及疾病情况将卧位分为主动卧位、被动卧位和被迫卧位三种。

　　1.主动卧位(active lying position)　患者身体活动自如,能根据自己的意愿随意改变体位,称为主动卧位。临床上常见于轻症患者、术前及恢复期患者。

　　2.被动卧位(passive lying position)　患者自身无变换卧位的能力,处于被安置的卧位,称为被动卧位。临床上常见于极度衰弱、昏迷、瘫痪的患者。

　　3.被迫卧位(compelled lying position)　患者意识清晰,也有变换卧位的能力,但由于疾病或治疗的需要而被迫采取的卧位,称为被迫卧位。如肺心病患者由于呼吸困难而被迫采取端坐位。

三、常用卧位

(一)仰卧位(supine position)

　　仰卧位也称为平卧位。仰卧位的基本姿势为患者仰卧,头下置一软枕,两臂放于身体两侧。临床上常根据病情或检查、治疗的需要进行适当调整,可分为如下几种。

　　1.去枕仰卧位

　　1)安置方法　协助患者去枕仰卧,头偏向一侧,两臂放于身体两侧,两腿自然放平。将枕头横立于床头(图 8-1)。

　　2)适用范围　①全身麻醉未清醒或昏迷的患者,可防止呕吐物误入气管,引起窒息或肺部感染;②椎管内麻醉或脊髓腔穿刺后 6~8 h 的患者,可防止颅内压减低而引起的头痛。因不去枕可使脑脊液从穿刺处渗出至脊膜腔外,脑脊液的渗出超过它的生成速度,导致脑脊液减少,造成颅内压过

【护考提示】
常见卧位的适用范围及原因。

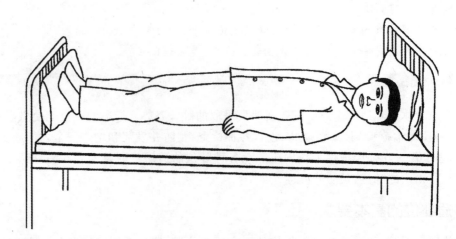

图 8-1　去枕仰卧位

低,牵张颅内静脉窦和脑膜等组织而引起头痛。

2.中凹卧位(休克卧位)

1)安置方法　抬高头胸部 10°～20°,抬高下肢 20°～30°(图 8-2)。

2)适用范围　适用于休克患者。头胸部抬高,有利于保持气道通畅,增加肺活量,改善通气功能,纠正缺氧症状;下肢抬高,有利于静脉血回流,增加心输出量而使休克症状得到缓解。

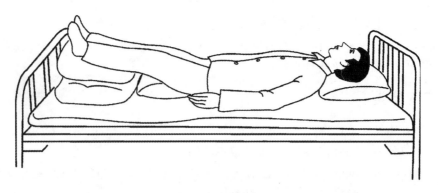

图 8-2　中凹卧位

3.屈膝仰卧位

1)安置方法　患者仰卧,头下垫枕,两臂放于身体两侧,两膝屈起,并稍向外分开(图 8-3)。检查操作时注意保暖及保护患者隐私。

2)适用范围　适用于胸腹部检查、导尿术及会阴冲洗的患者。因该卧位可使腹部肌肉放松,便于检查或暴露操作部位。

(二)侧卧位(side-lying position)

1.安置方法　患者侧卧,两臂屈肘,一手放于胸前,一手放于枕旁,下腿稍伸直,上腿弯曲。在两膝间、胸腹部、背部放置软枕,以扩大支撑面,增加稳定性,使患者感到舒适和安全(图 8-4)。

2.适用范围

(1)灌肠、肛门检查,配合胃镜、肠镜检查及臀部肌内注射(如为患者实施臀部肌内注射时,应上腿稍伸直,下腿弯曲,使臀部肌肉放松)等。

(2)侧卧位与仰卧位交替,可避免局部组织长期受压,防止压力性损伤发生。

(3)肺部病变的患者,根据病情可采取患侧卧位或健侧卧位。

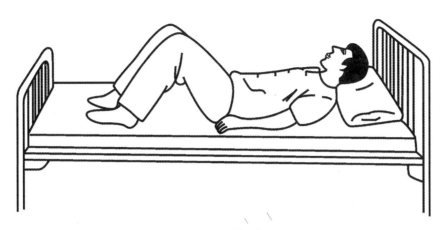

图 8-3　屈膝仰卧位

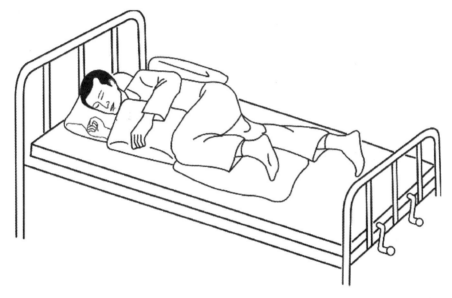

图 8-4　侧卧位

（三）俯卧位（prone position）

1. 安置方法　患者俯卧,头偏向一侧,使患者舒适且利于呼吸,两臂屈肘放于头的两侧,两腿伸直;胸、髋、踝部各放置一软枕（图 8-5）。如果为俯卧患者行臀部肌内注射时,患者应足尖相对,足跟分开,使肌肉放松。

2. 适用范围

（1）脊椎手术后或腰、背、臀部有伤口,不能平卧或侧卧的患者。

（2）腰背部检查或配合胰、胆管造影检查时。

（3）用于缓解肠胀气所致腹痛。俯卧位时,腹腔容积增大,可缓解胃肠胀气所引起的腹痛。

（四）半坐卧位（semireclining position）

1. 安置方法

（1）摇床法:患者卧于床上,以髋关节为轴心,先摇起床头支架使上半身抬高,与床面成 30°～50°,再摇起膝下支架,以防患者下滑。必要时,床尾可放置一软枕,垫于足底,增加舒适,并且防止下滑;放平时,先摇平膝下支架,再摇平床头支架（图 8-6）。

（2）支背架法:如无摇床,可将患者上半身抬高,在床头垫褥下放一靠背架,患者双下肢屈膝,用大单包裹软枕,垫在膝下,大单两端固定于床沿,以防患者下滑,床尾足底垫软枕。放平时,先放平双

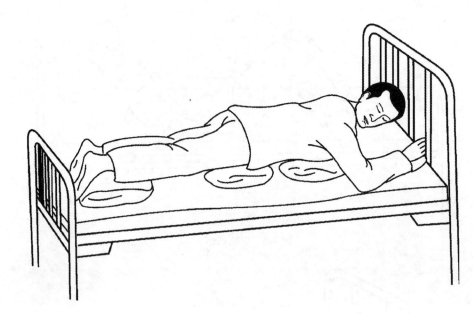

图 8-5　俯卧位

下肢,再放平床头(图 8-7)。

2. 适用范围

(1)某些面部及颈部手术后患者:采取半坐卧位可减少局部出血。

(2)心肺疾病引起呼吸困难的患者:采取半坐卧位,由于重力作用,部分血液滞留于下肢和盆腔,减少回心血量,从而减轻肺淤血和心脏负荷;同时可使膈肌位置下降,胸腔容积扩大,减轻腹腔内脏器对心肺的压力,使患者肺活量增加,有利于肺通气,使呼吸困难症状得到改善。

(3)腹腔、盆腔手术后或有炎症的患者:采取半坐卧位,可使腹腔渗出液流入盆腔,以减少炎症扩散和毒素的吸收,使感染局限。同时由于盆腔腹膜抗感染能力较强而吸收能力较弱,故半坐卧位还具有防止炎症扩散和毒素吸收的作用,减轻中毒反应。同时采取半坐卧位还可防止感染向上蔓延引起膈下脓肿。

(4)腹部手术后患者:腹部手术后患者采取半坐卧位可使腹肌松弛,减轻腹部切口缝合处的张力,缓解疼痛,增进舒适感,并有利于切口愈合。

(5)疾病恢复期体质虚弱的患者:采取半坐卧位有利于患者向站立过渡。

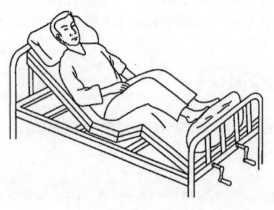

图 8-6　半坐卧位(摇床法)

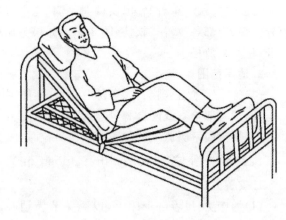

图 8-7　半坐卧位(支背架法)

(五)端坐位(sitting position)

1. 安置方法　扶患者坐起,身体稍向前倾,床上放一跨床小桌,桌上放一软枕,患者可伏桌休息,患者背部放置一软枕。并用床头支架或靠背架将床头抬高 70°～80°,使患者能向后依靠;同时,膝下支架抬高 15°～20°,以防身体下滑(图 8-8)。必要时加床档,以保证患者安全。

2.适用范围　临床上常用于心力衰竭、心包积液、重症哮喘等疾病引起呼吸困难的患者。患者由于极度呼吸困难而被迫采取日夜端坐。

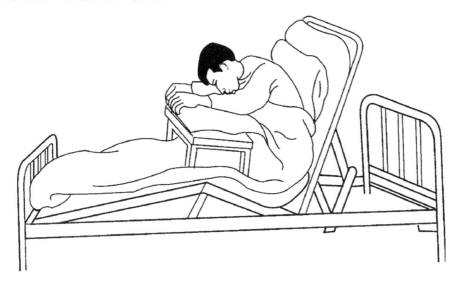

图 8-8　端坐位

(六)头低足高位(trendelenburg position)

1.安置方法　患者仰卧,头偏向一侧,枕横立于床头,以防碰伤头部。床尾用支托物垫高 15～30 cm,此体位易使患者感到不适,不宜长时间使用。颅内压增高者禁用(图 8-9)。

2.适用范围

(1)肺部分泌物引流:使痰易于咳出。

(2)十二指肠引流术:需同时采取右侧卧位,有利于胆汁引流。

(3)产妇胎膜早破时:减轻腹压,降低羊水冲力,防止脐带脱垂。

(4)跟骨、胫骨结节、骨盆骨折牵引时:可利用人体重力作为反牵引力。

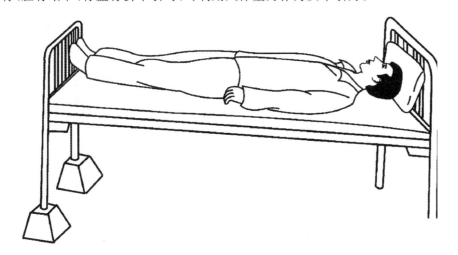

图 8-9　头低足高位

(七)头高足低位(dorsal elevated position)

1.安置方法　患者仰卧,床头用支托物垫高 15～30 cm,或根据病情而定。枕头横立于床尾,以防足部触及床尾栏杆(图8-10)。

2.适用范围

(1)颈椎骨折患者做颅骨牵引时,用作反牵引力。

(2)用于预防脑水肿、颅脑手术后的患者。

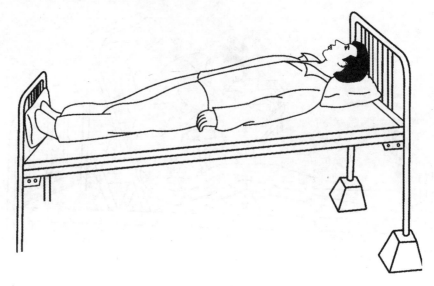

图 8-10　头高足低位

(八)膝胸卧位(knee-chest position)

1.安置方法　患者跪卧,两小腿平放于床上,稍分开;大腿和床面垂直,胸贴床面,腹部悬空,臀部抬起,头转向一侧,患者两臂屈肘,放于头的两侧(图8-11)。

2.适用范围

(1)临床用于肛门、直肠、乙状结肠镜检查及治疗。

(2)用于矫正子宫后倾及胎位不正。

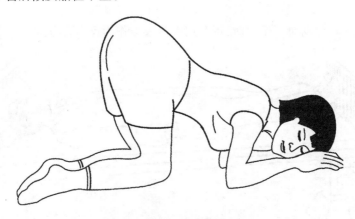

图 8-11　膝胸卧位

(九)截石位(lithotomy position)

1.安置方法　患者仰卧于检查台上,两腿分开,放于支腿架上,支腿架上放软垫,臀部齐台边,两手放在身体两侧或胸前(图8-12)。安置卧位前,向患者耐心解释,消除其紧张情绪,同时适当遮挡患者,尽量减少隐私暴露,并注意保暖。

2.适用范围

(1)会阴、肛门部位的检查、治疗或手术:如膀胱镜检查、阴道灌洗、妇科检查等。

（2）产妇分娩。

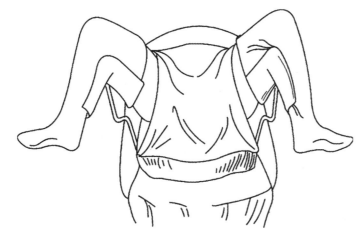

图 8-12　截石位

四、变换卧位术

（一）协助患者翻身侧卧法

患者若长期卧床,因疾病或治疗的限制而无法自由翻身或更换卧位时,可导致局部皮肤持续受压,呼吸道分泌物不易咳出,易发生压力性损伤、消化不良、坠积性肺炎、便秘、肌肉萎缩等。因此,护理人员应定时协助患者更换卧位,以保持患者舒适、安全和预防并发症的发生。

【目的】
（1）协助不能起床的患者更换卧位,使患者感觉舒适。
（2）减轻患者局部组织受压,预防压力性损伤等并发症发生。
（3）满足检查、治疗和护理的需要,如背部皮肤的护理。
（4）便于整理或更换床单位。

【评估】
（1）评估患者的基本状态,包括意识、年龄、病情等;核对患者身份,对意识不清者核对腕带。
（2）评估患者的治疗情况,包括有无输液、引流管、石膏或夹板固定、牵引等情况存在。
（3）评估患者的体位、体重、四肢活动情况、生命体征、心理反应、意识状况、合作程度等。
（4）评估患者及家属对更换卧位的目的、作用和操作方法的了解程度、心理状况及配合能力。
（5）评估环境是否整洁、舒适、光线明亮。

【准备】
1. 护士准备　衣帽整洁,洗手,戴口罩,视患者情况确定护士人数。
2. 患者准备　让患者及家属了解更换卧位的目的、作用和操作过程,以取得合作。
3. 用物准备　根据病情准备好软枕等。
4. 环境准备　环境安静、整洁、光线明亮,温度适宜。
【实施】　协助患者翻身侧卧:见表 8-1。

表 8-1　协助患者翻身侧卧流程

工作任务步骤	工作过程要点说明
1.核对,指导	● 核对患者,指导患者配合的方法和要求。确认患者,取得合作

续表

工作任务步骤	工作过程要点说明
2.固定装置	● 固定病床脚轮;将各种导管及输液装置等安置妥当,避免翻身时牵拉导管,引起导管脱落和患者不适,必要时将盖被折叠至床尾或床的一侧
3.患者卧位	● 患者仰卧位,两手放于腹部,双腿屈曲
▲一人协助	● 适用于轻症或体重较轻的患者
4.移至床沿	● 先将患者肩部、臀部向护士侧床沿移动,再将患者双下肢移向靠近护士侧的床沿(图 8-13)。将患者尽量靠近床沿,使操作者重力臂缩短、省力
5.翻向对侧	● 护士一手托扶肩部,一手托扶髋部,轻轻将患者转向对侧,使患者背向护士(图8-14)。不可拖拉患者,以免擦伤皮肤
6.放置软枕	● 按侧卧位要求,在患者的背部、胸前及两膝间放置软枕以扩大支撑面,增进舒适,确保卧位稳定、安全
7.洗手,记录	● 记录翻身时间和皮肤情况,做好交接班
▲二人协助	● 适用于重症或体重较重的患者
8.移至床沿	● 两名护士站在床的同一侧,一人托住患者颈、肩部和腰部,另一人托住患者臀部和腘窝。两人同时将患者抬起移向近侧(图8-15)。两人的动作应协调、轻稳
9.翻向对侧	● 两人分别扶患者的肩、腰、臀、膝部,轻轻将患者转向对侧,使患者背向护士
10.放置软枕	● 按侧卧位要求,在患者的背部、胸前及两膝间放置软枕以扩大支撑面,增进舒适,确保卧位稳定、安全
11.洗手,记录	● 记录翻身时间和皮肤状况,做好交接班

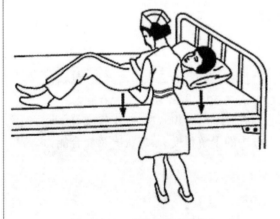

图 8-13 一人协助移向床沿

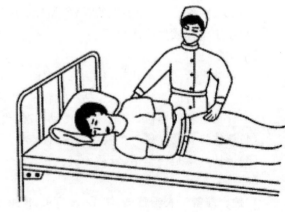

图 8-14 一人协助转向对侧

【评价】
(1)患者及家属明确移向床头的目的并能配合。
(2)实施方法正确,动作轻稳,符合节力原则。患者舒适、安全,未发生并发症。
(3)充分体现以人为本的服务理念,护患沟通有效,满足患者身心基本需要。

【注意事项】
(1)遵守节力原则。为患者翻身时,尽量让患者靠近护士,使重力线通过支撑面以保持平衡,缩短重力臂,达到省力、安全的目的。
(2)翻身时动作轻稳、协调。避免拖、拉、推等动作,以免擦伤皮肤。应将患者身体稍抬起,再行

【护考提示】协助患者翻身侧卧的注意事项。

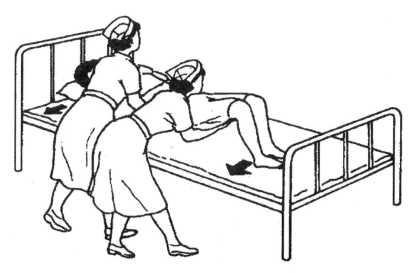

图 8-15　两人协助移向床沿

翻身。必要时用软枕垫好肢体,以维持其舒适体位。

(3)根据病情及皮肤受压情况,确定翻身时间。如发现皮肤发红或破损,应及时处理,并增加翻身次数,同时做好交接班。

(4)保持导管通畅。若患者身上置有多种导管及输液装置时,翻身前应先将导管安置妥当,翻身后检查各导管是否脱落、移位、扭曲、受压等。为术后患者翻身时,应先检查伤口敷料是否脱落或潮湿,如脱落或被分泌物浸湿,应先换药再翻身;石膏固定或伤口较大的患者,翻身后应将患处放于适当位置,防止受压;骨牵引的患者,翻身时不可放松牵引。

(二)协助患者移向床头

【目的】　协助滑向床尾而自己不能移动的患者移向床头,使患者恢复舒适的卧位。

【评估】

(1)核对患者身份,对于意识不清者,核对腕带。

(2)评估患者的病情、生命体征、意识状况、心理反应及合作程度。

(3)评估患者的体重及身体活动情况、引流管的情况等。

(4)评估患者及家属对移向床头操作法的了解程度等,向其解释操作的方法及配合要点。

(5)评估环境是否整洁、舒适、光线明亮。

【准备】

1. 护士准备　衣帽整洁,洗手,戴口罩,视患者情况确定护士人数。

2. 患者准备　让患者及家属了解移向床头的目的、作用和操作要点,以取得配合。

3. 用物准备　根据病情准备软枕。

4. 环境准备　环境安静、整洁、光线明亮、温度适宜。

【实施】　协助患者移向床头:见表 8-2。

表 8-2　协助患者移向床头

工作任务步骤	工作过程要点说明
1. 核对,指导	● 核对患者腕带以确认患者,指导配合要点及注意事项
2. 固定装置	● 固定病床脚轮,将各种导管及输液装置等安置妥当,避免翻身时牵拉导管,引起导管脱落和患者不适。据病情放平床头支架,枕横立于床头,避免撞伤患者
▲一人协助	● 适用于轻症或体重较轻的患者

149

续表

工作任务步骤	工作过程要点说明
3.患者卧位	● 患者仰卧屈膝,双手握住床头栏杆
4.护士姿势	● 护士靠近床沿,两腿适当分开,护士一手托住患者的肩部,另一手托住患者的臀部
5.移向床头	● 护士在托起患者的同时,嘱患者脚蹬床面,使其上移(图8-16)
▲二人协助	● 适用于危重或体重较重的患者
6.患者卧位	● 患者仰卧屈膝,双手放于腹部
7.护士姿势	● 护士两人分别站于病床的两侧,交叉托住患者的颈肩部和臀部;或一人托住颈肩部及腰部,另一人托住背及臀部,两人同时抬起患者移向床头(图8-17),护士两人同时协调用力将患者移向床头
8.整理,归位	● 放回枕头,协助患者取舒适卧位,整理床单位

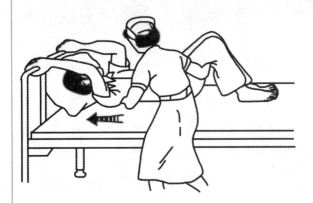
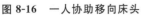

图 8-16 一人协助移向床头

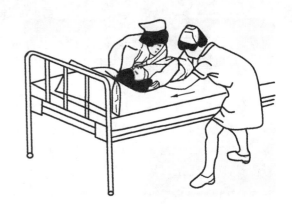

图 8-17 两人协助移向床头

【评价】

(1)患者及家属明确更换卧位的目的并能配合。

(2)实施方法正确,动作轻稳,符合节力原则。患者舒适、安全,未发生并发症。

(3)充分体现以人为本的服务理念,护患沟通有效,满足患者身心基本需要。

【注意事项】

(1)按患者的病情、意识状态、体重、身体下移的情况及移向床头的距离选择移动方法。

(2)移动前将患者身上的各种导管及输液装置等安置妥当,移动后应检查导管及输液装置是否脱落、移位、受压,以保持通畅。

(3)移动患者时不可有拖、拉、拽等动作,以免擦伤皮肤。操作中正确运用节力原则。

五、保护具的应用

对意识不清、谵妄、昏迷及年老体弱等易发生意外的患者,为了防止机械性损伤,可使用保护具,以确保患者安全。保护具是用来限制患者身体或某部位的活动,以达到维护患者安全与治疗、护理效果的器具。

【目的】

(1)防止年幼、高热、谵妄、昏迷、躁动及危重患者因意识不清而发生坠床、撞伤及抓伤等意外,确保患者安全。

(2)确保治疗、护理工作的顺利进行。

【评估】

(1)核对患者身份,对于意识不清者,核对腕带信息。

(2)评估患者病情、生命体征、意识状态、心理反应及合作程度。

(3)评估患者的身体活动情况、引流情况等。

(4)评估患者及家属对保护具的了解程度等,并向其解释使用保护具的目的、方法及配合要点。

(5)评估环境是否整洁、舒适、光线明亮。

【准备】

1.护士准备 衣帽整洁,洗手,戴口罩。

2.患者准备 让患者或家属了解使用保护具的目的,以取得合作。根据患者具体情况准备保护具。

3.用物准备 床档、约束带(宽绷带、棉垫、肩部约束带、膝部约束带或尼龙搭扣约束带)、支被架等。

4.环境准备 环境整洁、安静、光线明亮,温度适宜。

【实施】

保护具的种类及使用方法:见表 8-3。

表 8-3　保护具的种类及使用方法

工作任务步骤	工作过程要点说明
1.床档(床栏)	● 适用对象:易发生坠床的患者。如麻醉后未清醒者,意识不清、躁动不安、失明患者及婴幼儿、老年人等
▲多功能床档	● 使用时将床档插入两边床沿,不用时插入床尾。可加一木桌,以便患者在床上进餐。必要时还可垫于患者的背部,做胸外心脏按压时使用(图 8-18)
▲半自动床档	● 可按需升降。使用时拉起床档,不用时固定在床沿两侧(图 8-19)
▲木质或金属床档	● 使用时须两侧同时使用,一侧靠墙的可在外侧放置床档,床头及床尾用布带固定好,在进行治疗和护理时,可解开带子,操作完毕即将床档固定好。为便于护理操作,床档中间可安装活动门,使用时打开,用毕即关好活动门(图 8-20)
2.约束带	● 用于保护躁动患者,限制肢体活动,防止患者伤害自己或他人
▲宽绷带	● 常用于固定手腕和踝部。使用时先将棉垫包裹手腕部或踝部,用宽绷带打成双套结(图 8-21)套在棉垫外,松紧要适宜,以不使肢体脱出,不影响血液循环为宜,然后将宽绷带的两端系于床沿(图 8-22)
▲肩部约束带	● 用于固定肩部,限制患者坐起。肩部约束带用宽布制成,宽 8 cm,长 120 cm,一端制成袖筒(图 8-23),将患者两侧肩部套上袖筒,腋窝垫好棉垫,两袖筒上的细带在胸前打结固定,把两条宽的长带尾端系于床头,必要时将枕头横立于床头(图8-24)。也可用最新式肩部约束带(图 8-25)
▲膝部约束带	● 用于固定膝部,限制患者下肢活动。膝部约束带用布制成,宽 10 cm,长 250 cm,宽带中部相距 15 cm 分别缝制两条双头带(图 8-26)。使用时,两膝腘窝处垫好棉垫,将约束带横放于两膝上,宽带下的两头带各缚住一侧膝关节,然后将宽带两端系于床沿(图 8-27)。亦可用最新式约束带(图 8-28)

续表

工作任务步骤	工作过程要点说明
▲尼龙搭扣约束带	● 操作简便、安全,便于洗涤和消毒,可以反复使用,临床已广泛应用。可用于固定手腕、上臂、踝部、膝部。约束带由尼龙搭扣和宽布带构成,操作时,将约束带置于关节处,被约束部位衬棉垫,松紧度要适宜,对合尼龙搭扣后将带子系于床沿(图8-29)
3.支被架	● 主要用于患者肢体瘫痪时,防止盖被压迫肢体而造成不适和足下垂等,也可用于烧伤患者使用暴露疗法时保暖用(图8-30)

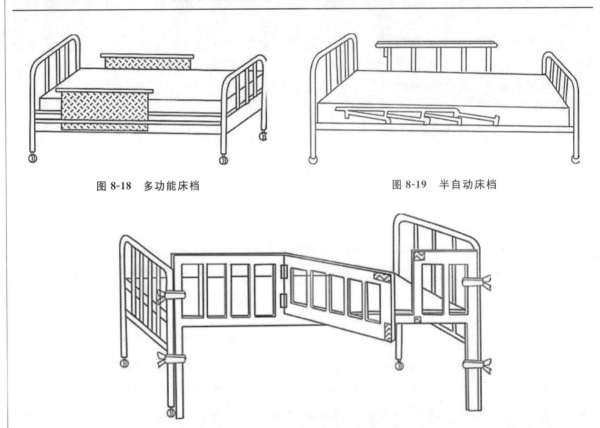

图 8-18　多功能床档　　　　　　　　　图 8-19　半自动床档

图 8-20　木质床档

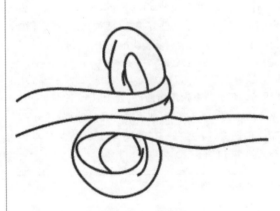

图 8-21　双套结

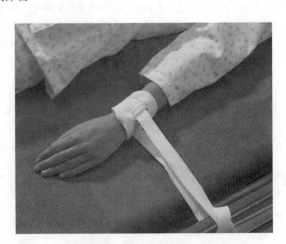

图 8-22　腕部约束

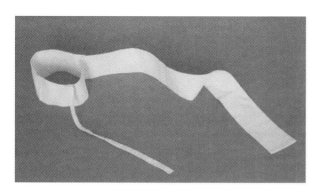

图 8-23　肩部约束带

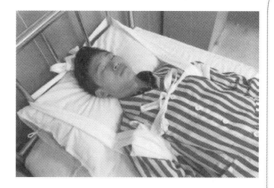

图 8-24　肩部约束

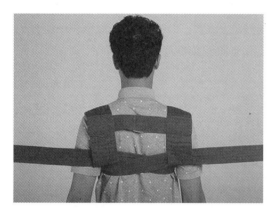

图 8-25　新式肩部约束

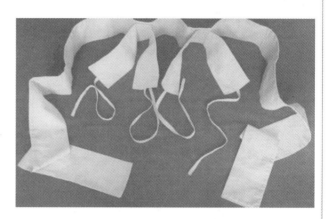

图 8-26　膝部约束带

新式肩部
约束彩图

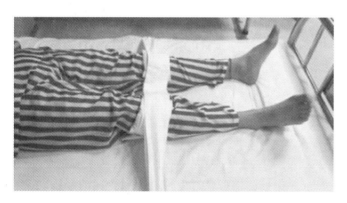

图 8-27　膝部约束

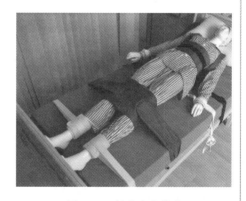

图 8-28　新式全身约束

新式全身
约束彩图

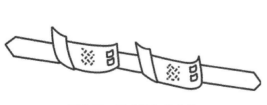

图 8-29　尼龙搭扣约束带

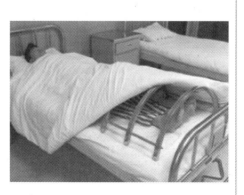

图 8-30　支被架

Note

【评价】

(1)护士具有高度的责任心,操作方法正确,动作轻柔,保证患者的安全舒适。

(2)护士熟悉保护具的适用范围和种类。

(3)能够进行合适有效的沟通,取得患者及家属的配合。

【注意事项】

【护考提示】
保护具使用
的注意事项。

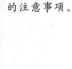

(1)严格掌握保护具应用的适应证,维护患者的自尊。用前应先向患者及家属解释清楚,取得同意及配合。

(2)保护性制动措施只宜短期应用。同时须注意患者的卧位舒适,使肢体置于功能位,并须经常更换体位。

(3)被约束的部位应放衬垫,约束带的松紧要适宜(以能伸入1~2个手指为原则),并定时放松,按摩局部以促进血液循环。经常观察受约束肢体的末梢循环,发现异常时及时处理。

(4)确保患者可以随时呼叫护士,呼叫器放于患者可触及处。

(5)记录使用保护具的原因、时间、观察结果、护理措施和解除约束的时间。

第三节　清洁与舒适

案例答案

案例8-3

患者,男,67岁,患脑出血并发肺部感染,给予大量抗生素治疗两周,近日发现患者左侧颊部口腔黏膜破溃,创面附着白色膜状物。

问题:

1.护士评估患者口腔情况时可发现什么问题?

2.对该患者应取用何种口腔护理液?

3.如何对特殊患者进行口腔护理?

清洁是人的基本需要,是维持和促进健康的重要保证。维持个人卫生对确保个体的舒适、安全和健康十分必要。在日常生活中,每个人都能满足自己清洁方面的需要。但患病时患者的自我照顾能力降低,无法完成自身的清洁工作,对患者的生理和心理都会产生影响,为使患者接受治疗和护理时处于最佳身心状态,护理人员应及时评估患者的健康状况,及时帮助患者满足其需要,维持良好的自我形象,树立自信和自尊。

一、口腔护理

口腔由牙齿、牙龈、舌、颊、软腭及硬腭等组成,具有摄取、咀嚼和吞咽食物以及发音、感觉、消化等重要功能。口腔是病原微生物侵入人体的主要途径之一。正常人口腔中有大量的细菌存在,其中有的是致病菌,当人体抵抗力降低,饮水或进食量少,咀嚼及舌的动作减少,唾液分泌不足,自洁作用受到影响时,细菌可乘机在湿润、温暖的口腔中迅速繁殖,造成口腔炎症、溃疡、腮腺炎或中耳炎等疾病,甚至可通过血液、淋巴等途径导致其他脏器感染,给全身带来危害。长期使用抗生素的患者,由于菌群失调也可诱发感染。

护士应认真评估患者的口腔卫生状况,指导患者重视并掌握正确的口腔清洁技术,从而完成日常口腔清洁活动,维持良好的口腔卫生状况。对于机体衰弱和存在功能障碍的患者,护士应协助其完成口腔护理。

（一）口腔的评估

口腔评估的目的是确定患者现存或潜在的口腔卫生问题,以制订护理计划并提供恰当的护理措施,从而预防或减少口腔疾病的发生。

1.口腔卫生及清洁状况　口腔卫生状况的评估内容包括口唇、口腔黏膜、牙齿、牙龈、舌、腭、唾液及口腔气味等。此外,评估患者口腔清洁情况和日常习惯,如刷牙、漱口或清洁义齿的方法、次数及清洁程度等。

2.口腔的自理能力　评估患者口腔清洁过程中的自理程度。对于记忆功能减退或丧失的患者,可能需他人提醒或指导方能完成口腔清洁活动;对于对自我照顾能力表示怀疑的患者,应鼓励其发挥自身潜能,减少对他人的依赖,增强自我照顾能力。

3.对口腔卫生保健知识的了解程度　评估患者对保持口腔卫生重要性的认识程度,预防口腔疾病等相关知识的了解程度等,如刷牙方法、口腔清洁用具的选用、义齿的护理、牙线使用方法,以及影响口腔卫生的因素等。

在为患者进行口腔护理前,护士应对患者的口腔卫生状况、自理能力及口腔卫生保健知识水平进行全面评估。评估时,可采用口腔护理评估表（表8-4）,将口腔卫生状况分为好、一般和差,分别记为1分、2分、3分。总分为各项目之和,分值范围为12~36分。分值越高,表明患者口腔卫生状况越差,越需要加强口腔卫生护理。

表 8-4　口腔护理评估表

部　位	分　值		
	1分	2分	3分
唇	滑润,质软,无裂口	干燥,有少量痂皮,有裂口,有出血倾向	干燥,有大量痂皮,有裂口,有分泌物,易出血
黏膜	湿润,完整	干燥,完整	干燥,黏膜破损或有溃疡面
牙龈	无出血及萎缩	轻微萎缩,出血	有萎缩,容易出血、肿胀
牙/义齿	无龋齿,义齿合适	无龋齿,义齿不合适	有许多空洞,有裂缝,义齿不合适,齿间流脓液
牙垢/牙石	无牙垢或有少许牙石	有少量至中量牙垢或中量牙石	大量牙垢或牙石
舌	湿润,少量舌苔	干燥,有少量舌苔	干燥,有大量舌苔或覆盖黄色舌苔
腭	湿润,无或有少量碎屑	干燥,有少量或中量碎屑	干燥,有大量碎屑
唾液	中量,透明	少量或过多量	半透明或黏稠
气味	无味或有味	有难闻气味	有刺鼻气味
损伤	无	唇有损伤	口腔内有损伤
自理能力	完全自理	部分依赖	完全依赖
健康知识	大部分知识来自实践,刷牙有效,使用牙线清洁牙齿	有些错误观念,刷牙有效,未使用牙线清洁牙齿	有许多错误观念,很少清洁口腔,刷牙无效,未使用牙线清洁牙齿

4.口腔特殊问题 评估患者是否存在特殊口腔问题。佩戴义齿者应认真评估,如取下义齿前,应先观察患者义齿佩戴是否合适,有无义齿连接过紧,说话时义齿是否容易滑下;取下义齿后,观察义齿内套有无结石、牙斑及食物残渣等,检查义齿表面有无破损或裂痕等。若患者因口腔或口腔附近的治疗、手术等戴有特殊装置或管道,应注意评估佩戴状况、对口腔功能的影响及是否存在危险因素。

(二)口腔卫生指导

与患者讨论口腔卫生的重要性,定时检查患者口腔卫生情况,指导患者养成良好的口腔卫生习惯,提高口腔健康水平。对患者口腔卫生给予如下指导。

1.选择正确的口腔清洁用具并正确使用 牙刷是清洁口腔的必备工具,选择牙刷时应尽量选用刷头较小且表面平滑、刷柄扁平而直、刷毛质地柔软且疏密适宜的牙刷。刷头较小的牙刷在口腔内运用灵活,可适应分区刷洗的实际需要,保证刷牙时可触及牙齿各个部位。尼龙刷毛耐磨性强,软硬度和弹性适中,对牙齿的清洁和按摩作用较佳,不会损伤牙龈。因已磨损的牙刷或硬毛牙刷清洁效果欠佳,且易导致牙齿磨损及牙龈损伤,故不建议使用。牙刷在使用间隔应保持清洁和干燥,至少每隔三个月更换一次。应选用无腐蚀性的含氟牙膏,且牙膏应具有抑菌和保护牙齿的作用。药物牙膏可抑制细菌生长,具有预防龋齿、治疗牙周病或牙齿过敏的作用,可根据需要选择使用。

2.采用正确的刷牙方法 刷牙可清除食物残渣,有效减少牙齿表面与牙龈边缘的牙菌斑,且具有按摩牙龈的作用,有助于减少口腔环境中的致病因素,并增强组织抗病能力。刷牙通常于晨起和就寝前进行,建议每次餐后也刷牙。目前提倡的刷牙方法有颤动法和竖刷法。颤动法刷牙时,牙刷毛面与牙齿成45°,刷头指向牙龈方向,使刷毛进入龈沟和相邻牙缝内,做短距离的快速环形颤动(图8-31)。每次只刷2~3颗牙齿,刷完一个部位后再刷相邻部位。对于牙齿内侧面,可用牙刷毛面的顶部以环形颤动方式刷洗(图8-32);刷牙齿咬合面时,将刷毛压在咬合面上,将毛端深入裂沟内做短距离的前后来回颤动(图8-33)。竖刷牙法是将牙刷刷毛末端置于牙龈和牙冠交界处,沿牙齿方向轻微加压,并顺牙缝纵向刷洗。避免采用横刷法,即刷牙时做左右方向拉锯式动作,此法可损害牙体与牙周组织。每次刷牙时间不应少于3 min。刷完牙齿后,再由内向外刷洗舌面,以清除食物碎屑和减少致病菌(图8-34)。当协助患者刷牙时,可嘱其伸出舌头,握紧牙刷并与舌面成直角,用较小力量先刷向舌面尖端,再刷舌的两侧面。刷后嘱患者彻底漱口,清除口腔内的食物碎屑和残余牙膏。必要时重复刷洗和漱口,直至口腔完全清洁。之后用清水洗净牙刷,甩去多余水分后控干待用。

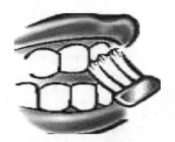

图 8-31 刷牙齿外侧面

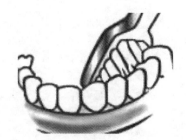

图 8-32 刷牙齿内侧面

3.正确使用牙线 若刷牙不能彻底清除牙齿周围的牙菌斑和碎屑,可使用牙线清除牙间隙食物残渣,去除齿间牙菌斑,预防牙周病。尼龙线、丝线及涤纶线均可作牙线材料(图8-35),建议每日使用牙线剔牙两次,餐后立即进行效果更佳。

具体操作方法是将牙线两端分别缠于双手示指或中指,以拉锯式将其嵌入牙间隙(图8-36)。拉住牙线两端使其呈"C"形,滑动牙线至牙龈边缘,绷紧牙线,沿一侧牙面前后移动牙线以清洁牙齿侧面,然后用力弹出,再换另一侧,反复数次直至牙面清洁或将嵌塞食物清除。使用牙线后,需彻底漱口以清除口腔内的碎屑。操作中注意对牙齿侧面施加压力时,施力要轻柔,切忌将牙线猛力下压,以

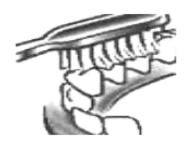

图 8-33　刷牙齿咬合面

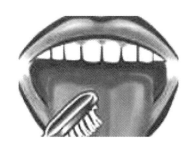

图 8-34　刷洗舌面

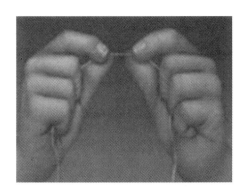

图 8-35　使用丝线或尼龙线作牙线

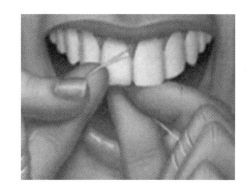

图 8-36　拉锯式将牙线嵌入牙间隙,清洁牙缝

免损伤牙龈。

（三）义齿的清洁护理

牙齿缺失者通过佩戴义齿可促进食物咀嚼,便于交谈,维持良好的口腔外形和个人外观。日间佩戴义齿,因其会积聚食物碎屑、牙菌斑及牙石,故应在餐后取下义齿进行清洗,其清洗方法与刷牙法相同。夜间休息时,应将义齿取下,使牙龈得到充分休息,防止细菌繁殖,并按摩牙龈。当患者不能自行清洁口腔时,护士应协助完成义齿的清洁护理。操作时护士戴好手套,取下义齿,清洁义齿并进行口腔护理。取下的义齿应浸没于贴有标签的冷水杯中,每日换水一次。注意勿将义齿浸于热水或乙醇中,以免变色、变形及老化。佩戴义齿前,护士应协助患者进行口腔清洁,并保持义齿湿润以减少摩擦。

（四）特殊的口腔护理

对于高热、昏迷、危重、禁食、鼻饲、口腔疾病、术后及生活不能自理的患者,护士应给予特殊口腔护理(special oral care),一般每日 2～3 次。如病情需要,应酌情增加次数。

【目的】

（1）保持口腔清洁、湿润、舒适,预防口腔感染等并发症。

（2）防止口臭、口垢,增进食欲,保持口腔正常功能。

（3）通过观察口腔黏膜、舌苔的变化及有无特殊口腔气味,了解患者病情动态变化,协助诊断。

【评估】

（1）患者的性别、年龄、意识状态、病情及治疗情况。

（2）口腔的卫生状况及有无特殊气味及溃疡等。

（3）患者的心理状态、对口腔护理的认识及合作程度。向患者及家属解释口腔护理的目的、方法、注意事项及配合要点。

【准备】

1.护士准备　衣帽整洁,修剪指甲,洗手,戴口罩。

2. 患者准备

(1)了解口腔护理的目的、方法、注意事项及配合要点。

(2)协助患者取舒适、安全且易于操作的体位。

3. 用物准备

(1)治疗盘内备:治疗碗 2 个(分别盛漱口液和浸湿的无菌棉球)、镊子、弯止血钳、弯盘、压舌板、吸水管、棉签、石蜡油、纱布数块、治疗巾。必要时备开口器。

(2)治疗盘外备:常用漱口液(表 8-5)、口腔外用药(按需准备,常用的有口腔溃疡膏、西瓜霜、锡类散、金霉素甘油、制霉菌素甘油等)、手电筒、手消毒液。治疗车下层备生活垃圾桶、医用垃圾桶。

4. 环境准备 宽敞,光线充足或有足够的照明。

【护考提示】
口腔护理常用溶液的种类及适用范围。

表 8-5 口腔护理常用溶液

名 称	浓 度	作用及适用范围
生理盐水		清洁口腔,预防感染
复方硼酸溶液(朵贝尔氏溶液)		轻度抑菌,除臭
过氧化氢溶液	1%～3%	防腐、防臭,适用于口腔感染有溃烂、坏死组织者
碳酸氢钠溶液	1%～4%	属碱性溶液,适用于真菌感染
氯己定溶液(洗必泰溶液)	0.02%	清洁口腔,广谱抗菌
呋喃西林溶液	0.02%	清洁口腔,广谱抗菌
硼酸溶液	2%～3%	酸性防腐溶液,有抑制细菌的作用
甲硝唑溶液	0.08%	用于厌氧菌感染
醋酸溶液	0.1%	适用于铜绿假单胞菌感染

【实施】 特殊患者的口腔护理流程如表 8-6 所示。

表 8-6 特殊患者的口腔护理流程

工作任务步骤	工作过程要点说明
1.核对,解释	● 备齐用物,携至患者床旁,核对患者床号和姓名,解释操作目的及注意事项,以取得患者配合
2.头偏向一侧	● 协助患者仰卧或侧卧,头偏向一侧,面向护士,便于分泌物及多余水分从口腔内流出,防止反流及误吸
3.铺巾,置盘	● 铺治疗巾于患者颌下,置弯盘于患者口角旁
4.润唇,观察	● 倒漱口液,湿润并清点棉球数量,先湿润口角,嘱患者张口,护士一手持手电筒,一手持压舌板观察口腔情况。昏迷患者或牙关紧闭者可用开口器协助张口,开口器应从臼齿处放入,牙关紧闭者不可使用暴力使其张口,以免造成损伤;有活动义齿者,取下义齿并用冷水刷洗,浸于冷水中备用
5.协助漱口	● 协助患者用吸水管吸水漱口
6.夹取棉球	● 用弯止血钳夹取含有无菌溶液的棉球,拧干棉球(图 8-37)。棉球应包裹止血钳尖端,防止钳端直接触及口腔黏膜和牙龈

续表

工作任务步骤	工作过程要点说明
7.按序擦拭	● 按顺序擦拭,嘱患者咬合上、下齿,用压舌板轻轻撑开左侧颊部。擦洗左侧牙齿的外面。沿纵向擦洗牙齿,按顺序由磨牙擦向门齿(图 8-38)。同法擦洗右侧牙齿的外面。每次更换一个棉球,一个棉球擦洗一个部位,擦洗过程中动作应轻柔,特别是对凝血功能障碍的患者,应防止碰伤黏膜和牙龈。嘱患者张开上、下齿,擦洗牙齿左上内侧面(图 8-39)、左上咬合面、左下内侧面、左下咬合面(图 8-40),弧形擦洗左侧颊部。同法擦洗右侧。擦洗硬腭部、舌面及舌下,擦洗完毕,再次清点棉球数量
8.漱口,观察	● 协助患者用吸水管吸水漱口,将漱口水吐入弯盘,用纱布擦净口唇。有义齿者协助患者佩戴义齿。再次评估口腔状况
9.润唇	● 口唇涂石蜡油或润唇膏。酌情涂药,如有口腔黏膜溃疡,可局部涂口腔溃疡膏
10.整理,记录	● 操作后整理,撤去弯盘及治疗巾,协助患者取舒适卧位,整理床单位,整理用物,洗手,记录口腔卫生状况及护理效果

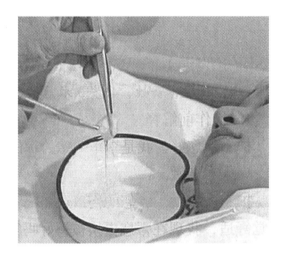

图 8-37　拧干棉球

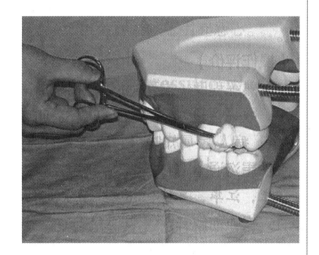

图 8-38　擦左外侧面

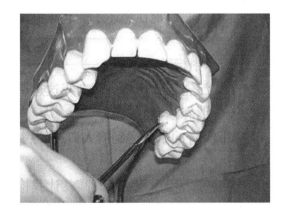

图 8-39　擦左上内侧面

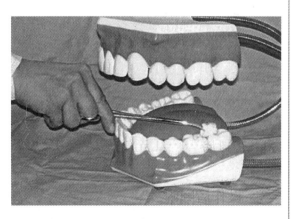

图 8-40　擦左下咬合面

【评价】

(1)操作程序正确,动作轻柔,关心、体贴患者。

(2)患者口腔清洁舒适。

【注意事项】

(1)昏迷患者禁止漱口，以免引起误吸。

(2)观察口腔时，对长期使用抗生素和激素的患者，应注意观察口腔内有无真菌感染。

(3)棉球不可过湿，以不能挤出液体为宜，防止因水分过多造成误吸。注意夹紧棉球，勿将其遗留在口腔内。

(4)传染病患者的用物需按消毒隔离原则进行处理。

(5)擦洗动作轻柔，尤其对凝血功能不良的患者。

二、头发护理

头发清洁是患者每日卫生护理的一项重要内容。经常梳理和清洁头发，可及时清除头皮屑和灰尘，保持头发清洁、易梳理。同时，经常梳头发和按摩头皮，可促进头部血液循环，增进上皮细胞营养，促进头发生长，预防感染发生。良好的头发外观对维护个人形象、保持良好心态及增强自信十分重要。对于病情较重、自我完成头发护理受限的患者，护士应予以适当的协助。

护士应观察头发的浓密程度、长度、分布、颜色、韧性与脆性及清洁状况，注意观察头发有无光泽、发质是否粗糙及尾端有无分叉；观察头皮有无头皮屑、抓痕、擦伤及皮疹等情况，并询问患者头皮有无瘙痒。健康的头发清洁、有光泽、整齐、分布均匀，头皮清洁、无头皮屑、无损伤。头发的生长和脱落与机体营养状况、遗传因素、内分泌状况、压力及某些药物的使用等因素有关。评估患者及家属对头发清洁护理相关知识的了解程度，患者的自理能力，是否存在因患病或治疗妨碍患者头发清洁的因素等。

多数患者可自行完成头发的清洁护理，但患病或身体衰弱会妨碍个体进行日常的头发清洁，导致头发清洁度降低。对于长期卧床、关节活动受限、肌肉张力降低或共济失调的患者，护士应协助其完成头发的清洁和梳理。护士在协助患者进行头发护理时，应询问患者的个人卫生习惯，调整护理方法以适应患者需要。

（一）床上梳头

【目的】

(1)去除头皮屑及污秽，保持头发清洁和整齐，减少感染机会。

(2)按摩头皮，促进头部血液循环，促进头发的生长和代谢。

(3)维护患者自尊，增加患者自信，建立良好的护患关系。

【评估】

(1)患者的性别、年龄、意识状态、病情及治疗情况。

(2)自理能力及梳洗习惯；头发及头皮状态。

(3)患者的心理状态、对床上梳头的认识及合作程度。

【准备】

1.护士准备 衣帽整洁，修剪指甲，洗手，戴口罩。

2.患者准备 了解梳头的目的、方法、注意事项及配合要点。根据病情，采取仰卧位、坐位或半坐卧位。

3.用物准备 治疗盘内备梳子、治疗巾、纸袋。必要时备发夹、橡皮圈（套）、30%乙醇。治疗盘外备手消毒液。治疗车下层备生活垃圾桶、医用垃圾桶。

4.环境准备 宽敞，光线充足或有足够的照明。

【实施】 床上梳头流程如表8-7所示。

表 8-7　床上梳头流程

工作任务步骤	工作过程要点说明
1.核对,解释	● 备齐用物,携至床旁,核对患者床号和姓名,解释操作目的及注意事项,以取得患者配合
2.安置体位	● 根据病情协助患者取坐位或半坐卧位,若患者病情较重,可协助其取侧卧或仰卧位,头偏向一侧
3.铺治疗巾	● 坐位或半坐卧位患者,铺治疗巾于患者肩上;卧床患者,铺治疗巾于枕上
4.分股梳发	● 将头发从中间分成两股,护士一手握住一股头发,一手持梳子,由发根梳向发梢。梳头时尽量用圆钝齿的梳子,以防损伤头皮;如发质较粗或烫成卷发,可选用齿间较宽的梳子;若遇长发或头发打结不易梳理时,应沿发梢到发根的方向进行梳理。可将头发绕到手指上,也可用30%乙醇湿润打结处,再慢慢梳理开;避免过度牵拉,使患者感到疼痛
5.编辫成束	● 根据患者喜好,将长发编辫或扎成束
6.处置,记录	● 将脱落的头发置于纸袋中,撤去治疗巾,协助患者取舒适卧位,整理床单位,整理用物,洗手,记录执行时间及护理效果

【评价】

(1)护患沟通良好,操作程序正确,动作轻柔。

(2)维持了良好的个人外观,改善了患者心理状态。

【注意事项】

(1)护士在为患者进行头发护理过程中,应尊重患者的习惯,注意患者的个人喜好。

(2)对于将头发编成辫的患者,每天至少将发辫松开一次,经梳理后再编好。

(3)梳理头发过程中,可用指腹按摩头皮,促进头部血液循环。

(二)床上洗头

洗头频率取决于个人日常习惯和头发卫生状况。对于出汗较多或头发上沾有各种污渍的患者,应酌情增加洗头次数。护士应根据患者的健康状况、体力和年龄,采用多种方式为患者洗头。如身体状况好的患者,可在浴室内采用淋浴方法洗头;不能淋浴的患者,可协助患者坐于床旁椅上行床边洗头;卧床患者可行床上洗头。洗头时应以确保患者安全、舒适及不影响治疗为原则。长期卧床患者,应每周洗发一次。有头虱的患者,须经灭虱处理后再洗发。

护士在实际工作中可根据医院的现有条件为患者进行床上洗头,如采用马蹄形垫、扣杯法或洗头车等。

【目的】

(1)去除头皮屑和污物,清洁头发,减少感染机会。

(2)按摩头皮,促进头部血液循环及头发生长代谢。

(3)促进患者舒适,增进身心健康,建立良好的护患关系。

【评估】

(1)患者的年龄、病情、意识、心理状态。

(2)患者及家属的配合程度及头发卫生状况。

【准备】

1.护士准备　衣帽整洁,修剪指甲,洗手,戴口罩。

2.患者准备　了解洗头的目的、方法、注意事项及配合要点。按需给予便器,协助患者排便。

3.用物准备

(1)治疗盘内备:橡胶单、毛巾、浴巾、别针、眼罩或纱布、耳塞或棉球(以不吸水棉球为宜)、量杯、洗发液及梳子。

(2)治疗盘外备:橡胶马蹄形垫或自制马蹄形垫、水壶(内盛热水,水温约高于体温,以不超过40℃为宜或按患者习惯调制)、脸盆或污水桶、手消毒液,需要时可备电吹风。治疗车下层备生活垃圾桶、医用垃圾桶。扣杯式洗头法另备搪瓷杯、橡胶管。

4.环境准备 移开床头桌、椅,关好门窗,调节好室温。

【实施】 床上洗头流程如表8-8所示。

表8-8 床上洗头流程

工作任务步骤	工作过程要点说明
1.核对,准备	●携用物至患者床旁,核对患者床号和姓名。将衣领松开向内折,将毛巾围于颈下,用别针固定。铺橡胶单和浴巾于枕上
2.安置体位	●马蹄形垫洗头法:协助患者取仰卧位,上半身斜于床边,将枕垫于患者肩下。置马蹄形垫(图8-41)(如无马蹄形垫,可自制马蹄形卷替代于患者后颈下),使患者颈部枕于马蹄形垫的突起处,头部置于水槽中。马蹄形垫下端置于脸盆或污水桶中 ●扣杯式床上洗头:协助患者取仰卧位,枕垫于患者肩下。铺橡胶单和浴巾于患者头部位置。取脸盆一个,盆底放一条毛巾,倒扣搪瓷杯于盆底,杯上垫折成四折并外裹防水薄膜的毛巾(图8-42)。将患者头部枕于毛巾上,脸盆内置一根橡胶管,下接污水桶 ●洗头车式床上洗头:协助患者取仰卧位,上半身斜向床边,头部枕于洗头车(图8-43)的头托上,将接水盘置于患者头下(图8-44)
3.塞耳,遮眼	●用棉球或耳塞塞好双耳,用纱布或眼罩遮盖双眼,防止操作中水流入眼部和耳部。
4.润发,洗发	●松开头发,用温水充分湿润头发;取适量洗发液于掌心,均匀涂遍头发,由发际至脑后部反复揉搓,同时用指腹轻轻按摩头发。揉搓力适中,避免用指甲搔抓以防损伤头皮;一手抬起头部,另一手洗净脑后部头发;温水冲洗头发,直至冲净;解下颈部毛巾,擦去头发水分。取下眼部的眼罩和耳内的棉球。用毛巾包好头发,擦干面部
5.撤物,吹干	●撤去洗发用物;解下包头毛巾,用浴巾擦干头发,用梳子梳理整齐。用电吹风吹干头发,梳理成型;将枕移向床头,协助患者取舒适体位
6.整理,记录	●协助患者取舒适卧位,整理床单位;整理用物,洗手,记录执行时间及护理效果

马蹄形垫洗头法彩图

扣杯式洗头法彩图

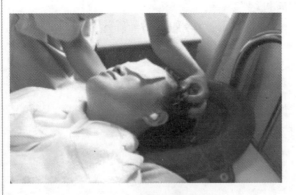

图8-41 马蹄形垫洗头法

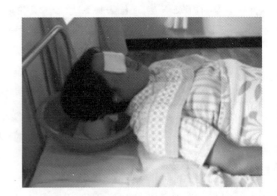

图8-42 扣杯式洗头法

【评价】

(1)操作程序正确,动作轻柔,关心、体贴患者。

(2)告知患者经常清洁头发可保持头发卫生,维护自信。指导家属掌握卧床患者洗头的知识和技能。

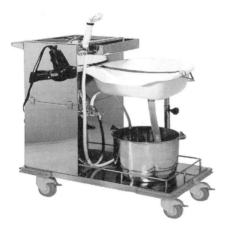

图 8-43　洗头车

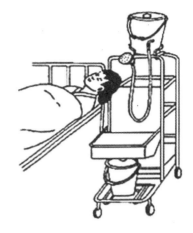

图 8-44　洗头车式洗头法

【注意事项】

(1)护士为患者洗头时,应运用人体力学原理,身体尽量靠近床边,保持良好姿势,避免疲劳。

(2)洗头过程中,应注意观察患者的病情变化,如面色、脉搏及呼吸的改变,如有异常,应停止操作。

(3)病情危重和极度衰弱患者不宜洗发。

(4)洗发时间不宜过久,避免引起患者头部充血或疲劳不适。

(5)操作过程中注意控制室温和水温,避免打湿衣物和床铺,防止患者着凉。

(6)操作过程中注意使患者保持舒适体位,保护伤口及各种管道,防止水流入耳和眼。

(三)灭头虱、虮法

虱子是一类体形很小的昆虫,其产生与卫生不良、环境拥挤或接触感染者有关,可通过衣服、床单、梳子及刷子等传播。根据生长部位的不同,可分为头虱、体虱和阴虱。头虱生长于头发和头皮,呈卵圆形,浅灰色。其卵(虮)外观似头屑,实为固态颗粒,紧粘在头发上,不易去掉。虱寄生于人体后导致皮肤瘙痒,抓伤后可导致感染,同时还可传播疾病,如流行性斑疹伤寒、回归热等。护士若发现患者感染虱虮,应立即采取消灭虱、虮的措施。

【目的】　消灭头虱和虮,预防患者间传染和疾病传播。

【评估】

(1)患者的年龄、病情、意识、心理状态。

(2)患者及家属对头虱、虮的了解程度及合作程度。

【准备】

1.护士准备　穿好隔离衣,修剪指甲,洗手,戴口罩、手套。

2.患者准备

(1)了解灭头虱、虮的目的、方法、注意事项及配合要点。

(2)必要时动员患者剪短头发,剪下的头发应用纸袋包裹焚烧。

3.用物准备

(1)治疗盘内备:洗头用物、治疗巾 2~3 块、篦子(齿内嵌少许棉花)、治疗碗(内盛灭虱药液)、纱布数块、塑料帽子、隔离衣、布口袋(或枕套)、纸袋、清洁衣裤、清洁大单、被套、枕套。

(2)治疗盘外备:常用灭虱、虮药液,手消毒液。治疗车下层备生活垃圾桶、医用垃圾桶。

4.环境准备　移开床头桌、椅,关好门窗,调节好室温。

【实施】　灭头虱、虮法流程如表8-9所示。

常用灭虱、
虮药液

Note

表 8-9　灭头虱、虮法流程

工作任务步骤	工作过程要点说明
1.核对,解释	● 携用物至患者床旁,核对患者床号和姓名并解释灭头虱、虮的方法
2.擦拭药液	● 按洗头法做准备。将头发分成若干小股,用纱布蘸灭虱药液,按顺序擦遍头发,并反复揉搓 10 min,使之湿透全部头发
3.戴帽灭虱	● 戴帽子包住头发,24 h 后取下帽子,用篦子篦去死虱和虮卵,并清洗头发
4.隔离处理	● 灭虱完毕,协助患者更换衣裤、被服,将污衣裤和被服放入布口袋内,扎好袋口,按隔离原则处理
5.整理,记录	● 整理床单位,整理用物,除去篦子上的棉花,用火焚烧,将梳子和篦子消毒后用刷子刷净;洗手,记录执行时间及护理效果

【评价】

(1)患者头部卫生情况良好,头发无虱、虮。

(2)指导患者日常生活中应避免与感染虱、虮者接触,经常洗头,注意自身用物的清洁消毒,搞好个人卫生。

【注意事项】

(1)操作中应注意防止药液溅入患者面部及眼部。

(2)用药过程中注意观察患者局部及全身反应。

(3)护士在操作过程中,应注意保护自己,免受传染。

三、皮肤护理

皮肤系统由皮肤与其附属物构成。皮肤是身体最大的器官,由表皮、真皮及皮下组织组成。皮肤还包括由表皮衍生而来的附属器,如毛发、皮脂腺、汗腺和指(趾)甲等。完整的皮肤具有保护机体、调节体温、感觉、吸收、分泌及排泄等功能。

皮肤的新陈代谢迅速,其代谢产物如汗液、皮脂及表皮碎屑等与外界细菌和尘埃结合形成污垢,黏附于皮肤表面,如不及时清除,可刺激皮肤,降低皮肤抵抗力。护士协助患者进行皮肤护理有助于维持身体的完整性,促进舒适,预防感染,防止压力性损伤及其他并发症的发生;同时还可维护患者自身形象,促进康复。

(一)皮肤的评估

皮肤状况可反映个体健康状态。健康的皮肤温暖、光滑、不干燥、不油腻,且无破损、发红、肿块和其他疾病征象。自我感觉清爽、舒适,无刺激感,对冷、热及触摸等感觉良好。护士可通过视诊和触诊评估患者皮肤,作为患者一般健康资料和清洁护理的依据。护士在评估患者皮肤时,应仔细检查皮肤的完整性、颜色、柔软性、温度、厚度、弹性、感觉及清洁度,同时注意体位、环境(如室温)、汗液量、皮脂分泌、水肿及色素沉着等因素对评估准确性的影响。

1.颜色　肤色因人而异,与种族和遗传有关。此外,身体的不同部位或身体的同一部位的肤色因姿势和环境因素的影响也存在差别。临床上常见的异常皮肤颜色如下。

1)苍白　常见于休克或贫血患者,由于血红蛋白减少所致。

2)发绀　皮肤黏膜呈青紫色,常见于口唇、耳廓、面颊和肢端,由于单位容积血液中还原血红蛋白量增高所致。于皮肤上轻轻施压,使皮肤呈苍白状,除去压力后观察颜色的恢复情况。正常情况下,皮肤应在 1 s 内恢复原来颜色。如患者有发绀现象,受压处皮肤颜色首先从边缘处恢复,且恢复速度较正常皮肤慢。

3)发红　毛细血管扩张充血,血流速度加快及红细胞含量增多所致。生理情况见于运动、饮酒后;疾病情况见于发热性疾病,如大叶性肺炎、肺结核及猩红热等。

4)黄染　皮肤、黏膜发黄称为黄染。皮肤黏膜乃至体液和其他组织黄染时,称为黄疸,由于胆道阻塞、肝细胞损害或溶血性疾病导致血中胆红素浓度增高所致。早期或轻微黄疸常见于巩膜,较明显时才见于皮肤。

5)色素沉着　由于皮肤基底层黑色素增多而导致局部或全身皮肤色泽加深。

2. 温度　皮肤温度可提示有无感染和循环障碍。温度高低有赖于真皮层循环血量,如局部炎症或全身发热时,循环血量增多,局部皮温增高;休克时,末梢循环差,皮温降低。另外,皮肤温度受室温影响,并伴随皮肤颜色的变化。皮肤苍白表明环境较冷或有循环障碍;皮肤发红表明环境较热或有炎症存在。

3. 柔软性和厚度　皮肤柔软性受皮肤含水量、皮下脂肪量、质地、饱满性、真皮层纤维的弹性以及皮肤水肿等因素的影响。皮肤厚度受身体部位、年龄及性别等因素的影响。如手掌、脚掌皮肤较厚,而眼睑、大腿内侧皮肤则较薄;婴儿皮肤一般平滑、柔软、较薄,而老年人皮肤则较干燥、粗糙;男性皮肤较女性皮肤厚。

4. 弹性　检查皮肤弹性时可从前臂内侧提起少量皮肤,放松时如果皮肤很快复原,表明皮肤弹性良好。一般老年人或脱水患者皮肤弹性较差,当提起少量皮肤再放松时,皮肤复原较慢。

5. 完整性　检查皮肤有无破损、斑点、丘疹、水疱或硬结。应特别注意患者皮肤有无损伤以及损伤的状况,如皮肤损伤部位、损伤范围及程度等。

6. 感觉　护士可通过触诊评估患者皮肤的感觉功能。用适度的压力触摸患者皮肤,询问患者皮肤的感觉,并嘱患者描述对护士手指温度的感受。若对温度、压力及触摸存在感觉障碍,表明患者皮肤有广泛性或局限性损伤。皮肤有瘙痒感,表明皮肤干燥或有过敏情况。

7. 清洁度　通过嗅患者体味和观察患者皮肤的湿润度、污垢及皮脂情况来评估皮肤清洁度。

护士评估患者皮肤过程中应注意不易触及的皮肤隐匿部位,如女性乳房下及会阴部、男性阴囊部位。对存在感觉功能障碍、机体活动障碍及供血不足的患者,应加强其皮肤评估。对发现的皮肤问题,应向患者解释所需进行的皮肤护理,并指导患者学习相关卫生护理技术。

(二)皮肤清洁卫生指导

1. 采用合理的清洁方法　皮脂积聚会刺激皮肤,阻塞毛孔或在油性皮肤上形成污垢,因此护士应指导患者经常沐浴。沐浴可清除积聚于皮肤上的油脂、汗液、死亡的表皮细胞及部分细菌,有助于刺激皮肤的血液循环。热水浴可促进表皮小动脉扩张,为皮肤供应更多血液和营养物质。同时,沐浴使个体产生健康感,自我感觉清新、放松,可改善外表和增进自尊。特别是对于出汗较多的患者,经常沐浴并保持皮肤干燥可防止因皮肤潮湿而致的皮肤破损。但对于皮肤干燥的患者,应酌情减少沐浴次数。此外,护士在协助患者沐浴过程中,可观察患者皮肤状况和身体情况,并评估患者心理、社会需求,有助于建立良好的护患关系。

沐浴的范围、方法和需要协助的程度取决于患者的活动能力、健康状况及个人习惯等。护士应鼓励患者自行沐浴,预防因机体长期不活动而引起并发症。一般全身状况良好者,可行淋浴或盆浴。妊娠 7 个月以上的孕妇禁用盆浴。传染病患者应根据病情和隔离原则进行沐浴。对于活动受限的患者,可采用床上擦浴。对存在机体依赖或认知障碍的患者,护士在为其提供皮肤护理时应更加注意观察皮肤状况。

无论患者接受何种沐浴方式,护士均应遵循以下原则。①提供私密空间:关闭门窗或拉上围帘;为患者擦浴时,注意适时遮盖身体其他部位,只暴露正在擦洗的部位,保护患者隐私。②保证安全:沐浴区域应配备必要的安全措施,如扶手、防滑地垫等;在离开患者床单位时,需妥善安放床栏(特别是不能自理或意识丧失患者);在临时离开病室时,应将呼叫器放于患者易取位置。③注意保暖:关闭门窗,控制室温,避免空气对流;皮肤潮湿时,空气对流易导致热量大量散失;洗浴过程中尽量减少患者身体暴露,避免患者着凉。④提高患者自理能力:鼓励患者尽可能参与沐浴过程,患者需要时再给予协助。

2. 正确选择清洁用品　护士应根据患者的皮肤状况、个人喜好及清洁用品的性质、使用目的和效果选择洗浴用品和护肤用品。①浴皂可有效清洁皮肤。对于皮肤易过敏者,应使用低过敏性浴皂;对于皮肤特别干燥或有破损者,应使用温水清洗,避免使用浴皂。②爽身粉可减少皮肤摩擦,吸收多余水分,并抑制细菌生长。③润肤剂于体表形成油脂面,可防止水分蒸发,具有软化皮肤作用,常用的润肤剂包括羊毛脂和凡士林类护肤品。

(三)淋浴和盆浴

护士应根据患者的需要和病情选择适当的洗浴方式,确定洗浴时间和洗浴频率,并根据患者自理能力适当予以协助。病情较轻,能够自行完成洗浴的患者可采用淋浴或盆浴。

【目的】

(1)去除皮肤污垢,保持皮肤清洁,促进身心舒适,增进健康。

(2)促进皮肤血液循环,增强皮肤排泄功能,预防感染和压力性损伤等并发症发生。

(3)促进患者身体放松,增加患者活动机会。

(4)为护士提供观察患者并与其建立良好护患关系的机会。

【评估】　患者的年龄、病情、意识、自理能力、心理状态、配合程度、皮肤情况及日常沐浴习惯。

【准备】

1. 护士准备　衣帽整洁,修剪指甲,洗手,戴口罩。

2. 患者准备

(1)了解沐浴的目的、方法及注意事项。

(2)根据需要协助患者排便。

3. 用物准备　脸盆、毛巾、浴巾、浴皂(根据皮肤情况选择酸、碱度适宜的浴皂或浴液)、洗发液、清洁衣裤、拖鞋、手消毒液。治疗车下层备生活垃圾桶、医用垃圾桶。

4. 环境准备　调节室温至 22 ℃以上,水温按年龄、季节和个人习惯调节。

【实施】　淋浴和盆浴流程如表 8-10 所示。

表 8-10　淋浴和盆浴流程

工作任务步骤	工作过程要点说明
1.检查,准备	●检查浴盆或浴室是否清洁,浴室放置防滑垫。协助患者准备洗浴用品和护肤用品。将用物放于浴盆或浴室内易取处
2.解释,叮嘱	●解释并协助患者入浴室。嘱患者穿好浴衣和拖鞋。指导患者调节冷、热水开关及使用浴室呼叫器。嘱患者进、出浴室时扶好安全把手。浴室勿锁门,将"正在使用"标记挂于浴室门外
3.观察,保护	●患者沐浴时,护士应在可呼唤到的地方,并每隔 5 min 检查患者的情况,注意观察患者在沐浴过程中的反应。当患者使用呼叫器时,护士应先敲门再进入浴室,以保护患者隐私
4.协助移出	●如患者采用盆浴,应根据情况协助患者移出浴盆,帮助患者擦干皮肤。浴盆浸泡时间不应超过 20 min,浸泡过久易导致疲倦
5.穿衣,安置	●根据情况协助患者穿好清洁衣裤和拖鞋。协助患者回病室,取舒适卧位
6.整理,记录	●清洁浴盆或浴室,将用物放回原处。将"未用"标记挂于浴室门外。洗手,记录执行时间及护理效果

【评价】

(1)患者皮肤清洁卫生,沐浴时无意外跌倒和晕厥等。

(2)指导患者经常检查皮肤卫生情况,确定沐浴的次数和方法。

【注意事项】

(1)沐浴应在进食1h后进行,以免影响消化功能。

(2)向患者解释呼叫器的使用方法,嘱患者如在沐浴过程中感到虚弱无力、眩晕,应立即呼叫帮助。

(3)若遇患者发生晕厥,应立即将患者抬出、平卧并保暖,通知医生并配合处理。

(四)床上擦浴

床上擦浴适用于病情较重、长期卧床、制动或活动受限(如使用石膏、牵引)及身体衰弱而无法自行沐浴的患者。

【目的】

(1)去除皮肤污垢,保持皮肤清洁,促进身心舒适,增进健康。

(2)促进皮肤血液循环,增强皮肤排泄功能,预防感染和压力性损伤等并发症发生。

(3)促进患者身体放松,增加患者活动机会。

(4)为护士提供观察患者并与其建立良好护患关系的机会。

(5)观察患者一般情况,防止肌肉挛缩和关节僵硬等并发症发生。

【评估】 患者的年龄、病情、意识、心理状态、合作程度及皮肤卫生状况。

【准备】

1. 护士准备 衣帽整洁,修剪指甲,洗手,戴口罩。

2. 患者准备

(1)了解床上擦浴的目的、方法、注意事项及配合要点。

(2)病情稳定,全身状况较好。

(3)根据需要协助患者排便。

3. 用物准备

(1)治疗盘内备:浴巾2条、毛巾2条、浴皂、小剪刀、梳子、浴毯、50%乙醇、护肤用品(润肤剂、爽身粉)。

(2)治疗盘外备:脸盆2个、水桶2个(一桶用于盛热水,并按年龄、季节和个人习惯增减水温;另一桶用于盛污水)、清洁衣裤和被服、手消毒液。另备便盆、便盆巾和屏风。治疗车下层备生活垃圾桶、医用垃圾桶。

4. 环境准备 调节室温在24℃以上,关好门窗,拉上窗帘或使用屏风遮挡。

【实施】 床上擦浴流程见表8-11。

表8-11 床上擦浴

工作任务步骤	工作过程要点说明
1.准备,核对	● 备齐用物携至床旁,将用物放于易取、稳妥处。核对患者并询问患者有无特殊用物需求
2.保护隐私	● 关闭门窗,用屏风遮挡。按需给予便器
3.安置体位	● 协助患者移近护士,取舒适卧位,并保持身体平衡
4.松被,遮盖	● 根据病情放平床头及床尾支架,松开盖被,移至床尾。用浴毯遮盖患者
5.倒入温水	● 将脸盆和浴皂放于床旁桌上,倒入温水约2/3满

续表

工作任务步骤	工作过程要点说明
6.擦面颈部	● 将一条浴巾铺于患者枕上,另一条浴巾盖于患者胸部。将毛巾叠成手套状,包于护士手上(图 8-45)。将包好的毛巾放入水中,彻底浸湿;先用温水擦洗患者眼部,由内眦至外眦,使用毛巾不同部位轻轻擦干眼部。按顺序洗净并擦干前额、面颊、鼻翼、耳后、下颌直至颈部(图 8-46)。除眼部外,其他部位一般采用清水和浴皂各擦洗一遍后,再用清水擦净及浴巾擦干的顺序擦洗
7.擦上肢、手	● 为患者脱去上衣,盖好浴毯。先脱近侧后脱远侧。如有肢体外伤或活动障碍,应先脱健侧,后脱患侧。移去近侧上肢浴毯,将浴巾纵向铺于患者上肢下面。将毛巾涂好浴皂,擦洗患者上肢,直至腋窝,而后用清水擦净,并用浴巾擦干(图 8-47)。将浴巾对折,放于患者床边处。置脸盆于浴巾上。协助患者将手浸于脸盆中,洗净并擦干。根据情况修剪指甲。操作后移至对侧,同法擦洗对侧上肢
8.擦胸腹部	● 根据需要换水,测试水温。将浴巾盖于患者胸部,将浴毯向下折叠至患者脐部。护士一手掀起浴巾一边,用另一包有毛巾的手擦洗患者胸部。擦洗女性患者乳房时应环形用力,注意擦净乳房下皮肤皱褶处(图 8-48)。必要时,可将乳房抬起以擦洗皱褶处皮肤。彻底擦干胸部皮肤。将浴巾纵向盖于患者胸、腹部。将浴毯向下折叠至会阴部。护士一手掀起浴巾一边,用另一包有毛巾的手擦洗患者腹部一侧,同法擦洗腹部另一侧。彻底擦干腹部皮肤
9.擦洗背部	● 协助患者取侧卧位,背向护士。将浴巾纵向铺于患者身下。将浴毯盖于患者肩部和腿部。依次擦洗后颈部、背部至臀部。进行背部按摩。协助患者穿好清洁上衣。先穿对侧,后穿近侧;如有肢体外伤或活动障碍,应先穿患侧,后穿健侧。将浴毯盖于患者胸、腹部,换水
10.擦下肢、足	● 协助患者平卧,将浴毯撤至床中线处,盖于远侧腿部,确保遮盖会阴部位。将浴巾纵向铺于近侧腿部下面。依次擦洗踝部、膝关节、大腿,洗净后彻底擦干。移盆于足下,盆下垫浴巾。一手托起患者小腿部,将足部轻轻置于盆内,浸泡后擦洗足部。根据情况修剪趾甲。彻底擦干足部。若足部过于干燥,可使用润肤剂。护士移至床对侧。将浴毯盖于洗净腿上,同法擦洗近侧腿部和足部。擦洗后,用浴毯盖好患者,换水
11.擦洗会阴	● 用浴巾盖好上肢和胸部,用浴毯盖好下肢,只暴露会阴部。洗净并擦干会阴部
12.穿裤,梳头	● 协助患者穿好清洁裤子,协助患者取舒适体位,为患者梳头
13.整理,记录	● 整理床单位,按需更换床单。整理用物,放回原处。洗手,记录执行时间及护理效果

【评价】

(1)患者皮肤清洁,床上擦浴过程中无意外情况发生。

(2)能教育并指导患者经常观察皮肤,预防感染和压力性损伤等并发症,并向患者及家属讲解皮肤护理的意义、方法及进行床上擦浴时的注意事项。

【注意事项】

(1)擦浴时注意保护患者隐私,尽可能减少暴露。擦浴时应注意患者保暖,控制室温,随时调节水温,及时为患者盖好浴毯。天冷时可在被内操作。

(2)擦浴过程中,注意遵循节力原则。操作时动作敏捷、轻柔,减少翻动次数。通常于 15～30 min 内完成擦浴。

毛巾折成
手套状彩图

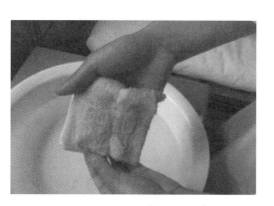

图 8-45　毛巾折成手套状

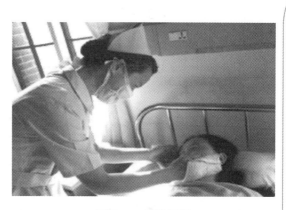

图 8-46　擦洗面部

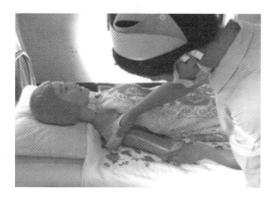

图 8-47　擦洗上肢

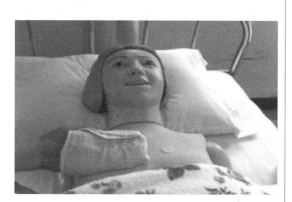

图 8-48　擦洗胸部

（3）擦浴过程中,注意保护伤口和各种管道,避免伤口受压、管道打折或扭曲。擦浴过程中应注意观察患者病情变化及皮肤情况,如出现寒战、面色苍白、脉速等征象,应立即停止擦浴,并给予适当处理。

四、会阴部护理

【目的】

（1）协助患者清洁会阴部,去除会阴部异味,预防或减少感染的发生。

（2）防止皮肤破损,促进伤口愈合。

（3）增进舒适,指导患者清洁的原则。

【评估】

（1）评估患者的病情、意识、配合程度,有无尿失禁及留置导尿管。

（2）评估病室温度及遮蔽程度。

（3）评估患者会阴清洁程度、会阴皮肤黏膜情况。

【准备】

1.护士准备　衣帽整洁,修剪指甲,洗手,戴口罩。

2.患者准备

（1）了解会阴护理的目的、方法、注意事项及配合要点。

（2）根据需要协助患者排便。

3.用物准备

（1）治疗盘内备:毛巾、浴巾、无菌棉球、大量杯、镊子、橡胶单、中单、一次性手套、浴毯、卫生纸。

（2）治疗盘外备:水壶（内盛温水,温度与体温相近,以不超过 40 ℃为宜）、便器、屏风。

4. 环境准备 调节室温在 24 ℃以上,拉上窗帘或使用屏风遮挡,操作时予以遮挡,减少暴露。

【实施】 会阴护理操作流程如表 8-12 所示。

表 8-12 会阴护理操作流程

工作任务步骤	工作过程要点说明
1. 评估,准备	● 评估患者会阴部有无伤口、有无失禁和留置导尿管等,确定会阴部护理的方法等。告知患者,做好准备,遵循标准预防、消毒隔离、安全的原则。准备用物,洗手,戴口罩
2. 核对,解释	● 携用物至患者床旁,核对床号、姓名并解释操作目的及注意事项,关门窗或使用屏风,调节室温
3. 铺巾,暴露	● 协助患者取仰卧位,铺治疗巾于患者臀下,将盖被折于会阴部以下,将浴毯盖于患者胸部。戴好一次性手套,协助患者暴露会阴部
4. 擦洗会阴	● 向脸盆内倒入温水,将脸盆和卫生纸分别放于床上、桌上,将毛巾放于脸盆内,擦洗会阴部,擦洗大腿上部、阴唇部位、尿道口、阴道口、肛门
5. 放置便器	● 如果患者使用便器,先铺橡胶单,然后铺中单,再置便器于患者臀下
6. 冲洗会阴	● 护士一手持装有温水的大量杯,一手持夹有棉球的大镊子,边冲水边擦洗会阴部,从会阴部冲洗至肛门部,冲洗后,将会阴部彻底擦干。撤去便器、中单和橡胶单,协助患者放平腿部,取舒适卧位
7. 擦洗肛门	● 将浴毯放回原位,盖于会阴部位,协助患者侧卧。擦洗肛门。如果患者有大小便失禁,可在肛门和会阴部位涂一层凡士林或氧化锌软膏
8. 穿衣,整理	● 脱去一次性手套,协助患者穿好衣裤。协助患者取舒适卧位,整理床单位,清理用物
9. 观察,记录	● 观察会阴部及其周围部位的皮肤状况。洗手,记录

五、指(趾)甲护理

指甲由角化的上皮细胞积叠而成,覆盖于指(趾)末端的背面,保护下方组织,并可协助手指拾物。

1. 评估 健康人指甲色泽微红、有光泽、表面微见沟壑、根处呈滑晰可见的乳白色半月形,由甲床供应营养,下方的指甲母细胞每天以 0.1 mm 的速度生长;指(趾)甲末端容易滋生微生物;充血性心力衰竭患者血液循环不良、长期静脉淤血,甲半月变红,甲板肥厚,肺炎、甲状腺功能亢进(简称甲亢)、梅毒及心脏病患者甲板变色、变形或变薄;肝硬化患者有时出现白色或毛玻璃样指甲;慢性消耗性疾病患者甲板有横沟或凹坑;发绀性先天性心脏病、支气管肺部疾病、肺癌早期等患者可有杵状指等。

2. 手指护理 用专用剪刀剪指(趾)甲,不可剪得太深,用指甲锉锉光指甲两角,将手指或脚趾浸入热水中 2～5 min 后擦干,涂护手霜或凡士林保持湿润。长期坚持做手保健操,每天 3～5 min,可保持双手指关节灵活。具体手法:双手轮换用一手拇指肚按摩另一手指关节;手指不断张开、合拢,一屈一张地反复活动指关节;经常练习或模仿弹钢琴的动作等。

六、晨晚间护理

晨晚间护理是优质护理服务的重要组成内容,是根据人们的日常生活习惯,为满足患者日常清洁和舒适需要而于晨起和就寝前执行的护理措施。危重、昏迷、瘫痪、感染、大手术后或年老体弱等自理能力受限的患者,护士需要根据病情协助其进行晨晚间护理,以满足患者身心需要,促进舒适。

（一）晨间护理

患者晨间醒来后,应进行晨间护理(morning care)。晨间护理是基础护理的重要工作内容,一般于晨间诊疗工作前完成,以促进患者身心舒适,预防并发症。对于能离床活动、病情较轻的患者,应鼓励其自行完成以增强疾病康复的信心;对于病情较重、不能离床活动的患者,护士应予以协助。

1.晨间护理目的

(1)促进患者清洁、舒适,预防压力性损伤、肺炎等并发症的发生。

(2)观察和了解病情,为诊断、治疗及调整护理计划提供依据。

(3)进行心理和卫生指导,满足患者心理需求,促进护患沟通。

(4)保持病室和床单位的整洁、美观。

2.晨间护理内容

(1)采用湿式扫床法清洁并整理床单位,必要时更换被服。

(2)根据患者病情和自理能力,协助患者排便、洗漱及进食等。

(3)根据患者病情合理摆放体位,如腹部手术患者采取半坐卧位。检查全身皮肤有无受压变红,进行背部及受压骨隆突处皮肤的按摩。

(4)根据需要给予叩背、协助排痰,必要时给予吸痰,指导有效咳嗽。

(5)检查各种管道的引流、固定及治疗完成情况。

(6)进行晨间交流,询问夜间睡眠、疼痛及呼吸情况,肠功能恢复情况,以及活动能力。

(7)酌情开窗通风,保持病室内空气新鲜。

（二）晚间护理

晚间护理(evening care)是指晚间入睡前为患者提供的护理,以促进患者清洁而舒适地入睡。通过必要的晚间护理,可为患者提供良好的夜间睡眠条件,使患者舒适入睡。同时,还能了解患者的病情变化,鼓励其战胜疾病的信心。

1.晚间护理目的

(1)确保病室安静、清洁,为患者创造良好的夜间睡眠条件,促进患者入睡。

(2)观察和了解病情变化,满足患者身心需要,促进护患沟通。

(3)预防压力性损伤的发生。

2.晚间护理内容

(1)整理床单位,必要时予以更换。

(2)根据患者病情和自理能力,协助患者排便、洗漱等,女性患者给予会阴冲洗。

(3)协助患者取舒适卧位,并检查患者全身皮肤受压情况,观察有无早期压力性损伤迹象,按摩背部及骨隆突部位。

(4)进行管道护理,检查各种管道有无打折、扭曲或受压,妥善固定并保持各种管道通畅。

(5)对于疼痛患者,遵医嘱给予镇痛措施。

(6)保持病室安静,病室内电视机应按时关闭,督促家属离院。夜间巡视时,护士要注意做到"四轻"(走路轻、说话轻、操作轻及关门轻)。

(7)保持病室光线适宜,危重病室保留廊灯,便于观察患者夜间病情变化。

(8)保持病室空气流通,调节室温,根据情况增减盖被。

(9)经常巡视病室,了解患者睡眠情况,对于睡眠不佳的患者应按失眠给予相应的护理;同时观察病情变化,并酌情处理。

第四节　压力性损伤的预防和护理

案例8-4

　　患者,男性,59岁,截瘫,骶尾部压力性损伤。查体:创面2 cm×1.5 cm,组织发黑、恶臭,脓性分泌物多,去除表面坏死组织,可见暗红色肌肉。问题:

　　1.该患者的压力性损伤属于什么程度?

　　2.护士应该采取哪些护理措施?

案例答案

　　压力性损伤是身体局部组织长期受压,血液循环障碍,局部组织持续缺血、缺氧,营养缺乏,导致皮肤失去正常功能而引起的组织破损和坏死。压力性损伤是长期卧床患者或躯体移动障碍患者皮肤易出现的最严重问题,具有发病率高、病程发展快、难以治愈及治愈后易复发的特点,一直是医疗和护理领域的难题,已引起医疗机构的广泛关注。是否发生压力性损伤已经成为护理质量的评价指标之一。

　　压力性损伤本身并不是原发疾病,大多是由于其他原发疾病未能很好地护理而造成的皮肤损伤。压力性损伤不仅加重病情,给患者带来痛苦,还会因继发感染引起败血症而危及生命,因此,必须加强患者的皮肤护理,预防和减少压力性损伤的发生。

一、压力性损伤发生的原因

【护考提示】
压力性损伤发生的原因。最主要的力学因素是什么?

　　压力性损伤的形成是一个复杂的病理过程,是局部和全身因素综合作用所引起的皮肤组织的变性和坏死。

(一)力学因素

　　压力性损伤由垂直压力、摩擦力和剪切力引起。

　　1.垂直压力(pressure)　对局部组织的持续性垂直压力是引起压力性损伤的最重要原因。当持续性垂直压力阻断毛细血管对组织的灌注时,可导致氧和营养物质供应不足,代谢废物排泄受阻,组织发生缺血、溃烂或坏死。压力性损伤的形成与压力的强度和持续时间有密切关系。压力越大,持续时间越长,发生压力性损伤的概率就越高。此外,压力性损伤的发生还与组织耐受性有关,肌肉和脂肪组织因代谢活跃,较皮肤对压力更为敏感,因此最先受累且较早出现变性和坏死。

　　2.摩擦力(friction)　由两层相互接触的表面发生相对移动而产生。摩擦力作用于皮肤时,易损害皮肤的角质层而使皮肤屏障作用受损,病原微生物容易入侵皮肤,在组织受压而缺氧、缺血的情况下,增加了压力性损伤发生的风险。当床面不平整(如床单或衣裤有皱褶或床单有渣屑)时,皮肤受到的摩擦力会增加。患者在床上活动或坐轮椅时,皮肤可受到摩擦。搬运患者时,拖拉动作也会产生摩擦力而使患者皮肤受到损伤。皮肤擦伤后,受潮湿、污染而易发生压力性损伤。

　　3.剪切力(shearing force)　由两层相邻组织表面间的滑行而产生的进行性相对移位所引起,由压力和摩擦力相加而成,与体位有密切关系。如半坐卧位时,骨骼及深层组织由于重力作用向下滑行,而皮肤及表层组织由于摩擦力的缘故仍停留在原位,从而导致两层组织间产生牵张而形成剪切力。剪切力发生时,因由筋膜下及肌肉内穿出供应皮肤的毛细血管被牵拉、扭曲、撕裂,阻断局部皮肤、皮下组织、肌层等全层组织的血液供应,引起血液循环障碍而发生深层组织坏死,形成剪切力性溃疡(图 8-49)。由剪切力造成的严重伤害早期不易被发现,且多表现为口小底大的潜行伤口。

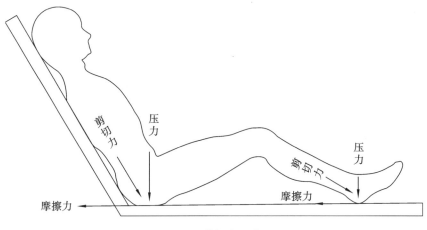

图 8-49　剪切力形成图

(二)局部潮湿或排泄物刺激

皮肤经常受到汗液、尿液及各种渗出引流液等物质的刺激变得潮湿,因被软化而抵抗力下降,削弱了皮肤的屏障作用;此外,尿液和粪便中化学物质的刺激使皮肤酸碱度发生改变,致使表皮角质层的保护能力下降,皮肤组织破溃,且容易继发感染。同时,皮肤潮湿会增加摩擦力,进而加重皮肤损伤。

(三)营养状况

营养状况是影响压力性损伤形成的重要因素。全身出现营养障碍时,营养摄入不足,蛋白质合成减少,出现负氮平衡,皮下脂肪减少,肌肉萎缩。一旦受压,骨隆突处皮肤要承受外界压力和骨隆突本身对皮肤的挤压力,受压处因缺乏肌肉和脂肪组织保护而容易引起血液循环障碍,出现压力性损伤。过度肥胖者卧床时体重对皮肤的压力较大而易发生压力性损伤。水肿皮肤因弹性和顺应性下降而易受损伤,同时组织水肿使毛细血管与细胞间距离增加,氧和代谢产物在组织细胞间的溶解和运送速度减慢,影响皮肤血液循环而容易导致压力性损伤发生。机体脱水时皮肤弹性变差,在压力或摩擦力作用下容易变形和受损。贫血使血液输送氧气能力降低,一旦循环受阻更易造成组织缺氧,由此引发压力性损伤。

(四)年龄

老年人皮肤在解剖结构、生理功能及免疫功能等方面均出现衰退现象,表现为皮肤松弛、干燥,缺乏弹性,皮下脂肪萎缩、变薄,皮肤抵抗力下降,对外部环境反应迟钝,皮肤血流速度下降且血管脆性增加,最终导致皮肤易损性增加。

(五)体温升高

体温升高时,机体新陈代谢率增高,组织细胞对氧的需求量增加。加之局部组织受压,使已有的组织缺氧更加严重。因此,伴有高热的严重感染患者存在组织受压情况时,压力性损伤发生概率较高。

(六)矫形器械使用不当

应用石膏固定和牵引时,限制患者身体或肢体活动。特别是夹板内衬垫放置不当、石膏内不平整或有渣屑、矫形器械固定过紧或肢体有水肿时,致使肢体血液循环受阻,从而导致压力性损伤发生。

(七)应激因素

应激使机体对压力的敏感性增加,导致压力性损伤发生率增高。此外,应激引起体内代谢紊乱,激素大量释放,中枢神经系统和神经内分泌传导系统发生紊乱,机体内环境的稳定性被破坏,机体组织失去承压能力而引发压力性损伤。

(八)机体活动和(或)感觉障碍

活动障碍多由神经损伤、手术麻醉或制动造成,自主活动能力减退或丧失使局部组织长期受压,血液循环障碍而发生压力性损伤。感觉受损可导致机体对伤害性刺激反应障碍,保护性反射迟钝,长时间受压后局部组织坏死,可发生压力性损伤。

二、压力性损伤的预防

大多数压力性损伤是可以预防的,但某些患者由于特殊的自身条件使压力性损伤在所难免,如严重负氮平衡的恶病质患者,因软组织过度消耗失去了保护作用,损伤后自身修复亦困难,难以预防压力性损伤的发生。另外,某些疾病限制翻身,也难以预防压力性损伤的发生。如成人呼吸窘迫综合征患者改变体位时可引起缺氧等。因此,并非所有的压力性损伤均可预防。但精心、科学的护理可将压力性损伤的发生率降到最低。因此要求护士在工作中做到"六勤",即勤观察、勤翻身、勤按摩、勤擦洗、勤整理及勤更换。交接班时,护士应严格、细致地交接患者的局部皮肤情况和护理措施的执行情况。

(一)压力性损伤的评估

1. 高危人群 ①老年患者:老年人皮肤松弛、干燥,缺乏弹性,皮下脂肪萎缩、变薄,皮肤抵抗力下降,导致皮肤易损性增加。②肥胖患者:过重的机体使承重部位压力增加。③身体衰弱、营养不良患者:受压处缺乏肌肉、脂肪组织保护。④水肿患者:水肿降低皮肤抵抗力,并增加承重部位压力。⑤神经系统疾病患者:如昏迷、瘫痪者,其自主活动能力丧失及感觉障碍,长期卧床导致身体局部组织长期受压。⑥疼痛患者:为避免疼痛而处于强迫体位,机体活动减少。⑦使用矫形器械患者:如石膏固定、牵引及应用夹板患者,翻身、活动受限。⑧大、小便失禁患者:皮肤经常受到污物、潮湿的刺激。⑨发热患者:体温升高致排汗增多,汗液可刺激皮肤。⑩使用镇静剂患者:自主活动减少。

2. 危险因素 护士可通过评分方式对患者发生压力性损伤的危险因素进行定性和定量的综合分析,由此判断其发生压力性损伤的危险程度。其目的在于筛查压力性损伤发生的高危人群,并根据评估结果制订并采取有效的预防措施,减少或消除压力性损伤发生的危险因素,从而降低压力性损伤预防护理工作的盲目性和被动性,提高压力性损伤预防工作的有效性和护理质量。常用的危险因素评估表包括 Braden 危险因素评估表、Norton 压疮风险评估量表等。

(1)Braden 危险因素评估表:目前国内外用来预测压力性损伤发生较为常用的方法之一(表 8-13),对压力性损伤高危人群具有较好的预测效果。Braden 危险因素评估表评估简便、易行,评估内容包括感觉、潮湿、活动力、移动力、营养及摩擦力和剪切力。总分值范围为 6~23 分,分值越少,提示发生压力性损伤的危险性越高。评分≤18 提示患者有发生压力性损伤的危险,建议采取预防措施。

表 8-13　Braden 危险因素评估表

项目	分值			
	1	2	3	4
感觉:对压力相关不适的感受能力	完全受限	非常受限	轻度受限	未受损
潮湿:皮肤暴露于潮湿环境的程度	持续潮湿	经常潮湿	有时潮湿	很少潮湿
活动力:身体活动程度	限制卧床	坐位	偶尔行走	经常行走

续表

项 目	分 值			
	1	2	3	4
移动力:改变和控制体位的能力	完全无法移动	严重受限	轻度受限	未受限
营养:日常食物摄取状态	非常差	可能缺乏	充足	丰富
摩擦力和剪切力	有问题	有潜在问题	无明显问题	—

（2）Norton压疮风险评估量表：目前公认用于预测压力性损伤发生的有效评分方法（表8-14），适用于老年患者的评估。Norton压疮风险评估量表评估5个方面的压力性损伤危险因素：身体状况、精神状态、活动能力、灵活程度及失禁情况。分值范围为5~20分，分值越小，表明发生压力性损伤的危险性越高。评分≤14分，提示易发生压力性损伤。

表 8-14 Norton 压疮风险评估量表

项 目	分 值			
	4	3	2	1
身体状况	良好	一般	不好	极差
精神状态	思维敏捷	无动于衷	不合逻辑	昏迷
活动能力	可以走动	需协助	坐轮椅	卧床
灵活程度	行动自如	轻微受限	非常受限	不能活动
失禁情况	无失禁	偶有失禁	经常失禁	二便失禁

3. 易患部位 压力性损伤多发生于长期受压及缺乏脂肪组织保护、无肌肉包裹或肌层较薄的骨隆突处。卧位不同，受压点不同，好发部位亦不同。

（1）仰卧位：好发于枕骨粗隆、肩胛部、肘部、脊椎体隆突处、骶尾部及足跟部（图8-50）。

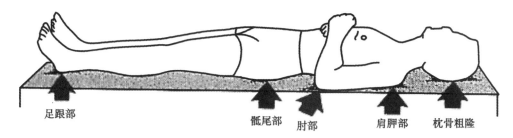

图 8-50 仰卧位压力性损伤好发部位

（2）侧卧位：好发于耳廓、肩峰、肋骨、肘部、髋部、膝关节内外侧及内外踝处（图8-51）。

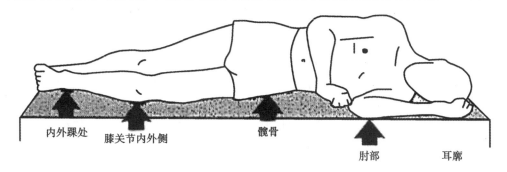

图 8-51 侧卧位压力性损伤好发部位

（3）俯卧位：好发于面颊部、耳廓、肩部、女性乳房、男性生殖器、髂嵴、膝部及足尖处（图8-52）。

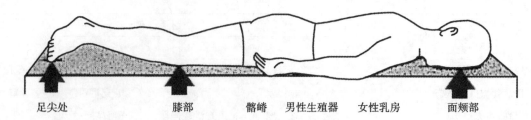

足尖处　　　　膝部　　　　髂嵴　男性生殖器　女性乳房　　　面颊部

图 8-52　俯卧位压力性损伤好发部位

(4)坐位:好发于肩胛部、肘部、坐骨结节处(图 8-53)。

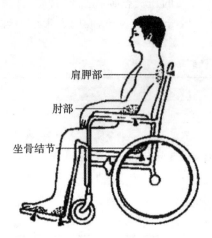

肩胛部

肘部

坐骨结节

图 8-53　坐位压力性损伤好发部位

(二)压力性损伤的预防措施

1.评估　积极评估是预防压力性损伤的关键。评估内容包括压力性损伤发生的危险因素(如患者病情、意识状态、自理能力、营养状况、肢体活动能力、排泄情况及合作程度等)和易患部位。

2.避免局部组织长期受压

(1)经常变换卧位,间歇性解除局部组织承受的压力。经常翻身是长期卧床患者最简单而有效地解除压力的方法,可使骨隆突部位轮流承受身体重量,从而减少对组织的压力。翻身的时间间隔视患者病情及局部受压处皮肤状况而定,一般每 2 h 翻身一次,必要时每 30 min 翻身一次。翻身时注意掌握翻身技巧,并根据人体力学原理,合理摆放体位以减轻局部压力。变换体位的同时,应观察受压部位的皮肤情况,适当给予按摩。建立床头翻身记录卡(表 8-15),记录翻身时间、卧位变化及皮肤情况。必要时可使用电动翻转床协助患者变换多种体位。长期坐轮椅的患者应至少每 1 h 更换姿势一次,或至少每 15 min 改变重力支撑点,以缓解坐骨结节处压力。

表 8-15　翻身记录卡

姓名:		床号:	
日期/时间	卧位	皮肤情况及备注	执行者

(2)保护骨隆突处和支持身体空隙处。协助患者变换卧位后,可采用软枕或表面支撑性产品垫于身体空隙处,使支撑面积扩大,压力分散并受力均匀,从而减少骨隆突处所承受的压力,保护骨隆突处皮肤。临床上可供选择的表面支撑性产品包括泡沫垫、凝胶垫、气垫、水垫及羊皮垫等,可用于减少或舒缓局部压力。橡胶气圈易造成局部环形压迫,导致周围组织血液循环障碍,且橡胶材料不透气,不利于汗液蒸发而对皮肤刺激性大,易引起皮肤损伤,因此橡胶气圈不适合做压力性损伤减压,已不推荐采用。

(3)正确使用石膏、绷带及夹板固定。对使用石膏、绷带、夹板或牵引器等固定的患者,应随时观察局部皮肤状况及肢端血运情况,如指(趾)甲温度、颜色的变化,认真听取患者的意见,适当调节松紧。衬垫应平整、柔软,如发现石膏绷带过紧或凹凸不平,应立即通知医生,及时予以调整。

(4)应用减压敷料或减压床垫。根据患者的实际情况,选择减压敷料敷于压力性损伤好发部位以局部减压,如可选择泡沫类敷料或水胶体类敷料,裁剪后固定于骨隆突处。护士应根据患者的具体情况及减压床垫的适用范围,及时、恰当地应用气垫床、水床等全身减压设备,预防压力性损伤发生。尤其对于难处理的疼痛或翻身引起疼痛的患者可使用减压床垫以抵消局部压力。

3. 避免或减少摩擦力和剪切力的作用 为避免剪切力的产生,患者需采取有效体位。半坐卧位时,如无特殊禁忌,床头抬高角度小于或等于 30°,为防止身体下滑,可在足底部放置一木垫,并屈髋30°,于腘窝下垫软枕。长期坐轮椅的患者,应保持正确坐姿,尽量坐直并紧靠椅背,必要时垫软枕;两膝关节屈曲 90°,双足平放于踏板,可适当给予约束,防止身体下滑。为避免摩擦力的形成而损伤患者皮肤,在协助患者翻身或搬运患者时,应使用有效翻身技巧,将患者身体抬离床面,避免拖、拉、拽等动作。保持床单和被褥清洁、平整、无碎屑,避免皮肤与床单、衣服皱褶、碎屑产生摩擦而损伤皮肤。此外,使用便器时,便器不应有损坏,应协助患者抬高臀部,不可硬塞、硬拉,必要时在便器边缘垫以软纸、布垫或撒滑石粉,防止擦伤皮肤。

4. 避免局部不良刺激,保护患者皮肤 加强基础护理,根据需要用温水或中性溶液清洁患者皮肤。避免使用肥皂或含乙醇的清洁用品,以免引起皮肤干燥或使皮肤残留碱性残余物而刺激皮肤。擦洗动作轻柔,不可用力过度,防止损伤皮肤。皮肤干燥者可适当使用润肤品以保持皮肤湿润。对皮肤易出汗的部位如腋窝、腘窝及腹股沟等,应及时擦干汗液。对大、小便失禁者,应及时擦洗皮肤和更换床单、衣物,并根据患者皮肤情况采取隔离防护措施,如局部使用皮肤保护剂、水胶体类敷料或伤口保护膜等,以保护局部皮肤免受刺激。

5. 改善机体营养状况 营养不良既是导致压力性损伤发生的原因之一,也是直接影响压力性损伤进展和愈合的因素。合理膳食是改善患者营养状况、促进创面愈合的重要措施。因此,病情允许的情况下,给予压力性损伤高危人群高热量、高蛋白质及高维生素饮食,保证正氮平衡,可增强机体抵抗力和组织修复能力,并促进创面愈合。维生素 C 及锌对伤口愈合具有重要作用,对于易发生压力性损伤的患者应适当给予补充。另外,水肿患者应限制水和盐的摄入,脱水患者应及时补充水和电解质。

6. 促进皮肤血液循环 对长期卧床患者,应每日进行主动或被动的全范围关节运动练习,以维持关节活动性和肌肉张力,促进肢体血液循环,减少压力性损伤发生。施行温水浴,在清洁皮肤的同时可刺激皮肤血液循环。患者变换体位后,对局部受压部位进行适当按摩,改善该部位血液循环,预防压力性损伤发生。但对于因受压而出现反应性充血的皮肤组织则不主张按摩,因此时软组织已受到损伤,实施按摩可造成深部组织损伤。

7. 鼓励患者活动 尽可能避免给患者使用约束带和应用镇静剂。在病情许可的情况下,协助患者进行肢体功能练习,鼓励患者尽早离床活动,预防压力性损伤发生。

8. 实施健康教育 确保患者和家属的知情权,使其了解自身皮肤状态及压力性损伤的危害,指导其掌握预防压力性损伤的知识和技能,如营养知识、减压装置的选择、翻身技巧及皮肤清洁技巧等,从而鼓励患者及家属有效参与或独立采取预防压力性损伤的措施。

(三)压力性损伤的治疗与护理

1. 压力性损伤的分期及临床表现 压力性损伤的发生为渐进性过程,目前常用的分类系统是依据其损伤程度将压力性损伤分为四期。

(1)Ⅰ期:淤血红润期,此期为压力性损伤初期。身体局部组织受压,血液循环障碍,皮肤出现红、肿、热、痛或麻木,出现压之不褪色的红斑(图 8-54)。此期皮肤完整性未被破坏,仅出现暂时性血液循环障碍,为可逆性改变,如及时去除致病原因,可阻止压力性损伤进一步发展。

【护考提示】
压力性损伤的分期及护理。

177

(2)Ⅱ期:炎性浸润期,红肿部位继续受压,血液循环得不到改善,局部静脉淤血,静脉回流受阻,皮肤的表皮层、真皮层或二者发生损伤或坏死。受压部位呈紫红色,皮下产生硬结。皮肤因水肿而变薄,常有水疱形成,且极易破溃(图8-55)。水疱破溃后表皮脱落,显露潮湿、红润的创面,患者有疼痛感。此期若及时解除受压,改善血液循环,清洁创面,仍可防止压力性损伤进一步发展。

(3)Ⅲ期:浅度溃疡期,全层皮肤破坏,可深及皮下组织和深层组织。表皮水疱逐渐扩大、破溃,真皮层创面有黄色渗出液,感染后表面有脓液覆盖,致使浅层组织坏死,形成溃疡(图8-56),患者疼痛感加重。

(4)Ⅳ期:坏死溃疡期,为压力性损伤严重期。坏死组织侵入真皮下层和肌肉层,感染向周边及深部扩展,可深达骨面。坏死组织发黑,脓性分泌物增多,有臭味(图8-57)。严重者细菌入血可引起脓毒败血症,造成全身感染,甚至危及生命。

一般情况下,压力性损伤的发展是由浅到深、由轻到重的过程,但某些特殊病例也可出现例外。如个别急性或危重患者,可于6~12 h内迅速出现溃疡期压力性损伤;肥胖患者可出现闭合性压力性损伤,即表皮完整,但内部组织已坏死。因此,护士应认真观察患者皮肤的改变,以免贻误病情而造成严重后果。

当压力性损伤创面覆盖较多的坏死组织或局部皮肤出现紫色、焦痂等改变时,难以准确划分。因而,美国压疮咨询委员会于2007年首次提出在Ⅰ~Ⅳ期压力性损伤分期的基础上,增加可疑深部组织损伤期和不可分期压力性损伤。新的压力性损伤分期进一步描述了局部组织损伤累及的深度和结构,澄清了临床上难以划分的压力性损伤分期,有助于提高分期的准确性。

淤血红润
期彩图

炎性浸润
期彩图

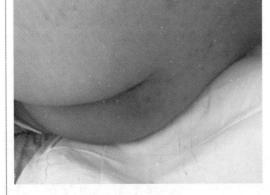

图 8-54　淤血红润期

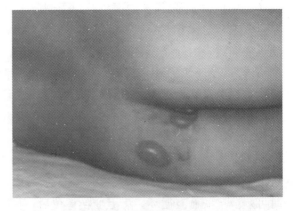

图 8-55　炎性浸润期

浅度溃疡
期彩图

坏死溃疡
期彩图

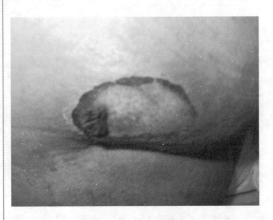

图 8-56　浅度溃疡期

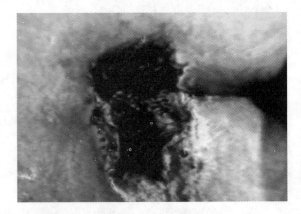

图 8-57　坏死溃疡期

2.压力性损伤的治疗与护理　采取以局部治疗与护理为主、全身治疗与护理为辅的综合性措施。

(1)全身治疗:积极治疗原发病,补充营养和进行全身抗感染治疗等。良好的营养是创面愈合的重要条件,因此应给予平衡饮食,增加蛋白质、维生素及微量元素的摄入。对长期不愈的压力性损伤,可静脉滴注复方氨基酸溶液。低蛋白血症患者可静脉输入血浆或人血清蛋白,提高血浆胶体渗透压,改善皮肤血液循环。不能进食者采用全胃肠外营养治疗,保证每日营养物质供给以满足机体代谢需要。此外,遵医嘱给予抗感染治疗,预防败血症发生。同时加强心理护理,促进身体早日康复。

(2)局部治疗与护理:评估、测量并记录压力性损伤的部位、大小(长、宽、深),创面组织形态,渗出液,有无潜行或窦道,伤口边缘及周围皮肤状况等,对压力性损伤的发展进行动态监测,根据压力性损伤分期的不同和伤口情况采取针对性的治疗和护理措施。

①淤血红润期:此期护理的重点是去除致病原因,防止压力性损伤继续发展。除加强压力性损伤预防措施外,局部可使用半透膜敷料或水胶体敷料加以保护。由于此时皮肤已破损,故不提倡局部皮肤按摩,以防造成进一步伤害。

②炎性浸润期:此期护理的重点是保护皮肤,预防感染。除继续加强上述措施以避免损伤继续发展外,应注意对出现水疱的皮肤进行护理。对于未破的小水疱,应尽量减少摩擦,防止水疱破裂、感染,使其自行吸收;对于大水疱,可在无菌操作下用无菌注射器抽出疱内液体,不必剪去表皮,局部消毒后再用无菌敷料包扎。若水疱已破溃并露出创面,需消毒创面及创周皮肤,并根据创面类型选择合适的伤口敷料。

③浅度溃疡期:此期护理的重点为清洁伤口,清除坏死组织,处理伤口渗出液,促进肉芽组织生长,并预防和控制感染。根据伤口类型选择伤口清洗液。创面无感染时多采用对健康组织无刺激的生理盐水进行冲洗;创面有感染时,需根据创面细菌培养及药物敏感试验结果选择消毒液或抗菌液以达到抑菌或杀菌的目的,从而控制感染和促进伤口愈合。如可选用1:5000呋喃西林溶液清洗创面;对于溃疡较深、引流不畅者,可用3%过氧化氢溶液冲洗,抑制厌氧菌生长。

进行创面清创处理时需根据患者的病情和耐受性、局部伤口坏死组织情况和血液循环情况选择清创方式,如外科清创、机械性清创、自溶性清创、生物性清创及化学性清创,并于清创期间动态观察伤口渗液量、组织类型和面积的变化。

根据渗出液特点,选择适当的湿性敷料,并根据伤口渗出情况确定换药频率。另外,为控制感染和增加局部营养供给,可于局部创面采用药物治疗,或采用具有清热解毒、活血化瘀、去腐生肌的中草药治疗。

④坏死溃疡期:此期除继续加强浅度溃疡期的治疗和护理措施外,还要采取清创术清除焦痂和腐肉,处理伤口潜行和窦道以减少无效腔,并保护暴露的骨骼、肌腱或肌肉。

对深达骨质、保守治疗效果不佳或久治不愈的压力性损伤可采取外科手术治疗,如手术修补引流、植皮修补缺损或皮瓣移植术等。护士需加强围术期护理,如术后体位减压,密切观察皮瓣的血供情况和引流物的性状,加强皮肤护理,减少局部刺激等。

对无法判断的压力性损伤和怀疑深层组织损伤的压力性损伤需进一步全面评估,采取必要的清创措施,根据组织损伤程度选择相应的护理方法。

压力性损伤是全身、局部因素综合作用所引起的皮肤组织变性、坏死的病理过程。护士只有认识到压力性损伤的危害性,了解其病因和发生发展规律,掌握其防治技术,才能自觉、有效地做好压力性损伤防治工作。在护理工作中应树立"预防为主,立足整体,重视局部"的观念,使压力性损伤护理走向科学化、制度化、程序化和人性化。

第五节　疼痛患者的护理

案例8-5

李奶奶,69岁,早晨锻炼后突发心前区压榨性疼痛伴大汗淋漓,被家人送至医院,经急救治疗后病情平稳。

问题:

1. 患者疼痛的性质和表现是什么?
2. 如何为患者减轻疼痛?

案例答案

每个人都或多或少有过疼痛的切身体验,疼痛是个体身体和心理的防御功能被破坏所致,是临床护理中最常见、最重要的疾病征象,是患者不舒适的最高表现方式。由于个人对疼痛的感受和经验不同,疼痛给机体造成的身体、心理、情感等变化难以估计。因此,护士应掌握疼痛的相关知识,帮助患者正确对待和处理疼痛,减轻疼痛带来的痛苦感受,增进舒适感。

一、疼痛的概念

疼痛一词来源于拉丁语,意思是"惩罚"。1979年,世界卫生组织(WHO)和国际疼痛研究学会对疼痛所下的定义是:疼痛是一种令人不快的感觉和情绪上的感受,伴随着现有的或潜在的组织损伤。疼痛既是机体对创伤或疾病的反应机制,也是一种疾病的症状。疼痛具有以下的共同特征:是一种身心不舒适的感觉,提示个体的防御功能或人的整体性受到侵害;是个体受到侵害的危险警告,常伴有生理、心理、行为和情绪反应。

疼痛具有双重含义,痛觉和痛反应。痛觉是个体的主观反应,是一种意识现象,属于个人的主观知觉体验,很难加以确切形容,可表现为痛苦、焦虑,受个体的性格、情绪等心理方面及经验和文化背景的影响。痛反应是机体对疼痛刺激所产生的一系列生理、病理和心理方面的变化,可表现为呼吸急促、血压升高、面色苍白、肌肉收缩、出汗、痛苦、焦虑、抑郁等。疼痛是人体最强烈的应激因素之一,是一种防御机制,对人体受到的有害刺激具有保护和防御作用。

痛觉感受器是位于皮肤和其他组织内的游离神经末梢。当各种伤害性刺激作用于机体达到一定强度时,可引起受损部位的组织释放某些致痛物质,如组胺、缓激肽、5-羟色胺、乙酰胆碱、前列腺素等,这些物质作用于神经末梢,兴奋痛觉感受器,而产生痛觉冲动,并迅速经传入神经传导至脊髓,通过脊髓丘脑束和脊髓网状束上行,传至丘脑,投射到大脑皮质的一定部位,引起疼痛。不同部位的神经末梢对疼痛的敏感度不同,依次为皮肤＞血管、肌肉、关节＞内脏、深层组织。

二、疼痛的原因及影响因素

(一)疼痛的原因

1. 温度刺激　温度过高或过低,作用于体表后均可损伤组织,刺激神经末梢引起疼痛。

2. 物理损伤　刀伤、碰撞伤等,均可使局部组织受损伤,刺激神经末梢引起疼痛。

3. 化学损伤　强碱、强酸等化学物质,能直接刺激神经末梢,引起疼痛。

4. 病理改变　疾病造成的局部管腔堵塞,组织缺血、缺氧;平滑肌痉挛或过度收缩;脏器过度扩张和局部炎症等均可引起疼痛。

5. 心理因素　情绪过度紧张、恐惧等均可引起局部血管过度收缩和扩张而导致疼痛。

(二)影响疼痛的因素

个体对疼痛的感受和耐受力因人而异,同样性质和强度的刺激可引起不同个体的不同反应。个体能感觉到的最小疼痛称疼痛阈。个体能忍受的疼痛强度和持续时间称疼痛耐受力。

1. 年龄　个体对疼痛的敏感程度随年龄的不同而变化。婴幼儿对疼痛的敏感性不如成年人,随着年龄增长,对疼痛的敏感性也随之增加。老年人对疼痛的敏感性逐渐下降。疼痛护理中,对不同年龄组的患者应区别对待,尤其应注意儿童和老年人的特殊性。

2. 以往的疼痛经验　疼痛经验即个体以往对疼痛的经验及对疼痛原因的理解和态度,是个体由过去的刺激体验所获得的感受,并从以后的行为中表现出来。个人对疼痛的经验很大程度上来源于幼时父母和周围环境的影响,个人对疼痛的态度则直接影响其行为表现。人们对任何一种单独刺激所产生的疼痛,都会受到以前类似疼痛经验的影响,如经历过牙病致牙痛的患者对即将再次进行的牙科治疗会产生不安的心理,会使其对痛觉格外敏感。

3. 注意力　个体对疼痛的注意力会影响到对疼痛的感觉程度。当注意力高度集中在其他方面时,痛觉可以减轻,甚至消失。音乐疗法、松弛疗法、看电视、愉快交谈等均可使患者对疼痛的注意力分散,而减轻疼痛。如在赛场上比赛未结束时扭伤脚,注意力高度集中时,疼痛可以减轻或消失。

4. 情绪　情绪可改变个体对疼痛的反应,同样的疼痛刺激,积极、愉快的情绪可以减轻或否认疼痛,消极、焦虑的情绪可以使疼痛加剧。情绪与疼痛的这种影响是相互的。如焦虑能加剧疼痛,疼痛也会增加焦虑情绪。

5. 疲惫　身体非常疲乏且睡眠不佳时,对疼痛的感觉增强,耐受力下降。

6. 个体差异　自尊心及自控力较强的患者常常能够忍受疼痛,主诉疼痛较少;善于情感表达、耐受性较差的患者常主诉疼痛较多。

7. 环境变化　噪声、温度和光线等环境因素可影响疼痛。持续的刺激性噪声,可增加肌肉的张力和应激性,从而加剧疼痛;舒适的环境可以改善个体的情绪,进而减轻疼痛。

8. 宗教文化背景　患者生活在不同社会文化环境下,对疼痛的反应也不一样。宗教信仰与文化可影响人们对疼痛的认知评价及对疼痛的反应。人生观、价值观不同的人对疼痛的反应和表达方式也不同。如生活在鼓励忍耐和推崇勇敢的文化背景中,人们往往更能够耐受疼痛。同时,人们的文化教养也会影响其对疼痛的反应和表达方式。如在一些文化模式中,把忍受疼痛作为一种美德,且通常认为男性比女性更能忍受疼痛。健康促进者应该尊重人们的文化信仰,不应把自己的观点强加于患者。

9. 社会支持系统　家属的支持、帮助等可影响患者对疼痛的反应,可通过减少患者的孤独和恐惧感减轻疼痛。如对患儿来说,有父母的陪伴尤为重要。

10. 治疗和护理　医护措施及医护人员均可影响患者对疼痛的反应。如穿刺、输液等医护措施会给患者带来疼痛的感觉;给予药物、手术等治疗措施,有可能增加患者的心理负担,产生不良情绪,而导致疼痛感加剧。但如果医护人员在执行操作时,动作轻柔、熟练,同时安慰患者,分散患者的注意力,减轻患者的焦虑感和恐惧感,这样,可能会减轻患者的疼痛。

11. 行为反应　不同的行为表现会影响个体对疼痛的知觉和治疗的效果。患者可以通过一系列的行为来控制疼痛。如看电视或者和家人、朋友及同事进行交谈等都可以帮助患者分散对疼痛的注意力而有效地控制疼痛。娱乐可以提高机体内啡肽的释放水平,从而缓解疼痛。充足的睡眠与休息后疼痛感觉减轻,反之则加剧。个体对疼痛的反应,如过激行为、持续性的肌肉紧张等都可能导致疼痛的加剧。如患儿由于害怕打针而大哭、肌肉紧张,这些都可加剧疼痛。

三、疼痛的表现及对机体的影响

（一）疼痛的表现

1.疼痛的部位　护士应了解疼痛部位及在不同情况下有无变化、同时存在多处部位的疼痛及其相互关系、是否为对称性疼痛等。可通过绘制人体简图的方法确定患者疼痛的部位。有的疼痛定位比较明确,如外伤、骨折等;有的疼痛定位不很明确,如脏器不适等。

2.疼痛的性质　刺痛、剧痛、灼痛、绞痛、钝痛、锐痛、麻痛、牵拉痛、牵涉痛、痉挛痛、刀割痛,局限性、扩大性及弥散性疼痛等。

3.疼痛的时间　疼痛的发作时间、持续时间、停止时间及疼痛变化的规律性。

4.身体运动情况

1)静止不动　患者维持在某一种最舒适的体位或姿势,如腹痛时呈卷曲位。

2)无目的地乱动　有些患者在严重疼痛时常会无目的地乱动,以分散对疼痛的注意力。

3)保护性动作　患者对疼痛的一种逃避性反射动作,如害怕扎针的儿童看见护士来为其输液时,就会逃脱或将手躲藏起来。

4)规律性的按摩动作　患者使用这种动作常是为了减轻疼痛的程度和感受,如头痛时按压头部,胃痛时按压胃部。

5.生理反应　疼痛时患者会出现心跳加快、血压升高、呼吸频率增加、手掌出汗、面色潮红或苍白等甚至休克症状,胃肠功能紊乱、恶心、呕吐、食欲下降等消化道症状,肌肉紧张及内分泌改变。

6.情绪反应　疼痛会导致患者出现焦虑、抑郁、退缩、依赖、愤怒、挫败感等不良情绪反应,注意力难以集中,影响日常生活和工作。

7.声音　疼痛时患者可能发出呻吟、尖叫、喘息、哭泣等各种声音。护士应评估其音调、音频、音律及持续时间和起止时间。对还没有语言交流能力的患儿,尤其应注意收集这方面的资料。

（二）疼痛对机体的影响

1.精神、情绪反应　短期急性疼痛可导致患者情绪处于兴奋、焦虑状态;长期慢性疼痛可导致抑郁,对环境淡漠,反应迟钝。

2.神经内分泌及代谢　疼痛刺激可引起应激反应,促使体内释放多种激素,如儿茶酚胺、促肾上腺皮质激素、皮质醇、醛固酮、抗利尿激素等。促进分解代谢的激素分泌增加,合成代谢激素分泌减少,使糖原分解和异生作用加强,从而导致水钠潴留,血糖水平升高,乳酸生成增加,机体呈负氮平衡。

3.心血管系统　疼痛可兴奋交感神经,使患者血压升高、心率加快、心律失常,增加心肌耗氧量。这些变化对伴有高血压、冠状动脉供血不足的患者极为不利。剧烈的深部疼痛有时可引起副交感神经兴奋,引起血压下降、心率减慢,甚至发生虚脱、休克。疼痛常限制患者活动,使血流缓慢,血液黏滞度增加;对于深静脉血栓的患者,可能进一步加重原发疾病。

4.呼吸系统　腹部或胸部手术后疼痛对呼吸功能影响较大。疼痛引起肌张力增加及膈肌功能减弱,使肺顺应性下降;患者呼吸浅快,肺活量、潮气量、残气量和功能残气量均降低,通气与血流比例下降,易产生低氧血症等。由于患者不敢用力呼吸和咳嗽,积聚于肺泡和支气管内的分泌物不易排出,易并发肺不张和肺炎。

5.消化系统　疼痛可导致恶心、呕吐等胃肠道症状。慢性疼痛常引起消化功能障碍,食欲缺乏。

6.泌尿系统　疼痛本身可引起膀胱或尿道排尿无力,同时由于反射性肾血管收缩,垂体抗利尿激素分泌增加,导致尿量减少。较长时间排尿不畅可引起尿路感染。

7.骨骼、肌肉系统　疼痛可诱发肌痉挛而进一步加重疼痛。同时,由于疼痛时交感神经活性增加,可进一步增加末梢感受器的敏感性,形成痛觉过敏或异常疼痛。

8. 免疫系统　疼痛引起的应激反应可导致淋巴细胞减少、白细胞增多和网状内皮系统处于抑制状态等,使患者对病菌的抵抗力减弱,受感染的概率和其他并发症的发生率增加。肿瘤患者因体内杀伤性 T 细胞的功能下降和数量减少等免疫改变,可导致肿瘤转移或复发。

9. 凝血机制　对凝血系统的影响包括使血小板黏附功能增强、纤维蛋白溶解减弱,使机体处于高凝状态。对于心血管、脑血管异常的患者,有导致脑血栓或心血管意外的可能。

四、疼痛的分类

(一)按疼痛病程分类

1. 急性疼痛　疼痛突然发生,开始时间明确,持续时间较短,多在数分钟、数小时或数天之内,用镇痛方法一般可以控制。

2. 慢性疼痛　疼痛持续 6 个月以上,具有持续性、顽固性和反复性,较难控制。

(二)按疼痛程度分类

1. 微痛　似痛非痛,常无其他感觉出现。

2. 轻痛　疼痛程度轻微,范围局限,睡眠不受干扰,个体能正常生活。

3. 甚痛　疼痛明显、较重,合并痛反应,可表现为心跳加快、血压升高,睡眠受干扰。

4. 剧痛　疼痛程度剧烈,痛反应强烈,不能忍受,睡眠受到严重干扰,可伴有被动体位或自主神经紊乱。

(三)按疼痛性质分类

1. 钝痛　如胀痛、闷痛、酸痛等。

2. 锐痛　如绞痛、灼痛、刺痛、切割痛、撕裂样痛、爆裂样痛等。

3. 其他疼痛　如压榨样痛、牵拉样痛、跳痛等。

(四)按疼痛起始部位及传导途径分类

1. 皮肤痛　疼痛刺激来自体表,多因皮肤黏膜受损而引起。表现为"双重痛觉",即受到刺激后立即出现定位明确的尖锐刺痛(快痛)和 1~2 s 后出现的定位不明确的烧灼痛(慢痛)。

2. 躯体痛　肌肉、肌腱、筋膜和关节等深部组织引起的疼痛。因组织神经分布的差异,对疼痛刺激的敏感性也不同,其中骨膜的神经末梢分布最密,痛觉最敏感。机械和化学性刺激均可引起躯体痛,肌肉缺血是引起躯体痛的主要原因。

3. 内脏痛　因内脏器官受到机械性牵拉、扩张、痉挛、炎症、化学性刺激等引起。发生缓慢而持久,性质多为钝痛、烧灼痛或绞痛,定位常不明确。

4. 牵涉痛　患者感到身体体表某处有明显的痛感,但该处身体并无实际损伤。内脏痛常伴有牵涉痛,即内脏器官疾病引起疼痛的同时在体表某部位也出现痛感。这是因为有病变的内脏神经纤维与体表某处的神经纤维会合于同一脊髓段。如心绞痛可牵涉至左肩和左前臂内侧,胆囊疼痛可牵涉至右肩等。

5. 假性痛　去除病变部位后仍感到相应部位疼痛,如患者截肢后仍感到已不存在的肢体疼痛。这可能与病变部位去除前的疼痛刺激在大脑皮质形成兴奋灶的后遗影响有关。

6. 神经痛　因神经受损所致,表现为剧烈的灼痛和酸痛。

(五)按疼痛的部位分类

最常见的有头痛、腰背痛、胸痛、腹痛、骨痛、关节痛、肌肉痛等。此外,还有癌性疼痛,它在癌症早期往往无特异性,不同部位的癌性疼痛的性质和程度均可不同,可为钝痛、胀痛等;而中、晚期的疼痛则剧烈,不能忍受,需用药物镇痛。

(六)按疼痛的系统分类

疼痛可分为神经系统疼痛、消化系统疼痛、运动系统疼痛、心血管系统疼痛、血液系统疼痛、呼吸系统疼痛、内分泌系统疼痛、泌尿系统疼痛、免疫系统疼痛和心理性疼痛。

五、疼痛患者的评估和护理

(一)疼痛的评估内容

疼痛评估是有效控制疼痛的首要环节,不仅可以判断疼痛是否存在及疼痛的状况,还有助于评价疼痛治疗的效果。与体温、呼吸、脉搏和血压这四项生命体征不同,疼痛不具备客观的评估依据,而且引起疼痛的原因和影响疼痛的因素亦较多,又存在明显的个体差异。因此,护士应全面了解患者的身心状况,认真观察患者的疼痛表现,与患者及其家属进行有效的沟通,客观收集患者的疼痛资料,选用合适的评估工具,准确判断患者的疼痛基线,为制订切实可行的护理措施、减轻患者的疼痛奠定基础。

1.患者一般情况　有可能影响患者疼痛的一般情况主要包括患者的人口社会学特征和社会心理因素(如年龄、性别、职业、家庭支持情况、精神状态、生活习惯、兴趣爱好、性格、文化背景、受教育程度及过去的疼痛经验等)及诊断与病情等。

2.疼痛部位　疼痛的部位是否明确而固定,是否局限在某一部位,疼痛范围有无扩大等。

3.疼痛时间　疼痛开始时间、持续时间、有无周期或规律性、停止时间。6个月以内可缓解的疼痛为急性疼痛;持续6个月以上的疼痛为慢性疼痛。

4.疼痛性质　可以分为灼痛、刺痛、酸痛、胀痛、压痛、钝痛、触痛、剧痛、绞痛等。

5.疼痛程度　分为轻、中、重度疼痛。

6.疼痛表达方式　患者表达疼痛的方式各有不同,如儿童常用哭泣来表达。

7.伴随症状及其影响　是否伴有头晕、发热、便秘等症状;是否影响患者睡眠、食欲等。

(二)疼痛的评估方法

1.询问健康史　包括现病史和既往史。

2.观察及体格检查　除体格检查可获得患者疼痛的部位、程度、感受等资料外,通过观察患者的身体动作等也可了解其疼痛的情况。

(1)患者常见的身体动作:静止不动;保护性动作;无目的动作;规律性动作等。

(2)倾听声音:患者因为疼痛会发出呻吟声、叹息声、尖叫声等,可根据音调强弱、节律性、持续时间等变化判断患者疼痛的强度。

(3)观察生理及行为反应:剧烈疼痛时,常伴有面色苍白、出汗、咬唇等痛苦表情。

3.疼痛常用的评估工具

(1)世界卫生组织对疼痛程度的分级:

0级:无痛。

1级(轻度疼痛):静卧时无疼痛,咳嗽、翻身时有轻度疼痛感,但不严重,可忍受,睡眠不受影响。

2级(中度疼痛):静卧时疼痛,咳嗽、翻身时加重,不能忍受,睡眠受干扰,要求用镇痛药。

3级(重度疼痛):静卧时疼痛剧烈,不能忍受,睡眠严重受干扰,需要用镇痛药。

(2)数字描述评分法:用数字代替文字表示疼痛程度。在一条直线上分段,按0~10分次序评估疼痛程度,一端为"0",代表无痛,另一端为"10",代表剧烈疼痛。患者选择一个能代表自己疼痛感受的数字表示疼痛程度(图8-58)。

(3)文字描述评分法:将一条线段等分成5份。每个点有相应描述疼痛不同程度的文字,即无痛、微痛、中度疼痛、重度疼痛、非常严重的疼痛、无法忍受的疼痛。请患者按照自身疼痛的程度选择一个能代表自己疼痛感受的描述文字(图8-59)。

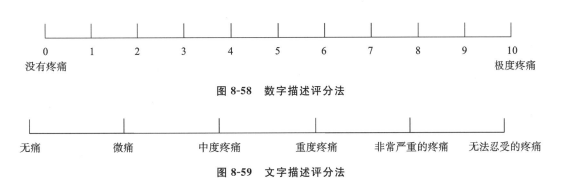

图 8-58　数字描述评分法

图 8-59　文字描述评分法

（4）视觉模拟评分法：用一条线段，不作任何划分，在线段两端分别注明无痛和剧痛。患者根据自己对疼痛的感受在线上标记疼痛的程度（图 8-60）。此法方便灵活，易于掌握，不需要任何附加设备，患者有很大的选择自由，不需要选择特定的数字或文字。适合于任何年龄的疼痛患者，且没有特定的文化背景或性别要求，对于急性疼痛的患者、儿童、老年人及表达能力丧失者尤为适用。该法也有利于护士较为准确地掌握患者疼痛的程度以及评估镇痛的效果。

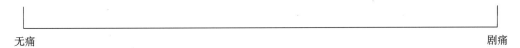

图 8-60　视觉模拟评分法

（5）面部表情疼痛测量图：可以通过面部表情图来评估 3 岁左右儿童的疼痛程度。采用 6 种面部表情来表达疼痛的程度，儿童从中选择一个代表自己疼痛感受的面孔（图 8-61）。

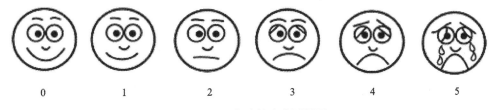

图 8-61　面部表情疼痛测量图
0，无痛；1，微痛；2，疼痛稍明显；3，疼痛显著；4，重度疼痛；5，最剧烈疼痛

（6）Prince—Henry 评分法：主要用于胸腹部大手术后或气管切开插管不能说话的患者，需要在术前训练患者用手势来表达疼痛的程度。此法简单、可靠，使用方便。分为 5 个等级，分别赋值 0～4 分以评估疼痛的程度：

0 分：咳嗽时无疼痛。

1 分：咳嗽时有疼痛发生。

2 分：安静时无疼痛，但深呼吸时有疼痛发生。

3 分：静息状态时即有疼痛，但较轻微，可忍受。

4 分：静息状态时即有剧烈疼痛，并难以忍受。

（三）疼痛的护理原则

1. 准确动态评估和消除、缓解疼痛　准确评估是控制疼痛的基础，动态观察病情变化和评估用药后疼痛的缓解程度是对患者实施进一步疼痛护理措施的依据。消除和缓解疼痛是护理疼痛患者的主要目标。为疼痛患者提供及时有效的护理，提高疼痛患者的舒适度，使患者得到充分休息，能改善和提升患者对疼痛控制的满意度。

2. 协助病因治疗和及时正确用药　密切观察病情，协助查找病因，及时正确给药，评估并记录用药后患者疼痛的变化，监测和防治药物的毒副作用，这些是有效控制疼痛的基础。正确用药原则如下。

(1)**按阶梯给药**：选用药物时药效应由弱到强，逐渐升级，最大限度地减少药物依赖的发生。

(2)**使用口服药**：口服药方便，可应付各种多发性疼痛，镇痛效果满意，可减少医源性感染，不良反应小，并将耐受性和依赖性减小到最低限度。

(3)**按时服药**：按照规定的间隔时间给药，下一次药量应在前次给药效果消失之前给予，以维持有效的血药浓度。

(4)**个体化给药**：麻醉药物敏感性的个体差异很大，因此不同患者的合适剂量（即镇痛效果满意的剂量）不同。对于标准的推荐剂量，要根据每个人的疼痛程度、既往用药史、药物药理学特性等来确定和调整。

3.健康教育和社会心理支持　由于缺乏与疼痛相关的知识，患者和家属可能对疼痛控制会有担心和认识误区，如担心止痛药物的耐受性和成瘾性、疼痛无法控制等，这些都会影响患者克服疼痛的信念，因此需要进行宣传教育和提供心理支持。同时要密切观察患者应用镇痛药后的反应，告诉患者药物的正确使用方法和可能出现的不良反应，及时提供有效帮助，提高患者对疼痛控制的满意度，以获得最佳疗效。

(四)疼痛患者的护理措施

1.减少或消除引起疼痛的原因　面对疼痛患者，首要措施是设法减少或消除引起疼痛的原因，如胸部手术后，患者因为怕伤口疼痛而不敢咳嗽和深呼吸，护士除了术前进行有效咳嗽的健康指导外，术后可协助患者按压伤口，鼓励其咳嗽和深呼吸。

2.药物止痛　药物止痛是解除疼痛的重要措施。护士应掌握相关的药理知识，正确使用止痛药物。

(1)**止痛原则**：①在诊断未明确前不得随意使用镇痛药，以免掩盖症状，延误病情。②对慢性疼痛患者，应掌握疼痛发作的规律性，尽量在疼痛发作前给药，使疼痛容易控制。③患者的护理活动应安排在药物显效时限内，使患者容易接受。④疼痛缓解或停止时应及时停药，防止药物的副作用、耐药性及成瘾性。⑤癌症疼痛患者：根据药效的强弱按阶梯顺序使用；按时服药；用药剂量个体化。

(2)**止痛方法**：

【护考提示】
疼痛患者药物止痛的阶梯给药原则。

①麻醉性镇痛药：又称阿片类镇痛药，主要用于疼痛的急性发作和生命有限的晚期癌症患者。护士要了解患者以前用药的情况，适当限制药物的摄入量，防止产生药物依赖。

②非麻醉性镇痛药：具有解热、镇痛、消炎的功效，常用于解除中等程度的疼痛。此类药物一般在疼痛发作时应用，护士要注意定时定量给药，注意观察用药后的反应。

③镇静催眠药：镇静催眠药易产生药物依赖和成瘾，护士应掌握患者用药时间和药量，观察有无成瘾性。

④三阶梯止痛疗法：癌症患者疼痛的药物治疗，推行 WHO 建议的三阶梯止痛疗法。第一阶段：适用于轻度疼痛患者。可选用非阿片类、解热镇痛类、抗炎类药物，如布洛芬、阿司匹林等。第二阶段：适用于中度疼痛患者。使用非阿片类药物止痛无效时，可选用弱阿片类药物，如可待因、曲马朵等。第三阶段：适用于重度疼痛和剧烈性癌痛患者。可选用强阿片类药物，如吗啡、哌替啶、美沙酮等。

3.物理止痛　应用冷热疗法、电疗法、超声波疗法等物理止痛方法，如冷热湿敷、理疗。

4.中医止痛　通过针灸、推拿、按摩等中医方法，刺激患者相应的经络和穴位，从而达到治疗和预防疼痛的目的。如偏头痛时可针刺太阳穴、外关穴止痛。

5.心理护理

(1)建立护患信赖友好关系。护士应与患者进行良好的沟通交流，使患者能对自己产生信赖感，借助情感支持协助患者克服疼痛。

（2）尊重患者对疼痛的反应。护士应认真倾听患者有关疼痛反应的诉说,鼓励患者努力适应疼痛,帮助患者建立接受疼痛的行为反应。

（3）介绍应对疼痛的有关知识。帮助患者学习有关疼痛的相关知识,如疼痛原因、影响疼痛的因素、减轻或解除疼痛的方法和技巧等,有助于减轻患者对疼痛的焦虑和恐惧。

（4）减轻心理压力。护士要以关心、同情、安慰、鼓励的态度支持患者,设法减轻患者的心理压力。协助患者保持情绪稳定、心境平和、精神放松。

（5）分散注意力。

①组织活动:针对患者的性格和喜好,组织患者参加有兴趣的活动,如看电视、做游戏等,能够有效地转移患者对疼痛的注意力。

②音乐疗法:可分散患者对疼痛的注意力。根据患者的个性和喜好选择不同的音乐。

③做深呼吸:指导患者有节奏地用鼻深吸气,然后再慢慢用口呼气,反复进行。

④有节律地按摩:指导患者双眼凝视一个定点,同时在患者疼痛部位做环形按摩。

⑤治疗性的想象:将患者的注意力诱导到对某特定事物的想象中而达到特定正向效果,可达到松弛和减轻疼痛的目的。如让患者回忆一件愉快的事情、一次有趣的活动等。

⑥松弛疗法:集中患者注意力,先使患者保持一种舒适体位,再让其全身肌肉放松,同时让患者闭目凝神,平静呼吸。松弛可以减轻患者的疼痛强度,消除紧张情绪,促进睡眠。

6.促进舒适　通过护理活动促进患者舒适,是减轻和解除疼痛的重要措施。如协助患者采取正确姿势、减轻疼痛。经常变换体位、室内空气新鲜、温湿度适宜等均可使患者感到舒适。

7.健康教育　根据患者的情况,选择相应的健康教育内容,包括疼痛原因、影响疼痛的因素、如何面对疼痛、减轻或解除疼痛的方法和技巧等。

（王丹凤）

直通护考
在线答题

第九章　生命体征的评估及护理

扫码看PPT

学习目标

1. 掌握：生命体征测量的方法及注意事项；异常生命体征的评估及护理措施。
2. 熟悉：正常生命体征的观察、评估内容。
3. 了解：体温、脉搏、呼吸、血压测量的意义。

生命体征（vital signs）是体温、脉搏、呼吸和血压的总称。生命体征受大脑皮质控制，是机体内在活动的一种客观反映，是衡量机体身心状况的可靠指标。正常人生命体征在一定范围内相对稳定，变化范围小并且相互之间存在内在的联系，但在病理情况下，变化及其敏感。通过观察生命体征，可以获得人体生理状态的基本资料，了解机体重要脏器的功能活动情况，了解疾病的发生、发展和转归，为疾病的预防、诊断、治疗和护理提供依据。

第一节　体温的评估及护理

案例答案

案例9-1

患者，男，37岁，持续高热6天，体温持续在39.1～40.3 ℃，以"发热待查"于上午09：00入院。入院时测体温40.2 ℃，脉搏112次/分，呼吸28次/分。血压120/82 mmHg，神志清楚，面色潮红，口唇干裂，食欲不振。患者上午09：20口服退热药后，体温降至38.1 ℃，14：00体温升至39.8 ℃。

问题：
1. 你认为该患者发热属于哪种热型？
2. 发热的患者有哪些护理问题？针对这些问题应该采取哪些护理措施？

人体具有一定的温度，这就是体温（body temperature），可分为体核温度和体表温度。体核温度（core temperature）指人体内部胸腔、腹腔和中枢神经的温度，因受到神经、内分泌系统的精细调节，通常比较稳定。体表温度（shell temperature）指人体表面皮肤、皮下组织和肌肉的温度，因受环境温度和衣着变化等多因素影响，通常不太稳定，会在一定范围内变化，且一般低于体核温度。一般所说的体温是指身体深部的平均温度。

一、正常体温及生理变化

人体不断地产热,同时也在不断地散热,以此保持体温的动态平衡,以满足正常生命活动的需要。

(一)体热的产生

1. 产热过程　人摄入食物后,食物中的糖、脂肪、蛋白质经胃肠道消化吸收后,在身体的内脏器官氧化产生热量。机体的总产热量主要包括基础代谢、食物特殊动力作用和肌肉活动所产生的热量。安静状态下,主要由内脏器官代谢产热,占总热量的56%,其中肝脏产热最多;活动状态下,主要由骨骼肌的收缩产热,占总热量的90%。食物特殊动力作用所产生的热量则是机体在进食后额外产生的热量。

2. 产热方式

1)无寒战产热　维持生命的各种活动如呼吸、心跳,维持肌肉张力及细胞的代谢等,时刻都在产热。这种产热与基础代谢成正比,即基础代谢率越高,体内产热就越多,且不会因为身体内部体温调节的需求而有所改变。

2)寒战性产热　当机体突然暴露于寒冷的环境中时,一方面,肾上腺素和甲状腺素释放增加,两者均可提高全身细胞的代谢率,从而使产热增加,以适应寒冷的环境;另一方面,局部或全身的骨骼肌发生不随意的节律性收缩,即寒战,这是机体遇冷时的产热反应,是维持体温恒定的调节性活动。

(二)体热的散失

1. 散热途径　机体的绝大部分热量是经皮肤散失到周围环境中的,其余的一小部分热量则随着呼吸、排泄等生理活动而散失。

2. 散热方式　人体散热的方式有辐射、传导、对流和蒸发四种。

1)辐射散热　机体以热射线形式将热量传给外界温度较低的物体的一种散热方式,是人体散热的最主要形式。辐射散热量受两方面因素的影响:①皮肤与环境之间的温度差:当皮肤温度高于环境温度时,温度差越大,散热量就越多;反之机体不仅不能散热,反而会吸收周围的热量(如在高温环境下作业)。②机体有效辐射面积:有效辐射面积越大,散热越多。由于四肢的表面积较大,因而在辐射散热中起着重要作用。

2)传导散热　机体的热量直接传给与它接触的温度较低物体的一种散热方式。这种散热方式必须有导热物体的参与,并与物体的导热率有关,如衣物等属于不良导体,其散热量小,故能保温;而水的导热率较高,其散热量大,故临床上常采用冰袋、冰帽、冰水湿敷等为高热患者降温。

3)对流散热　通过空气或液体的流动来交换热量的一种散热方式。人体的对流散热,通常是由于空气流动将体热带走,因为人体周围总是有一层与皮肤接触的空气,当空气受热上升时,其余冷空气来补充,造成空气流动,使体热散发至空间。对流散热必须先将体热传导给空气,再由对流的空气带走,因此,可以认为对流是传导散热的特殊形式。对流散热量受风速的影响,风速越大,散热效果越明显。

4)蒸发散热　水分从身体表面和呼吸道蒸发时可散失热量。蒸发散热有两种方式。①无感蒸发:无论环境温度高低,从皮肤和呼吸道渗出的水分一直持续地被蒸发掉,这种水分蒸发称为无感蒸发。其中皮肤水分的无感蒸发与汗腺活动无关,又称不显性出汗。②可感蒸发:当环境温度超过30℃以上时,汗腺便分泌汗液,这种汗腺分泌汗液的活动称为发汗。通过汗液蒸发可散发大量热量,发汗是可意识到的明显的汗液分泌,又称显性出汗。当外界温度等于或高于人体温度时,蒸发就成了人体唯一的散热方式。

(三)体温的调节

人有完善的体温调节机制。人的体温在体温调节中枢的控制下,通过增加皮肤的血流量、发汗、寒战等生理调节反应,能维持在一个相对稳定的水平,称为自主神经性体温调节。为了保温或降温所采取的一些有意识的行为活动,如增减衣被、改变躯体活动状态等,称为行为性体温调节。行为性体温调节以自主神经性体温调节为基础,是对自主神经性体温调节的补充。通常意义上的体温调节是指自主神经性体温调节。

1. 温度感受器　分为外周温度感受器和中枢温度感受器。外周温度感受器是存在于人体皮肤、黏膜和内脏中的游离神经末梢;中枢温度感受器是指存在于脊髓、延髓、脑干网状结构及下丘脑的神经元。

2. 体温调节中枢　体温调节中枢位于下丘脑。当体温调节中枢接受传入的温度变化信息后,调节中枢通过整合作用,从三条途径发出指令来调节体温:①通过自主神经系统调节皮肤血流量、竖毛肌和汗腺活动;②通过躯体神经调节骨骼肌的活动,如寒战等;③通过内分泌系统如甲状腺和肾上腺髓质的激素分泌活动的改变来调节机体的代谢率。

3. 体温调定点学说　体温调节中枢如何将人的体温维持在 37 ℃左右,这可以用调定点(set point)学说来解释。该学说认为,体温的调节类似于恒温器的调节,下丘脑的体温调节中枢神经元的活动设定了一个调定点,即规定数值(如 37 ℃)。如果体温偏离此规定数值,则由反馈系统将信息输送到控制系统,然后经过对受控系统的调整来维持体温的恒定。

(四)正常体温及影响因素

1. 正常体温　正常体温是一个温度范围,而不是一个具体的体温点。由于体核温度不易测量,临床上常以口腔、腋窝、直肠等处测量的温度来代表体温。这三个部位测得的温度略有不同,口腔温度居中,直肠温度较高,腋下温度较低。三个部位的温差一般不超过 1 ℃,其中以直肠温度最接近于人体深部温度。正常体温的范围见表 9-1。

表 9-1　健康成人不同部位的平均温度及正常范围

部 位	平均温度	正常范围
口温	37.0 ℃	36.3～37.2 ℃
肛温	37.5 ℃	36.5～37.7 ℃
腋温	36.5 ℃	36.0—37.0 ℃

2. 影响因素　人的体温在一些因素的影响下会出现生理性的变化,但这种体温的变化往往是在正常范围内或暂时的。

1)昼夜差异　人的体温在 24 h 内的变动在 0.5～1 ℃之间,一般清晨 2～6 时体温最低,下午 2～8 时最高。这种昼夜的节律波动,可能与人体活动、代谢的相应周期性变化有关。

2)年龄　新生儿因体温调节中枢尚未发育完全,调节体温的能力差,体温易受环境温度影响而变化,因此需要特别的照顾。儿童由于代谢率高,体温可略高于成人。随着年龄的增长,体温有下降的趋势,大约每增长 10 岁,体温约降低 0.05 ℃,到 14～16 岁的青春期,体温与成人接近。老年人代谢率较低,血液循环慢,加上活动量减少,因此体温偏低。

3)性别　一般女性的皮下脂肪比男性厚,所以女性的体温会稍高于同年龄、体型相似的男性,约高 0.3 ℃。成年女子的基础体温随月经周期而发生变动,即在排卵前体温较低,排卵日最低,排卵后体温升高,这与体内孕激素水平周期性变化有关,孕激素具有升高体温的作用。绝经期妇女体温会发生一些变化。

4)饮食　饥饿、禁食时,体温会下降;进食后,体温可升高。

5)运动　激烈运动时,骨骼肌紧张并强烈收缩,致产热量增加,体温升高。

6)情绪　情绪激动、精神紧张都可使交感神经兴奋,促使肾上腺素和甲状腺素释放增多,加快代谢速度,增加产热量,从而使体温升高。

此外,药物、环境温度的变化等都会对体温有影响,在测量体温时,应加以考虑。

二、异常体温的评估及护理

(一)体温升高

机体在致热原作用下,体温调节中枢调定点上移可引起调节性体温升高,当体温上升超过正常值的 0.5 ℃或一昼夜体温波动在 1 ℃以上时,称为发热(fever)。

(二)发热的程度

以口腔温度为准,发热程度可划分为以下四种。①低热:37.3～38.0 ℃。②中等热:38.1～39.0 ℃。③高热:39.1～41.0 ℃。④超高热:41.0 ℃以上。

【护考提示】发热的程度及热型。

(三)发热过程及症状

一般发热过程可分为三个阶段。

1.温度上升期　机体产热大于散热。此期患者主要表现是皮肤苍白、畏寒、无汗、疲乏无力,严重者伴有寒战。体温上升有两种方式:骤升和渐升。骤升是体温突然升高,在数小时内升至高峰,常伴有寒战,常见于肺炎球菌肺炎、疟疾等;渐升是体温逐渐升高,在数天内达高峰,多无明显寒战,多见于伤寒等。

2.发热持续期　机体散热与产热在高于正常水平上保持相对平衡,体温维持在比正常高的水平上。发热持续数小时、数天甚至数周,可因疾病及治疗效果而异。此期患者主要表现为皮肤灼热、颜面潮红、口唇干燥、呼吸和脉搏加快、全身乏力、食欲缺乏等。

3.退热期　散热大于产热,体温下降,直至恢复正常。此期患者主要表现为大量出汗和皮肤温度降低。退热的形式有骤退和渐退两种。骤退型者体温突然下降,在数小时内降至正常水平。由于大量出汗,丧失较多体液,年老体弱及患有心血管疾病者,易出现血压下降、脉搏细速、四肢冰冷等虚脱现象,应注意观察。渐退型者体温逐渐下降,在 2～3 天内恢复至正常水平。体温下降后,疾病症状也随之消退。

(四)常见热型

将不同时间内测得的体温数值分别记录在体温单上,将这些测得的体温数值点连接就形成体温曲线,该曲线的形态称热型(fever type)。常见的热型如下。

1.稽留热(continuous fever)　体温在 39 ℃以上水平持续数天或数周,24 h 波动范围不超过 1 ℃。常见于伤寒、大叶性肺炎(图 9-1(a))。

2.弛张热(remittent fever)　体温在 39 ℃以上,波动幅度大,24 h 体温差可达 1 ℃以上,但最低体温仍高于正常水平。常见于败血症、风湿热、严重化脓性感染(图 9-1(b))。

3.间歇热(intermittent fever)　体温骤然升高至 39 ℃以上,持续数小时后又迅速降至正常,经过一天或数天间歇后体温又升高,高热期与无热期(间歇期)有规律地交替出现,反复发作。常见于疟疾、急性肾盂肾炎等(图 9-1(c))。

4.回归热(relapsing fever)　体温急骤上升达 39 ℃以上,持续数天后又骤降至正常水平,数天后又出现高热,如此规律地交替出现。见于回归热、霍奇金病等(图 9-1(d))。

5.波状热(undulant fever)　体温逐渐升高达 39 ℃以上,持续数天后又逐渐降至正常水平,数天后又逐渐上升,如此反复多次。常见于布氏杆菌病(图 9-1(e))。

6.不规则热(irregular fever)　发热无一定规律,且持续时间不定。见于结核病、风湿热、支气管肺炎、流行性感冒、癌性发热等(图 9-1(f))。

【护考提示】发热的护理措施。

(五)高热患者的护理

1.观察病情　高热患者应每 4 h 测量 1 次体温;当体温降至 38.5 ℃(口腔温度)以下时,改为每

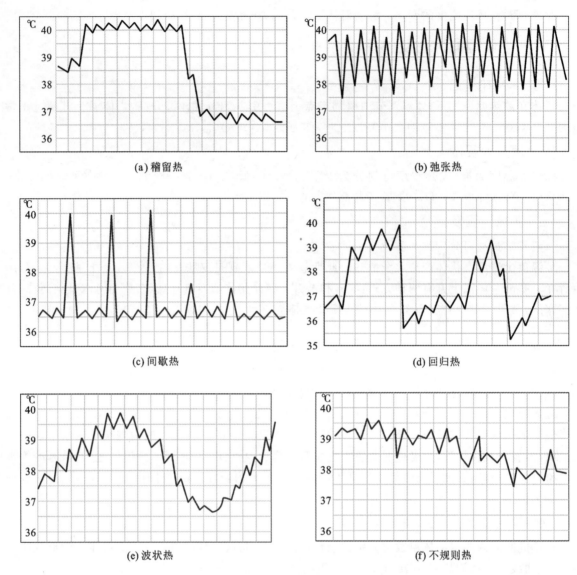

(a) 稽留热　　　　　　　　　　　(b) 弛张热

(c) 间歇热　　　　　　　　　　　(d) 回归热

(e) 波状热　　　　　　　　　　　(f) 不规则热

图 9-1　常见热型

天测量 4 次；当体温降至正常水平 3 天时，改为每天测量 1～2 次。在测量体温的同时要观察患者的面色、脉搏、呼吸及出汗等体征，如有异常，及时报告医生。

2. 促进散热，降低体温　发热持续期，应给予物理降温，如头部及大动脉处用冰袋冷敷或用乙醇擦浴等。必要时可给予药物降温，但须注意防止退热时大量出汗发生虚脱。采取降温措施 30 min 后应测体温，并做好记录与交班。

3. 维持水、电解质平衡　高热时因呼吸加快，皮肤蒸发水分增多，使体内水分大量丧失。应鼓励患者多饮水，一天应摄入 2500～3000 mL 的水，以促进代谢产物排出，帮助散热。尤其是药物降温时会导致大量出汗，更应及时补充水分和电解质。

4. 补充营养　应给予营养丰富、易消化的流质或半流质饮食，宜少量多餐，并注意食物美味可口。

5. 增强舒适度，预防并发症　高热患者由于消耗多、进食少，体质较虚弱，故应卧床休息。由于唾液分泌减少，口腔黏膜干燥，加之机体抵抗力下降，易引起口腔炎和黏膜溃疡，应做好口腔护理，预防口腔内感染。患者退热大量出汗时，应及时擦干汗液，更换衣服及床单，保持皮肤清洁，防止受凉感冒。

6. 加强心理护理　经常询问患者,了解患者的感受,耐心解释体温的变化,给予患者心理上的安慰和支持,缓解其焦虑、紧张的情绪。

（六）体温过低及护理

体温过低（hypothermia）是指机体深部温度持续低于正常,体温在 35 ℃ 以下者。体温过低可影响体内葡萄糖等物质的代谢,损害脑细胞,甚至造成心搏减慢和心律失常。

1. 原因

1）散热过多　机体长时间暴露在低温环境中,保暖措施不足以御寒;在寒冷的环境中大量饮酒,使血管过度扩张而致机体散失过多热量。

2）产热减少　严重的营养不良,使机体不能产生足够的热量;甲状腺功能减退、疾病导致的全身衰竭,使机体代谢率降低,从而产热减少。

3）体温调节中枢受损　脑出血、颅脑外伤、脊髓受损以及某些药物中毒（使用麻醉剂、镇静剂过量）均可使体温调节中枢受损,而导致体温调节障碍。

2. 症状与体征　患者体温不升,皮肤苍白冰冷,呼吸减慢,血压降低,脉搏细弱,心律不齐,感觉和反应迟钝,甚至昏迷。

3. 护理措施

（1）迅速将环境温度升高,保持室温在 24～26 ℃。室内避免有对流的冷空气。

（2）给予毛毯、棉被、添加衣服等保暖措施,防止体热散失。注意加温速度不宜过快,以免引起血管扩张 。给予热饮,增加机体温度。

（3）加温过程中,必须密切观察患者的体温变化和其他病情变化。

（4）尽快去除引起体温过低的原因,促进体温恢复正常。

三、体温的测量

（一）体温计的种类

1. 玻璃汞柱式体温计　又称水银体温计,是由装有汞的真空毛细玻璃管制成。玻璃壁上标有刻度,管的一端为贮汞槽,当贮汞槽受热时,汞膨胀沿毛细玻璃管上升,其上升的高度与受热程度成正比,在毛细玻璃管和贮汞槽之间有一凹陷,防止汞柱遇冷时下降,故可通过玻璃管的刻度推测体温。体温计测量的温度范围为 35～42 ℃,每一小格为 0.1 ℃,在 0.5 ℃ 和 1 ℃ 的刻度处用较长的线标记,便于辨认体温度数。

玻璃汞柱式体温计分口表、肛表和腋表三种（图 9-2）。口表和肛表的玻璃管呈三棱柱状,腋表的玻璃管则呈扁平状;口表和腋表的贮汞槽细而长,肛表的贮汞槽粗而短。玻璃汞柱式体温计为国内最为常用的体温计。

2. 电子体温计　此种体温计由电子感温器及显示器等部件组成,采用电子感温探头来测量体温,测得的温度可直接由数字显示器显示。为适应不同需要,有笔式、奶嘴式等（图 9-3）。

3. 化学点式体温计　此种体温计为一特殊的纸板条,其上有一定范围的体温坐标点,每个点上都有对应的化学感温试剂（图 9-4）。当体温计受热时,化学点的颜色由白色变为绿色或蓝色,最后的色点即为测得的体温。这种体温计为一次性用物,适用于测量口腔温度,放在口内测量 1 min,即可测得体温。

4. 红外测温仪　红外测温的原理是用红外透镜组成光学系统,将被测目标辐射的红外线汇集在高灵敏的红外探测器上,再将探测器输出的电信号放大、处理、校准成被测目标的温度。红外测温仪具有非接触、快速测温、减少传染概率的优点,但受体表下血液循环及周围环境导热状况的影响极大。因耳道深部的温度接近人体深部温度且影响因素少,故耳道红外测温仪（图 9-3）较体表测温仪准确率高。

玻璃汞柱式
体温计的
种类彩图

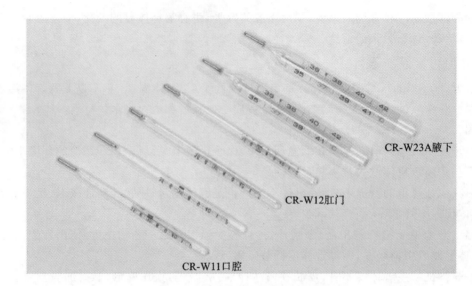

CR-W23A腋下

CR-W12肛门

CR-W11口腔

图 9-2　玻璃汞柱式体温计的种类

(a) 笔式电子体温计

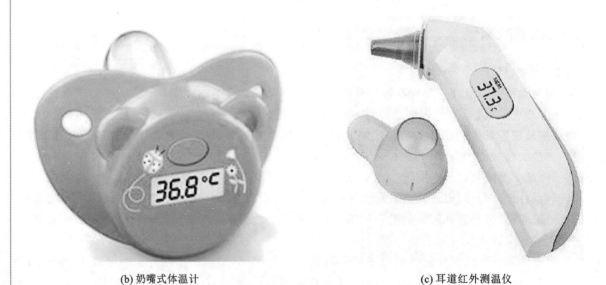

(b) 奶嘴式体温计　　　　　　　　　　　(c) 耳道红外测温仪

图 9-3　电子及红外线体温计

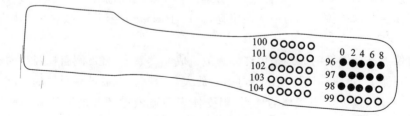

图 9-4　化学点式体温计

(二)测量体温的方法

【目的】了解患者体温变化,为疾病的诊断、治疗、护理提供依据。

【评估】

(1)患者年龄、病情、意识、治疗等情况。

(2)有无影响体温的因素。患者准备体位舒适,情绪稳定。测量前若有剧烈运动、进食、喝冷热饮、冷热敷、洗澡、坐浴或灌肠等活动,应休息 30 min 后再测量。

(3)患者心理状态、合作程度。

【准备】

1.用物准备(以水银体温计为例)　有盖方盘;体温计(置有盖方盘内)若干支;治疗盘(内衬纱布)1 个;弯盘(内衬纱布)1 个;消毒液纱布 1 块;若测肛温,另备润滑剂、棉签、卫生纸;有盖消毒液容器(盛装 1% 过氧乙酸或 75% 乙醇)2 个;有秒针的表 1 只;记录本 1 本;笔 1 支。

2.环境准备　环境宽敞、清洁、安静。

3.自身准备　工作服穿戴整齐,无长指甲及手上首饰配件,按七步洗手法洗手。

【实施】　体温测量法操作流程如表 9-2 所示。

表 9-2　体温测量法操作流程

工作任务步骤	工作过程要点说明
1.评估患者	● 请患者在测量体温前 30 min 避免下列活动:进食、喝水、热敷、洗澡、灌肠及剧烈运动
2.洗手,检查用物	● 清点体温计数目,便于回收时复核,以免将体温计遗留在患者处。检查体温计是否完好,汞柱是否在 35 ℃以下,放置于治疗盘内
3.环境准备	● 打开灯或拉开窗帘,使室内光线充足
4.备齐用物,携至床旁	● 核对患者姓名、床号和腕带,将体温计递到患者手中,向患者说明测量的部位和测量方法。必要时,协助患者测量
5.测体温	● 根据患者情况选择测量部位
◆ 测口温	
(1)放置口表	● 将口表贮汞槽端斜置于患者舌下热窝处。勿用牙咬口表,勿说话 ● 嘱患者紧闭口唇含住,用鼻呼吸
(2)测量 3 min	● 可利用此时间测量脉搏、呼吸
◆ 测肛温	● 适用于婴幼儿、精神异常及意识不清的患者
(1)保护隐私	● 为成年患者围起隔帘或用屏风遮挡
(2)协助体位	● 协助患者取侧卧位、俯卧位或屈膝仰卧位,暴露测温部位 ● 婴儿可取仰卧位,以一手抓住其两脚踝部并提起,使肛门露出。抓婴儿脚踝部时,应将示指放在两踝之间,以免婴儿皮肤受到摩擦
(3)润滑肛表汞槽端	● 用棉签蘸润滑剂润滑肛表汞槽端,避免肛表摩擦引起不适或损伤组织
(4)分开臀部,插入肛表	● 将肛表旋转并缓慢地插入肛门 3～4 cm;婴幼儿只需将贮汞槽插入肛门即可 ● 插入肛表时勿用力,以免导致肛门及直肠黏膜的损伤。注意固定肛表,以防肛表滑落或插入太深
(5)测量 3 min	
(6)取出肛表	● 用卫生纸擦拭肛门遗留的润滑剂及污物

续表

工作任务步骤	工作过程要点说明
◆ 测腋温	
(1)协助取舒适卧位	● 暴露腋下,如果腋下有汗液,则以干毛巾轻轻擦干
(2)放置腋表	● 将腋表汞槽端置于患者腋下,紧贴皮肤,嘱患者屈臂过胸,夹紧腋表。不能合作者,协助患者夹紧上臂
(3)测量 10 min	● 腋下温度达到与体核温度相接近需较长的时间
6.取出体温计	● 用消毒液纱布擦拭
7.读数	● 旋转体温计,检视读数后,捏紧体温计后端,以前臂带动手腕用力向下甩,注意避开墙壁、桌子、床栏等硬物,以防体温计碰碎,将体温计汞柱甩至 35 ℃以下(也可采用离心机操作),放置在弯盘内
8.整理用物	● 协助患者取舒适体位,整理床单位 ● 口表和肛表分别进行消毒处理
9.洗手,记录	● 将所测得的体温绘制于体温单上,必要时记录在病情护理记录单上 ● 体温与病情不符合时,应重新测量;确有异常,应及时与医生联系

【注意事项】

(1)测体温前后应清点体温计的数量,检查体温计有无破损。甩体温计时使用腕部力量,不可触及他物,防止撞碎。切忌把体温计放在热水中清洗或放在沸水中煮,以免引起爆破。

(2)精神异常、昏迷、婴幼儿、不合作者、口鼻手术或呼吸困难者,不可测口温;进食者和面颊部做热、冷敷者,应间隔 30 min 后测量。

(3)腹泻、直肠或肛门手术和心肌梗死患者不可测肛温;坐浴和灌肠后,30 min 后方可测直肠温度。

(4)发现体温与病情不符时,护士要查找原因,重新测量,必要时,可测肛温以明确体温。

(5)测口温时,如患者不慎咬碎体温计,应立即清除玻璃碎屑,以免损伤口腔、食管、胃肠道的黏膜,然后口服蛋清或牛奶,以保护胃黏膜并延缓汞的吸收,病情允许者,可进食含膳食纤维丰富的食物如韭菜、芹菜,促进汞的排泄。

(6)患传染病的患者,测温时用专用体温计,用后单独消毒,避免交叉感染。

(三)体温计的消毒

为防止测体温引起交叉感染,用过的体温计要进行消毒。常用的消毒液有 1% 过氧乙酸、70% 乙醇、1% 消毒灵、0.1% 碘伏。将用过的体温计浸泡于第一盘消毒液中,5 min 后取出,清水冲净、擦干,再浸泡于第二盘消毒液中,30 min 后取出,清水冲干净、擦干,将水银柱甩至 35 ℃以下,放入清洁容器中备用。肛表要先用消毒液纱布擦净,再按上法另行消毒。消毒液及容器每周更换 2 次,容器高压蒸汽灭菌,门诊每日更换消毒液。

(四)体温计的检测

将所有的体温计的水银柱甩至 35 ℃以下,同时放入 40 ℃的温水中,3 min 后取出检视,如读数相差 0.2 ℃以上、水银柱有裂隙、水银柱自行下降等,则不能再用。

第二节　脉搏的评估及护理

案例9-2

案例答案

患者,女性,60岁,因"风湿性心脏病、房颤"收入院。体检时,心率136次/分,脉率90次/分,心音强弱不等,脉细弱且不规则。

问题:

1.你认为该患者出现的上述症状说明了什么。

2.分析对于出现上述症状的患者如何测量脉搏。

一、正常脉搏及生理变化

(一)脉搏的概念

随着心脏节律性的收缩和舒张,动脉内的压力也发生周期性的波动,这种周期性的压力变化可引起动脉血管发生有节律的扩张与弹性回缩。这种动脉管壁随着心脏的舒缩而出现周期性的起伏搏动即形成动脉脉搏,临床上简称为脉搏(pulse)。

(二)脉搏的一般特性

1.脉率(pulse rate)　即每分钟脉搏搏动的次数。正常成人在安静状态下脉率为60~100次/分,它可随多种生理性因素而发生一定范围的波动。一般新生儿、幼儿的脉率较快,成人逐渐减慢,老年时稍微增快(表9-3)。同年龄的女性脉率较男性稍快;身材细高者常比矮胖者脉率慢;进食、运动和情绪激动时可使脉率暂时增快,休息和睡眠时则较慢。在正常情况下,脉率和心率是一致的,脉率是心率的指示,当脉率微弱得难以测定时,应测心率。

2.脉律(pulse rhythm)　即脉搏的节律性,是心搏节律的反映。正常的脉搏搏动均匀规则,间歇时间相等。但正常儿童、青少年和部分成年人可出现脉律随呼吸改变,即吸气时增快,呼气时减慢,称窦性心律不齐,一般无临床意义。

3.脉搏的强度(pulse force)　即血流冲击血管壁的力量强度的大小,也可称脉量。正常情况下,每搏强弱相同。脉搏的强弱取决于心搏输出量、脉压和外周血管阻力的大小,也与动脉壁的弹性有关。

4.脉搏的紧张度(pulse tensity)　与血压高低(主要是收缩压)有关。检查时,可将示指、中指和无名指的指腹置于桡动脉上,在近心端手指用力按压以阻断血流,使远心端手指触不到脉搏,通过施加压力的大小判断脉搏的紧张度。

5.动脉壁的状态(condition of arterial wall)　正常人动脉壁光滑、柔软,并有一定弹性。动脉硬化时,管壁可变硬,失去弹性,呈条索状。测量时,可在近心端处和远心端处用手指同时压迫桡动脉,阻断血流后用中间手指感知未被扩张的动脉壁的状态。

表 9-3　不同年龄阶段脉率变化

年　　龄	平均脉率/(次/分)	
出生~1 个月	120	
2 个月~1 岁	120	
1~3 岁	100	
3~6 岁	100	
6~12 岁	90	
	男	女
12~14 岁	85	90
14~16 岁	80	85
16~18 岁	75	80
18~65 岁	72	
65 岁以上	75	

二、异常脉搏的评估及护理

(一)异常脉搏的评估

1.脉搏频率异常

1)速脉(tachycardia)　成人在安静状态下脉率超过 100 次/分,见于高热、大出血、贫血、疼痛、甲状腺功能亢进、心力衰竭、休克、心肌炎等患者。正常人可有窦性心动过速,为一过性的生理现象。

2)缓脉(bradycardia)　成人在安静状态下脉率低于 60 次/分。颅内压增高、病态窦房结综合征、房室传导阻滞、甲状腺功能减退、低温、血钾过高,或服用某些药物如地高辛、利血平、β 受体阻滞剂等患者可出现缓脉。正常人可有生理性窦性心动过缓,多见于运动员。

2.脉搏节律异常　动脉的搏动不规则,间隔时间时长时短,称为脉律节律异常。

1)间歇脉(intermittent pulse)　在一系列正常均匀的脉搏中出现一次提前而较弱的脉搏,其后有一较正常延长的间歇(即代偿性间歇),亦称过早搏动。如每隔 1 个或 2 个正常搏动后出现一次过早搏动,前者称二联脉(律)(bigeminal pulse),后者称三联脉(律)(trigeminal pulse)。间歇脉可见于各种器质性心脏病或洋地黄中毒等患者。正常人在过度疲劳、精神兴奋、体位改变时也偶尔出现间歇脉。

2)脉搏短绌(pulse deficit)　在同一单位时间内脉率少于心率,称为脉搏短绌,简称绌脉。其特点是心律完全不规则,心率快慢不一,心音强弱不等。发生机制是由于心肌收缩力强弱不等,有些心排出量少的搏动可发出心音,但不能引起周围血管搏动,导致脉率少于心率。常见于心房纤维颤动的患者,当病情好转时,绌脉消失。

3.脉搏强度异常

1)洪脉(full pulse)　当心排出量增加、周围动脉阻力较小、动脉充盈度和脉压较大时,脉搏强大有力。见于高热、甲亢、主动脉瓣关闭不全等患者。

2)丝脉(thready pulse)　当心排出量减少、周围动脉阻力较大、动脉充盈度降低时,脉搏细弱无力,扪之如细丝,亦可称细脉(small pulse)。见于大出血、主动脉瓣狭窄和休克、全身衰竭的患者。

3)水冲脉(water hammer pulse)　脉搏骤起骤落,有如潮水涨落,是由于周围血管扩张或存在分流、反流所致。常见于主动脉瓣关闭不全、先天性动脉导管未闭、动静脉瘘、甲状腺功能亢进、严重贫血等患者。检查方法:将患者前臂高举过头,检查者用手紧握患者手腕掌面,可明显感知犹如水冲的

【护考提示】
绌脉的概念
及测量方法。

急促而有力的脉搏冲击。

4）交替脉（alternating pulse）　节律正常而强弱交替出现的脉搏。交替脉是左心室衰竭的重要体征。常见于高血压性心脏病、急性心肌梗死、主动脉瓣关闭不全等患者。

5）奇脉（paradoxical pulse）　当平静吸气时，脉搏明显减弱甚至消失，这是左心室排血量减少所致。常见于心包积液、缩窄性心包炎患者。奇脉是心包填塞的重要体征之一。

6）脉搏消失　主要见于两种情况：①严重休克时，血压测不到，脉搏触不到；②多发性大动脉炎时，由于某一部位大动脉闭塞，相应部位的脉搏触不到，临床上称为无脉病（pulseless）。

4.动脉壁异常　早期硬化表现为动脉壁变硬，失去弹性，呈条索状，严重时动脉壁不仅硬，且有迂曲和呈结节状，诊脉有如按在琴弦上。其原因是动脉壁的弹力纤维减少，胶原纤维增多，使得动脉管壁变硬，呈条索、迂曲状。

（二）异常脉搏的护理

1.观察病情　观察患者脉搏的频率、节律、强弱及动脉壁情况，以及伴随的全身相关症状。

2.休息与活动　指导患者增加卧床休息时间，减少氧的消耗。

3.给氧　根据病情遵医嘱实施氧疗。

4.准备药物　根据病情准备好急救物品及药物。

5.健康教育　教育患者保持情绪稳定、戒烟限酒、饮食清淡易消化。勿用力排便，指导患者及家属学会自我监测脉搏。

三、脉搏的测量

凡靠近骨骼的浅表大动脉均可用于诊脉。桡动脉是最常用和最方便的诊脉部位，患者也最乐于接受。其次为颞动脉、颈动脉、肱动脉、腘动脉、足背动脉、胫骨后动脉和股动脉等（图9-5）。如果怀疑患者心搏骤停或休克，应选择大动脉为诊脉点，如颈动脉、股动脉。

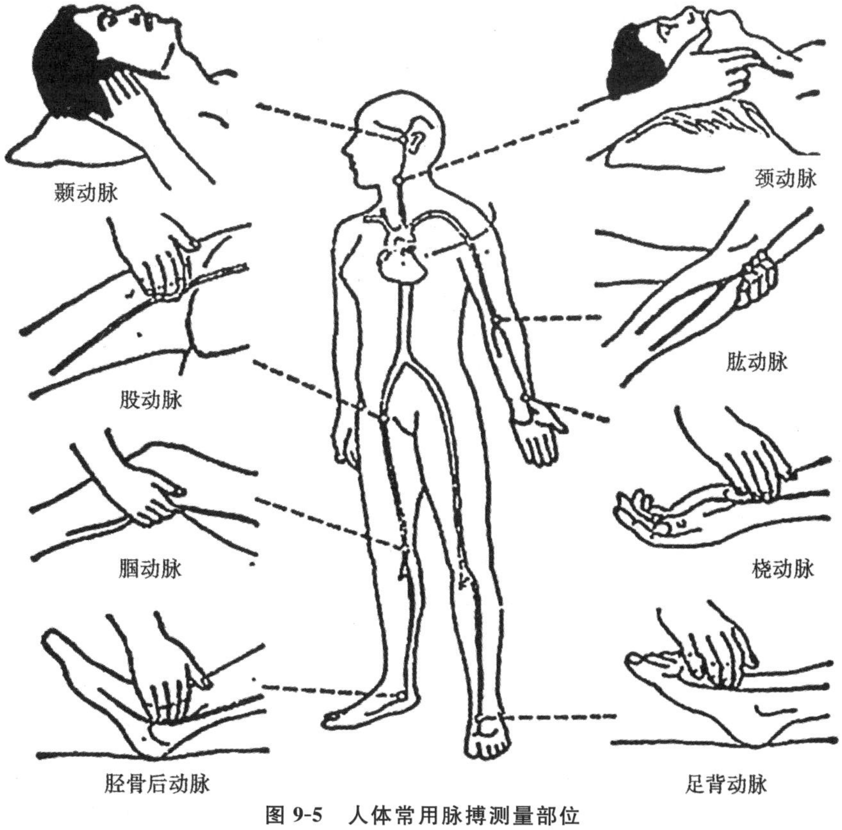

【护考提示】
测量脉搏常见部位及注意事项。

颞动脉

颈动脉

股动脉

肱动脉

腘动脉

桡动脉

胫骨后动脉

足背动脉

图9-5　人体常用脉搏测量部位

【目的】

(1)判断脉搏有无异常。

(2)动态监测脉搏变化,间接了解心脏情况。

(3)为诊断、治疗和护理提供依据。

【评估】

(1)患者年龄、病情、治疗等情况。

(2)影响脉搏测量的因素。

(3)患者心理状况、合作程度。

【准备】

1. 护士准备　着装整洁,举止大方,剪指甲,洗手,戴口罩。

2. 用物准备　表(有秒针)、记录本、笔,必要时备听诊器。

3. 患者准备　体位舒适,情绪稳定;测脉搏前 30 min 内,无剧烈运动、紧张、恐惧、哭闹等活动。

4. 环境准备　整洁、安静、舒适、安全,光线充足。

【实施】　脉搏测量法操作流程如表 9-4 所示。

表 9-4　脉搏测量法操作流程

工作任务步骤	工作过程要点说明
1. 洗手,备齐用物	
2. 核对及解释	● 携用物至患者床旁,确认患者,取得合作 ● 评估患者,了解其前 30 min 的活动情况 ● 测量婴幼儿的脉搏应于测量体温和血压前进行,避免小儿哭闹致脉率增快
3. 测量脉搏	● 一般选择桡动脉为测量部位
(1)协助取体位	● 卧位或坐位,手腕伸展,手臂放舒适位置 ● 偏瘫患者应选择健侧肢体测脉
(2)测量脉搏	● 将示指、中指、无名指的指端按压在桡动脉表面,压力大小以能清楚地触及脉搏搏动为宜。测同一位置的脉搏
(3)计数	● 正常脉搏测 30 s,将所测脉搏数乘以 2,即为脉率。如发现脉搏短绌,应 2 名护士同时测量,一个人听心率,另一个人测脉率:由听心率者发出"始""停"口令,计数 1 min;异常脉搏、危重患者应测 1 min ● 以测量心率代替测脉搏的情况常见于心脏病、心律不齐或使用洋地黄类药物的患者及 2 岁以下童等 ● 测量脉率的同时,还应注意脉搏的节律、强弱、动脉管壁的弹性等情况,发现异常时要及时报告医生并详细记录
4. 测量心率	● 若发现患者有细脉,应同时测量心率 ● 听心率时保持环境安静,并注意心脏节律、强弱等情况 (1)协助患者取平卧位或半坐卧位 (2)用手掌摩擦听诊器胸件的膜面,使之温暖 (3)将听诊器放在左锁骨中线第五肋间处
5. 整理用物	
6. 洗手,记录	● 先记录在记录本上,再转录至患者体温单 ● 细脉以分数式记录:心率/脉率,如 180/60(次/分)

【注意事项】

(1)不可用拇指诊脉,因拇指动脉搏动较强,易于与患者的脉搏相混淆。

(2)测脉搏前如患者有剧烈运动、紧张、恐惧、哭闹等情况,应安静休息 30 min 后再测。

(3)为偏瘫患者测脉搏时,应选择健侧肢体。

(4)测脉率时,应同时注意脉搏节律、强弱等情况。

第三节 呼吸的评估与护理

案例9-3

患者,男,75 岁。入院诊断:脑出血。查体:口唇发绀,呼吸由浅慢逐渐变为深快,再由深快转为浅慢,经过一段呼吸暂停后,又开始上述变化,其形态如潮水起伏。

问题:

1.你认为该患者出现的呼吸模式属于哪一种。

2.分析出现上述症状出现的原因。

案例答案

机体在新陈代谢过程中,需要不断从外界环境中摄取氧气(O_2)并把自身产生的二氧化碳(CO_2)排出体外。这种机体与外环境之间交换气体的过程称为呼吸(respiration)。呼吸是机体维持生命活动和内环境恒定的重要生理功能之一。各种原因所致的机体功能紊乱或器质性病变都可不同程度地影响呼吸功能。因此,呼吸是生命存在的重要基础,异常的呼吸型态可提供机体状况的许多信息。

一、正常呼吸及生理变化

(一)呼吸的过程

呼吸过程包括三个相互衔接并同时进行的环节,即外呼吸、气体运输和内呼吸。外呼吸(external respiration),即肺呼吸,是指外界环境与血液之间在肺部进行的气体交换,包括肺通气和肺换气两个过程。气体运输(gas transportation)是指通过血液循环将氧由肺运送到组织细胞,同时将二氧化碳由组织细胞运送到肺的过程。内呼吸(internal respiration)即组织呼吸,是指血液与组织之间进行气体交换的过程。

(二)呼吸运动

呼吸运动(respiratory movement)是指呼吸肌收缩和舒张引起的胸廓节律性扩大和缩小。呼吸运动时伴有腹壁的起伏和胸壁的活动,以肌肉舒缩活动为主。以腹壁起伏为主要表现的呼吸运动称为腹式呼吸(abdominal breathing)。以胸壁运动为主要表现的呼吸运动称为胸式呼吸(thoracic breathing)。

(三)呼吸的调节

呼吸运动通过神经和化学途径进行调节,以维持血液中 O_2、CO_2 和 H^+ 的正常浓度。

1.中枢性神经调节 呼吸中枢分布于脊髓、延髓、脑桥、间脑、大脑皮质等部位。脑干的延髓和脑桥产生基本的呼吸节律,大脑皮质可控制随意的呼吸运动。

【护考提示】
呼吸的过程。

2.反射性调节 呼吸中枢可接受来自呼吸器官本身和其他系统的传入冲动,通过反射来影响呼吸运动。

1)肺牵张反射 由肺扩张或缩小而引起的吸气抑制或兴奋的一种反射,称为肺牵张反射(pulmonary stretch reflex),它属于一种负反馈调节机制,可使吸气过程不致太长,促使吸气及时向呼气转化,以维持正常的呼吸节律。

2)呼吸肌本体感受性反射 肌梭和腱器官是骨骼肌的本体感受器。当吸气中枢的下行冲动引起膈肌、肋间外肌等呼吸肌收缩时,也兴奋了这些肌肉的本体感受器,后者的传入冲动可反射性地调节膈肌和肋间外肌的收缩。当呼吸肌负荷增大时,呼吸运动也相应增强,以维持机体需要的通气量。

3)防御性呼吸反射 最常见的防御反射是咳嗽反射和打喷嚏反射。当呼吸道受到机械或化学刺激时,防御性呼吸反射可起到排出呼吸道刺激物和异物及保护呼吸道的作用。

4)其他内外感受性反射 突发的冷热、疼痛、血压变化可刺激机体的内外感受器,导致呼吸运动增强或减弱。

3.化学性调节 动脉血或脑脊液中CO_2、O_2和H^+的浓度变化对呼吸频率和深度的调节。

1)化学感受器 分中枢性化学感受器(central chemoreceptor)和周围性化学感受器(peripheral chemoreceptor)。前者位于延髓,对CO_2浓度敏感;后者位于主动脉体和颈动脉突中,受动脉血中CO_2浓度、H^+浓度升高和O_2浓度下降的刺激时,可兴奋神经调节器,改善通气以维持动脉血气正常水平。

2)CO_2、O_2和H^+对呼吸的调节 在一定范围内,动脉血CO_2分压($PaCO_2$)升高,呼吸加深加快;但若CO_2堆积,$PaCO_2$超过一定限度时,则对呼吸中枢有抑制和麻醉效应,导致呼吸困难、头痛、头昏甚至昏迷,出现CO_2麻醉。动脉血的H^+浓度升高,呼吸加深加快,肺通气增加;H^+浓度降低,呼吸受到抑制。吸入气O_2分压(PaO_2)降低时,肺泡血、动脉血PaO_2也随之降低,使呼吸加深、加快,肺通气增加。

(四)正常呼吸的生理变化

1.正常呼吸 正常成人在安静状态下呼吸频率为16～20次/分,节律规则,频率与深浅度均匀平稳,呼吸无声且不费力。呼吸频率与脉率之比为1:(4～5)。

2.生理变化

1)年龄 年龄越小,呼吸频率越快。如新生儿呼吸频率可波动于30～60次/分。

2)性别 同年龄的女性呼吸频率比男性稍快。

3)血压 血压大幅度变动时可以反射性地影响呼吸。血压升高,呼吸减弱减慢;血压降低,呼吸加深加快。

4)温度 体温上升(发热或剧烈运动时),呼吸频率加快;体温下降,呼吸变深变慢。

5)情绪 强烈的情绪变化可引起呼吸系统的活动改变。例如,突发惊恐会导致呼吸临时中断,狂喜或悲痛会导致呼吸暂停。心理学家还发现吸气与呼气的时间比会随情绪的变化而改变。

6)运动 运动时机体代谢率增高,呼吸加深加快,肺通气量增大以适应机体的代谢需要。

7)气压 机体处于高山或飞机上的高空低氧环境时,吸入的氧气不足以维持机体的氧耗量,呼吸便代偿性地加深加快。

二、异常呼吸的评估

(一)呼吸异常的评估

1.呼吸困难 呼吸困难(dyspnea)是指患者感到空气不足,呼吸费力,并有呼吸频率、节律和深浅度的异常及呼吸肌加强收缩的表现。引起呼吸困难最常见的原因是气道阻塞、肺扩张受限、肺实变、肺不张及心力衰竭等。根据呼吸困难发生的时相,临床上将其分为三种类型。

【护考提示】异常呼吸型态及常见疾病。

202

1）吸气性呼吸困难 由于上呼吸道部分梗阻,气流进入肺部不畅,导致肺内负压极度增高,患者吸气费力,吸气时间显著长于呼气,辅助呼吸肌收缩增强,出现三凹征(胸骨上窝、锁骨上窝和肋间隙或腹上角凹陷)。见于喉头水肿、喉头异物等患者。

2）呼气性呼吸困难 由于下呼吸道部分梗阻时,气流呼出不畅,导致患者呼气费力,呼气时间显著长于吸气。多见于支气管哮喘、阻塞性肺气肿等患者。

3）混合性呼吸困难 由于广泛性肺部病变,患者吸气和呼气均感费力,呼吸表浅、频率加快。多见于肺部感染、大量胸腔积液积气和气胸等患者。

2. 异常呼吸型态

1）频率异常(图 9-6)

(1)呼吸过速:成人在安静状态下呼吸频率大于 24 次/分,常见于发热、贫血、甲亢、疼痛及心功能不全等患者。

(2)呼吸过缓:成人在安静状态下呼吸频率少于 12 次/分,常见于颅内压增高、麻醉药或镇静剂过量、脑肿瘤等呼吸中枢受到抑制的患者。

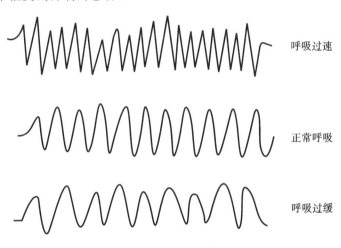

呼吸过速

正常呼吸

呼吸过缓

图 9-6 呼吸正常与异常频率

2）深浅度异常

(1)浅快呼吸:见于呼吸肌麻痹、严重腹胀、腹水及肺部、胸膜、胸壁疾病或外伤,如肺炎、胸膜炎、胸腔积液、气胸、肋骨骨折等患者。若呼吸浅表、不规则且呈叹息样,多见于濒死患者。

(2)深快呼吸:见于剧烈运动、情绪激动或过度紧张时,导致过度通气,可引起呼吸性碱中毒。

(3)深度呼吸:又称库斯莫尔呼吸(Kussmaul-Kien respiration),表现为深大而规则的呼吸,可伴有鼾音。常见于尿毒症酸中毒、糖尿病酮症酸中毒等患者。

3）节律异常

(1)潮式呼吸:又称陈-施(Cheyne-Stokes)呼吸(图 9-7),是一种由浅慢逐渐到深快,达到高潮后再由深快逐渐到浅慢,随之出现一段时间的呼吸暂停(5～30 s),之后又开始重复以上变化过程的周期性呼吸。由于呼吸运动呈潮水般涨落,故称潮式呼吸,其周期 30 s～2 min。其原因是呼吸中枢兴奋减弱或严重缺氧时,血中正常浓度的 CO_2 不能刺激化学感受器兴奋呼吸中枢,导致呼吸逐渐减弱甚至暂停;当呼吸暂停时,引起血中 $PaCO_2$ 增高达到一定浓度后,可刺激化学感受器,从而兴奋呼吸中枢再次引起呼吸;随着呼吸的进行,当积聚的 CO_2 呼出时,呼吸中枢又失去了有效的刺激,呼吸又再次减弱,进而暂停。多见于中枢神经系统疾病,如颅内压增高、脑炎、脑膜炎、巴比妥类药物中毒及濒死的患者。

(2)间断呼吸:间断呼吸又称比奥呼吸(Biot respiration)(图 9-8),其特点是有规律地呼吸几次后,突然停止,间隔一段较短时间后又开始呼吸,如此反复交替。有的可为不规则的深度及节律改

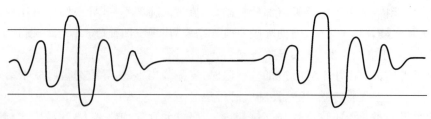

图 9-7　潮式呼吸

变。其发生机制同潮式呼吸,但预后更严重,常在呼吸完全停止前发生。

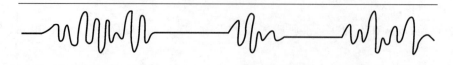

图 9-8　间断呼吸

(3)叹气样呼吸:其呼吸特点为在一段浅快的节律中插入一次深大呼吸且伴叹息声。多见于神经衰弱、精神紧张的患者,反复发作时则是临终前的表现。

正常呼吸与常见的异常呼吸类型的特点比较见(表 9-5)。

表 9-5　正常呼吸与常见的异常呼吸类型的特点比较

呼 吸 类 型	频率/(次/分)	型　　态	临 床 意 义
正常呼吸	16～20	规则、平稳	正常
呼吸过速	>24	规则、快速	发热、焦虑等引起;见于呼吸衰竭、呼吸困难、呼吸道感染患者
呼吸过缓	<12	规则、缓慢	见于呼吸抑制、药物过量、中枢神经系统损伤
深度呼吸	16～20	深而大	通常由糖尿病酮症酸中毒、代谢性酸中毒、肾衰竭等引起;也可因焦虑或疼痛所致
浅快呼吸	不规则	浅而快	见于呼吸肌麻痹,胸膜、胸壁疾病或外伤,以及濒死患者
潮式呼吸	不固定	潮水般起伏	可因酸碱失衡、代谢问题或中枢兴奋性受到抑制引起
间断呼吸	不固定	呼吸与呼吸间断交替进行	呼吸停止和呼吸困难间隔出现,多由中枢神经功能紊乱引起,也可见于正常人
叹气样呼吸	不固定		见于神经衰弱、精神紧张的患者,也可见于缺氧和临终患者

4)音响异常

(1)蝉鸣样呼吸(strident respiration):指吸气时发出一种高音调的音响,多因细支气管、小支气管堵塞,导致空气进入困难所致,见于喉头水肿、喉头异物、支气管哮喘等患者。

(2)鼾声呼吸(stertorous respiration):指呼气时发出粗大的鼾声,是由气管或支气管内有较多的分泌物积聚所致,见于昏迷或神经系统疾病的患者。

5)形式异常

(1)胸式呼吸减弱、腹式呼吸增强　正常女性以胸式呼吸为主。如有胸膜炎、胸壁外伤等肺、胸膜或胸壁疾病,可产生剧烈疼痛,可使胸式呼吸减弱、腹式呼吸增强。

(2)腹式呼吸减弱、胸式呼吸增强　正常男性及儿童以腹式呼吸为主。当腹部疾病(如腹膜炎、大量腹水、腹腔巨大肿瘤等)导致腹腔内压力增高、膈肌下降受限时,可使腹式呼吸减弱、胸式呼吸增强。

三、呼吸的测量

【目的】

(1)判断呼吸有无异常。

(2)动态监测呼吸变化,了解患者呼吸功能情况。

(3)协助诊断,为预防、治疗、康复、护理提供依据。

【评估】

(1)患者年龄、病情、意识、治疗等情况。

(2)影响呼吸测量的因素。

(3)患者心理状况、合作程度。

【准备】

1. 护士准备　着装整洁,举止大方,剪指甲,洗手,戴口罩。

2. 用物准备　表(有秒针)、记录本、笔,必要时备棉花。

3. 患者准备　体位舒适,情绪稳定,保持自然呼吸状态。

4. 环境准备　整洁、安静、舒适、安全,光线充足。

【实施】　呼吸测量方法操作流程如表 9-6 所示。

表 9-6　呼吸测量方法操作流程

工作任务步骤	工作过程要点说明
1. 洗手,戴口罩	
2. 确认患者	● 备齐用物携至患者床旁,核对患者姓名、床号和腕带
3. 协助取舒适体位	● 尽量去除影响呼吸的生理因素,在患者放松的状态下测量
4. 测量呼吸	● 在测量脉搏后,仍保持诊脉姿势,将手按在诊脉部位,观察患者胸或腹部起伏 ● 由于呼吸受意识控制,计数呼吸时应避免被患者察觉
5. 计数	● 观察患者胸腹的起伏,以一起一伏(即一吸一呼)为 1 次,计数 30 s,所得数值乘以 2,即得呼吸频率 ● 呼吸不规则者及婴儿应测 1 min
6. 观察呼吸深度、节律、有无异常声音等	● 准确评估患者呼吸的整体状况 ● 患者呼吸微弱不易观察时,可将少许棉花置于患者鼻孔前,观察棉花纤维被吹动的次数,计数 1 min
7. 整理用物	
8. 洗手,脱口罩,记录	● 将所测数值绘制在体温单上 ● 注意将所得数值与以往数值进行对比,了解病情的动态变化;若发现异常,应及时与医生联系,以便进一步诊断和治疗

附　促进呼吸功能的护理技术

(一)呼吸训练的技术

呼吸训练(breathing exercise)用于改善和控制通气,减少呼吸做功,以纠正呼吸功能不足。常用于胸廓扩张受限的患者,如慢性阻塞性肺病或胸部手术后的患者。

1.深呼吸　训练时,指导患者用鼻缓慢深吸气,然后用嘴慢慢呼气。训练时间根据患者呼吸功能和一般情况确定,一般每日训练4次,每次5~10 min。

2.腹式呼吸　腹式呼吸训练(diaphragmatic breathing exercise)可用于慢性阻塞性肺病患者,以减慢呼吸频率、增加潮气量、减少功能残气量。训练时,患者取放松体位,将一只手或双手轻放于腹部,使手随腹部呼吸运动而移动。用鼻缓慢吸气时,腹部尽可能扩张。然后逐渐收紧腹部肌肉,缩唇将气体呼出。如此反复训练1 min,休息2 min,每天训练数次。经过反复训练,呼吸可变成自动的腹式呼吸。

3.缩唇呼吸　缩唇呼吸(pursed-lip breathing)通过训练呼吸肌,可延长呼气时间、增加呼气时气道压力,防止呼气时小气道过早闭陷,以利于肺泡内气体排出,减少残余气量。患者用鼻吸气,然后收紧腹部肌肉,通过缩窄的唇(吹口哨状或口含吸管状)缓慢、均匀地呼气。

(二)协助患者咳嗽排痰术

1.咳嗽技术　慢性肺部疾病及术后患者应鼓励其在清醒时每2 h深呼吸和咳嗽一次。有效咳嗽方法:嘱患者先深吸气,屏气数秒,然后张嘴呼气,同时猛咳一声将痰液咳出。术后咳嗽时,护士将双手掌置于患者手术切口缝线的两侧,嘱患者连续小声咳嗽,在患者咳嗽的瞬间,护士双手向切口中心部位适当用力按压。

2.叩击　用手叩打胸背部使呼吸道分泌物松脱而易于排出体外的技术。方法如下:①协助患者仰卧或俯卧,操作者将手固定成背隆掌空杯状,即手背隆起,手掌中空,手指弯曲,拇指紧靠示指(图9-9)。②操作者放松腕、肘和肩部,有节奏地从下往上叩击需引流的肺段,胸部和背部交替进行。③叩击力度适中,可听见空洞声,患者应无疼痛感觉。④不可在裸露的皮肤上叩击,患者可穿单层内衣;不得在纽扣、拉链上叩击;不得叩击脊柱、乳房、肋骨以下的部位,以免损伤组织。⑤每天叩击数次,每次30~60 s,边叩击边鼓励患者咳嗽。

【护考提示】
有效咳嗽及背部叩击方法。

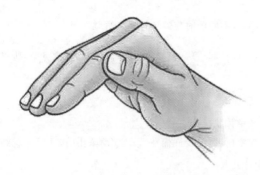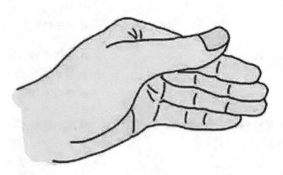

图9-9　背部叩击手势

3.震颤(vibration)　常在胸部叩击后或与叩击交替使用。方法如下:①操作者将手放于患者需引流的部位,手掌朝下,另一只手重叠放置(手指交叉、伸直)或并排放置;②嘱患者深吸气。用鼻或嗷嘴缓慢呼气;③患者呼气时,操作者收缩手和手臂肌肉,用手掌做手部震颤。患者吸气时,停止震颤。每个部位震颤 5 次,所有部位完成后,嘱患者咳嗽以排出痰液。

4.雾化　雾化吸入疗法是用雾化装置(图 9-10)将生理盐水或稀释痰液的液态药物分散成微小的雾滴或微粒,使其悬浮于气体中,并进入呼吸道及肺内,达到洁净气道、湿化气道、稀释痰液的作用。

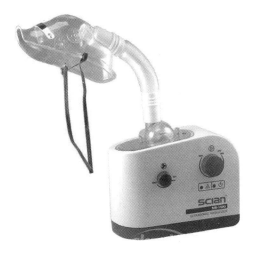
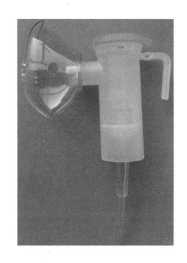

图 9-10　雾化装置

5.体位引流(postural drainage)　将患者置于特殊的体位,借重力作用将肺及支气管所存积的分泌物引流至较大的气管,通过咳嗽排出体外的过程。引流的部位不同,采取的卧位也不同。在体位引流之前常做胸部震颤或叩击。具体步骤如下:①将痰盂和卫生纸放在旁边,为患者咳嗽、排痰做准备。②协助患者根据引流肺段取合适体位(图 9-11):肺上叶引流时取高坡位;肺上叶后段引流时取半俯卧位,左右侧交替;右侧肺引流时,取左侧卧位,胸下垫枕头;肺下段引流时,取头低脚高位。③每日晨起饭前和夜晚睡眠前各做 1 次,每次 20～30 min,当患者感觉疲乏或虚弱时,停止引流。④同时可辅以叩击等,以促进痰液排出。⑤监测患者的耐受程度,评估其生命体征,尤其是脉搏、呼吸的稳定性。若患者出现脸色苍白、出冷汗、呼吸困难或感觉疲劳,应停止引流。

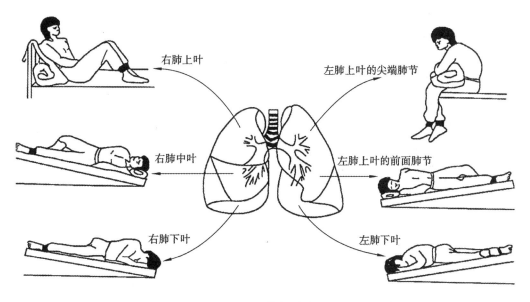

右肺上叶

左肺上叶的尖端肺节

右肺中叶

左肺上叶的前面肺节

右肺下叶

左肺下叶

图 9-11　体位引流

第四节　血压的评估及护理

案例9-4

患者,女,60岁,入院诊断:高血压危象。入院查体:血压216/116 mmHg,目前患者左手臂正在输液。

问题:

1.该患者的血压值正常吗?

2.如何正确测量和观察患者的血压?

一、正常血压及生理变化

(一)血压的概念与计量单位

1.概念　血压(blood pressure,BP)是指血液在血管内流动时对血管壁的侧压力。一般指动脉血压,如无特别注明,均指肱动脉的血压。

1)收缩压(systolic pressure)　当心室收缩时,主动脉压急剧升高,至收缩中期达最高值,此时的动脉血压称收缩压。

2)舒张压(diastolic pressure)　当心室舒张时,主动脉压下降,至心舒张末期达动脉血压的最低值,此时的动脉血压称舒张压。

3)脉压(pulse pressure)　收缩压和舒张压之差称脉搏压,简称脉压。

4)平均动脉压(mean arterial pressure)　一个心动周期中每一瞬间动脉血压的平均值称平均动脉压。简略估算方法:平均动脉压=舒张压+1/3脉压。

2.血压的计量单位　以 mmHg(毫米汞柱)或 kPa(千帕斯卡)为计量单位。两者换算公式为:1 mmHg=0.133 kPa;1 kPa=7.5 mmHg。

【护考提示】
血压的概念及正常值。

(二)血压的形成

循环系统内有足够的血液充盈是形成血压的首要因素,充盈的程度取决于血量和循环系统容量之间的相对关系;其次,心脏射血和外周阻力是形成血压的基本因素;此外,大动脉的弹性对血压的形成也有重要的作用。在外周阻力存在的情况下,心室肌收缩时所释放的能量一部分用于克服阻力,推动血液在血管中流动,是血液的动能;另一部分则形成对血管壁的侧压,导致血管壁扩张,这部分势能,形成较高的收缩压。在心舒期,主动脉和大动脉管壁发生弹性回缩,将部分贮存的势能转变为推动血液的动能,使血液在血管中继续向前流动,同时维持一定高度的舒张压。

(三)影响血压的因素

1.心脏每搏输出量　在心率和外周阻力不变时,每搏输出量增大,射入主动脉的血量增多,管壁所受到的张力也随之增加,收缩压明显升高,舒张压的升高并不显著,脉压增大。反之,脉压减少。因此,在一般情况下,收缩压的高低主要反映心脏每搏输出量的多少。

2.心率　若其他因素不变,心率加快,则心舒期缩短,在心舒期内从外周回流的血量减少。心舒期末主动脉内存留的血量增多,舒张压升高。在心舒期末大动脉内血容量增加的基础上,心缩期动脉系统内血量进一步增加,故收缩压也升高,但由于动脉血压升高可使血流速度加快,因此在心缩期内可有较多的血液流至外周,故收缩压的升高不如舒张压的升高显著,脉压随之减小。反之,脉压增大。因此,心率主要影响舒张压。

3. 外周阻力 心排出量不变而全身外周阻力增大时,心舒期内血液流入毛细血管和静脉的速度减慢,心舒末期存留在主动脉中的血量增多,舒张压升高;在心缩期,由于动脉血压升高,使血流速度加快,故收缩压的升高幅度不如舒张压的升高幅度明显,脉压减小。反之,当外周阻力减小时,舒张压的降低比收缩压的降低明显,脉压增大。因此,一般情况下,舒张压的高低主要反映外周阻力大小。外周阻力的改变主要是由于骨骼肌和腹腔器官阻力血管口径的改变引起的。另外,血液黏滞度也影响外周阻力。

4. 主动脉和大动脉的弹性 大动脉管壁的弹性对血压起缓冲作用。当动脉管壁硬化时,血管的顺应性下降,可以出现收缩压升高,舒张压降低,脉压增大。

5. 循环血量和血管容量 循环血量和血管系统容量相适应,才能使血管系统足够充盈,产生一定的体循环平均充盈压。如发生循环血量减少而血管系统容量不变,或者循环血量不变而血管系统容量增加,都会造成血压下降。

(四)血压的评估

1. 正常血压的范围 正常成人在安静状态下的血压范围为:收缩压 90～139 mmHg(12.0～18.5 kPa),舒张压 60～89 mmHg(8.0～11.9 kPa),脉压 30～40 mmHg(4.0～5.3 kPa),平均动脉压 100 mmHg(13.3 kPa)左右。

2. 血压的生理性变化 正常人的血压经常在一个较小的范围内波动,保持着相对的恒定。但可因各种因素的影响而有所改变,并且以收缩压的改变为主。

1)年龄和性别 血压随年龄的增长而增高,但收缩压的升高比舒张压的升高更为显著。青春期前男女之间血压差异较小,女性在更年期前血压略低于男性,更年期后差别较小(表9-7)。

表9-7 不同年龄阶段的平均血压

年 龄	血压/mmHg(kPa)	年 龄	血压/mmHg(kPa)
1 个月	84/54(10.6/6.1)	14～17 岁	120/70(16/9.3)
3 岁	90/60(12/8)	成年人	120/80(16/1.6)
6 岁	105/65(14/8.7)	老年人	140～160/80～90
10～13 岁	110/65(14.6/8.7)		(18.6～21.3/10.6～12)

2)昼夜和睡眠 一般清晨血压最低,白天逐渐升高。通常至傍晚血压最高。过度劳累或睡眠不佳时,血压稍增高。

3)情绪 紧张、恐惧、兴奋、发怒等情形下,收缩压可升高,舒张压一般无变化。

4)体形 通常高大、肥胖者血压较高。

5)体位 一般卧位时收缩压比立位时低 8～13 mmHg(1.1～1.7 kPa),这主要与重力引起的代偿机制有关。长期卧床、贫血或者使用某些降压药物的患者,从卧位改成立位时,可能会出现体位性低血压。

6)温度 遇冷时血管收缩,血压可上升;遇热则血管扩张,血压下降。所以,血压在冬天高于夏天,洗热水澡易使血压下降。

7)疼痛 疼痛可使血压上升,但若剧烈疼痛使机体大量出汗,则可导致血压下降。

8)部位 正常情况下,一般右臂比左臂血压(主要是收缩压)高 10～20 mmHg(1.33～2.67 kPa);下肢血压比上肢血压高 20～40 mmHg(2.67～5.33 kPa),而左右下肢的血压基本相等。两上肢血压相差 20 mmHg(2.67 kPa)以上,见于多发性动脉炎、先天性动脉畸形、血栓闭塞性脉管炎等。若下肢血压等于或低于上肢血压,应考虑主动脉缩窄或胸腹主动脉型大动脉炎。此外,剧烈运动、吸烟可使血压升高。饮酒、摄盐过多、药物对血压也有影响。

二、异常血压的评估及护理

(一)高血压

【护考提示】
高血压的分级。

1999 年 2 月,世界卫生组织和国际高血压联盟(ISH)在其制定的高血压治疗指南中将高血压定义为:未服用抗高血压药的情况下,成人收缩压≥140 mmHg 和(或)舒张压≥90 mmHg。2004 年,中国高血压防治指南修订委员会在参考国内外最新研究报告和指南的基础上,对血压水平进行了分类(表 9-8),该分类方法适用于 18 岁以上人群。2010 年《中国高血压防治指南》仍使用该分类方法。

表 9-8　中国高血压分类方法

分　级	收缩压/mmHg		舒张压/mmHg
正常血压	<120	和	<80
正常高值	120～139	和(或)	80～89
高血压	≥140	和(或)	≥90
1 级高血压(轻度)	140～159	和(或)	90～99
2 级高血压(中度)	160～179	和(或)	100～109
3 级高血压(重度)	≥180	和(或)	≥110
单纯收缩期高血压	≥140	和	<90

注:若患者收缩压与舒张压属于不同级别时,则以较高的分级为准

(二)低血压

低血压指收缩压<90 mmHg(12.0 kPa)或舒张压<60 mmHg(8.0 kPa)。持续的低血压状态多见于严重病症,如休克、心肌梗死、急性心脏压塞等。患者会出现明显的血容量不足的表现,如脉搏细速、心悸、头晕等。低血压也可有体质的原因,患者自诉一贯血压偏低,一般无症状。

(三)脉压变化

1.脉压减小　脉压<30 mmHg(3.9 kPa),主要见于主动脉瓣狭窄、心力衰竭、心包积液等。

2.脉压增大　脉压>40 mmHg(5.3 kPa),主要见于主动脉瓣关闭不全、动脉导管未闭、甲亢等。

(四)血压异常患者的护理

【护考提示】
血压异常的护理措施。

(1)测得血压异常时,护士应保持神态镇静,将测得的患者血压值与其基础血压值对照后,给患者合理的解释和安慰,及时与医生联系并协助处理。

(2)如患者血压较高,应让其卧床休息,减少活动,保证充足的睡眠时间。按医嘱给予降压药物,观察药物的不良反应,并定时监测血压的变化,并观察有无潜在并发症的发生。

(3)如患者血压过低,应迅速安置患者于仰卧位,针对病因给予应急处理,同时密切观察血压变化,直至血压恢复正常。

(4)根据血压的高低调整饮食中盐、脂肪、胆固醇的摄入,避免辛辣等刺激性食物,保持排便通畅。

(5)稳定患者情绪,嘱患者生活作息规律,戒烟、酒。

(五)血压的测量

1.测量血压的方法

1)直接测量法　即经皮穿刺,将导管由周围动脉送至主动脉,导管末端接监护测压系统,自动显

示血压数值。此法优点是可直接测量主动脉内压力,不仅测量准确,还可直接观察压力波形。缺点是对设备和技术要求高,且有一定创伤,故仅适用于危重和大手术患者。

2)间接测量法　目前广泛采用的袖带加压法,此法采用血压计测量。测量血压的部位为上肢肱动脉或下肢腘动脉。其优点是简便易行,不需特殊的设备,适用于任何患者。缺点是易受周围动脉舒缩的影响,结果有时不够准确。间接测量法是护士必须掌握的基本技术。

2.血压计的种类　血压可用血压计间接测量,它是根据血液通过狭窄的血管管道形成涡流时发出响声的原理而设计的。常用血压计的种类(图 9-12)有汞柱式血压计(台式和立式)、表式血压计(弹簧式)和电子血压计三种。

1)汞柱式血压计　又称水银血压计(mercury manometer),分台式和立式两种,立式血压计高度可调节。汞柱式血压计应定期校验,准确定标。误差不可超过 3 mmHg(0.39 kPa)。汞柱式血压计的优点是测得的数值较准确可靠,但它较笨重且玻璃管易破裂。

2)表式血压计　又称弹簧式血压计、压力表式血压计或无液血压计(aneroid manometer)。外形似表,呈圆盘状。正面盘上标有刻度及读数,盘中央有一指针,以指示血压数值。其优点为体积小,便于携带;但应定期和汞柱式血压计校验。

3)电子血压计(electronic manometer)　常见的有手臂式和台式电子血压计。袖带内有一换能器,可自动采样,微电脑控制数字运算、自动放气程序。用电子血压计测血压时,无需用听诊器听诊,清晰直观,使用方便,也可排除测量者听觉不灵敏、噪声干扰等造成的误差,但欠准确。

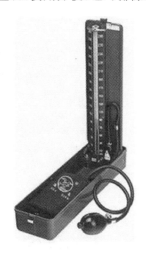

(a)汞柱式血压计

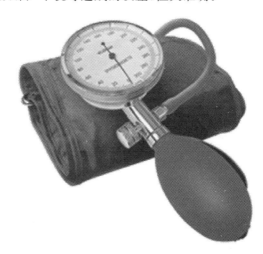

(b)表式血压计

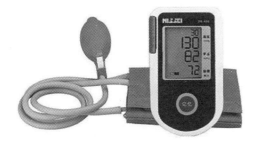

(c)手臂式电子血压计

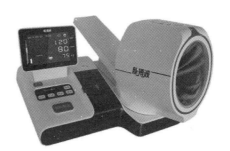

(d)台式电子血压计

图 9-12　常用血压计的种类

三、血压测量

【目的】

(1)判断血压有无异常。

(2)动态监测血压变化,间接了解循环系统的功能状况。

(3)协助诊断,为预防、治疗、康复、护理提供依据。

【评估】

(1)患者年龄、病情、治疗等情况。

(2)影响血压变化的因素。

(3)患者心理状况、合作程度。

【准备】

1.护士准备 着装整洁,举止大方,剪指甲,洗手,戴口罩。

2.用物准备 血压计、听诊器、记录本、笔。

3.患者准备 体位舒适、情绪稳定、愿意合作;测量前 30 min 无吸烟、运动等活动。

4.环境准备 整洁、安静、舒适、安全,光线充足。

【实施】 测量血压的操作流程如表 9-9 所示。

表 9-9 测量血压的操作流程

操 作 步 骤	注 意 点 与 说 明
1.护士准备、用物准备	● 检查血压计:汞柱有无裂痕或是否保持在"0"点处;橡胶管和加压气球有无漏气 ● 必要时用乙醇棉球擦拭耳件和胸件
2.核对,评估	● 核对确认患者,询问患者活动情况,必要时休息片刻后再测
3.解释,说明	● 告知测量血压的目的和配合方法,取得合作 ● 病房内宜保持安静,以便清楚地听诊患者的血压
4.正确测量 ◆ 肱动脉(图 9-13)	
(1)取正确体位	● 协助患者取舒适的坐位或仰卧位 ● 一般选择右上臂,勿选择静脉输液一侧肢体,偏瘫、肢体外伤或手术的患者应选择健侧肢体
(2)摆放肢体	● 测量肢体放置合适 ● 请患者将被测肢体的肘臂伸直并稍外展,掌心向上;坐位时,被测手臂位置平第四肋;卧位时,被测手臂位置平腋中线,以使被测肢体(肱动脉)与心脏处于同一水平
(3)绑袖带	● 放平血压计于被测上臂旁,开启汞槽开关,驱尽袖带内的空气,将袖带平整地绑于上臂中部,松紧以能放入一指为宜,袖带下缘距肘 2~3 cm,将末端平整地塞入里圈内
(4)正确测量	● 戴好听诊器,先触及肱动脉搏动,再将听诊器胸件置于肱动脉搏动最强处,用一只手稍加固定,另一只手握加压气球 ● 关闭气门,平稳充气至肱动脉搏动音消失,再升高 20~30 mmHg(2.6~4.0 kPa)后以每秒 4 mmHg(0.5 kPa)左右的速度放气,使汞柱缓慢下降,同时双眼平视汞柱所指刻度并注意肱动脉搏动音的变化

续表

操 作 步 骤	注意点与说明
(5)正确读数	● 用听诊器听到第一声搏动音时,汞柱所指刻度为收缩压读数;当搏动音突然变弱或消失时,表柱所指刻度为舒张压读数
◆ 腘动脉(图 9-14)	● 患者仰卧、俯卧或侧卧,露出大腿部 ● 将下肢袖带缠于大腿下部,其下缘距腘窝 3~5 cm;将听诊器胸件置于动脉搏动处 ● 其余操作同肱动脉
5.整理用物	● 排尽袖带内空气,关闭气门,整理袖带,放入盒内;加压气球放于盒内固定处,避免玻璃管被压碎 ● 将血压计盖右倾 45°,使水银全部回流到水银槽内,关闭开关,关上盒盖,平稳放置 ● 必要时协助患者穿衣裤,整理床单位
6.洗手,记录	● 操作后洗手 ● 以分数式表示,即收缩压/舒张压 mmHg(收缩压/舒张压 kPa) ● 当舒张压的变音与消失音之间有差异时。可记录 2 个读数,即变音(消失音)所对应的数值,如 180/90~40 mmHg(24/12~5.3 kPa) ● 记录腘动脉测得的血压时应注明下肢血压

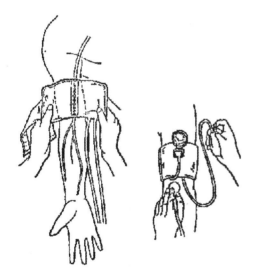

图 9-13　上肢肱动脉测血压

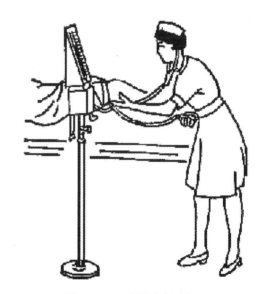

图 9-14　下肢腘动脉测血压

【注意事项】

(1)测量前应检查血压计及听诊器是否符合要求:袖带的宽窄是否合适,水银是否充足,玻璃管有无裂缝,玻璃管上端是否和大气相通,橡胶管和加压气球有无老化、漏气,听诊器是否完好等。

(2)测血压前如患者有运动、情绪激动、吸烟、进食等,应安静休息 20~30 min 后再测。

(3)保护血压计:打气不可过猛、过高,如水银柱里出现气泡,应调节或检修,不可带气泡测量,用毕应及时关闭水银柱下面的开关。

(4)需要密切观察血压者应做到四定:定时间、定部位、定体位、定血压计。

(5)正确选择测量肢体:有偏瘫者应选健侧肢体,一侧肢体正在输液或施行过手术,应选择对侧肢体测量。

（6）发现血压听不清或有异常时应重测，注意使水银柱降至"0"点，休息片刻后再测，必要时双侧对照。

（7）防止产生误差：①设备方面：袖带过窄，可使测得的结果偏高；袖带过宽、橡胶管过长、水银量不足等可使测得的结果偏低。②患者方面：手臂位置低于心脏，吸烟、进食、运动、膀胱充盈等，可使测得的结果偏高；手臂位置高于心脏，可使测得的结果偏低。③操作过程：袖带缠得过松，测量者的眼睛视线低于水银柱弯月面，可使测得的结果偏高，反之，测得的结果偏低。放气速度太慢，可使测得的舒张压偏高；放气速度太快，则听不清声音的变化。

（陈阳广）

直通护考
在线答题

第十章 冷、热疗法

学习目标

1.掌握:冷、热疗法的概念、目的、禁忌证;冰袋、热水袋的使用;乙醇擦浴的方法。
2.熟悉:烤灯的使用方法及注意事项。
3.了解:冷、热疗法的继发效应;冷、热湿敷法;温水浸泡法。

冷、热疗法是临床常用的物理治疗方法。护理人员应了解冷、热疗法的相关知识,熟知冷、热疗法的生理效应及继发效应,及时、有效地评估患者局部或全身的冷、热状况,确保患者安全,满足患者身心需要。

第一节 概　　述

案例10-1

患者,女,46岁,1 h前下楼时不慎扭伤脚踝,造成局部肿胀、疼痛难忍,家属护送至医院就诊。

问题:

1.请选择正确的方法为患者处理扭伤的踝部。

2.患者初步处理后回家休养,应如何对患者进行指导?

案例答案

一、冷、热疗法的概念

冷、热疗法(cold and heat therapy)是将低于或高于人体温度的物质作用于体表皮肤,通过神经传导引起皮肤和内脏器官血管的收缩和扩张,从而改变机体各系统体液循环和新陈代谢,达到治疗目的的方法。

二、冷、热疗法的效应

(一)生理效应(表 10-1)

表 10-1　冷、热疗法的生理效应

生 理 效 应	用　热	用　冷
细胞代谢	增加	减少
需氧量	增加	减少
血管	扩张	收缩
毛细血管通透性	增加	减少
血液黏滞度	降低	增加
血液流动速度	增快	减慢
淋巴流动速度	增快	减慢
结缔组织伸展性	增强	减弱
神经传导速度	增快	减慢
体温	上升	下降

(二)继发效应

继发效应是指用冷或用热超过一定时间,产生与生理效应相反的作用,这种现象称为继发效应(secondary effect)。因此,冷、热疗法应有适当的时间,以 20～30 min 为宜,如需反复使用,中间必须给予 1 h 的休息时间,让组织有一个复原过程,防止产生继发效应而抵消应有的生理效应。

三、冷、热疗法效应的影响因素

【护考提示】
冷、热疗法效应的影响因素。

(一)方式

冷、热疗法应用方式不同,效果也不同。湿冷、热的效果优于干冷、热。在临床应用中应根据病变部位和治疗要求进行选择。

(二)面积

冷、热疗法的效果与面积大小有关。应用面积大,则冷、热疗法效果较强,反之,则较弱。

(三)时间

冷、热疗法应用有一定的时间要求,在一定时间内其效应随着时间的增加而增强,以达到最佳的治疗效果。但如果时间过长,则会产生继发效应而抵消治疗效应,甚至还可引起不良反应,如疼痛,皮肤苍白、冻伤、烫伤等。

(四)温度

冷、热疗法应用时的温度与体表的温度相差越大,机体对冷、热刺激的反应越强;反之,则越小。其次,环境温度也可影响冷、热效应,如室温过低,则散热快,热效应降低。

(五)部位

皮肤较厚的区域,如脚底、手心,对冷、热的耐受性大,冷、热疗法效果也较差;而躯体的皮肤较薄,对冷、热的敏感性强,冷、热疗法效果较好。血液循环良好的部位,可增强冷、热疗法应用的效果。不同深度的皮肤对冷、热的反应也不同,皮肤浅层,冷觉感受器较温觉感受器浅表且数量也多,故浅层皮肤对冷较敏感。

(六)个体差异

由于个体的机体状态、年龄、性别、居住习惯等有所差别,所以应用冷、热疗法会产生不同的效应。如婴幼儿由于神经系统发育尚未成熟,对冷、热刺激的适应能力有限;老年人对冷、热刺激的反应较迟钝;女性对冷、热刺激的反应较男性敏感;身体虚弱、意识不清、昏迷及感觉迟钝、麻痹或血液循环受阻等患者,对冷、热刺激的敏感性降低。

第二节　冷、热疗法的应用

案例10-2

患者,男,52岁,淋雨受凉后出现发热、咳嗽,拟"呼吸道感染"收住入院,患者颜面潮红,皮肤灼热,T 39.7 ℃,呼吸急促,脉搏细速。

问题:

1.请选择正确的方法为患者物理降温。

2.实施该降温方法时应注意什么?

案例答案

一、冷疗法

(一)冷疗的作用

1.控制炎症扩散　冷疗可使毛细血管收缩,局部血流减少,降低细胞的新陈代谢和细菌的活力,从而限制炎症的扩散及抑制化脓,适用于炎症的早期。

2.减轻局部充血和出血　冷疗可使毛细血管收缩,毛细血管通透性降低,减轻局部组织的充血和水肿;冷还可使血液循环减慢,血液黏滞度增加,促进血液凝固而控制出血。适用于鼻出血、扁桃体摘除术后及软组织损伤的早期。

3.减轻组织的肿胀和疼痛　冷疗可抑制细胞活动,降低神经末梢敏感性,从而减轻疼痛;同时,用冷后血管收缩,渗出减少,局部组织内的张力减轻,起到减轻疼痛的作用。如牙疼时,用冷可减轻肿胀和疼痛;踝关节扭伤48 h内,用冷可减轻踝关节软组织的出血和疼痛。

4.降温　冷疗直接与皮肤接触,通过传导作用散热,从而降低体温,使患者舒适。适用于高热、中暑患者降温。头部用冷,可降低脑细胞的代谢,提高脑组织对缺氧的耐受性,减少脑细胞损害,并可预防脑水肿。适用于脑外伤、脑缺氧的患者。

(二)冷疗法的禁忌证

1.组织破损、破裂　用冷使局部毛细血管收缩,血液循环不良,组织营养不良,影响伤口愈合。尤其是大范围组织损伤时,应禁止用冷。

2.血液循环明显不良　用冷可加重血液循环障碍,导致局部组织缺血、缺氧而坏死。如大面积组织损伤、全身微循环障碍、休克、水肿、糖尿病等患者。

3.冷过敏者　用冷后可出现过敏症状,如荨麻疹、关节疼痛等。

4.慢性炎症或深部化脓病灶　用冷可使局部毛细血管收缩,血流量减少,妨碍炎症的吸收。

5. 禁忌部位

1)枕后、耳廓、阴囊等处　防止冻伤。

2)心前区　防止引起反射性心率减慢。

3)腹部　防止腹泻。

4)足底　防止引起反射性末梢血管收缩而影响散热，或引起一过性冠状动脉收缩。

(三)冷疗的方法

冷疗法分局部冷疗法与全身冷疗法两类。局部冷疗法有使用冰袋、冰囊、冰帽、冰槽、化学冰袋、冷湿敷等；全身冷疗法有乙醇擦浴、温水擦浴等。

1. 局部冷疗法——冰袋、冰囊的使用

【目的】　降温、止血、镇痛、消炎、消肿。

【评估】

(1)患者的年龄、病情、体温、治疗、护理情况。

(2)患者的局部皮肤状况、活动能力和合作程度。

【计划】

1)护士准备　衣帽整洁，洗手，戴口罩。

2)用物准备　冰袋或冰囊及布套(图 10-1)、毛巾、冰块、帆布袋、木槌、脸盆及冷水、冰匙。

3)患者准备　了解用冷的目的、部位及配合要点。

4)环境准备　病室温湿度适宜，酌情关闭门窗或遮挡患者，无对流风直吹患者。

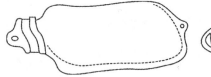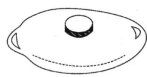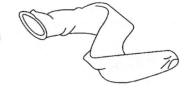

图 10-1　冰袋、冰囊

【实施】　冰袋、冰囊的使用操作流程如表 10-2 所示。

表 10-2　冰袋、冰囊的使用操作流程

工作任务步骤	工作过程要点说明
1. 核对，解释	● 携用物至患者床旁，核对患者床号、姓名、住院号，向患者或家属解释操作目的及方法以取得合作
2. 准备用物	● 将冰块装入帆布袋，用木槌敲碎成小块，放入脸盆中，用冷水冲去冰块的棱角，将小冰块装入冰袋或冰囊至 1/2～2/3 满，排出冰袋或冰囊内空气并夹紧冰袋或冰囊的口部，倒提，检查，装入布套内
3. 放置位置	● ①高热降温时，置冰袋于前额、头顶部(图 10-2)；置冰囊于体表大血管分布处(颈部两侧、腋窝、腹股沟等)。②扁桃体摘除术后将冰囊置于颈前颌下(图 10-3)。③鼻部冷敷时可将冰囊吊在支架上，底部接触鼻根(图 10-4)。放置时间不超过 30 min
4. 观察反应	● 出现继发效应，如局部皮肤出现发紫、麻木感时，停止使用
5. 安置，整理	● 协助患者取舒适体位。将冰袋倒空、倒挂、晾干备用；冰袋布套清洁后晾干备用
6. 洗手，记录	● 洗手，记录部位、时间、效果

【评价】

(1)方法正确，操作规范，动作轻稳，达到冷疗目的，无不良反应发生。

(2)护患沟通有效,患者理解配合。

【注意事项】

(1)注意观察用冷部位血液循环状况,如出现皮肤苍白、青紫或有麻木感等,应立即停止用冷。

(2)随时观察冰袋有无漏水、冰块是否融化,以便及时更换。

(3)高热降温时冰袋置于前额、头顶部或体表大血管处,如腋下等。

(4)应根据不同目的掌握用冷时间:用于治疗,不超过 30 min;用于降温,30 min 后测体温,当体温降至 39 ℃以下时,取下冰袋,做好记录。如需长期用冷者,可间隔 1 h 后再重复使用。

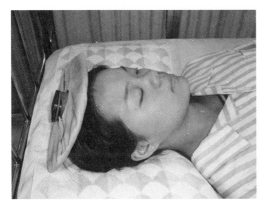

图 10-2 头顶部置冰袋法

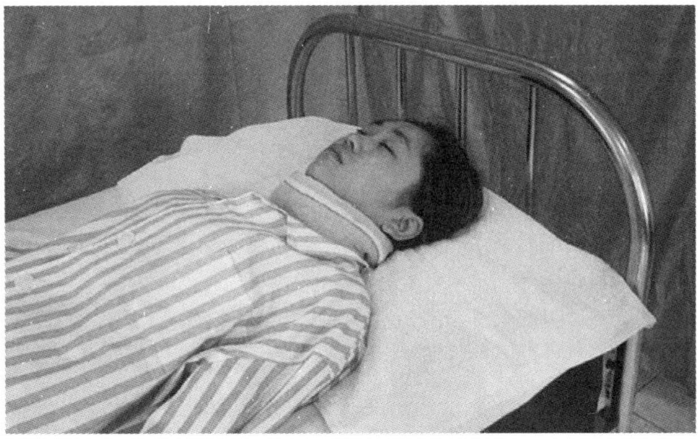

图 10-3 颈部冷敷法

2.局部冷疗法——冰帽、冰槽的使用

【目的】 头部降温,防治脑水肿,降低脑组织代谢,减少其耗氧量,提高脑细胞对缺氧的耐受性,减轻脑细胞损伤。

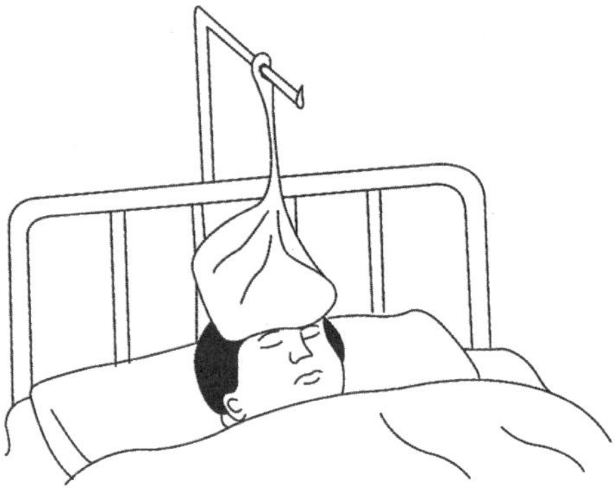

【评估】

(1)患者的病情、年龄、体温、意识状态、护理及治疗情况。

(2)患者的头部情况、局部皮肤状况、活动能力、心理反应及合作程度。

【计划】

1)护士准备 衣帽整洁,洗手,戴口罩。

化学冰袋

图 10-4 鼻部冷敷法

2)用物准备 冰帽或冰槽、冰块、帆布袋、木槌、盆及冷水、毛巾、冰匙、海绵垫、水桶、肛表。用冰槽降温时备不脱脂棉球及凡士林纱布。

3)患者准备 了解用冷的目的、部位及配合要点。

4)环境准备 病室温湿度适宜,酌情关闭门窗或遮挡患者,无对流风直吹患者。

【实施】 冰帽、冰槽的使用操作流程如表 10-3 所示。

表 10-3 冰帽、冰槽的使用操作流程

工作任务步骤	工作过程要点说明
1.核对解释	● 携用物至患者床旁,核对患者床号、姓名、住院号,向患者或家属解释操作目的及方法以取得合作
2.准备冰帽(冰槽)	● 将冰块装入帆布袋,用木槌敲碎成小块,放入脸盆中,用冷水冲去冰块的棱角,将冰块装入冰帽、冰槽中,擦干水渍
3.放置冰帽(冰槽)	● ①头部置于冰帽中,后颈部、双耳廓垫海绵,排水管放水桶内(图10-5)。②头部置于冰槽中,双耳塞不脱脂棉球,双眼覆盖凡士林纱布

续表

工作任务步骤	工作过程要点说明
4.观察反应	● 观察体温、头部(尤其是耳廓)皮肤情况、全身反应及病情变化。监测肛温,使其维持在33 ℃左右,不可低于30 ℃,以防并发症发生
5.安置,整理	● 协助患者取舒适卧位,用冷完毕,撤去冰帽或冰槽。整理用物,冰帽处理同冰袋,处理冰槽时将水倒干,消毒备用,其他用物清洁整理后放于原处备用
6.洗手,记录	● 洗手,记录冷疗部位、时间、效果、反应

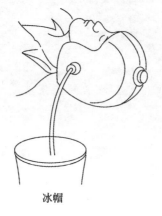
冰帽

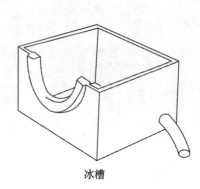
冰槽

图 10-5　冰帽、冰槽

【评价】

(1)操作方法正确、熟练、轻稳,达到冷疗目的。

(2)操作中关心患者,与患者沟通有效,患者无不良反应。

【注意事项】

(1)注意观察患者皮肤变化,特别是头部皮肤变化,防止耳廓发生青紫、麻木及冻伤。

(2)注意观察患者体温、心率变化。肛温不宜低于30 ℃,以免发生心房、心室纤颤等。

3.局部冷疗法——冷湿敷法

【目的】　降温、止血、消炎、扭伤早期消肿与止痛。

【评估】

(1)患者的年龄、病情、体温、治疗情况及护理措施。

(2)患者的意识情况、局部皮肤状况、心理反应、活动能力及合作程度。

【计划】

1)护士准备　衣帽整洁,洗手,戴口罩。

2)用物准备　盛放冰水的小盆、敷布2块、敷钳2把、一次性中单(或橡胶单和治疗巾)、毛巾、凡士林、纱布。

3)患者准备　了解冷湿敷的目的、部位及配合要点。

4)环境准备　室温适宜,酌情关闭门窗或遮挡患者,无对流风直吹患者。

【实施】　冷湿敷法的操作流程如表10-4所示。

表 10-4　冷湿敷法的操作流程

工作任务步骤	工作过程要点说明
1.核对,解释	●携用物至患者床旁,核对患者床号、姓名、住院号,向患者或家属解释操作目的及方法以取得合作

医用冰毯

220

工作任务步骤	工作过程要点说明
2. 暴露患处	● 一次性中单(或橡胶单和治疗巾)垫于受敷部位下,并在受敷部位涂上凡士林,上盖一层纱布
3. 冷敷患处	● 将敷布浸入冰水中,用长钳将敷布拧至不滴水(图10-6),抖开,敷于患处。每3~5 min 更换一次敷布,持续15~20 min
4. 观察反应	● 局部皮肤颜色变化
5. 安置,整理	● 协助患者取舒适卧位,整理床单位
6. 洗手,记录	● 洗手,记录冷敷部位、时间、效果及反应

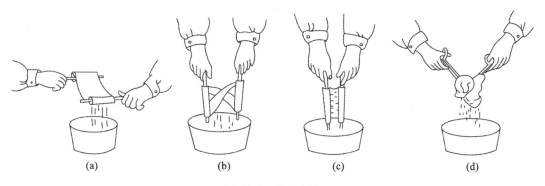

(a)　　　　(b)　　　　(c)　　　　(d)

图 10-6　拧敷布法

【评价】

(1)操作方法正确、熟练、轻稳,达到冷疗目的。

(2)操作中关心患者,与患者沟通有效,患者无不良反应。

【注意事项】

(1)注意观察局部皮肤变化及患者的全身反应。

(2)使用过程中,注意检查湿敷情况,及时更换敷布。

(3)如冷敷部位为开放性伤口,需按无菌技术操作,冷敷后按外科换药法处理伤口。

4. 全身冷疗法——乙醇(温水)擦浴法

【目的】　为高热患者降温。

【评估】

(1)患者的年龄、病情、体温、治疗情况。

(2)患者的意识情况、心理反应、活动能力及合作程度。

(3)患者的皮肤情况,有无乙醇过敏史。

【计划】

1)护士准备　衣帽整洁,洗手,戴口罩。

2)用物准备　治疗碗内盛25%~35%的乙醇200~300 mL(温水擦浴应备32~34 ℃温水2/3 满),小毛巾或纱布2块、大毛巾、冰袋、热水袋及布套,必要时可备清洁衣裤、便器、屏风、床单、被套。

3)患者准备　了解乙醇擦浴的目的、部位及配合要点,排空大小便。

4)环境准备　室温适宜,关闭门窗,拉床帘(或屏风)遮挡患者。

【实施】　乙醇擦浴法的操作流程如表10-5所示。

表 10-5　乙醇擦浴法的操作流程

工作任务步骤	工作过程要点说明
1.核对,解释	●携用物至患者床旁,核对患者床号、姓名、住院号,向患者或家属解释操作目的及方法以取得合作
2.调节室温	●拉床帘(或使用屏风)遮挡患者,调节室温为 21~24 ℃
3.放置两袋	●置冰袋于患者头部,有助于降温并防止头部因充血而头疼;将热水袋置于足底,使患者舒适并减轻头部充血
4.上肢擦浴	●患者脱去上衣,露出一侧上肢,下垫大毛巾,将拧至半干的小毛巾缠在手上成手套式,以离心方向进行拍拭,2 块小毛巾交替使用,自颈部(侧面)沿上臂外侧擦至手背;自一侧胸部经腋窝沿上臂内侧至手心,用大毛巾擦干皮肤,以同法拍拭另一侧上肢,每侧上肢各擦 3 min
5.背部擦浴	●协助患者翻身侧卧,背向护士,下垫大毛巾,分左、中、右三部拍拭背部(自颈下至臀部),再用大毛巾擦干,全背共擦 3 min
6.下肢擦浴	●擦毕,穿好上衣,脱去裤子,露出一侧下肢,垫大毛巾,自髋部沿大腿外侧擦至足背,自腹股沟经腿内侧擦至踝部,自股下经腘窝擦至足跟,擦干皮肤,以同法擦拭另一侧下肢,每侧下肢擦 3 min,穿好裤子
7.安置,整理	●撤去热水袋,协助患者取舒适卧位,整理床单位,清理用物
8.洗手,记录	●洗手,记录擦浴部位、时间、效果、反应
9.观察,处置	●擦浴 30 min 后测体温并绘制于体温单上,体温降至 39 ℃ 以下时取下冰袋

【评价】

(1)操作方法正确、熟练、轻稳,达到冷疗目的,患者舒适、安全。

(2)操作中关心患者,与患者沟通有效,患者无不良反应。

【注意事项】

(1)擦浴过程中注意观察患者反应,如出现皮肤苍白、寒战、呼吸异常时,应立即停止擦浴并通知医生,给予相应处理。

(2)擦浴时,应以擦拭方式进行,擦腋窝、肘窝、掌心、腹股沟、腘窝等大血管分布处时,应适当延长时间,以促进散热。

(3)禁擦后颈部、胸前区、腹部、足底等部位,以免引起不良反应。

(4)新生儿及血液病高热患者禁用乙醇擦浴。

(5)一般擦浴时间为 15~20 min,尽量减少患者暴露,以免引起着凉。

二、热疗法

案例10-3

患者,女,40 岁。痔疮手术后局部肿胀、疼痛。医嘱:1∶5000 高锰酸钾溶液坐浴,每日两次。

问题:

1.如何指导患者正确坐浴?

2.坐浴时应注意什么?

【护考提示】
冷疗的作用、
禁忌证、方法
及适用范围。

案例答案

（一）热疗的作用

1. 促进炎症的消散和局限　热疗可使局部血管扩张,促进血液循环,增强新陈代谢效率和白细胞的吞噬功能。在炎症早期用热,可促进炎性渗出物的吸收和消散;在炎症后期用热,可促使白细胞释放蛋白溶解酶,溶解坏死组织,使炎症局限。

2. 减轻深部组织充血　热疗可使体表血管扩张,血流量增加,导致深部组织血流量减少,从而减轻深部组织充血。

3. 缓解疼痛　热疗可降低痛觉神经的兴奋性,以提高疼痛阈值;减轻炎性水肿,解除局部神经末梢的压力;改善血液循环,加速组胺等致痛物质排出;松弛肌肉、肌腱和韧带组织,解除肌肉痉挛和关节强直,从而缓解疼痛。

4. 保暖　热疗可使血管扩张,促进血液循环,使患者感到温暖舒适。适用于危重、老年体弱、末梢循环不良的患者及早产儿。

（二）热疗的禁忌证

1. 急腹症未明确诊断前　以防用热后疼痛缓解,掩盖病情而贻误诊治。

2. 面部危险三角区感染时　该处血管丰富,又因面部静脉无静脉瓣,且与颅内海绵窦相通,用热会使该处血管扩张,血液量增多,导致细菌和毒素进入血液循环,促进炎症扩散,易引起颅内感染和败血症。

3. 各种脏器内出血　热疗可使局部血管扩张,促进血液循环,增加脏器的血流量和血管的通透性,从而加重出血。

4. 软组织扭伤或挫伤早期(24～48 h 内)　用热可促进血管扩张,通透性增加,加重皮下出血、肿胀和疼痛。

（三）热疗的方法

1. 干热疗法——热水袋的使用

【目的】　保暖、解痉、镇痛、舒适。

【评估】

(1)患者的年龄、病情、体温、治疗情况及用热习惯。

(2)患者的局部皮肤情况、活动能力、心理反应及合作程度。

【计划】

1)护士准备　衣帽整洁,洗手,戴口罩。

2)用物准备　热水袋及布套、水温计、毛巾、水壶、热水(水温 60～70 ℃)。

3)患者准备　清楚用热的目的、部位及配合要点。

4)环境准备　室温适宜,酌情关闭门窗或遮挡患者,无对流风直吹患者。

【实施】　热水袋的使用操作流程如表 10-6 所示。

表 10-6　热水袋的使用操作流程

工作任务步骤	工作过程要点说明
1. 核对,解释	● 携用物至患者床旁,核对患者床号、姓名、住院号,向患者或家属解释操作目的及方法以取得合作
2. 调节水温	● 正常成人水温为 60～70 ℃,老年人、小儿及昏迷、麻醉未清醒、局部循环不良等患者,因皮肤感觉迟钝或麻痹容易烫伤,水温应在 50 ℃以内
3. 备热水袋	● 灌水至热水袋的 1/2～2/3 满,逐渐放平(图 10-7),排尽袋内空气,旋紧塞子,擦干后倒提热水袋,轻轻抖动检查,无漏水后装入布套内

223

续表

工作任务步骤	工作过程要点说明
4.置热水袋	● 置于所需部位,袋口朝身体外侧,不超过 30 min
5.观察,处置	● 皮肤变化:如皮肤潮红,应立即停用,局部涂凡士林
6.安置,整理	● 用毕,撤除热水袋。整理病床单位,协助患者取舒适卧位。将热水袋内水倒空,倒挂,晾干,吹气,旋紧塞子,放阴凉处;布袋洗净以备用
7.洗手,记录	● 洗手,记录用热部位、时间、效应及反应

【评价】

(1)达到热疗目的,患者舒适、安全。

(2)操作中关心、保护患者,与患者沟通有效。

(3)未发生烫伤等不良反应。

【注意事项】

(1)注意观察用热部位皮肤情况,如发现皮肤潮红、疼痛等反应,应立即停止使用,并在局部涂凡士林,以保护皮肤。

(2)老年人、小儿及昏迷、麻醉未清醒、感觉障碍、局部循环不良等患者,应用热水袋时,水温应在 50 ℃以内。热水袋布套外再包大毛巾,并定时检查局部皮肤情况,防止烫伤。

(3)治疗时间不宜超过 30 min,以防发生不良反应,如持续使用,应及时更换热水,并做好交接班。

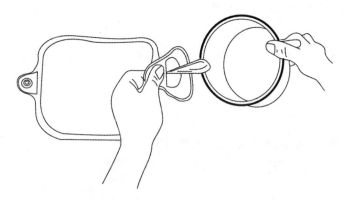

图 10-7　灌热水袋法

2.干热疗法——烤灯的使用

【目的】　消炎、消肿、解痉、镇痛,促进创面干燥、结痂,保护肉芽组织生长。

【评估】

(1)患者的年龄、病情、对温度的敏感性、治疗及护理情况。

(2)患者的局部皮肤情况、活动能力、心理反应及合作程度。

【计划】

1)护士准备　衣帽整洁,洗手,戴口罩。

2)用物准备　红外线灯或鹅颈灯,必要时备有色眼镜、屏风。

3)患者准备　清楚用热的目的、部位及配合要点。

4)环境准备　室温适宜,酌情关闭门窗或遮挡患者,无对流风直吹患者。

【实施】　烤灯的使用操作流程如表 10-7 所示。

充电热水袋

表 10-7 烤灯的使用操作流程

工作任务步骤	工作过程要点说明
1.核对,解释	● 携用物至患者床旁,核对患者床号、姓名、住院号,向患者或家属解释操作目的及方法以取得合作
2.安置患者	● 协助患者取舒适体位,暴露患处,必要时用屏风遮挡,保护隐私
3.调节照射	● 将烤灯对准患处(图 10-8),调节灯距和温度,灯距一般为 30～50 cm,以温热为宜,防止烫伤,时间为 20～30 min
4.观察疗效	● 观察有无过热、心慌、头昏及皮肤反应
5.安置,整理	● 照射完毕后,撤除烤灯。协助患者取舒适卧位,整理床单位及用物
6.洗手,记录	● 洗手,记录用热部位、时间、效应及反应

【评价】

(1)达到热疗目的,患者舒适、安全。

(2)操作中关心、保护患者,与患者沟通有效。

(3)未发生烫伤等不良反应。

【注意事项】

(1)照射过程中注意观察患者全身反应及局部反应,皮肤出现桃红色及均匀红斑为合适剂量;如出现紫红色,应立即停止照射,并局部涂凡士林保护皮肤。

(2)照射完毕,嘱患者休息 15 min 后方可外出,以防感冒。

3.湿热疗法——热湿敷

【目的】 消炎、消肿、解痉、镇痛。

【评估】

(1)患者的年龄、病情、对温度的敏感性、治疗及护理情况。

(2)患者的局部皮肤、伤口情况、活动能力、心理反应及合作程度。

【计划】

1)护士准备 衣帽整洁,洗手,戴口罩。

2)用物准备

(1)治疗盘内:敷布 2 块、敷钳 2 把、一次性中单(或橡胶单和治疗巾)、凡士林、纱布、塑料纸、棉垫、水温计、棉签。

(2)盆内备 50～60 ℃热水,酌情备热源、热水袋、大毛巾、屏风、换药用物。

3)患者准备 了解热湿敷的目的、部位及配合要点。

4)环境准备 室温适宜,酌情关闭门窗或遮挡患者,无对流风直吹患者。

【实施】 热湿敷法的操作流程如表 10-8 所示。

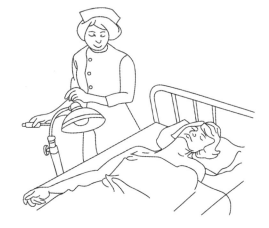

图 10-8 烤灯的使用

鹅颈灯

表 10-8 热湿敷法的操作流程

工作任务步骤	工作过程要点说明
1.核对,解释	● 携用物至患者床旁,核对患者床号、姓名、住院号,向患者或家属解释操作目的及方法以取得合作
2.安置患者	● 协助患者取舒适体位,暴露患处,必要时用屏风遮挡,保护隐私

续表

工作任务步骤	工作过程要点说明
3.暴露患处	●一次性中单(或橡胶单和治疗巾)垫于受敷部位下,并在受敷部位涂上凡士林,上盖一层纱布,以保护皮肤
4.热敷,湿敷	●将敷布浸入装有热水的脸盆,用敷钳拧干敷布,以不滴水为度;以手腕掌侧试温,将敷布敷于患处,上盖棉垫。热敷时间为15～20 min;每3～5 min更换一次敷布。有伤口或创面者,按无菌操作进行,热敷后按换药法处理伤口
5.观察反应	●局部皮肤颜色及患者反应,倾听患者主诉,防止烫伤
6.安置,整理	●热敷后,擦干热敷部位,协助患者取舒适体位,整理床单位及用物
7.洗手,记录	●洗手,记录热湿敷部位、时间、效应及反应

【评价】

(1)达到热疗目的,患者舒适、安全。

(2)操作中关心、保护患者,与患者沟通有效。

(3)患者未发生烫伤等不良反应。

【注意事项】

(1)注意观察局部皮肤颜色及患者的全身反应,防止烫伤。

(2)患者面部热敷时,嘱患者热敷后30 min后方可外出,以防感冒。

(3)如患者热敷部位有伤口,需按无菌技术操作,热敷后按外科换药法处理伤口。

4. 湿热疗法——热水坐浴

【目的】 消炎、消肿、止痛、减轻充血,使患者清洁、舒适。适用于会阴、肛门、外生殖器疾病和手术后,以及盆腔充血、水肿、炎症及疼痛。

【评估】

(1)患者的年龄、病情、对温度的敏感性、治疗及护理情况。

(2)患者的局部皮肤、伤口情况、活动能力、心理反应及合作程度。

【计划】

1)护士准备 衣帽整洁,洗手,戴口罩。

2)用物准备 坐浴椅、消毒坐浴盆、热水(40～45 ℃)、水温计、药液(遵医嘱)、无菌纱布。必要时备屏风、换药用物。

3)患者准备 了解热水坐浴的目的、部位及配合要点。

4)环境准备 室温适宜,酌情关闭门窗或遮挡患者,无对流风直吹患者。

【实施】 热水坐浴的操作流程如表10-9所示。

表10-9 热水坐浴的操作流程

工作任务步骤	工作过程要点说明
1.核对,解释	●携用物至患者床旁,核对患者床号、姓名、住院号,向患者或家属解释操作目的及方法以取得合作
2.备药,调温	●将消毒坐浴盆放在坐浴椅上(图10-9),倒入溶液至1/2量,测量水温,一般为40～45 ℃
3.遮挡,坐浴	●用屏风遮挡,暴露患处,协助患者脱裤至膝部,适应水温后将臀部完全浸入盆中,腿部用大毛巾遮盖,持续15～20 min
4.观察反应	●随时观察患者反应及局部皮肤情况
5.安置,整理	●坐浴完毕,用无菌纱布擦干臀部,协助患者穿好衣裤,取舒适卧位,整理床单位及用物
6.洗手,记录	●洗手,记录坐浴部位、时间、效应及反应

【评价】

(1)达到热疗目的,患者舒适、安全。

(2)操作中关心、保护患者,与患者沟通有效。

(3)未发生烫伤等不良反应。

【注意事项】

(1)随时观察患者面色、呼吸和脉搏,如诉乏力、头晕、心慌等不适,应立即停止坐浴,扶患者上床休息。

(2)女患者月经期、妊娠后期、产后两周内、阴道出血和盆腔急性炎症时均不宜坐浴,以免引起或加重感染。

(3)坐浴部位若有伤口,需备无菌坐浴盆及药液,坐浴后按外科换药法处理伤口。

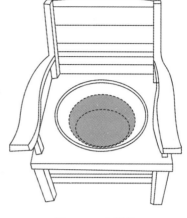

图 10-9 坐浴椅

5.湿热疗法——温水浸泡

【目的】 消炎、镇痛、清洁和消毒伤口,用于手、足、前臂、小腿等部位的感染。

【评估】

(1)患者的年龄、病情、对温度的敏感性、治疗及护理情况。

(2)患者的局部皮肤、伤口情况、活动能力、心理反应及合作程度。

【计划】

1)护士准备 衣帽整洁,洗手,戴口罩。

2)用物准备 长镊子,毛巾,热水(水温 43～46 ℃),药液(遵医嘱),浸泡盆(若有伤口应备无菌浸泡盆)、水温计、无菌纱布。

3)患者准备 了解温水浸泡的目的、部位及配合要点。

4)环境准备 室温适宜,酌情关闭门窗或遮挡患者,无对流风直吹患者。

【实施】 温水浸泡的操作流程如表 10-10 所示。

表 10-10 温水浸泡的操作流程

工作任务步骤	工作过程要点说明
1.核对,解释	● 携用物至患者床旁,核对患者床号、姓名,向患者或家属解释操作目的及方法以取得合作
2.测量水温	● 将热水倒入浸泡盆至 1/2 满,测量水温(43～46 ℃),倒入药液
3.暴露患处	● 将肢体慢慢放入浸泡盆 15～20 min(图 10-10),必要时用长镊子夹棉纱布轻擦创面,使之清洁
4.观察反应	● 局部皮肤有无发红、疼痛
5.安置,整理	● 浸泡完毕,用无菌纱布擦干浸泡部位,帮助患者取舒适体位,整理床单元,处理用物
6.洗手,记录	● 洗手,记录浸泡部位、时间、效应及反应

【评价】

(1)达到热疗目的,患者舒适、安全。

(2)操作中关心、保护患者,与患者沟通有效。

(3)未发生烫伤等不良反应。

【注意事项】

(1)注意观察局部皮肤情况,如出现发红、疼痛等反应要及时处理。

(2)浸泡部位若有伤口,需备无菌浸泡盆及药液,浸泡后按外科换药法处理伤口。

【护考提示】
热疗的作用、禁忌证、方法及适用范围。

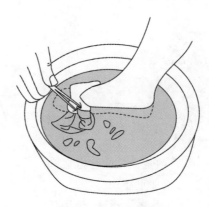

图 10-10　温水浸泡

（丁春阳）

第十一章 休息与活动

学习目标

1.掌握:睡眠的时相与周期;睡眠失调的类型及护理;对患者活动的指导。

2.熟悉:休息的概念与条件;影响休息的因素;睡眠的概念及机制;影响睡眠的因素;患者活动能力的评估。

3.了解:休息的意义与形式;活动的意义;活动受限的原因及对机体的影响。

休息与活动是人类生存与发展的基本需要。对健康人来说,适当的休息与活动是维持人体健康、促使身体处于最佳生理和心理状态的必要条件。对患者而言,休息有利于精力和体力的恢复,可以减轻痛苦,促进舒适;适当的活动,可以维持肌肉的张力,增加血液循环,减少并发症的发生。作为护理人员,在面对不同病情时,应根据实际情况,发现患者休息与活动方面存在的具体问题,满足其休息与活动的需要,促进疾病的康复。

第一节 休息与睡眠

案例11-1

患者,男,45岁,身高170 cm,体重85 kg,公务员,中层领导,工作压力大,无高血压、糖尿病家族史,患者近来食欲下降,晚睡,易醒,醒后头胀、头痛,工作效率不高,已持续半个月的时间。

问题:

1.请分析影响患者睡眠的因素。

2.请采取护理措施促进患者的睡眠。

案例答案

一、休息

(一)休息的定义

休息是指通过改变当前的活动方式,使身心放松,处于一种没有紧张和焦虑的松弛状态。休息的方式因人而异,取决于个体的年龄、健康状况、工作性质与生活方式等因素。广义的休息,既有体

Note

力上的恢复,也有精神上的放松。休息是对人体活动的一种平衡,而睡眠是休息方式中最常见也是最重要的,通常睡眠质量的好坏直接影响休息的质量。

(二)休息的意义

休息是人类的基本生理需要,是维持健康的重要条件,更是疾病康复的必要条件。

1. 休息与健康的关系 充足的休息是维持人类身心健康的重要条件。通过适当的休息,可以保持健康的体质;可以消除疲劳,解除精神紧张和心理压力;可以维持机体生理调节的规律性;可以促进正常的生长发育。休息不足时可能会出现一系列身心症状。当一个人经历了相当长时间的体力或脑力劳动后,常常会感到全身无力、困乏、注意力不易集中,导致工作、学习效率大大降低等情况,这些均表明机体需要进行适当的休息。如若这种状态持续,很可能会导致机体健康水平下降,引发疾病。

2. 休息与康复的关系 充分的休息是促进疾病康复的必要条件。对患者来说,疾病是一种压力,在医院环境中,患者面对陌生的人、环境和事情,在躯体痛苦的同时,心理上也承受着重重压力,影响着疾病的康复。良好的休息,有助于患者消除疲劳,促进体力和精力的恢复;还可以减少能量的消耗,促进机体蛋白质的合成及组织修复;同时可以提高治疗效果,缩短病程,促进机体早日康复。

(三)休息的形式与条件

1. 休息的形式 休息的方式有很多,不仅仅局限于睡眠,还可以是静坐、阅读、欣赏音乐与运动等。对于不同的人而言,休息的含义各不相同,如对于体力劳动者来说,可以通过躺卧、阅读、欣赏音乐或看电视等活动得到休息和放松;对于脑力劳动者来说,可以通过散步、打太极等方式进行放松休息。

休息可以是变化性的休息、对抗性的休息、娱乐性的休息或医疗性的休息。变化性的休息,即脑力劳动和体力劳动交替进行。对抗性的休息,如看近物时间较长时可以远眺为休息;久动者以静为休息,久静者以动为休息。娱乐性休息,即可采取娱乐形式达到休息的目的。医疗性休息,即明显感到腰酸背痛时,可做局部理疗或按摩,或思考问题累了、注意力不集中时,可做按摩等。

休息的原因可以是体力疲劳、脑力疲劳或心理疲劳。体力疲劳,多是由身体肌肉劳累而引起,主要表现为四肢乏力、肌肉酸痛等,是代谢产物在血液里堆积过多,使肌肉不能继续进行有效的活动所致。可采取的休息方式有睡眠、短暂休息、听音乐、聊天、下棋、看电视,也可配合做保健按摩等。脑力疲劳是由于长时间用脑引起大脑血液和氧气供应不足,脑细胞的生理功能下降而产生的疲劳。主要表现为头痛、记忆力下降和注意力不集中等。此时应采取积极休息的方式,可进行适当的体育或娱乐活动。心理疲劳是由于受到强烈的或者持久的劣性精神刺激而引起的。主要表现为精神焦虑、情绪抑郁、意志消沉,刚开始工作就感到疲惫。消除或预防这种疲劳的有效方法是宣泄、进行娱乐活动、加强个人修养、心胸开阔、稳定情绪,调整好自己的精神状态。

2. 休息的条件

1)生理上的舒适 生理上的舒适是保证有效休息的前提。在休息前必须将患者身体上的不舒适减至最低程度。如解除和控制疼痛,调节好病室内的温度、湿度、光线,减少噪声,协助患者搞好个人卫生,安排舒适的体位等。

2)心理上的放松 有效地减少心理的紧张与焦虑,保持情绪的稳定,心理上才能得到放松。护理人员应通过良好的护患沟通,了解患者的心理问题,采取恰当的护理服务,协助其达到身心放松、平和的心理状态。

3)充足的睡眠 充足的睡眠是休息的最基本先决条件。虽然个体每日所需的睡眠时间因人而异,但一般需满足最低限度睡眠时间。护理人员应尽可能满足患者最低限度的睡眠时间,促使患者有良好的精神状态,以应对即将面临的治疗或检查。临床诊疗时,患者常常会在日间选择睡眠,从而弥补个体由于患病所带来的体能消耗,此时,护士应尽可能营造良好的休息睡眠环境,从而促进患者

世界睡眠日

达到良好的休息效果。

二、睡眠

睡眠是最自然的休息方式,人的一生中有 1/3 的时间是在睡眠中度过。睡眠是和觉醒交替循环的生理过程,是基本的生理需求。睡眠时各感知觉如视、触、嗅、听觉减退,肌张力减弱,自主神经系统功能可出现一系列变化,如血压下降、心率减慢、呼吸减慢、瞳孔缩小、尿量减少、代谢率减少等。睡眠对于维持人类的健康、促进疾病的恢复有着十分重要的作用。

(一)睡眠的概念

睡眠是最重要的休息形式。充足的睡眠可以促进个体体力和精力的快速恢复。机体处于睡眠状态时,对周围环境的知觉及反应能力明显降低,但对特殊刺激会产生选择性知觉,甚至被惊醒。而个体是否被惊醒,与刺激来源的音量、强度及刺激源对其是否有特殊意义有关。如熟睡的母亲能被宝宝的哭声惊醒,却听不到响亮的电话铃声。睡眠是一种周期现象,睡眠的周期是循环式发生的,一般每日 1 次。因此,我们可以将睡眠定义为:周期性发生的知觉的特殊状态,由不同的时相组成,对周围环境可相对不做出反应。

(二)睡眠的机制

睡眠是由睡眠中枢控制的。睡眠中枢位于脑干尾端,睡眠中枢向上传导冲动,作用于大脑皮质(上层抑制系统)使人入睡。大脑网状结构上行激动系统位于脑干上端,控制着觉醒。睡眠和觉醒取决于大脑这两个机制的相互作用。

(三)睡眠的时相与周期

1. 睡眠时相　睡眠由两种不同的时相组成,一种是快波睡眠,另一种是慢波睡眠,快波睡眠又称异相睡眠,或快速眼动睡眠,脑电波呈现去同步化快波时相;慢波睡眠又称为正相睡眠或非快速眼动睡眠,脑电波呈现同步化慢波的时相。在睡眠过程中两个时相相互交替。

2. 睡眠周期　正常睡眠时,非快速眼动睡眠和快速眼动睡眠是按照一定的顺序交替出现,每一睡眠周期都含有 60～120 min 不等的有顺序的睡眠时相,平均为 90 min。成年人平均每晚有 4～6 个睡眠时相周期。

(四)睡眠的评估

1. 影响睡眠的因素

1)生理因素　一般来说,健康成人每晚睡眠时间平均 7.5 h。睡眠时间与年龄成反比,随着年龄的增长,睡眠时间逐渐减少;女性在月经期、妊娠期由于激素水平的改变,普遍会感到较为疲劳、困倦,此时睡眠量会增加;而在绝经期由于精神紧张、情绪变化,常常会引起睡眠紊乱;人们在长期的社会生活中已形成了昼夜性节律。当人的睡眠不能与昼夜节律协同一致时,如长时间频繁地夜间工作,会造成生物节律失调,而产生疲劳和不适。

2)病理因素　疼痛、发热、瘙痒、尿频、心悸、焦虑等会影响患者的睡眠。支气管哮喘患者由于躺卧时呼吸困难被迫采用端坐位休息,这直接影响患者的睡眠效果;膀胱功能减退的患者夜间会频繁排尿,干扰了睡眠的周期,降低了睡眠质量;对于精神疾病患者,失眠是最早、最常见的临床症状。

3)食物因素　某些食物会改变睡眠效果,如肉类、乳制品和豆类等食品,由于含丰富的 L-色氨酸,可作为催眠剂促进睡眠。相反,如果睡前饮用咖啡、浓茶等,则会使人兴奋而难以入睡,或易于惊醒,导致总睡眠时间缩短。少量饮酒可使人放松而易于入睡。

4)药物因素　为了达到疾病治疗效果常常用到的一些药物也会影响睡眠状态。如利尿药的服用会导致夜尿增多而影响睡眠;服用中枢神经兴奋类药物会干扰睡眠效果;长期服用安眠药会使患者易产生依赖性或戒断反应,从而加重睡眠障碍的发生。

5）心理因素　由于工作、学习上的压力而产生焦虑、紧张，或由于应激事件如亲人的突然离世、失业、离婚、退休等造成的悲伤、抑郁、恐惧等均可影响正常睡眠。住院患者由于对病情的担忧、和家人的暂时分离、环境的陌生及经济上的压力等原因出现睡眠型态紊乱。

6）环境因素　环境的变化可以影响睡眠。如在新的环境中，有的人会在心理上产生焦虑和不安，难以入睡；患者入院后，医院环境嘈杂、隐蔽性差等因素，会影响患者睡眠的质量。

7）睡眠习惯　每个人睡前有不同的睡眠习惯，如听音乐、热水泡脚、洗热水澡、阅读书报等，当这些习惯被改变时，就会影响睡眠。

2. 常见的睡眠障碍　睡眠障碍分为器质性睡眠障碍和非器质性睡眠障碍，通常人们所说的睡眠障碍是指非器质性睡眠障碍。非器质性睡眠障碍指各种心理社会因素引起的非器质性睡眠与觉醒障碍。世界卫生组织编写的《精神与行为障碍分类》对非器质性睡眠障碍的诊断包括失眠症、嗜睡症和某些发作性睡眠异常情况如睡行症、夜惊、梦魇等。

1）失眠症　一种以失眠为主的睡眠质量不满意状况，其他症状均继发于失眠，包括难以入睡、睡眠不深、易醒、多梦、早醒、醒后不适感、疲乏，或白天困倦。失眠可引起患者焦虑、抑郁，或恐惧心理，并导致精神活动效率下降，妨碍社会功能。

2）嗜睡症　白天睡眠过多。不是由于睡眠不足、药物、乙醇、躯体疾病所致，也不是某种精神障碍（如神经衰弱、抑郁症）症状的一部分。患者的睡眠-觉醒节律与所要求的（与患者所在环境的社会要求和大多数人遵循的节律）不符；患者在主要的睡眠时段失眠，而在应该清醒时段出现嗜睡。患者对此有忧虑或恐惧心理，并引起精神活动效率下降，妨碍社会功能。

3）睡行症　一种在睡眠过程中尚未清醒而起床在室内或户外行走，或做一些简单活动的睡眠和清醒的混合状态。发作时，睡行者表情茫然、目光呆滞，对别人的招呼或干涉行为相对缺乏反应，要使患者清醒相当困难；发作后自动回到床上继续睡觉或躺在地上继续睡觉。睡行症通常出现在睡眠的前1/3段的深睡期，不论是即刻苏醒或次晨醒来均不能回忆，多见于儿童、少年。本症没有痴呆或癔症的证据，可与癫痫并存，但应与癫痫发作鉴别。

4）夜惊　一种常见于幼儿的睡眠障碍，主要为睡眠中突然惊叫、哭喊，伴有惊恐表情和动作，以及心率增快、呼吸急促、出汗、瞳孔扩大等自主神经兴奋症状。通常在夜间睡眠后短时间内发作，每次发作持续1～10 min。发作后对发作时的体验完全遗忘。诊断本症应排除热性惊厥和癫痫发作。睡行症可与夜惊并存，此时应并列诊断。

5）梦魇　在睡眠中被噩梦突然惊醒，对梦境中的恐怖内容能清晰回忆，并心有余悸。这些梦境通常危及生命、安全和自尊。患者通常感到非常痛苦。一般发生于睡眠的后半夜。

（五）促进睡眠的护理措施

【护考提示】
睡眠失调的
类型。

1. 营造良好的休息环境　为患者积极创造整洁、舒适、安全、安静的病室休息环境。调整病室的温度、湿度、光线及音响，减少外界环境对患者视、嗅、听、触等感觉器官的不良刺激。工作中做到"四轻"。尿、便、呕吐物等应及时除去，避免异味。多患者病房，合理设置围帘，及时调整病室灯光，尽量保证每位患者的休息需要。

2. 增进舒适，满足睡眠习惯　患病个体因为疾病缠身，身心承受各种痛苦，护理人员应充分评估患者的情况，主动采取各种护理措施，如解除腹胀、尿潴留等不适；疼痛时遵医嘱及时给予镇痛剂；协助患者取舒适的卧位，也可适当给予背部按摩，促进肌肉放松。尽可能满足患者睡眠习惯，这是帮助患者尽快入睡的前提。

3. 合理安排护理措施　住院患者的觉醒阈值往往较低，极易被惊醒。所以常规的护理工作应尽量安排在白天，尽量减少对患者夜间睡眠的干扰。遇有特殊情况，必须在睡眠时间采取某些护理措施时，尽量间隔90 min，以减少患者醒来的次数。

4. 加强心理护理　住院患者的心理压力很大，常感到焦虑、紧张、恐惧和孤独，严重影响睡眠。

因此,护理人员要关心和体贴患者,掌握患者的心理动态及需要。耐心倾听主诉,给予充分理解并设法解决。对于失眠较严重的患者,应通过各种护理措施帮助患者摆脱失眠的困扰,提高睡眠质量。

5.合理使用药物　严格掌握用药适应证,合理选用镇静催眠药物,防止出现药物依赖性和耐药性。当促进睡眠的方法都无效时,才可使用安眠药治疗,且用药的时间越短越好。

6.重建睡眠周期　睡眠障碍的患者往往睡眠周期是紊乱的,建立正常的睡眠周期对患者来说较为重要。如在日间照护时,除了必要的必须卧床休养的时间,应尽可能地鼓励患者下床活动,从而保证夜间良好的休息效果。午间保证病室患者集体午睡,尽可能不打扰患者的午休,合理安排治疗和护理工作。

7.睡眠障碍的护理

1)失眠　可采取诱导睡眠法,如放松、深呼吸、按摩、自我催眠等。必要时也可服镇静催眠药物。同时应协助患者积极调整自己的生物钟,重建正常的睡眠周期。

2)嗜睡症　注意观察患者的睡眠情况,记录患者的入睡时间,追踪患者的心理反应,做好患者心理护理,指导患者不要从事危险工作,避免发生意外。

3)睡行症　注意加强防护,防止意外或损伤的发生。如将室内危险物品移开、锁门等。

4)夜惊　避免白天过度兴奋,改善睡眠环境,保持生活规律,充分了解儿童潜在的忧虑,并随时给予支持,增加亲子间的接触与交流,营造良好的家庭环境,提高儿童的睡眠质量。夜惊发生时,及时给予安慰。

5)梦魇　养成健康的生活规律,采取正确的睡眠姿势,避免日间精神过度紧张。平时应当避免看恐怖影视剧或听恐怖的故事;儿童梦魇一般不需要药物治疗,但反复发作、次数较多者,可在医生指导下酌情服用少量镇静药物;有心理压力和躯体诱因的,应做对症处理;解除各种诱发梦魇的因素后一般就不会再频频发作;另外,随着年龄的增长,梦魇的发作会自然减少或停止。

(六)健康教育

使患者了解身心放松是保证休息与睡眠的前提条件,指导患者建立规律的生活方式,养成良好的睡眠习惯。鼓励患者白天参加适量锻炼,晚间睡前可稍微活动,放松四肢,但要避免剧烈运动。教会患者自我调节睡眠的方法,如深呼吸、按摩等。

第二节　活　　动

案例11-2

患者,男,60岁,一周前晨起突发言语不清、右侧肢体活动障碍,持续约20 min后缓解。今日晨起再发,半日未缓解,同时出现尿失禁,急诊入院。体检:T 36 ℃,P 90 次/分,R 16 次/分,BP 195/105 mmHg,出现嗜睡、右上肢肌力3级、右下肢肌力1级。诊断:脑血栓形成。

问题:

怎样正确指导患者进行肢体活动?

案例答案

生命在于运动,凡是有生命的物体均需要活动,而活动能力是生物体与生俱来的,活动是人的基本需要之一。一个人每天适量的活动可以促进机体血液循环,提高机体氧合能力,增强心肺功能;可以提高肌肉的强度和耐力,保持关节的灵活性;同时可以促进肠蠕动,有助于预防腹胀、便秘;还可以促进身心放松,有助于睡眠;此外,适当的活动还有助于缓解心理压力,促进身心放松。所以,活动是维持个体身心发展的最基本条件。

一、活动受限的原因及对机体的影响

(一)活动受限的原因

活动受限,又称为制动,是指身体的活动或者一部分的活动由于某些原因而受到限制。其原因主要有以下几个方面。

1.病理生理因素

1)疼痛　剧烈的疼痛将限制患者相应部位的活动和相应关节的活动范围,如胸腹部手术后的患者由于伤口疼痛而不愿进行深呼吸等活动。

2)神经系统功能受损　可造成患者暂时或永久的功能障碍。如脊髓损伤、脑卒中或脑血栓、重症肌无力的患者,常因运动神经元无法支配相应的肌肉而造成长时间的运动功能障碍。

3)损伤　肌肉、骨骼和关节的器质性损伤,如扭伤、挫伤、骨折等,往往伴有患侧肢体活动能力的下降。

4)残障　肢体的先天性畸形或其他残障及失明等,均可造成机体活动受限。

5)严重疾病　心肺等严重疾病易引起供氧不足,患者为缓解症状、减轻心肺负担,因而限制自身活动。

6)营养状态改变　某些疾病所导致的严重营养不良或极度肥胖导致的全身无力,也会引起活动受限。

7)医疗措施的限制　为治疗某些疾病,某些措施的实施将限制患者的活动范围。如为防止意识不清的患者躁动,出现坠床,需对其加以约束,骨折固定或牵引部位也需限制活动,以促进骨折的愈合。

2.心理因素　情绪会影响人的自由活动能力,当个体心理压力过大或过度抑郁时,可引起情绪波动,从而影响活动能力,如悲伤、沮丧、烦闷时不愿接触人,活动减少。

3.社会因素　在不同的社会环境中,个体的活动能力会受到不同的影响,如陌生的医院环境会使患者自我约束自己的活动范围及活动方式。

(二)活动受限对机体的影响

1.对皮肤的影响　长期卧床患者身体局部组织受压过久,血液循环障碍,导致皮肤抵抗力下降,皮肤易受到损伤形成压力性损伤。

2.对运动系统的影响　长期不活动会导致骨骼、肌肉、关节的改变,造成肌肉无力或萎缩、关节僵硬或挛缩、手足下垂、髋关节外展、腰背痛、骨骼疏松等。

3.对心血管系统的影响　活动受限易导致体位性低血压和深静脉血栓等。

1)体位性低血压　患者从卧位变换成坐位或直立位时,易出现血压突然下降并伴有眩晕、视物模糊、乏力等现象,即体位性低血压。住院患者在长期卧床第一次起床时常常会发生体位性低血压。其主要原因是长期卧床时,全身肌肉张力下降,肌肉收缩促进静脉血回流能力降低,当患者需要变换成直立位时,因血管不能及时收缩以维持血压,表现为低血压的症状。

2)深静脉血栓　长期卧床时肌肉收缩减少,导致下肢静脉血液淤积,且患者血液黏滞度往往较高,血流缓慢,易形成血栓。血栓形成后,引起肢体疼痛,皮肤水肿、溃烂,严重时造成坏疽。栓子形成后,一旦脱落进入血液循环,则造成心、脑、肺血管的栓塞。

4.对呼吸系统的影响　使呼吸运动减弱,呼吸道分泌物蓄积、二氧化碳滞留和缺氧等。

1）呼吸运动减弱　长期卧床休息,使患者胸廓扩张受阻,呼吸运动减弱,导致肺组织顺应性和弹性回缩力下降而影响通气。

2）呼吸道分泌物蓄积　长期卧床患者清除呼吸道分泌物功能下降,易致分泌物蓄积,引发支气管炎、坠积性肺炎和肺不张等并发症。

3）缺氧和二氧化碳滞留　卧床使呼吸运动功能下降,分泌物排出受阻,造成肺通气不足,影响肺泡与毛细血管间气体的弥散,引起缺氧和二氧化碳滞留。

5. 对消化系统的影响　主要导致患者厌食和便秘。

1）厌食　由于活动量的减少和疾病的影响,患者往往出现厌食,长期存在会导致严重的营养不良。

2）便秘　由于患者厌食,摄入纤维和水分减少,使胃肠道蠕动减慢,又因为不习惯床上排便,并且辅助排便的腹肌和肛提肌张力下降,患者出现便秘。严重的便秘可导致粪便嵌塞,使排便更加困难。

6. 对泌尿系统的影响　可引起排尿困难、尿潴留、泌尿系统结石或感染等。

1）排尿困难　卧床时,尿液的重力引流作用消失,膀胱逼尿肌张力下降,会阴部肌肉无法放松,易引起排尿困难。

2）尿潴留　出现排尿困难后,膀胱逼尿肌过度伸展,机体对膀胱膨胀变得不敏感,抑制尿意,易形成尿潴留。

3）泌尿道感染　尿潴留出现后,尿道缺乏尿液的冲洗作用,膀胱黏膜因为过度膨胀,易形成损伤,给细菌进入提供机会,易引起泌尿道感染。

7. 对心理社会方面的影响　易出现愤怒的情绪,如焦虑、失眠、自尊的改变、挫折感等。

二、患者活动能力的评估

（一）一般资料

一般资料包括年龄、性别、文化程度、职业等因素,可影响患者对运动和锻炼的态度及运动方式的选取。

（二）心肺功能状态

活动会增加机体对氧的需求量,给呼吸和循环系统带来压力和负担,不恰当的运动可加重原有心肺疾病。活动还会使血压上升,故活动前应测量血压,如有异常,应对活动的方式及活动量及时调整。

（三）关节功能状况

通过患者的主动和被动运动,观察关节的活动范围,关节有无僵硬、变形,关节活动时有无疼痛和不适等。

（四）骨骼肌肉状况

在正常肌张力的情况下,触摸肌肉有坚实感。当肌张力减弱时,触诊肌肉松软。通过机体收缩特定肌肉群的能力来评估肌力。肌力程度一般分为6级。

0级　完全瘫痪,肌力完全消失。

1级　肌肉可见轻微收缩,但无肢体运动。

2级　肢体可以水平移动,但不能抬起。

3级　肢体可抬离床面,但不能抵抗阻力。

4级　能做对抗阻力的运动,但肌张力减弱。

5级　肌力正常。

【护考提示】
活动受限对机体的影响。

下肢深静脉
血栓（DVT）

Note

（五）躯体活动能力

通过对患者日常活动情况的观察来判断其活动能力。如观察其行走、梳头、穿衣、洗漱等，对其完成情况进行综合评价。一般机体活动功能可分成以下5度。

0度　完全能独立，可自由活动。

1度　需要使用设备或器械帮忙活动（如拐杖、轮椅）。

2度　需要他人帮助、监护和教育。

3度　既需要有人帮助，也需要设备和器械。

4度　完全不能独立，不能参加活动。

（六）目前患病情况

疾病的性质和严重程度决定机体活动受限的程度。评估疾病的程度有助于合理安排患者的活动量及活动方式。如为慢性疾病或其他较轻的疾病，则对活动的影响较小。截瘫、昏迷、骨折、大手术后的患者则只能卧床，活动几乎完全受限。此外，在评估患者疾病的同时，还应考虑治疗的特殊要求，如骨折患者患肢必须制动。

（七）心理状态

评估患者目前的心理状况、对活动的态度和兴趣。心理状况对活动的完成具有重要影响。如患者情绪低落，对活动缺乏热情甚至恐惧，则会影响活动的进行及预期效果。若患者心情开朗，对疾病的治疗充满信心，则会很好地完成各种活动。

三、对患者活动的指导

（一）协助患者活动

1.选择合适的卧位　卧床体位应舒适、稳定，全身尽可能放松，以减少肌肉和关节的紧张。

2.保持脊柱的正常生理弯曲和各关节的功能位置　脊柱对行走、跑跳时产生的震动具有缓冲作用，并对脊髓和脑组织起着重要的保护作用。长期卧床患者，由于缺少活动，脊柱就会因长期受压而损伤变形，失去弹性和正常的缓冲功能。因此，卧床患者应注意在颈部和腰部以软枕支托，如病情许可，应经常变换体位，保持各关节处于最佳功能位置，防止关节变形、挛缩，保持肌肉和关节的功能。

3.维持关节的活动范围　进行全范围关节活动，维持关节的可活动性。全范围关节活动是指根据每个关节特定的活动范围，对此关节进行屈曲和伸展运动，是维持关节可动性、防止关节挛缩和粘连形成、恢复关节功能的有效锻炼方法。

4.进行肌力训练　肌肉收缩有等长收缩和等张收缩两种形式。因此，可将肌肉运动分为等长运动和等张运动两大类。

1）等长运动　肌肉收缩时，肌纤维不缩短，即肌肉长度不变但张力增加。因不伴有明显的关节运动，等长运动又称静力运动。例如膝关节完全伸直定位后，做股四头肌的收缩松弛运动。可在肢体被固定时早期应用，或在关节内损伤、积液、某些炎症存在的情况下应用，以预防肌肉萎缩。

2）等张运动　肌肉收缩时肌纤维缩短，即肌肉长度改变致肢体活动。因伴有大幅度关节运动，等张运动又称动力运动。此运动可增加肌肉力量，并促进关节功能。常用于增强肌肉强度和肌肉耐力的练习，适用于各种原因造成的肌肉萎缩或肌力减退，但关节制动者禁用。

3）肌肉锻炼时的注意事项　根据肌力运动的基本原则，掌握运动量及频度，每次练习后有适当间歇让肌肉充分复原，一般每日或隔日练习1次；要经常鼓励患者，及时反馈练习效果，以增强患者的信心；肌力运动不应引起明显疼痛；运动前应做准备活动，运动结束后应做放松活动，减少运动损伤的发生；有轻度高血压、冠心病或其他心血管病变时慎用肌力练习，较严重的心血管病变者忌做肌力练习；如运动中出现明显的疼痛、不适，或伴有血压、脉搏、呼吸等方面的明显变化，应立即停止运动,并报告医生,给予必要处理,同时严防锻炼后的心血管反应的发生。

（二）健康教育

向患者及家属介绍活动的重要性、方法、活动强度及注意事项等,以预防并发症的发生,促进康复。鼓励患者在被动运动中利用健侧肢体协助患侧肢体活动,使关节与肌肉得到最大范围的锻炼,达到由被动运动转变为主动运动方式。对可离床活动的患者,可选用主动活动方式,并鼓励其下床活动。

（刘晓霞）

直通护考
在线答题

第十二章 饮食与营养

扫码看PPT

学习目标

1.掌握:医院饮食的种类及适用范围;治疗饮食、试验饮食、鼻饲法、要素饮食的概念;鼻饲法的目的、适应证、操作技术及护理。

2.熟悉:影响饮食与营养的因素;营养评估的方法;要素饮食的使用;胃肠外营养适应证及护理。

3.了解:人体对热能的需要,主要营养素的生理功能;饮食营养与健康、疾病的关系。

食物是营养的来源,营养是健康的保证。合理饮食与营养不仅能维持机体正常生长发育和各种生理功能,提高机体免疫力和抵抗力,而且能够预防疾病、增进健康、促进康复及维持良好的心理状态。此外,一些试验饮食还可以辅助临床诊断。因此,护士应具备一定的营养学知识,熟知各类饮食的特点、饮食原则及饮食护理的理论和技能,能给予患者适宜的饮食护理和科学饮食指导,以满足患者的饮食和营养的需要。

第一节 概 述

案例12-1

案例答案

患者,男,58岁,身高173 cm,体重85 kg,发现血压波动在140~160/88~100 mmHg半年;空腹血糖7.0~9.0 mmol/L,餐后血糖约13 mmol/L有三个月,生化检查结果提示血脂水平增高。患者平时食欲好,喜欢荤食。

问题:

1.可以通过哪些方面来评估患者的营养状态?

2.为协助治疗,应给予患者哪类饮食?如何进行正确的健康教育和指导?

一、人体对营养的需要

人体为了维持生命和健康,保证生长发育和活动能力,每天必须摄取一定量的食物,从中获得各种营养素。人体需要的营养素有六大类:蛋白质、脂肪、碳水化合物、矿物质、维生素、水。此外,膳食纤维也是一种营养素。营养素的主要功能:供给热能、构成和修补组织、维持体温、调节生理功能、增强免疫力等。

（一）热能

热能是人体进行各种生命活动所需要消耗的能量,这种能量来自蛋白质、脂肪和碳水化合物三大营养素。因此,蛋白质、脂肪、碳水化合物被称为"产热营养素",它们的产热量分别为:蛋白质 16.7 kJ/g(4 kcal/g),脂肪 37.6 kJ/g(9 kcal/g),碳水化合物 16.7 kJ/g(4 kcal/g)。

人体对热能的需要量根据年龄、性别、劳动强度、环境等因素的不同而各异。人体热能的需要与消耗是相一致的,能量的需要包括基础代谢、体力活动和食物特殊动力作用的能量消耗,处于正常生长发育阶段的儿童,还需要增加生长发育所需要的能量。孕妇、产妇、乳妇每日所需要的热量比同龄女性高 15%~25%,老年人较成年人减少 10% 左右。低体重或居住在平均气温较高地区的居民,热能供给量可适当降低。根据中国营养学会推荐的标准,我国成年男子的热量供给量为 9.41~12.55 MJ/d,成年女子为 7.53~10.04 MJ/d。

（二）营养素

1. 蛋白质(proteins)　蛋白质是维持生命的重要物质基础,是人体氮的唯一来源。正常人体内 16%~19% 是蛋白质。与人体有关的 20 余种氨基酸中,有 8 种氨基酸在体内不能合成或合成速度不能满足机体需要,而必须由食物提供,称为必需氨基酸。其余可在人体内合成,称为非必需氨基酸。蛋白质供给的能量占总能量的 10%~14%。男性每天平均需要 65 g,女性每天平均需要 55 g。主要来源有肉类、水产类、乳类、蛋类、豆类等。蛋白质的主要生理功能是构成和修复人体组织、调节生理功能、维持胶体渗透压及供给热能。

2. 脂肪(fat)　脂肪是人体组织细胞的一个重要组成部分,包括中心脂肪和类脂质,在体内分解可产生大量热量。脂肪供给的能量占总能量的 20%~30%。主要来源于食用油、肉类、蛋黄、鱼肝油、芝麻、花生、豆类等。脂肪的主要生理功能为提供热能、参与构成组织细胞、供给必需脂肪酸、促进脂溶性维生素的吸收和利用、维持人体体温、保护肝脏。

3. 碳水化合物(carbohydrate)　碳水化合物是人体热量的主要来源,其需要量取决于饮食习惯、生活水平和劳动强度。碳水化合物供给的能量占总能量的 50%~65%。主要来源于谷类和根茎类中的薯类,少量来自食糖。大多数食物中的碳水化合物以多糖以及双糖形式存在。碳水化合物的主要功能为供给热能,维持心脏和神经系统的正常活动,并具有护肝、解毒等作用。

4. 维生素(vitamins)　维生素是人体必需的一类有机营养素。大部分维生素在体内不能合成或合成量不足,必须从食物中摄取。根据其溶解性,维生素可分为两大类:①脂溶性维生素:维生素 A、维生素 D、维生素 E、维生素 K。②水溶性维生素:维生素 C、B 族维生素、叶酸等。各类维生素的生理作用、缺乏症、食物来源和成人每日需要量见表 12-1。

表 12-1　维生素的生理作用、缺乏症、食物来源和成人每日需要量

名　称	生 理 作 用	缺 乏 症	食 物 来 源	日 需 要 量
维生素 A	参与正常视觉活动和上皮生长与分化,促进骨骼发育,过量可致中毒	夜盲症、皮肤干燥、毛囊角化	动物肝脏、乳制品、禽类、胡萝卜、绿叶蔬菜、水果	800 μgRE
维生素 D	调节钙磷代谢,促进钙磷吸收,过量可致中毒	佝偻病、骨质软化病	鱼肝油、海鱼、动物肝脏、奶油	10 μg

续表

名　称	生　理　作　用	缺　乏　症	食　物　来　源	日　需　要　量
维生素 E	抗氧化作用,保持红细胞完整性,参与 DNA、辅酶 Q 的合成,促进毛细血管增生,改善微循环,防止动脉硬化及其他心血管疾病,抑制血栓形成	溶血性贫血、生殖障碍	油料种子、植物油、谷类、坚果类、绿叶蔬菜	14 mg
维生素 K	参与凝血因子的合成,促进凝血	出血	绿色蔬菜、乳酪、蛋黄、肝脏,肠内细菌合成	80 μg
维生素 B$_1$	构成辅酶 TPP,参与糖代谢,参与支链氨基酸代谢,调节神经生理活动,维持心脏、神经及肌肉的正常功能	脚气病	动物内脏、肉类、豆类、花生及未加工的谷类	1.2～1.4 mg
维生素 B$_2$	构成辅酶 TPP;参与糖代谢过程;影响某些氨基酸与脂肪的代谢;调节神经系统功能	口角炎、皮肤病、眼病	动物内脏、肉类、豆类、花生、未过分加工的谷类	1.2～1.4 mg
维生素 B$_{12}$ 和叶酸	为细胞的核酸和核蛋白合成代谢过程中所必需的物质,促进红细胞的发育与成熟,以及 RNA、DNA、蛋白质合成	巨幼红细胞贫血、舌炎、腹泻	新鲜绿叶蔬菜、动物内脏、发酵豆制品	维生素 B$_{12}$：2.4 μg 叶酸:400 μg
维生素 C	促进胶原、神经递质、抗体合成,参与胆固醇代谢,保护细胞膜,治疗贫血,促进铁吸收和利用	维生素 C 缺乏症	新鲜蔬菜、水果	100 mg

5. 矿物质(mineral)　也称无机盐。人体内,除碳、氢、氧、氮以有机化合物的形式存在外,其余各种元素可统称为矿物质,含量较多的有钙、镁、钾、钠、磷、硫、氯等。另外,铁、碘、铜、锌、锰、钴、钼、硒、铬、镍、锡、硅、氟、矾这 14 种矿物质含量极微。占人体总重量万分之一以下或日需要量(摄入量)在 100 mg 以下的元素称微量元素,也是人体所必需的。矿物质广泛存在于食物之中,大多能满足机体需要,儿童、青少年、老年人、孕妇和哺乳期妇女较容易缺乏的矿物质是钙和铁,应酌情补充。

6. 水(water)　水是人体构成的重要成分,占体重的 60%～70%,是维持生命必需的物质,其主要生理功能是构成人体组织、参与体内新陈代谢、维持体温及维持消化吸收功能。成人每日水的需要量约为 2500 mL,可因季节、气候、劳动强度和饮食习惯不同而异。机体水的来源有内生水、饮水和食物。

7. 膳食纤维(dietary fiber)　膳食纤维是指能抵抗人体小肠消化、吸收,并在大肠内全部或部分发酵的、可食用的植物性成分以及以多糖类为主的、大分子物质的总称,包括纤维素、纤维素果胶及木质素。膳食纤维虽不能被人体消化吸收,但膳食纤维在体内具有重要的生理作用,是维持人体健康必不可少的一类营养素。能刺激胃肠道的蠕动,并软化粪便,防止便秘;抑制胆固醇的吸收,预防高血脂和高血压;缓解和减少重金属的吸收;改善肠道菌群,维持体内微生态平衡,有利于某些营养素的合成。由于膳食纤维在预防人体胃肠道疾病和维护健康方面功能突出,因而有"肠道清洁夫"和"第七营养素"的美誉。

二、饮食营养与健康

(一)日常膳食原则

合理平衡的饮食结构和良好的饮食习惯,对维护和促进健康极其重要。在日常生活中应做到食物多样、粗细搭配、油脂少量、盐限量、甜食少吃、饮食节制、三餐合理。为了帮助人们合理搭配日常膳食,美国最早于1992年设计了一个"食物指导金字塔",我国根据中国居民的膳食特点提出了"中国居民平衡膳食宝塔"(图12-1)。

2011年,美国农业部(USDA)公布了"我的餐盘"均衡健康饮食指南圆盘(图12-2)。从图中可以看出,蔬菜、水果占了餐盘的一半,而且强调谷类中至少一半为全谷类,乳制品应多吃脱脂或半脱脂奶;食物中减少钠的含量;尽量以白开水代替含糖饮料。"我的餐盘"简单明了,食物只分大类,不细分品种,这样执行起来相对容易,利于改善饮食习惯。此健康饮食指南对我国民众同样适用。

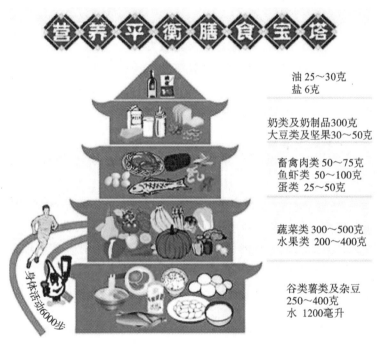

图 12-1　中国居民平衡膳食宝塔

(二)合理饮食与健康

1. 促进生长发育　营养素是维持生命活动的重要物质基础。人体不同时期对营养的需求不同,某些营养素的缺乏可影响人体身心生长发育,故营养素对人体的发育起着决定性的作用。

2. 构成机体组织　蛋白质是构成机体的重要成分;糖类参与构成神经组织;脂类参与构成细胞膜;维生素参与合成酶和辅酶;钙、磷是构成骨骼的主要成分。

3. 提供能量　糖、蛋白质、脂肪在体内氧化可提供能量,维持机体进行各种生命活动。

4. 调节机体功能　神经系统、内分泌系统及各种酶类共同调节人体的活动,这些调节系统也是由各种营养素构成的。另外,适量的蛋白质及矿物质中的各种离子对维持机体内环境的稳定也具有重要的作用。

(三)不合理的饮食与健康

1. 营养不足　食物单调或短缺造成营养缺乏性疾病,如缺铁性贫血、佝偻病。

2. 营养过剩　食物过剩可造成营养失调性疾病,如肥胖、心脑血管疾病、恶性肿瘤等。

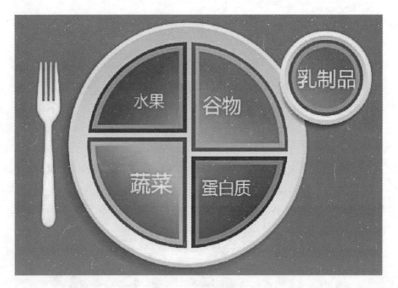

图 12-2 我的餐盘

3. 饮食不当 食品处理不当、食品搁置太久、生熟食品混放污染、暴饮暴食等均可引发或诱发一些疾病,如急性胃肠炎、食物中毒、急性胰腺炎等。

（四）饮食营养与疾病痊愈的关系

1. 补充额外损失及消耗的营养素 当机体处于疾病状态或遭受创伤等打击时,可发生代谢的改变、热量的大量消耗以及某一些营养素的损失,若能及时、合理调整营养素的摄入,补充足够的营养,则可减少机体内糖原分解及蛋白质的消耗,从而提高人体的抵抗力、促进创伤组织的修复及疾病的痊愈。

2. 辅助诊断及治疗疾病 特定的饮食能够辅助诊断或治疗某些疾病,促进疾病的痊愈。如隐血试验饮食可协助诊断怀疑有消化道出血的疾病;控制热能可使肥胖者体重减轻;增加营养可以纠正营养不良;肾功能衰竭时控制钠盐的摄入可减少肾脏的负担等。

三、医院饮食

医院饮食分为基本饮食、治疗饮食和试验饮食三大类。

（一）基本饮食

基本饮食(basic diet)包括普通饮食、软质饮食、半流质饮食及流质饮食(表 12-2)。

表 12-2 基本饮食

类 别	适用范围	饮食原则	用 法
普通饮食 （general diet）	病情较轻或疾病恢复期的患者,消化功能正常、无需饮食限制的患者	营养均衡、色美可口;易消化、无刺激的一般食物;与健康人饮食相似	每日 3 餐,总热能 9.21～10.88 MJ（2200～2600 kcal）,蛋白质 70～90 g/d
软质饮食 （soft diet）	消化吸收功能差、低热、咀嚼不便者,老年人,幼儿及术后恢复期患者	营养均衡,食物碎烂软,易消化,易咀嚼,如软饭,面条,切碎煮熟的菜、肉等	每日 3～4 餐,总热能 9.21～10.04 MJ（2200～2400 kcal）,蛋白质 60～80 g/d

续表

类　别	适用范围	饮食原则	用　法
半流质饮食（semi-liquid diet）	中等发热、体弱、咀嚼和吞咽困难、口腔和消化道疾病及术后患者	少食多餐，无刺激性，易于咀嚼、吞咽和消化，纤维少，营养丰富。食物呈半流质状，如米粥、面条、蒸蛋羹、肉末、豆腐、菜末等	每日 5～6 餐，总热能 6.28～8.37 MJ（1500～2000 kcal），蛋白质 50～70 g/d
流质饮食（liquid diet）	高热、口腔疾病、各种大手术后、急性消化道疾病、危重或全身衰竭等患者	食物呈液体状，易吞咽，易消化，无刺激性，如乳类、豆浆、牛奶、米汤、稀藕粉、肉汁、菜汁、果汁等。因所含热量和营养素不足，故只能短期使用	每日 6～7 餐，每 2～3 h 1 次，每次 200～300 mL，总热能 3.5～5.0 MJ（836～1195 kcal），蛋白质 40～50 g/d

（二）治疗饮食

治疗饮食（therapeutic diets）是指在基本饮食的基础上，根据病情需要适当调整总热能和某种营养素，从而达到改善和治疗疾病的目的（表 12-3）。

表 12-3　治疗饮食

饮食种类	适用范围	饮食原则	用　法
高热能饮食	用于热能消耗较多的患者，如甲状腺功能亢进、结核病、大面积烧伤、肝炎、胆道疾病、体重不足等患者及产妇	在基本饮食的基础上加餐 2 次，可进食牛奶、豆浆、鸡蛋、藕粉、蛋糕、巧克力及甜食等	总热量 12.56 MJ（3000 kcal）/d
高蛋白饮食	高代谢性疾病如烧伤、结核、恶性肿瘤、贫血、甲亢等；低蛋白血症患者；孕妇；乳母等	在基本饮食的基础上增加含蛋白质丰富的食物，如肉类、鱼类、蛋类、乳类、豆类等	每日每千克体重 1.5～2 g，每天总量不超过 120 g，总热量 10.46～12.56 MJ（2500～3000 kcal）/d
低蛋白饮食	需限制蛋白质摄入者，如急性肾炎、尿毒症、肝性脑病等患者	多补充蔬菜和含糖高的食物，维持正常热量。肾病综合征、肾功能不全者应选优质低蛋白饮食（鱼、肉、蛋、奶）；肝性昏迷者应以植物性蛋白为主	每天不超过 40 g/d，视病情需要，也可以是 20～30 g/d
低脂肪饮食	肝胆胰疾病、高脂血症、动脉硬化、冠心病、肥胖症及腹泻等患者	少用油，禁用肥肉、蛋黄、动物脑。高脂血症及动脉硬化者不必限制植物油（椰子油除外）	每日脂肪量＜50 g，肝、胆、胰病患者＜40 g，尤其限制动物脂肪
低胆固醇饮食	高胆固醇血症、动脉硬化、高血压、冠心病等患者	禁用或少用含胆固醇高的食物，如动物内脏和脑、肥肉、动物油、鱼子、蛋黄等	胆固醇摄入量＜300 mg/d

续表

饮食种类	适用范围	饮食原则	用　法
低盐饮食	心脏病、肾脏病(急性、慢性肾炎)、肝硬化伴腹水、重度高血压但水肿较轻等患者	禁食腌制食品,如咸菜、皮蛋、火腿、香肠、咸肉等	每日可用食盐不超过2 g,不包括食物内自然存在的氯化钠
无盐低钠饮食	同低盐饮食适用范围,但水肿较重者	无盐饮食,除食物内自然含钠量外,不放食盐烹调。低钠饮食,除无盐外,还需控制摄入食物中自然存在的含钠量(<0.5 g/d)。无盐和低钠饮食者,应禁用含钠食物和药物,如含碱食品(油条、挂面)、汽水(含碳酸氢钠)和碳酸氢钠药物等	无盐饮食中食物含钠量<0.7 g/d
高纤维饮食	便秘、肥胖症、高脂血症、糖尿病等患者	选择含膳食纤维多的食物,如韭菜、芹菜、笋、卷心菜、粗粮、豆类等	
少渣饮食	伤寒、肠炎、腹泻、食管静脉曲张及咽喉部、消化道手术的患者	少用含纤维多的食物,不用刺激性强的调味品及坚硬带碎骨、鱼刺的食物;可食用豆腐类、蒸蛋类等	

(三)试验饮食

试验饮食(testing diets)亦称诊断饮食,即在特定的时间内,通过对饮食内容的调整,协助疾病的诊断和提高实验检查结果正确性的一种饮食(表12-4)。

表 12-4　试验饮食

饮食种类	适用范围	饮食原则	方　法
隐血试验饮食	用于大便隐血试验的准备,以协助诊断有无消化道出血	禁食肉类、动物血、绿色蔬菜以及含铁药物;应食牛奶、豆制品、土豆、白菜、米饭、面条、馒头等	试验前3天及试验期间实施
胆囊造影饮食	用于行胆囊造影检查的患者	高脂肪餐:可进食2个油煎荷包蛋 低脂肪餐:无脂肪、低蛋白、高碳水化合物,可进清淡的蔬菜类食物	造影前第1天中午进高脂肪餐,晚餐进低脂肪餐,次晨早餐禁食、禁水,第一次摄像胆囊显影良好后进高脂肪餐
肌酐试验饮食	用于协助检查,测定肾小球的滤过功能	禁食肉类、蛋类、豆类等,限制蛋白质摄入	素食3日,蛋白质每日摄入量<40 g,每日主食不超过300 g
忌碘饮食	如做甲状腺[131]I 测定,用于协助诊断甲状腺功能	禁食含碘食物如海带、海蜇、紫菜、海鱼、虾、加碘食盐等	试验期间2周内执行

续表

饮食种类	适用范围	饮食原则	方　法
尿浓缩功能试验饮食	用于做尿浓缩功能试验的患者	禁饮水及摄入含水量高的食物，避免进食过甜、过咸的食物	试验期 1 日内控制食物中的水分，总量在 500～600 mL 之间；蛋白质供给量为 1 g/(kg·d)

第二节　一般饮食护理

案例12-2

　　患者，女，60 岁，慢性肾功能衰竭，低蛋白血症，血压高。贫血貌，自诉胃口差、恶心、偶有呕吐。现住双人病房，邻床是一位心力衰竭患者，不能下床，只能在病床上进食。

　　问题：

　　针对这两位患者，如何做好饮食方面的指导和护理，以尽量改善她们的食欲和帮助摄入足够的营养？

案例答案

　　在进行营养评估的基础上，对患者进行良好的饮食护理，可帮助患者摄入充足、合理的营养素，促进康复。

一、患者的营养状况与营养需求评估

（一）影响食物摄取因素的评估

1. 生理因素

1）年龄　年龄不同，对食物的喜好、每日所需的食物量及对特殊营养素的需求均有所差异。婴幼儿、青少年生长发育速度较快，需摄入足够的蛋白质、各种维生素和微量元素等；老年人由于新陈代谢减慢，每日所需的热量也相应减少，但对钙的需求则比成年人有所增加。此外，年龄也可影响人们对食物质地的选择，如婴幼儿咀嚼及消化功能尚未完善、老年人咀嚼及消化功能减退，应供给他们质地柔软、易于消化的食物。

2）活动量　活动量大的人每日所需的热能及营养素均超过活动量小的人。

3）身高和体重　一般情况下，体格强壮、高大者对营养素的需求量较大。

4）特殊生理状况　如女性在妊娠期、哺乳期对营养的需求增加，并可能有饮食习惯的改变，如喜食酸味、咸味等食物。

2. 心理因素　一般情况下，不良情绪如焦虑、忧郁、恐惧、悲哀等会使人的食欲降低，进食减少甚至厌食；愉快、轻松的心理状态则会促进食欲。进食的环境、食物的清洁度及食物的色香味等皆可影响人的心理状态，从而影响人们对食物的选择或摄入。

3. 病理因素　疾病与外伤会影响患者的食欲、食物摄取与食物在体内的消化、吸收；在疾病治疗期间服用某些药物亦可促进或抑制食欲，影响食物的消化吸收；对某种特定食物过敏也可导致营养素的摄入和吸收，如有人对海产品过敏，有人对牛奶过敏等。

Note

4. 经济文化因素　经济能力直接影响人们对食物的选购，从而影响人们的营养状况；不同的文化背景、宗教信仰、饮食习惯、生活方式等均会影响一个人对饮食的选择，从而影响其营养的摄入和吸收，甚至可导致疾病的发生。

(二)饮食形态的评估

饮食形态的评估内容包括每日进餐的次数，用餐时间的长短，进食方式，摄入食物的种类、量，饮食是否有规律；有无偏食；有无烟酒的嗜好；是否应用补品及其种类、量、服用时间；有无特殊饮食喜好等。

(三)营养状态的评估

1. 身体评估

1)人体测量　测量身高、体重、皮褶厚度，并与人体正常值比较，以评价营养状况。身高、体重综合反映了蛋白质、热能及钙、磷等无机盐的摄入、利用及储备情况，也反映了肌肉、内脏的发育和潜在能力。测量一定时期内体重的增减是观察营养状态最常用的方法，应于患者清晨、空腹、排便、排尿后，穿单衣裤立于体重计中心进行测量。用皮褶计测量皮褶厚度可反映人体皮下脂肪的厚度，最常用的测量部位为肱三头肌部，其标准值为成年男性 12.5 mm，成年女性 16.5 mm。

我国常用的标准体重计算公式：

成年男性：标准体重(kg)＝身高(cm)－105

成年女性：标准体重(kg)＝身高(cm)－105－2.5

理想体重百分率(%)＝实际体重/理想体重×100%

近年来，还采用体重与身高的平方的比值来衡量体重是否正常，称为体重指数(BMI)，即体重(kg)/[身高(m)]^2。按照中国营养学会的标准，18.5≤BMI<24 为健康体重，BMI≥28 为肥胖，24≤BMI<28 为超重，BM<18.5 为消瘦。

2)评估毛发、皮肤、指甲、骨骼、肌肉等情况　毛发浓密、有光泽，皮肤富有弹性、有光泽，指甲粉色、坚实，肌肉结实而富有弹性，则表示营养良好。若毛发干燥、稀疏、无光泽；皮肤干燥、弹性差；肤色过浅或过深；指甲粗糙、无光泽、易断裂；肌肉松弛无力等提示营养不良。

2. 辅助检查评估　生化测定是评价个体营养状况最客观的指标。常测定血、尿中某些营养素或其他代谢产物的含量。如血、尿、大便常规检验；血清蛋白、血清转铁蛋白、肌酐、血脂、血清钙及尿素氮、尿肌酐等测定；也可进行营养素耐量试验或负荷试验，以直接推测营养素水平。

二、患者的饮食护理

(一)患者进食前的护理

1. 病区的饮食管理　患者入院后，病区主管医生根据患者病情开出饮食医嘱，确定患者所需饮食种类，护士根据医嘱告知患者和(或)家属，并通知膳食科和订餐人员，保证患者无论何时入院均能按时就餐。对禁食者应告知原因，以取得合作。同时在患者床头卡注明相应的饮食(或禁食)标记，起到提醒作用和作为分发饮食时核对的依据。

2. 做好患者的饮食教育　护士根据患者所需的饮食种类，对患者进行解释和指导，说明为其选择饮食种类的意义，可选用食物以及不能选用食物的具体名称，每天进餐的次数及时间等，以取得患者的合作，使患者明确饮食对治疗疾病的重要意义，理解并遵循饮食计划。

3. 安排舒适的就餐环境　患者进餐的环境应以整洁无异味、空气新鲜、气氛轻松愉快为原则。饭前避免非紧急治疗和护理；餐前半小时询问患者及同室病友是否需要排尿、排便，并及时移除便器，开窗通风；整理床单位及床旁桌椅，去除一切不良气味及视觉刺激；能走动的患者尽可能在病室餐厅与病友共同进餐，以促进食欲。如同室有病危或呻吟的患者，可用屏风遮挡。

4. 促进患者感觉舒适　减轻或去除各种不舒适因素：给予疼痛患者适当的镇痛措施；为高热者降温；为敷料包扎固定过紧、过松者给予适当调节；因固定的特定姿势引起疲劳时，应帮助患者更换卧位或给予相应部位按摩。给予焦虑、忧郁者心理指导,或允许家人陪伴患者进餐。协助患者洗手及清洁口腔,给予病情严重的患者口腔护理,以促进食欲。如病情许可,可协助患者下床进食;不便下床者可取坐位或半坐卧位,搭起小餐桌进餐;为卧床患者安排侧卧位或仰卧位(头偏向一侧),并给予适当支托。

（二）患者进食时的护理

1. 协助分发食物　护士衣帽整洁,洗净双手,戴好手套,协助配餐员将热饭、热菜及时正确地发给每位患者。

2. 巡视进餐情况　在患者进餐期间,护士应加强巡视,观察患者进食情况,鼓励其进食;对实施治疗饮食、试验饮食的患者应注意检查督促;及时向主管医生反馈患者的进食状况和提出合理性建议,以便根据病情及时调整患者的饮食;对家属带来的食物应进行检查,符合治疗原则的方可食用。随时询问患者对饮食制作的意见和要求,以满足患者饮食的需要。

3. 协助患者进食　对能自行进食的患者,护士可给予必要的帮助,如协助取合适的体位,准备食物、餐具等。对不能自行进食的患者,应由护士耐心喂食。喂食时应根据患者具体情况注意喂食的速度、温度及每次的量;对双目失明或双眼被遮盖而又要求自行进食者,可按时钟平面图放置使用,并告知食物的方位和名称,如 6 点钟放饭,3 点钟放汤,9 点钟、12 点钟放菜(图 12-3);对于需要喂食的患者,在喂食前应告知其食物的名称、烹饪配色等,也可以让患者闻食物的香味,以增加其进食的兴趣和食欲。

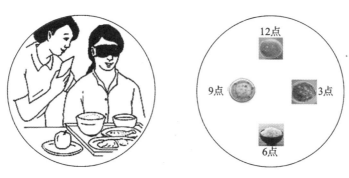

12点

9点

3点

6点

图 12-3　食物摆放位置

（三）患者进食后的护理

1. 保持餐后的清洁和舒适　及时撤去餐具,清理食物残渣,整理床单位。协助患者洗手、漱口,必要时做口腔护理,取舒适的体位。

2. 做好必要的记录和交接班工作　做好记录,根据观察的情况记录患者进食的时间、量、食物种类、食欲情况和进食后的反应,以评价患者的饮食是否满足营养需要。对暂禁食或延时进食的患者应做好交接班工作。

第三节　特殊饮食护理

案例12-3

患者,男,67 岁,诊断:脑出血。目前意识清楚,右侧肢体偏瘫,口齿含糊不清,进食呛咳明显,医嘱:鼻饲饮食。

案例答案

问题：
1.如何为该患者完成鼻饲饮食的操作？
2.鼻饲饮食期间如何做好护理？

对于病情危重、存在消化道功能障碍、不能经口或不愿经口进食的患者，为保证其营养素的摄取、消化、吸收，维持细胞正常代谢，保持组织器官的结构与功能，调控免疫、内分泌功能以及修复组织，促进康复等，临床上常根据患者的不同情况采用不同的特殊饮食护理，包括胃肠内营养和胃肠外营养。

一、胃肠内营养

胃肠内营养(enteral nutrition,EN)是采用口服或管饲等方式经胃肠道提供能量及营养素的支持。管饲(tube feeding)是将导管插入胃肠道，给患者提供必需的食物、营养液、水和(或)药物的方法，是临床中提供或补充营养的极为重要的方法之一。根据导管插入的途径，可分为：①口胃管：导管由口插入胃内。②鼻胃管：导管经鼻腔插入胃内。③鼻肠管：导管由鼻腔插入小肠。④胃造瘘管：导管经胃造瘘管口插入胃内。⑤空肠造瘘管：导管经空肠造瘘口插至空肠内。当为患者通过导管注入营养液、药物等时，可以应用灌注器或肠内营养泵将管饲物注入胃肠内。在此以鼻胃管为例，介绍管饲饮食的具体方法。

(一)鼻饲法

鼻饲法是将胃管经鼻腔插入胃内，通过胃管灌注流质饮食、水分和(或)药物，以达到提供营养和治疗目的的方法。

【目的】 保证不能自行经口进食患者以鼻胃管获取食物、水分和药物，以维持营养和治疗的需要。适用对象如下。

(1)昏迷患者。

(2)口腔疾病或口腔手术后患者，各种原因引起吞咽困难者。

(3)不能张口的患者，如破伤风患者。

(4)其他患者，如早产儿、病情危重者、拒绝进食者等。

【评估】

(1)患者病情、意识状态和活动能力，能否承受插管的刺激。

(2)患者鼻腔是否通畅，有无肿胀、炎症、填塞，有无鼻中隔偏曲，有无鼻息肉等。

(3)患者对插管的心理反应，既往有无鼻饲经历，是否愿意配合等。

【准备】

1.护士准备 衣帽整洁，洗手，戴口罩。

2.环境准备 清洁，安静，光线明亮。

3.物品准备 治疗盘内放置一次性胃管包，内含弯盘、一次性硅胶胃管、纱布2～3块、手套、石蜡油棉球、治疗巾、棉签、压舌板、20 mL注射器、灌注器(50 mL)、别针、夹子或橡皮圈。另备管道标示贴、胶布、听诊器、手电筒、鼻饲流质饮食或药液(38～40 ℃)、温开水。

【实施】 鼻饲操作流程如表12-5所示。

表 12-5　鼻饲操作流程

工作任务步骤	工作过程要点说明
插管	
1.核对,解释	● 核对床号、姓名、住院号,向患者和(或)家属解释操作的目的、过程和配合方法
2.体位准备	● 协助患者取坐位或半坐卧位,无法坐起者取右侧卧位(使胃管易于插入)。铺治疗巾(或纸巾)于患者颌下,并放置好弯盘。如患者有活动的义齿,应先取下
3.清洁鼻腔	● 检查并用棉签蘸温开水清洁一侧鼻腔
4.检查,测量	● 检查确认胃管通畅无破损;测量患者前额发际至胸骨剑突处的距离,或由鼻尖经耳垂至胸骨剑突处的距离,即为胃管需插入的长度,一般为 45～55 cm(图 12-4)
5.润滑插管	● 用石蜡油棉球润滑胃管前端,以减少插管时的阻力;一手托住胃管,另一手持胃管头端(可用纱布包裹),轻轻插入选定的一侧鼻腔,插至咽喉部(10～15 cm)时嘱患者做吞咽动作,并顺势将胃管向前推进,直至预定长度
6.处理问题	● 插管过程中:①患者有恶心、呕吐时,可暂停插入,请患者做深呼吸,症状缓解后继续插管。②患者出现呛咳、呼吸困难、发绀等现象,可能胃管误入气管,应立即拔管,休息片刻后再插入。③插入不畅时,检查口腔,观察胃管是否盘在口咽部;或将胃管抽回一小段,再慢慢插入
7.确认	● 插至预计长度后,可用以下方法确认胃管在胃内:①连接注射器于胃管末端,回抽时见有胃液;②置听诊器于胃部,用注射器快速将 10 mL 空气从胃管注入,能听到气过水声;③将胃管末端放入盛水的碗中,无气泡逸出。如有大量气泡逸出,表示误入气管
8.固定胃管	● 证实胃管在胃内后,妥善固定胃管
9.做好标识	● 在胃管上做好管道标识,并注明置管长度和日期
灌饲	
1.连接,证实	● 连接注射器于胃管末端,先回抽胃内容物,以确认胃管在胃内,并观察患者胃肠功能、是否有胃排空障碍或者其他异常情况
2.按序灌注	● 先注入少量温开水,再缓慢灌注流质饮食(去残渣)或药液,鼻饲完毕后,用温开水冲净胃管,避免鼻饲液存积在管腔中变质而引起胃肠炎或管腔堵塞
3.妥善固定	● 将胃管末端反折,用纱布包好,橡皮圈系紧或夹子夹紧,根据情况可用别针固定于患者的衣领上
4.安置体位	● 协助患者取舒适体位,最好保持灌食时的半坐卧位或坐位 20～30 min,整理床单位,清理用物
5.健康指导	● 向患者解释鼻饲液的温度、灌液的量、时间及患者的卧位要求,告知患者及家属注意保护胃管和防止脱出的措施
6.准确记录	● 洗手,记录鼻饲液的种类、量以及患者的反应
拔管	
1.核对,解释	● 核对床号、姓名、住院号,向患者和(或)家属解释,告知拔管的原因
2.轻稳拔管	● 置弯盘于患者颌下,揭去固定的胶布,夹紧胃管末端并放弯盘内 ●用纱布包裹鼻孔处的胃管,请患者做深呼吸,在患者缓慢呼气时拔管,到咽喉处时快速拔出,以免液体滴入气管

续表

工作任务步骤	工作过程要点说明
3.整理用物	● 置胃管于弯盘中,移出患者视线外。清洁患者口鼻、面部,擦去胶布痕迹,协助患者漱口,取舒适的卧位,整理床单位,清理用物
4.健康指导	● 向患者解释自主饮食的种类、量及饮食中的注意点
5.做好记录	● 洗手,记录拔管的时间和患者的反应

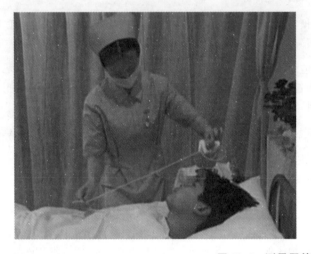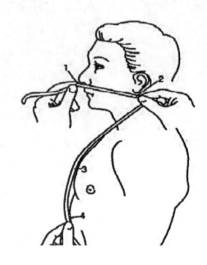

图 12-4　测量置管长度

【评价】

(1)操作规范,动作轻稳、熟练、流畅。

(2)患者无不适症状,能顺利达到鼻饲目的。

【注意事项】

(1)为昏迷患者插胃管时,插管前先协助患者去枕、头后仰,当胃管插入 15 cm 时,托起患者头部,使下颌靠近胸骨柄,以增大咽喉部通道的弧度,便于胃管插入(图 12-5)。

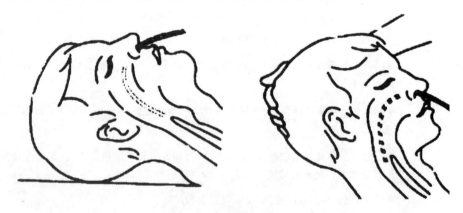

图 12-5　为昏迷患者置管方法

(2)插管时动作轻稳,注意插管的方向以及患者的体位,以免损伤鼻腔和食管黏膜。

(3)每次鼻饲前均应确认胃管在胃内,同时观察患者胃排空功能,如发现有食物反流或者胃潴留现象,应暂停鼻饲并报告医生。

(4)鼻饲液温度应保持在 38～40 ℃,避免过冷或过热。一般情况下,每次鼻饲量不超过 200 mL,间隔时间不少于 2 h;鼻饲速度不宜过快,药片应先研碎溶于水中后再灌入;新鲜果汁应与奶液分开灌入,防止产生凝块。鼻饲过程中避免空气进入胃内,以免引起患者腹胀。

(5)鼻饲用物每餐用后清洗,每日消毒;口腔护理每天至少2次;硅胶胃管一般每月更换一次,于晚间末次鼻饲后拔管,次晨更换一侧鼻腔插管,如发现胃管堵塞、破损、污染等意外情况,应及时更换。

(二)肠内营养泵

肠内营养泵(enteral feeding pump)是一种肠内营养输注系统,是通过鼻饲管或者鼻肠管连接泵管及其附件,以微电脑精确控制输注的速度、剂量、温度、输注总量等的一套完整、封闭、安全、方便的系统,可根据需要定时、定量将营养液输入患者的胃肠道内,应用于昏迷或者需要精准控制营养输入的管饲患者。

1. 肠内营养泵的功能特点　①可根据要求设定输入营养液的总量、流速、温度等参数,并且在运行过程中可以任意修改。②根据指令,自动检测和控制营养液的流量和流速;根据设定的温度,自动检测和控制营养的温度。③在营养液的温度、流速和流量出现异常时,会发出报警信号。④动态显示已经输入的营养液数量、温度、流速和流量,便于随时查看。

2. 肠内营养泵可能出现的问题　①管道堵塞。多为营养液黏附在管壁所致,因此在持续滴注时每间隔2~4 h用37 ℃左右的生理盐水或温开水冲洗管道。②营养泵报警。原因有管道堵塞,滴管内液面过高、过低,液体滴空,电量不足等,应及时排除,保证输注通畅。③鼻胃(肠)管因质地硬造成的消化道穿孔或者插入深度不够而误入气管。因此操作过程应严格遵守规范,同时尽量选择质地柔韧的管道。

二、胃肠外营养

胃肠外营养(parenteral nutrition,PN)是指通过胃肠外的途径提供机体代谢过程所需的营养素。目前采用的主要途径是经静脉输入,故又称静脉营养(intra-venous nutrition)。当患者被禁食,所需营养素全部由静脉途径提供时,称为完全胃肠外营养(total parenteral nutrition ,TPN)。

【目的】　保证各种原因引起的不能从胃肠道摄入营养、胃肠道需要充分休息、消化吸收障碍以及存在超高代谢等患者的热量及营养素的摄入,从而维持机体新陈代谢,促进患者康复。

【分类】　根据补充营养的量,胃肠外营养可分为部分胃肠外营养(PPN)和完全胃肠外营养(TPN)两种。根据应用途径不同,胃肠外营养可分为周围静脉营养及中心静脉营养。

【适应证】
(1)补充治疗,如慢性感染、吸收不良综合征、营养不良患者的术前准备等。
(2)胃肠道消化、吸收功能障碍,如长期腹泻、严重胃肠水肿、短肠综合征等。
(3)因疾病或治疗限制不能经胃肠道摄食,如坏死性胰腺炎、消化道瘘、肠梗阻等。
(4)高分解代谢状态,如严重创伤、大面积烧伤、大手术后等。
(5)恶性肿瘤患者接受化疗、放疗期间和接受骨髓移植的患者。

【禁忌证】　TPN无绝对禁忌证,但有如下情况者应慎用或不用。
(1)胃肠道功能正常,能获得足够的营养。
(2)估计应用时间不超过5天。
(3)肝肾功能不良,转氨酶显著增高或血尿素氮(BUN)明显增高超过正常值2倍。
(4)患者有严重的水和电解质紊乱、酸碱失衡、凝血功能障碍或休克时应暂缓使用,待内环境稳定后再考虑胃肠外营养。
(5)已进入临终期、不可逆昏迷等患者不宜用胃肠外营养。

【应用】
1. 营养剂　胃肠外营养剂包括葡萄糖、氨基酸、脂肪乳剂、维生素、矿物质和微量元素。可单瓶输注,但各营养素非同步进入机体会造成营养素的浪费,另外,易发生代谢性并发症,故多配制成全营养混合液后输注。应在洁净的环境和严格无菌操作条件下配制,有层流罩则更为理想。配制后应立即应用,若不能立即应用,须储存于 4 ℃冰箱内,24 h 内用完。

2. 输注途径 包括周围静脉和中心静脉途径。选择应根据患者病情、营养液组成、输注量及护理条件等综合考虑而定。短期(2 周以内)、部分营养支持或中心静脉置管和护理有困难时,可采用周围静脉途径;但需长期、全量补充营养时应采用中心静脉途径。目前临床上常采用锁骨下静脉、颈内静脉、PICC 等途径输入。

【护理】

1. 心理护理 应向患者和(或)家属解释说明胃肠外营养的目的和意义,静脉置管的操作过程、配合方法、日常维护等相关事项,取得患者和(或)家属的理解和配合。

2. 输注过程的护理

(1)营养液输注速度开始宜慢,然后逐渐加快,一般成人首日滴速为 40～60 mL/h,次日 80 mL/h,第三日 100 mL/h,并保持恒速,不可突然大幅度改变输入速度。通常用输液泵来管理营养液输入速度。输液浓度也应由较低浓度开始,逐渐增加。输液速度及浓度可根据患者年龄及耐受情况加以调节。

(2)经常巡视,查看营养液输入情况,及早发现和排除引起导管脱落、堵塞、扭曲等因素。避免营养液输注中断或导管连接处脱落,以防止空气输入造成空气栓塞。

(3)注意观察患者有无恶心、心慌、胸闷、出汗以及寒战、发热等,若发现异常,及时报告医生,协助查明原因,给予相应的处理。

(4)停用胃肠外营养液时应在 2～3 天内逐渐减量。

3. 静脉留置导管的护理

(1)正确选择穿刺部位,妥善固定导管,注意观察和保护穿刺部位:避免受压、潮湿、污染或过度摩擦等,严格按照静脉置管管理规范定时消毒皮肤、更换敷贴。

(2)避免经中心静脉营养通路进行采血、输血、监测中心静脉压等。

(3)输注结束后严格按照操作流程封管。

4. 并发症的预防和护理 胃肠外营养的过程中可能发生的并发症如下。

1)机械性并发症 与静脉穿刺置管有关,常见的有血胸、气胸、胸导管损伤、神经损伤、皮下气肿、空气栓塞等。若穿破静脉及胸膜,可发生血胸或液胸。穿刺者应熟悉穿刺部位的解剖结构,熟练掌握穿刺技术,严格遵守操作规程。穿刺前做好充分的健康教育,正确指导患者在穿刺时和穿刺后的配合,并在输注过程中加强巡视,以便及时发现异常情况。

2)感染性并发症 如置管时无菌操作不严格、营养液污染及导管长期留置均可引起穿刺部位感染、导管性感染,长期肠外营养也可发生肠源性感染。故应严格遵守操作规程,在穿刺、营养液配制、输注、封管、更换敷贴等环节中均要注意无菌操作。当发现患者突然发热、寒战而又无明确诱因时,应立即更换营养液及输液器,同时留取营养液和血标本做细菌培养。如症状不缓解,应拔出导管,更换穿刺部位。当患者允许进食或胃肠道功能恢复时,尽量经口进食或者选择肠内营养。

3)代谢性并发症 长期应用全胃肠外营养可导致糖代谢紊乱、水和电解质紊乱、高脂血症、脂肪超载综合征、肝功能损害,也可引起肠黏膜萎缩、胆汁淤积等并发症。因此应根据患者的具体情况及时调整,采用合适的营养液配方、输注速度和用量,同时要加强临床观察和生化指标的监测,若发现异常,及时汇报医生并协助处理。

4)血栓性静脉炎 多发生于经周围静脉营养支持者。因此要合理使用静脉,一旦发生,应立即停止在该静脉输液,并进行相应的处理:适当抬高,禁忌按摩,外敷或涂抹相应的软膏、敷贴等。

附 要素饮食

要素饮食(elemental diet)是一种人工精制的营养合成剂,含有人体必需的易于消化吸收的营养成分,与水混合后形成溶液或较为稳定的悬浮液。因其不含纤维素,故无需经过消化过程即可直接被肠道吸收和利用。用于临床营养治疗,可提高危重患者及胃肠道疾病、严重感染、重度烧伤及肿瘤患者的营养摄入。

【目的】　要素饮食在临床营养治疗中可保证危重患者的能量及氨基酸等营养素的摄入,改善患者营养状况,促进伤口愈合,以达到治疗及辅助治疗的目的。

【分类】　要素饮食分为营养治疗用和特殊治疗用两大类。营养治疗用要素饮食主要包含游离氨基酸、单糖、重要脂肪酸、维生素、无机盐类和微量元素等。特殊治疗用要素饮食主要针对不同疾病患者,增减相应营养素以达到治疗目的,如适用于肝功能损害的高支链氨基酸低芳香族氨基酸要素饮食、适用于肾功能衰竭的以必需氨基酸为主的要素饮食、适用于苯丙酮尿症的低苯丙氨酸要素饮食等。下面将对营养治疗用要素饮食进行介绍。

【用法】　可通过口服、鼻饲、经胃或空肠造瘘口滴注的方法供给患者。因一般要素饮食口味欠佳,口服时患者不易耐受,故临床较少应用。也有一些要素饮食添加适量调味料以改善口感,用于口服。滴注要素饮食一般有以下三种方式。

1. 分次注入　将配制好的要素饮食或现成制品用注射器通过鼻胃管注入胃内,每日 4～6 次,每次 250～400 mL。主要用于非危重、经鼻胃管或造瘘管行胃内喂养患者。优点是操作方便、费用低廉。缺点是较易引起恶心、呕吐、腹胀、腹泻等胃肠道症状。

2. 间歇滴注　将配制好的要素饮食或现成制品放入有盖吊瓶内,经输注管缓慢注入,每日 4～6 次,每次 400～500 mL,每次输注持续时间 30～60 min,多数患者可耐受。

3. 连续滴注　装置与间歇滴注相同,在 12～24 h 内持续滴入要素饮食,或用肠内营养泵保持恒定滴速,多用于经空肠喂养的危重患者。浓度开始以 5％为宜,逐渐调至 20％～25％,速度开始为 40～60 mL/h,逐渐递增至 120 mL/h。

【并发症】　患者在应用要素饮食过程中,可因制剂选择不当、配制不合理、营养液污染或护理不当等因素引起各种并发症。

1. 机械性并发症　主要有鼻咽部和食管黏膜损伤、管道阻塞,与营养管的硬度、插管位置等有关。

2. 感染性并发症　若营养液误吸可导致吸入性肺炎,若肠道造瘘患者的营养管滑入腹腔可导致急性腹膜炎。

3. 胃肠道并发症　如恶心、呕吐、腹胀、腹痛、便秘、腹泻等。

4. 代谢性并发症　如高血糖或水、电解质代谢紊乱。

【注意事项】

(1)每一种要素饮食的具体营养成分、浓度、用量、滴入速度,应根据患者的具体病情,由临床医师、责任护士和营养师共同商议而定。使用过程中要加强联系,根据患者的情况及时调整饮食,处理不良反应或并发症。

(2)应用原则一般是由低浓度、少量、慢速开始,逐渐增加,待患者耐受后,再稳定配餐标准、用量和速度。

(3)配制要素饮食时,应严格遵守无菌操作原则,所有配制用具均需消毒灭菌后使用。已配制好的溶液应放在 4 ℃以下的冰箱内保存,防止被细菌污染。配制好的要素饮食应保证于 24 h 内用完,防止放置时间过长而变质。

(4)要素饮食不能用高温蒸煮,但可适当加温,其口服温度一般为 37 ℃左右,鼻饲及经造瘘口注入时的温度宜为 41～42 ℃。可置一热水袋于输液管远端,保持温度,以防止发生腹泻、腹痛、腹胀。

(5)要素饮食滴注前后都需用温开水或生理盐水冲净管腔,以防食物积滞而腐败变质。

(6)滴注过程中经常巡视患者,如出现恶心、呕吐、腹胀、腹泻等症状,应及时查明原因,按需要调整速度、温度;反应严重者可暂停滴入。

胃管种类
及胃管更
换时间

直通护考
在线答题

(7)应用要素饮食期间需定期记录体重,并观察尿量、大便次数及性状,检查血糖、尿糖、血尿素氮、电解质、肝功能等指标,做好营养评估。

(8)停用要素饮食时需逐渐减量,骤停易引起低血糖反应。

(9)要素饮食不能用于婴幼儿和消化道出血者;消化道瘘和短肠综合征者宜先采用几天全胃肠外营养后再逐渐过渡到要素饮食;糖尿病和胰腺疾病患者应慎用。

(李爱夏)

第十三章 排泄护理

扫码看 PPT

学习目标

1.掌握:多尿、少尿、无尿、膀胱刺激征、尿潴留、尿失禁、便秘、粪便嵌塞、腹泻、大便失禁、肠胀气的定义;尿液的评估,粪便的评估;排尿排便异常患者的护理;导尿术、留置导尿管术及各种灌肠术的目的、操作流程、注意事项。

2.熟悉:影响排尿、排便的因素;常用灌肠溶液的种类及应用;简易通便法。

3.了解:与排尿、排便有关的人体结构与功能;口服高渗溶液清洁肠道。

排泄是机体不断地将代谢产物排出体外的生理活动过程,人体排泄的途径有皮肤、呼吸道、消化道和泌尿道,其中消化道和泌尿道是主要的排泄途径。排泄是维持生命活动的必要条件,也是人体基本生理需要之一。有许多因素会影响人的正常排泄活动,从而导致机体出现相应的健康问题。因此,护理人员要掌握有关排泄的知识和技能,在理解、关心和尊重患者的基础上,采取有效的护理措施,以满足患者的排泄需要。

第一节 排尿护理

案例13-1

患者,男,73岁,高血压15年,2天前中风后出现尿失禁,护士在护理时发现患者的尿液颜色微红。

问题:

1.该患者出现了什么现象?如何评估患者的尿液?

2.护士应该采取哪些护理措施?

案例答案

排尿(micturition)是人的基本生理需要之一。许多因素可直接或间接地影响正常的排尿功能,甚至导致全身疾病。因此,护理人员应掌握与排尿有关的护理知识和技能,帮助排尿异常者排除障碍,维持或恢复正常功能,以满足其排尿的需要,使之获得最佳的健康和舒适状态。

Note

一、排尿的生理

(一)泌尿系统的组成和功能

泌尿系统由肾脏、输尿管、膀胱及尿道组成,其主要功能是生成尿液,排泄人体的代谢产物,维持体内环境的相对平衡。

1.肾脏 主要功能是生成尿,通过尿的生成完成血液过滤,再吸收机体需要的必要物质,排泄人体代谢的最终产物,调节水、电解质及酸碱平衡。

2.输尿管 功能是运送尿液,将尿液由肾脏输送到膀胱。

3.膀胱 功能是贮存尿液和排尿。一般膀胱内储存的尿液在 300~500 mL 时,才会产生尿意。

4.尿道 尿液排出体外的通道。男、女性尿道有很大区别。男性尿道起自膀胱的尿道内口,终于阴茎头的尿道外口。全长为 18~20 cm,分前列腺部、膜部和海绵体部。临床上将前列腺部和膜部称后尿道,海绵体部称前尿道。全长有 3 个狭窄:尿道外口、膜部和尿道内口。两个弯曲:一个是耻骨下弯(在耻骨联合下方且固定),另一个是耻骨前弯(在耻骨联合前方),提阴茎时即可消失。女性尿道起自膀胱尿道内口,终于尿道外口,全长 3~5 cm,由于女性尿道短、直、粗,又临近阴道口和肛门,故易发生尿路逆行感染。

(二)排尿的生理

1.支配膀胱及尿道括约肌的主要神经

1)腹下神经 由交感神经支配,自腰部脊髓段发出。腹下神经兴奋时,使内括约肌紧张性增强,从而阻止排尿,使膀胱充盈。

2)盆神经 由副交感神经支配,由脊髓段发出。盆神经兴奋时,使膀胱逼尿肌收缩、内括约肌松弛,促使膀胱排尿。

3)阴部神经 属躯体神经,由脊髓段发出。直接受意识控制。阴部神经兴奋时,外括约肌收缩,从而抑制或制止排尿。

2.排尿反射 肾脏生成尿液是一个连续不断的过程,而膀胱的排尿是间歇进行的。排尿是一种反射活动,受大脑皮质控制。当膀胱内尿量充盈时(成人达 400~500 mL,儿童达 50~200 mL),膀胱内压力增加,膀胱被动扩张,刺激牵张感受器,冲动沿盆神经传入,引起脊髓骶段的排尿中枢兴奋,同时,冲动也通过脊髓上传到达脑干和大脑皮层的排尿反射高级中枢,产生尿意。如果环境不许可,外括约肌仍收缩,排尿反射将受到抑制。直至有适当机会排尿时,抑制才被解除,排尿才能发生。但小儿大脑发育不完善,对初级排尿中枢的控制能力较弱,所以小儿排尿次数多,且易发生夜间遗尿现象,一般要到 2~3 岁时才能发展到随意志控制排尿。

总之,排尿反射是一种自动性脊髓反射,但也受位于脑干和大脑皮层的排尿中枢控制。排尿动作同时受意识和非意识所控制,根据尿道的内外括约肌而定。内尿道括约肌是非意识控制,外尿道括约肌经排尿训练后能受意识所控制,但有时患有严重疾病时,也会失去控制。

二、排尿的评估

正常情况下,排尿受意识控制,自主随意,无痛苦,无障碍。许多因素可以影响排尿,导致排尿形态的改变。尿量、尿液性质或排尿形态的改变,往往提示泌尿系统病变或有神经系统、内分泌代谢等方面的疾病,因此,排尿的评估是临床护理工作的重要内容之一,也是护士应掌握的基本技能。

(一)影响排尿的因素

1.心理因素 心理因素对排尿有很大的影响,当个体处于一定压力下,产生焦虑或紧张情绪时,有时会影响会阴部肌肉和膀胱括约肌的收缩,出现尿频、尿急。排尿与暗示有关,一些听觉、视觉或身体感觉的刺激均可诱发排尿反射,如有些人听流水声就想排尿,婴儿在雨天更易尿床。

2.年龄　年龄可影响人对排尿的控制。老年人因膀胱肌肉张力减弱,出现尿频。婴幼儿因大脑发育未完善,对排尿初级中枢的抑制能力较弱,故排尿不受意识控制。

3.性别　女性在妊娠时,子宫增大压迫膀胱致排尿次数增多,女性在月经周期中排尿有所改变,经前大多数妇女会有液体潴留,尿量减少,月经开始即尿量增加。

4.饮食　尿量与摄入的液体量有关,在其他影响体液平衡的因素不变的情况下,液体的摄入量直接影响尿量和排尿的次数。摄入液体多,尿量就多。摄入液体和食物的种类也影响着排尿量,如咖啡、茶、酒类饮料有利尿作用;摄入含水量较多的水果、蔬菜等可使尿量增多。相反,摄入含盐分高的饮料或食物则会造成水钠潴留,导致尿量减少。

5.个人习惯　多数个体都有自己的排尿习惯,往往与日常作息相关。如早晨起床后先排尿,结束工作后或晚上睡觉前都要排空膀胱。很多成年人的排尿习惯与儿童期的排尿训练有关。另外,排尿的环境、姿势和是否有充足的时间也会影响排尿。

6.气候　气温高时,身体出汗多,体液量减少,血浆晶体渗透压升高,抗利尿激素分泌增多,促进肾小管的重吸收,导致尿液浓缩和尿量减少;气温低时,机体外周血管收缩,循环血量增加,体液量相对增加,反射性地抑制抗利尿激素的分泌,使尿量增加。

7.药物　如利尿剂增加尿量,止痛剂、镇静剂影响神经传导而干扰排尿。

8.疾病与治疗　神经系统损伤或病变时,可使排尿反射的神经传导和排尿的意识控制障碍,出现尿失禁。泌尿系统的肿瘤、结石或狭窄也可导致排尿障碍,出现排尿困难、尿潴留。输尿管、膀胱、尿道肌肉损伤时,机体不能控制排尿,发生尿潴留或尿失禁。前列腺肥大压迫尿道,可出现排尿困难。肾脏的病变使尿液的生成障碍,出现少尿或无尿;手术、创伤均可导致失血、失液;若补液不足,机体处于脱水状态,可使尿量减少。

某些治疗和检查会使个体的排尿活动受到影响,如有些检查要求患者禁食禁水而影响尿量,某些泌尿系统的检查,会引起泌尿系统的不适甚至损伤而影响排尿,手术中使用麻醉剂可干扰排尿反射,改变患者的排尿形态,导致尿潴留。

（二）正常尿液的评估

1.次数及量　一般情况下,成人白天排尿 3～5 次,夜间 0～1 次,每次尿量 200～400 mL,24 h 尿量 1000～2000 mL 之间,平均为 1500 mL。

2.颜色　新鲜的尿液呈淡黄色,澄清透明,是由于尿胆原和尿色素所致。尿液的颜色受尿量和某些食物、药物的影响,如尿量变少,尿液浓缩时,颜色加深,进食大量胡萝卜或服用核黄素,尿液便呈深黄色。

3.气味　正常尿液的气味来自尿内的挥发性酸。尿液静置后,尿素分解会产生氨,可有氨臭味。

4.比重　正常尿比重波动于 1.015～1.025 之间,主要取决于肾脏的浓缩功能。一般尿比重与尿量成反比。

5.酸碱度　正常尿液呈弱酸性,其 pH 在 4.5～7.5 之间,平均为 6。饮食的种类可影响尿液的酸碱性,如食大量蔬菜时,尿可呈碱性,食大量肉类时,尿可呈酸性。

6.透明度　正常尿液清澈、透明,放置后可出现少量絮状沉淀。

（三）异常尿液的评估

1.次数及量

1)多尿(polyuria)　24 h 尿量经常超过 2500 mL。多因内分泌代谢障碍或肾小管浓缩功能不全引起,常见于糖尿病、尿崩症、肾功能衰竭等。

2)少尿(oliguria)　24 h 尿量少于 400 mL 或每小时尿量少于 17 mL。体内血液循环障碍所致,常见于发热、休克或心脏、肝脏、肾脏功能衰竭等。

3）无尿(anuria)或尿闭   24 h尿量少于100 mL或12 h内无尿。由于严重血液量不足,血液循环障碍,肾小球滤过率明显降低所致。见于严重休克、急性肾功能衰竭、药物中毒等。

4）尿频(frequent micturition)   单位时间内排尿次数增多,主要是由膀胱及尿路感染或机械性刺激引起。其主要表现为尿频且每次尿量少,常伴有尿急、尿痛,称膀胱刺激征。

2. 颜色

1）血尿   尿液中含有一定量的红细胞,每升尿液中含血量超过1 mL,称为肉眼血尿。血尿颜色的深浅与尿液中所含红细胞数量的多少有关,尿液中含红细胞量多时呈洗肉水色。常见于急性肾小球肾炎、输尿管结石及泌尿系统肿瘤、结核及感染。

2）血红蛋白尿   因大量红细胞在血管内破坏,形成血红蛋白尿,呈酱油色或浓红茶色,隐血试验呈阳性。常见于溶血反应、恶性疟疾和阵发性睡眠性血红蛋白尿。

3）胆红素尿   尿呈深黄色或黄褐色,振荡后的泡沫也呈黄色。常见于阻塞性黄疸和肝细胞性黄疸。

4）乳糜尿   尿液中含有淋巴液,故尿液呈乳白色。见于丝虫病。

3. 气味   新鲜尿有氨臭味,提示有泌尿道感染。糖尿病酮症酸中毒时,因尿中含有丙酮,故可有烂苹果味。

4. 比重   当肾功能严重障碍时,尿比重经常在1.010左右。

5. 酸碱度   酸中毒患者的尿液可呈强酸性,严重呕吐患者的尿液可呈强碱性。

6. 透明度   泌尿系统感染时,尿液中含有大量脓细胞、红细胞、上皮细胞、细菌或炎性渗出物,排出的新鲜尿液混浊,放置后有白色絮状物,在加热、加酸或加碱后,混浊均不消失。

三、排尿异常的护理

排尿是维持泌尿系统正常生理功能的必要条件,排尿功能发生障碍,会导致全身疾病。因此,护理人员应帮助排尿异常的患者排除障碍,恢复良好的功能。

（一）尿潴留的观察与护理

尿潴留(retention of urine)指患者不能自主排尿,使大量尿液存留在膀胱内。

1. 原因

1）机械性梗阻   膀胱颈部或尿道有梗阻性病变,如尿道损伤或狭窄,膀胱、尿道结石,前列腺肥大或肿瘤压迫尿道均可造成排尿受阻。

2）动力性梗阻   由于排尿功能障碍引起,而膀胱、尿道并无器质性梗阻病变,如外伤、疾病或使用麻醉剂导致脊髓初级排尿中枢活动障碍或抑制,不能形成排尿反射。

3）其他   各种原因引起不能用力排尿或不习惯卧床排尿,如下腹部或会阴部手术后的伤口疼痛;或因心理障碍、焦虑、窘迫等害怕排尿,致膀胱过度充盈,膀胱收缩无力,造成尿潴留。

2. 临床表现   患者主诉下腹胀痛,排尿困难。膀胱容积可扩大至3000～4000 mL,膀胱高度膨胀,可至脐部。体检可见耻骨上膨隆,扪及囊样包块,叩诊呈实音,有压痛。

3. 护理

1）心理护理   针对患者发病原因给予解释,安慰患者,消除其紧张、焦虑的情绪。

2）提供隐蔽的排尿环境   关闭门窗,拉床帘或用屏风遮挡,请无关人员回避。适当调整治疗和护理时间,让患者安心排尿。

3）调整体位和姿势   酌情协助卧床患者取适当体位,如扶卧床患者略抬高上身或坐起,尽可能使患者保持习惯姿势排尿。对需绝对卧床休息或某些手术患者,应事先有计划地进行床上排尿训练,以免因排尿姿势的改变而产生排尿困难,导致尿潴留。

4）诱导排尿   利用条件反射诱导排尿,如听流水声或用温水冲洗会阴。亦可采用针灸中极、曲骨、三阴交或艾灸关元、中极等方法,刺激排尿反射。

5)热敷、按摩　热敷并按摩下腹部,可使肌肉放松,促进排尿。如果患者病情允许,可按压膀胱,以协助排尿。具体方法:操作者位于患者的一侧,将手置于其下腹部膀胱膨隆处,向左右轻轻按摩腹部 10～20 次,促使腹肌松弛。然后,一手掌自患者膀胱底部向下推移按压,另一手以全掌面按压关元、中极,以促进排尿。但要注意:操作时用力均匀,由轻到重,逐渐加大压力,切勿用力过猛,避免损伤膀胱。持续时间一般为 1～3 min。之后可见尿液排出,待按压至尿液排空后,再缓缓松手,不能见尿就停止按摩,以免排尿中断。如果经过推移按压一次后,未见尿液排出,不可强力按压,可按上述顺序重复进行,直至排尿成功。但年老体弱及有高血压病史的患者慎用。

6)健康教育　讲解维持正常排尿的重要性,指导患者合理运动,进行自我松弛训练,养成定时排尿的习惯。

7)药物治疗　必要时可根据医嘱给药,如注射卡巴胆碱等。

8)导尿术　经上述处理仍不能解除尿潴留时,可采用导尿术。

(二)尿失禁的观察与护理

尿失禁(incontinence of urine)指排尿失去意识控制或不受意识控制,尿液不自主地流出。

1. 分类　根据发生机制的不同,尿失禁可分为真性尿失禁、假性尿失禁(充溢性尿失禁)、压力性尿失禁、急迫性尿失禁 4 类。

1)真性尿失禁　膀胱稍有一些存尿便会不自主地流出,膀胱处于空虚状态,表现为持续滴尿。常见于脊髓初级排尿中枢与大脑皮层之间的联系损伤,如昏迷、截瘫,因大脑皮层对排尿反射失去控制,膀胱逼尿肌出现无抑制性收缩;或手术、分娩所致的膀胱括约肌的神经损伤或支配括约肌的神经损伤以及病变引起括约肌功能障碍或膀胱阴道瘘等。

2)假性尿失禁(充溢性尿失禁)　各种原因所致的慢性尿潴留后,膀胱在极度充盈的情况下,膀胱内压力超过正常尿道括约肌的阻力,尿液从尿道溢出。当膀胱内压力降低时,排尿即停止,但膀胱仍感胀满不能排空。多见于脊髓初级排尿中枢活动障碍或前列腺增生的患者。

3)压力性尿失禁　在腹部压力增高时(如咳嗽、打喷嚏、跑步、用力、突然改变体位等)引起的尿失禁。此时膀胱逼尿肌功能正常,而尿道括约肌或盆底及尿道周围的肌肉松弛,尿道压力降低。多见于中老年妇女。

4)急迫性尿失禁　患者因膀胱内病变引起膀胱收缩并产生强烈尿意的情况下,不能控制小便而使尿液流出。主要是由于逼尿肌的过度活动。又可以分感觉急迫性尿失禁和运动急迫性尿失禁两种。前者主要见于膀胱的病变,如膀胱及尿道的急性炎症、膀胱结核、间质性膀胱炎、膀胱肿瘤、膀胱结石等疾病;后者则可因逼尿肌的过度活动、神经源性膀胱、伴有膀胱顺应性降低的晚期膀胱出口梗阻所致。

2. 临床表现　尿液不自主地流出,可表现为持续滴尿,不自主外溢等。

3. 护理

1)心理护理　各种原因引起的尿失禁都会给患者造成很大的心理压力,给生活带来诸多不便。患者往往因此而感到自卑、苦恼、精神抑郁。他们渴望得到他人的理解和帮助。护理人员应给予充分的理解、尊重,多安慰患者,使其树立恢复健康的信心,积极配合治疗和护理。保持室内空气新鲜,定时开门窗通风换气,使患者感觉舒适。

2)皮肤护理　尿失禁的患者可使用尿垫,减少异味;经常用温水清洗会阴部,勤换衣裤、床单、尿垫等,保持皮肤清洁干燥;根据皮肤情况,定时按摩受压部位,防止压力性损伤的发生。

3)外部引流　必要时应用接尿装置引流尿液。女患者可用女式尿壶紧贴外阴部接取尿液;男患者可用阴茎套连接集尿袋,接取尿液,每天要定时取下阴茎套和尿袋,清洗会阴部和阴茎。此法只能短期使用。

4）留置导尿　对于尿失禁的患者,主要是去除病因,对无法去除病因的患者,可采取留置导尿的方法引流尿液,避免尿液刺激而致皮肤破溃,定时放尿以锻炼膀胱肌的张力。

5）帮助重建正常的排尿功能

(1)训练膀胱功能:向患者及家属说明膀胱训练的目的,并介绍训练的方法和所需的时间,以取得患者和家属的配合。观察患者的排尿情况,制订排尿时间表。定时使用便器,帮助患者建立规律的排尿习惯,初始时间隔时间可短,白天1～2 h使用便器1次,夜间约4 h使用便器1次,以后逐渐延长间隔时间,以促进膀胱功能的恢复。使用便器时,用手轻轻按压膀胱,协助排尿。

(2)摄入足够液体:病情允许的情况下(肾功能衰竭、心肺疾病禁忌),指导患者每日白天摄入液体2000～3000 mL,以刺激膀胱,促进排尿反射的恢复,并预防泌尿系统的感染。睡前限制饮水,减少夜间尿量,保证患者休息。

(3)盆底肌锻炼:指导患者进行骨盆底部肌肉的锻炼,增强排尿的控制能力。具体方法:患者取立、坐或卧位,做排尿(排便)动作,先慢慢吸气,收紧骨盆会阴肌肉,像憋尿一样,再缓缓呼气并放松肌肉,像解尿一样,每次约10 s,连续做10次为一次锻炼,每日锻炼5～10次,以无疲劳的感觉为宜。若病情许可,请患者到厕所蹲,时间可根据患者情况逐渐增加,也可做抬腿运动或下床走动,增强腹部肌肉的力量。

四、与排尿有关的护理技术

导尿术(catheterization)是指在严格无菌操作下,经尿道将导尿管插入膀胱引流尿液的方法。

导尿术是一项侵入性的操作,在导尿的过程中因操作不当极易造成膀胱、尿道黏膜的损伤及细菌侵入,以致逆行感染,因此,只有在必要的情况下才执行导尿术。

(一)一次性导尿术

【目的】

(1)为尿潴留患者引流出尿液,以减轻痛苦。

(2)协助临床诊断。如留取尿标本做细菌培养;测量膀胱容量、压力及残余尿;进行尿道或膀胱造影等。

(3)为膀胱肿瘤患者进行膀胱腔内化疗。

【评估】

(1)患者的性别、年龄、意识状态、病情及治疗情况。

(2)膀胱充盈程度及会阴部是否清洁,不洁者需清洗洁净,不能自理者需协助清洗。

(3)患者的心理状态、对导尿的认识及合作程度。

【准备】

1.护士准备　衣帽整齐、清洁,洗手,戴口罩。

2.环境准备　清洁宽敞,温度适宜。酌情关闭门窗,拉床帘或用屏风遮挡患者。

3.物品准备

(1)治疗盘内备无菌导尿包,无菌导尿包内有治疗碗或弯盘2个,导尿管10号、12号各1根,小药杯1个(内盛棉球4个),血管钳2把,润滑油棉签或棉球瓶1个,标本瓶1个,洞巾1块,纱布1块,包布1块。

(2)外阴初步消毒用物:治疗碗或弯盘1个(内盛消毒棉球10余个、血管钳或镊子1把),方盘1个,手套1只(图13-1)。

(3)其他:治疗车,无菌持物钳和容器1套,无菌手套1双,消毒棉球或消毒液,小橡胶单和治疗巾1套或一次性治疗巾,便盆,屏风,男患者需准备无菌纱布2块,或备一次性使用导尿包(图13-2)。

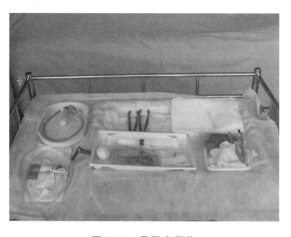

图 13-1　导尿术用物

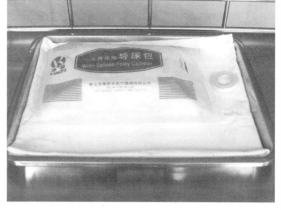

图 13-2　一次性使用导尿包

【实施】

1. 女患者导尿术　操作流程如表 13-1 所示。

表 13-1　女患者导尿术操作流程

工作任务步骤	工作过程要点说明
1. 核对，解释	● 携用物至患者床边，核对患者信息，解释导尿目的，介绍配合方法，取得合作。关门窗，用屏风遮挡，保护患者隐私 ● 指导患者清洗外阴，自理缺陷者，协助其清洗
2. 安置体位	● 松开床尾盖被，协助患者脱去对侧裤腿盖于近侧腿上，必要时加盖浴巾。将盖被盖在对侧腿上，防止受凉 ● 协助患者仰卧屈膝，两腿略外展，暴露外阴
3. 消毒外阴	● 将小橡胶单和治疗巾或一次性治疗巾垫于患者臀下，弯盘置于患者会阴处，治疗碗放于弯盘后 ● 操作者一手戴手套，另一手持血管钳夹取棉球消毒阴阜、大阴唇，用戴手套的手分开大阴唇，消毒小阴唇和尿道口 ● 消毒顺序：自外向内、由上而下、先对侧后近侧，每个棉球限用 1 次 ● 消毒完毕，脱下手套置弯盘内，将弯盘、治疗碗移至治疗车下层
4. 开包，倒液	● 将无菌导尿包置于患者两腿之间，按无菌操作技术打开包布，用无菌持物钳取出小药杯，倒消毒液于小药杯中浸湿棉球
5. 查戴手套	● 检查并戴上无菌手套
6. 铺巾，摆物	● 铺洞巾，使洞巾和内层包布形成无菌区。按操作顺序排列好用物
7. 润滑导管	● 选择一根合适的导尿管，用润滑油棉球润滑导尿管前端，放于弯盘内，以利插入，防止损伤
8. 再次消毒	● 将弯盘移至会阴下，左手示指、中指分开并固定小阴唇，不能放松或移动，此时左手已污染，右手持血管钳夹消毒液棉球，分别消毒尿道口、两侧小阴唇，最后在尿道口处加强消毒一次 ● 消毒顺序：自上而下、由内向外，每个棉球限用 1 次 ● 消毒毕，用右手将弯盘（内盛用后棉球、小药杯及消毒用的血管钳）移至包布内层右后侧

续表

工作任务步骤	工作过程要点说明
9.插导尿管	●左手继续固定小阴唇,右手先把盛放导尿管的无菌治疗碗或弯盘放于会阴下,嘱患者张口呼吸,再持血管钳夹导尿管对准尿道口轻轻插入尿道4～6 cm,见尿液流出再插入1～2 cm(图13-3)
10.放尿,观察	●左手下移,固定导尿管,将尿液引入治疗碗或弯盘内,并观察尿液及患者反应
11.留尿标本	●若需留尿标本做尿培养,则用无菌容器接中段尿5～10 mL,盖严,放合适处
12.拔导尿管	●导尿结束,夹闭导尿管,轻轻拔出,撤去洞巾,擦净外阴,脱下手套放于弯盘内
13.整理用物	●撤出所有用物,置于治疗车的下层。协助患者穿裤并安置舒适卧位,整理床单位,询问患者感觉,感谢患者配合 ●清理用物,测量尿量,尿标本送检
14.健康指导	●向患者解释多饮水、多运动的目的及注意点,及时排尿
15.做好记录	●洗手,记录相关情况

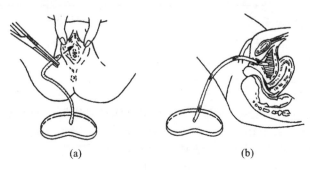

(a)   (b)

图 13-3　女患者插导尿管

2. 男患者导尿术　操作流程如表 13-2 所示。

表 13-2　男患者导尿术操作流程

工作任务步骤	工作过程要点说明
1.核对,解释	●携用物至患者床边,核对患者信息,解释导尿目的,介绍配合方法,取得合作。关门窗,用屏风遮挡,保护患者隐私 ●指导患者清洗外阴,自理缺陷者,协助其清洗
2.安置体位	●松开床尾盖被,协助患者脱去对侧裤腿盖于近侧腿上,必要时加盖浴巾。将盖被盖在对侧腿上,防止受凉 ●协助患者仰卧,两腿平放,略分开,暴露外阴
3.消毒外阴	●将小橡胶单和治疗巾或一次性治疗巾垫于患者臀下,弯盘置于患者会阴处,治疗碗放于弯盘后 ●操作者一手戴手套,另一手持血管钳夹取棉球依次消毒阴阜、阴囊、阴茎,再用无菌纱布裹住阴茎将包皮往后推,暴露尿道外口,自尿道口向外向后旋转擦拭消毒尿道口、龟头及冠状沟数次,每个棉球限用1次 ●消毒完毕,脱下手套置弯盘内,将弯盘、治疗碗移至治疗车下层

续表

工作任务步骤	工作过程要点说明
4.开包,倒液	● 将无菌导尿包置于患者两腿之间,按无菌操作技术打开包布,用无菌持物钳取出小药杯,倒消毒液于小药杯中浸湿棉球
5.查戴手套	● 检查并戴上无菌手套
6.铺巾,摆物	● 铺洞巾,使洞巾和内层包布形成无菌区。按操作顺序排列好用物
7.润滑导管	● 选择一根合适的导尿管,用润滑油棉球润滑导尿管前端,放于弯盘内,以利插入,防止损伤
8.再次消毒	● 移弯盘置会阴下,左手用纱布包住阴茎将包皮向后推,露出尿道口,右手持血管钳夹取消毒液棉球再次消毒,自尿道口向外向后旋转式依次擦拭尿道口、龟头、冠状沟、尿道口,每个棉球限用1次 ● 消毒完毕,用右手将弯盘(盛污棉球、小药杯及消毒用的血管钳)移至包布内层的右后侧
9.插导尿管	● 左手用无菌纱布固定并提起阴茎,使之与腹壁成60°角。右手先将无菌治疗碗或弯盘移至洞巾口旁,嘱患者张口呼吸,再持血管钳夹住导尿管,对准尿道口,轻轻插入尿道20~22 cm,见尿液流出,再插入1~2 cm(图13-4)
10.放尿,观察	● 左手固定导尿管,将尿液引入治疗碗或弯盘内,并观察尿液及患者反应
11.留尿标本	● 若需留尿标本做尿培养,则用无菌容器接中段尿5~10 mL,盖严,放合适处
12.拔导尿管	● 导尿结束,夹闭导尿管,轻轻拔出,撤去洞巾,擦净外阴,脱下手套放于弯盘内
13.整理用物	● 撤出所有用物,置于治疗车的下层。协助患者穿裤并安置舒适卧位,整理床单位,询问患者感觉,感谢患者配合 ● 清理用物,测量尿量,尿标本送检
14.健康指导	● 向患者解释多饮水、多运动的目的及注意点,及时排尿
15.做好记录	● 洗手,记录相关情况

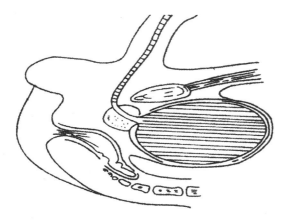

图 13-4　男患者插导尿管

【评价】

(1)护患沟通良好,患者能主动配合。

(2)操作程序正确,动作轻柔,黏膜无损伤。

(3)无菌观念强,操作过程无污染。

(4)操作中关爱患者,注意保护患者隐私。

【注意事项】

(1)尊重患者,保护其隐私,避免过多地暴露患者,并防止着凉。

(2)严格执行无菌操作原则:操作中做到不跨越无菌区,不污染无菌物品,以防感染。

(3)导尿管粗细合适,成人一般为8～12号,小儿一般为8～10号。如导尿管过细,尿液可自尿道口渗出;过粗,易造成尿道黏膜损伤。

(4)插管时动作轻柔,为女患者导尿时,应看清尿道口后再插入,以免损伤尿道黏膜。如插管时误入阴道或因固定不当滑出时,应更换无菌导尿管后再重新插入,防止逆行感染。为男患者导尿时,如插管遇有阻力,应稍停片刻,并指导患者做深呼吸,待尿道括约肌松弛后,再轻轻插入。切忌用力过猛而损伤尿道黏膜。

(5)对膀胱高度膨胀且又极度虚弱的患者,第一次放尿不应超过1000 mL,因大量放尿,可使腹腔内压突然下降,血液大量滞留于腹腔血管内,导致血压下降而虚脱;此外,因膀胱内压力急剧下降,可引起膀胱黏膜突然充血而出现血尿。

(二)留置导尿管术

留置导尿管术(retention catheterization)是在导尿后,将导尿管保留在膀胱内引流尿液的方法。可避免因多次插管而引起泌尿道感染。

【目的】

(1)正确记录每小时尿量、测量尿比重,以密切观察患者的病情变化。如对危重、休克患者的抢救。

(2)避免手术中误伤膀胱:如盆腔手术前排空膀胱,使膀胱持续保持空虚。

(3)便于引流和冲洗,并减轻手术切口的张力,促进切口的愈合。如某些泌尿系统疾病患者手术后留置导尿管。

(4)保持会阴部的清洁干燥,如为尿失禁或会阴部有伤口的患者引流尿液。

(5)尿失禁患者行膀胱功能训练。

【评估】

(1)患者的性别、年龄、意识状态、病情及治疗情况。

(2)膀胱充盈程度及会阴部是否清洁,不洁者需清洗洁净,不能自理者需协助清洗。

(3)患者的心理状态、对留置导尿管的认识及合作程度。

【准备】

1.护士准备 衣帽整齐、清洁,洗手,戴口罩。

2.环境准备 清洁,宽敞,温度适宜。酌情关闭门窗,拉床帘或用屏风遮挡患者。

3.物品准备 无菌气囊导尿管1根,10 mL无菌注射器1个、无菌生理盐水10～40 mL、无菌集尿袋1个、橡皮圈和安全别针各1个、胶布。余同导尿术用物。

【实施】 留置导尿管术操作流程如表13-3、表13-4所示。

表13-3 女患者留置导尿管术操作流程

工作任务步骤	工作过程要点说明
1.核对,解释	●携用物至患者床边,核对患者信息,解释留置导尿目的,介绍配合方法,取得合作。关门窗,用屏风遮挡,以保护患者隐私 指导患者清洗外阴,自理缺陷者,协助其清洗,同导尿术
2.安置体位	●同女患者导尿术
3.消毒外阴	●同女患者导尿术
4.开包,倒液	●同女患者导尿术

续表

工作任务步骤	工作过程要点说明
5.查戴手套	● 同女患者导尿术
6.铺巾,摆物	● 同女患者导尿术
7.润滑导管	● 选择一根合适的气囊导尿管,检查气囊导尿管是否通畅以及气囊是否漏气,无漏气方可使用,用润滑油棉球润滑导尿管前端,放于弯盘内,以利插入,防止损伤
8.再次消毒	● 同女患者导尿术
9.插导尿管	● 左手继续固定小阴唇,右手先把盛放导尿管的无菌治疗碗或弯盘放于会阴下,嘱患者张口呼吸,再持血管钳夹导尿管对准尿道口轻轻插入尿道 4～6 cm,见尿液流出再插入 7～10 cm(图 13-5)。再根据导尿管上注明的气囊容积,向气囊内注入无菌生理盐水 5～10 mL(图 13-6),轻拉导尿管有阻力感,可证实导尿管已经固定 ● 膨胀的气囊不宜卡在尿道内口,以免压迫膀胱内壁,造成黏膜损伤
10.接集尿袋	● 导尿管末端与集尿袋的引流管接头处相连,将集尿袋妥善固定在低于膀胱的高度,防止尿液反流而致逆行感染,用橡皮圈和安全别针将集尿袋的引流管固定在床单上,注意留出足够的长度,防止翻身时因牵拉而使尿管滑出 ● 做好导管标记 ● 开放导尿引流管,观察尿液
11.整理用物	● 同女患者导尿术
12.健康指导	● 向患者解释多饮水、多运动的目的及注意点
13.做好记录	● 同女患者导尿术

表 13-4　男患者留置管操作流程

工作任务步骤	工作过程要点说明
1.核对解释	● 携用物至床边,核对患者,解释留置导尿目的,介绍配合方法,取得合作,关门窗,用屏风遮挡以保护患者隐私 ● 指导患者清洗外阴,自理缺陷者,协助其清洗,同导尿术
2.安置体位	● 同男患者导尿术
3.消毒外阴	● 同男患者导尿术
4.开包,倒液	● 同男患者导尿术
5.查戴手套	● 同男患者导尿术
6.铺巾,摆物	● 同男患者导尿术
7.润滑导管	● 选择一根合适的气囊导尿管,检查气囊导尿管是否通畅,气囊内注入 10 mL 的生理盐水或空气,无漏气方可使用,用润滑油棉球润滑导尿管前端以利插入,防止损伤
8.再次消毒	● 同男患者导尿术
9.插导尿管	● 左手用无菌纱布固定并提起阴茎,使之与腹壁成 60°角。右手先把盛放导尿管的无菌治疗碗或弯盘放于会阴下,嘱患者张口呼吸,再持血管钳夹导尿管对准尿道口轻轻插入尿道 20～22 cm,见尿再插入 7～10 cm。再根据导尿管上注明的气囊容积,向气囊内注入无菌生理盐水 5～10 mL,轻拉导尿管,有阻力感可证实导尿管已经固定 ● 膨胀的气囊不宜卡在尿道内口,以免压迫膀胱内壁,造成黏膜损伤

续表

工作任务步骤	工作过程要点说明
10. 接集尿袋	● 导尿管末端与集尿袋的引流管接头处相连,将集尿袋妥善固定在低于膀胱的高度,防止尿液反流而致逆行感染,用橡皮圈和安全别针将集尿袋的引流管固定在床单上,注意留出足够的长度,防止翻身时因牵拉而使导尿管滑出 ● 做好导管标记 ● 开放导尿引流管,观察尿液
11. 整理用物	● 撤出所有用物,置于治疗车的下层。协助患者穿裤并安置舒适卧位 ● 整理床单位,询问患者感觉,感谢患者配合 ● 清理用物
12. 健康指导	● 向患者解释多饮水、多运动的目的及注意点
13. 做好记录	● 同男患者导尿术

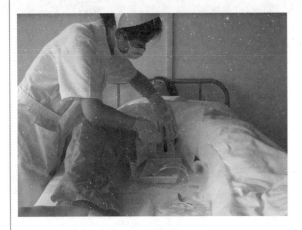

图 13-5 插气囊导尿管

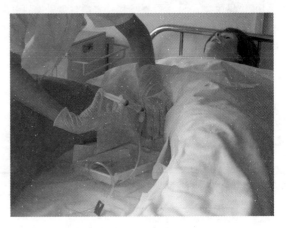

图 13-6 固定导尿管

【评价】

(1)护患沟通良好,患者能主动配合。

(2)操作程序正确,动作轻柔,黏膜无损伤。

(3)无菌观念强,操作过程无污染。

(4)操作中关爱患者,注意保护患者隐私。

(5)留置导尿管术后无并发症发生,护理措施及时有效。

【注意事项】

(1)防止泌尿系统的逆行感染

①保持尿道口清洁。每天消毒外阴1~2次。女患者用消毒液棉球擦拭外阴及尿道口,男患者用消毒液棉球擦拭尿道口、龟头及包皮。

②每周更换集尿袋1~2次。更换时注意集尿袋不能高于膀胱,及时排空集尿袋,并记录尿量。

③导尿管的更换频率通常根据导尿管的材质决定,一般为1~4周更换一次。

④鼓励患者多饮水,维持尿量在2000 mL以上,达到自然冲洗尿路的目的,可减少尿路感染,预防尿结石。

(2)保持尿液引流通畅,妥善安置导尿管,避免因受压、扭曲、堵塞等导致泌尿系统感染。

(3)患者离床活动时,将导尿管远端用胶布固定在大腿上,防止导尿管脱出。集尿袋不得高于膀胱并避免挤压,防止尿液反流而致逆行感染。

（4）注意倾听患者的主诉并观察尿液有无混浊、沉淀，有结晶时应及时处理，每周尿常规检查1次。

（5）训练膀胱反射功能，可采用间歇性夹管方式。夹闭导尿管，每 3～4 h 开放 1 次，使膀胱定时充盈和排空，促进膀胱功能的恢复。

（6）拔导尿管前应让膀胱充盈，在让患者排尿的同时拔出尿管。

案例13-2

患者，男，42 岁，4 天前无明显诱因下出现腹泻，粪便稀薄不成形，4～5 次/天，自行服药后无法缓解，1 天前症状加剧，每天解便 10 余次，出现小便减少。

问题：

1. 针对该患者，我们应该观察哪些内容？如何评估粪便情况？

2. 如何护理该患者？

导尿管相关
尿路感染
预防与控制
技术指南

案例答案

第二节 排便护理

排便是人体重要的生理活动之一。护士通过对患者排便活动及粪便的观察，可以及早发现和鉴别消化道疾病，为诊断、治疗提供依据，并制订相应的护理措施，协助患者维持正常的排便功能。

一、排便的生理

排便是人的基本生理需要。很多因素可造成排便功能障碍，给患者带来痛苦，影响身心健康。因此，护理人员应掌握与排便有关的护理知识和技能，帮助排便异常者排除障碍，维持或恢复正常功能，以满足其排便的需要，使之获得最佳的健康和舒适状态。

（一）大肠的结构与功能

1. 大肠的结构 大肠是人体排便运动的主要器官。总长约 1.5 m，起自回肠末端，止于肛门，分盲肠、结肠、直肠和肛管四个部分。

1）盲肠（cecum） 大肠与小肠的衔接部分，其内有回盲瓣，起括约肌的作用，既可控制回肠内容物进入盲肠的速度，又可防止大肠内容物逆流。

2）结肠（colon） 分升结肠、横结肠、降结肠和乙状结肠，围绕在小肠周围（从右髂窝至左髂窝，呈"M"形排列）。

3）直肠（rectum） 全长约 16 cm，从矢状面上看，有两个弯曲，即骶曲和会阴曲。会阴曲是直肠绕过尾骨尖，形成突向前方的弯曲，骶曲是直肠在骶尾骨前面下降形成突向后的弯曲。

4）肛管（anal canal） 上连直肠下止于肛门，长约 4 cm，为肛门内外括约肌所包绕。肛门内括约肌为平滑肌，有协助排便作用；肛门外括约肌为骨骼肌，是控制排便的重要肌束。

2. 大肠的功能

（1）吸收水分、电解质和维生素。

（2）形成粪便并排出体外。

（3）利用肠内细菌制造维生素。

Note

食物由口进入胃和小肠进行消化吸收后,其残渣贮存于大肠内,其中除一部分水分被大肠吸收外,其余均经细菌发酵和腐败作用后形成粪便。粪便中还包括脱落的大量肠上皮细胞、细菌以及机体代谢后的废物,如胆色素衍生物和钙、镁、汞等盐类。粪便在大肠内停留时间越长,水分被吸收越多。

3. 大肠的运动 大肠的运动少而慢,对刺激的反应也较迟缓。这些特点符合大肠的生理功能。大肠的运动形式有以下几种。

1)袋状往返运动 空腹时最常见的一种运动形式,主要由环行肌无规律的收缩引起。促使结肠袋中内容物向前后两个方向做短距离移动,并不向前推进。

2)分节或多袋推进运动 进食后较多见的一种运动形式,由一个结肠袋或一段结肠收缩推移肠内容物至下一结肠段。

3)蠕动 一种推进运动,由一些稳定的收缩波组成,波前面的肌肉舒张,波后面的肌肉则保持收缩状态,使肠管闭合排空。蠕动对肠道排泄起重要作用。

4)集团蠕动 一种进行很快且前进很远的蠕动,起源于横结肠,强烈的蠕动波可将肠内容物推至乙状结肠和直肠。此蠕动每天发生 3~4 次,最常发生在早餐后约 60 min 内。它由两种反射刺激引起,即胃-结肠反射和十二指肠-结肠反射。当食物进入十二指肠后,通过内在神经丛的传递,反射性地引起结肠的集团蠕动而推动大肠内容物至乙状结肠和直肠,引发排便反射。胃-结肠反射和十二指肠-结肠反射对于肠道排泄有重要的意义,可利用此反射来训练排便习惯。

(二)正常的排便反射

正常人的直肠腔除排便前和排便时通常无粪便。当肠蠕动将粪便推入直肠时,刺激直肠壁内的感受器,其兴奋冲动经盆神经和腹下神经传至脊髓腰骶段的初级排便中枢,同时上传到大脑皮层,引起便意和排便反射,通过盆神经传出冲动,使降结肠、乙状结肠和直肠收缩,肛门内括约肌不自主地舒张。同时,阴部神经冲动减少,肛提肌收缩,肛门外括约肌舒张。此外,由于支配腹肌和膈肌的神经兴奋,腹肌、膈肌收缩,腹压增加,共同促进粪便排出体外。

排便活动受大脑皮层的控制,意识可使便意加强或抑制。个体经过一段时间的排便训练后,便可以自主地控制排便。正常人的直肠对粪便的压力刺激有一定的阈值,达到此阈值时即可产生便意。如果个体经常有意识遏制便意,便会使直肠渐渐失去对粪便压力刺激的敏感性,加之粪便在大肠内停留过久,水分吸收过多而干结,造成排便困难,这是产生便秘最常见的原因。

二、排便的评估

大肠内贮存经消化、吸收后的食物残渣,除一部分水分被大肠吸收外,其余均经细菌发酵和腐败作用后形成粪便。通常情况下,人的排便活动是一个自然、无痛苦、无障碍的过程。但很多因素可以影响排便。粪便的性质与性状也可以反映整个消化系统的功能状况。因此,观察患者的粪便和排便活动,可及早发现和鉴别消化道疾病,帮助诊断,为选择治疗和护理措施提供依据。

(一)影响排便的因素

1. 心理因素 心理因素是导致排便异常的重要因素之一。当精神抑郁、身体活动减少时,肠蠕动减少,可引起便秘。而情绪紧张、焦虑时,可增强迷走神经的兴奋性,肠蠕动增加而导致吸收不良、腹泻。

2. 年龄 年龄可影响自身对排便的控制。3 岁以下的婴幼儿,由于神经肌肉系统发育不完善,往往不能自行控制排便。老年人因肠壁肌肉张力下降,胃肠蠕动减慢,肛门括约肌松弛,也可导致肠道控制能力下降,出现排便异常。

3. 饮食 均衡合理的饮食与足量的液体是维持正常排便的重要条件。纤维素丰富的食物因不能被肠道吸收,可形成足够的粪便容积,加速食糜通过肠道,减少水分在大肠内的重吸收,使粪便变软而容易排出。每日摄入足量液体可以液化肠内容物,使食物能顺利通过肠道。当摄食量过少、食物中缺少纤维素或水分不足时,则无法形成足够的粪便容积,食糜液化困难,通过回肠速度减慢、时间延长,水分的重吸收增加,导致粪便变硬,排便减少甚至发生便秘。

4.个人习惯　个体在特定的生理环境中,往往自然地形成其自身有规律的排便习惯。当生理和客观因素不发生改变时,个人这种排便习惯会一直保持。日常生活中,有的人习惯于排便时看报、听音乐、抽烟等。当这些习惯由于某种原因不能满足时,就可能影响排便。

5.文化教育　社会的文化教育影响个人的排便观念和习惯。排便是个人隐私的观念已被大多数社会文化所接受。当个体因排便问题需要他人帮助而丧失隐私时,就可能压抑排便的需要而造成排便功能异常。

6.活动　活动可有效地刺激肠道蠕动,维持肌肉的张力,有利于维持正常的排便功能。而各种原因所致长期卧床、活动受限的患者,可因肌张力减退而导致排便困难。

7.疾病与检查　肠道本身的疾病或身体其他系统的病变均可影响正常排便。如大肠癌、结肠炎可使排便次数增加;脊髓损伤、脑血栓等可致排便失禁。胃肠 X 线检查、纤维结肠镜等常需灌肠或服用钡剂,也可影响排便。

8.药物与手术　有些药物能治疗或预防便秘和腹泻。如缓泻药可刺激肠蠕动,减少肠道水分吸收,促使排便。有些药物则可能干扰排便的正常形态,如长时间服用抗生素,可抑制肠道正常菌群而导致腹泻;麻醉剂或止痛药,可使肠运动减弱,易导致便秘。腹部、肛门手术等患者常因肠壁肌肉的暂时麻痹或伤口疼痛而出现排便困难。

（二）正常粪便的评估

1.次数及量　排便是人体基本生理需要,排便次数因人而异。一般成人每天排便 1～2 次。婴幼儿每天排便 3～5 次。每日排便量与个体摄入的膳食种类、数量,液体量,大便次数及消化器官的功能有关,进食少纤维、高蛋白质等精细食物者粪便量少而细腻。进食大量蔬菜、水果等粗粮者粪便量较多。正常成人每日排便量 100～300 g。

2.形状与软硬度　正常人的粪便为成形软便,为圆柱形的固体,反映了直肠的形状。

3.颜色　正常成人的粪便呈黄褐色或棕黄色。婴儿的粪便呈黄色或金黄色。因摄入食物或药物的种类不同,粪便颜色会发生变化,如食用大量绿叶蔬菜,粪便可呈暗绿色;摄入血、肝类食物或服含铁剂的药物,粪便呈酱色;服用炭粉、铋剂等药物,粪便呈无光样黑色;服钡剂后呈灰白色。

4.内容物　粪便内容物主要为食物残渣、脱落的大量肠上皮细胞、细菌以及机体代谢后的废物,如胆色素衍生物和钙、镁、汞等盐类,及少量肉眼看不见的黏液和水。

5.气味　正常粪便的气味因膳食种类而异,其气味强度由腐败菌的活动性及动物蛋白质的量而定。肉食者味重,素食者味轻。

（三）异常粪便的评估

1.次数及量　成人排便每天超过 3 次或每周少于 3 次,应视为排便异常。当消化器官功能紊乱时,会出现排便次数及量的改变。消化不良者因食物未完全消化吸收,粪中可见大量脂肪滴、淀粉粒或未完全消化的肌肉纤维,致使量和次数增加。

2.形状与软硬度　便秘时粪便坚硬,呈栗子状。消化不良或急性肠炎时粪便为稀便或水样便。肠道部分梗阻或直肠狭窄时,粪便常呈扁条形或带状。

3.颜色　如果粪便颜色改变与食物无关,表示消化系统有病理变化存在。如柏油样便提示上消化道出血;白陶土色便提示胆道梗阻;暗红色血便提示下消化道出血;果酱样便见于肠套叠、阿米巴痢疾;粪便表面粘有鲜红色血液见于痔疮或肛裂;白色"米泔水"样便见于霍乱、副霍乱。

4.内容物　粪便中混入大量黏液,提示有肠道炎症;粪便表面附有血液、脓液,提示痢疾、出血或直肠肿瘤;粪便中可查见蛔虫、蛲虫、绦虫节片等,提示肠道寄生虫感染。

【护考提示】
正常粪便、异常粪便的评估。

5.气味 腥臭味,多见于上消化道出血;酸臭味,常见于消化不良;恶臭味,因未消化的蛋白质与腐败菌作用,粪便呈碱性反应,常见于严重腹泻;腐臭味,常见于直肠溃疡、直肠癌。

【护考提示】
排便异常的护理。

三、排便异常的护理

排便是维持人体正常生理功能的必要条件,护理人员应帮助排便异常的患者排除障碍,恢复良好的功能。

(一)便秘的观察及护理

便秘(constipation)是指正常的排便形态改变,排便次数减少,排出过于干硬的粪便,排便不畅,排便困难。

【原因】

1.饮食结构不合理 低纤维、高脂肪饮食,饮水不足。

2.生活习惯不良 排便习惯不良或习惯改变,可抑制排便。如活动减少,长期卧床或缺乏锻炼。

3.药物影响 某些药物的不合理应用,如滥用缓泻剂、栓剂等导致正常排泄反射消失。

4.疾病影响 某些器质性或功能性疾病,如甲状腺功能减退、低血钙和低血钾等。神经系统功能障碍导致神经冲动传导受阻。

5.手术 各类直肠、肛门手术。

6.心理因素 情绪低落,精神紧张等。

【临床表现】 腹痛、腹胀、消化不良、乏力、食欲不佳、粪便干结,触诊腹部可触及较硬实的包块。

【护理】

1.健康教育

(1)了解便秘发生的原因,给予患者安慰,消除患者的紧张和焦虑情绪,向患者及家属讲解维持正常排便习惯的意义和排便的相关知识。

(2)帮助患者重建正常的排便习惯,指导患者选择适合的排便时间(一般以早餐后 60 min 内最佳,此时胃结肠反射最强,且时间充裕,避开查房、治疗、护理和进餐时间),每天固定在此时间排便,不随意使用缓泻剂及灌肠等方法。

(3)合理的饮食结构:指导患者摄取可促进排便的食物和水分,如多食用蔬菜、水果、粗粮等高纤维食物;适当食用油脂类的食物。

(4)促进肠蠕动,刺激排便反射。病情许可时每日液体摄入量不少于 2000 mL;多饮开水、柠檬汁等热饮料,适当提供轻泻食物(如梅子汁等)促进排便。

(5)鼓励患者适当运动,指导患者进行增强腹肌和盆底部肌肉的运动,以增加肠蠕动和肌张力,促进排便。可按个人需要制订规律的活动计划并协助患者运动,如散步、打太极拳、做操等,卧床患者可进行床上活动。

2.适宜的排便环境 为患者提供单独隐蔽的环境。如拉床帘或用屏风遮挡,以消除紧张情绪,保持心情舒畅,利于排便。

3.舒适的排便姿势 病情允许时让患者尽量下床去厕所排便。床上使用便盆时,最好采取坐姿或抬高床头,利用重力作用增加腹压以促进排便(禁忌者除外)。对手术患者,在手术前应有计划地训练其在床上使用便器。

4.腹部环形按摩 腹部按摩可以刺激肠蠕动,促进排便。具体方法:患者取仰卧位,双手示、中、无名指重叠,稍用力按压腹部,按右下腹盲肠部、升结肠、横结肠、降结肠、乙状结肠的顺序做环形按摩,或在乙状结肠部由近心端向远心端做环形按摩,每次 5～10 min,每日 2 次,可促使降结肠的内容物向下移动,并可增加腹压,促进排便。指端轻压肛门后端也可促进排便。

5.遵医嘱给予口服缓泻药物 缓泻剂可增加粪便中的水分含量,刺激肠蠕动,加速肠内容物的运行,具有导泻的作用。但使用缓泻剂时应根据患者的特点及病情选用,如老年人、小孩应选择作用缓和的泻剂,慢性便秘的患者可选用蓖麻油、番泻叶、酚酞(果导)、大黄等泻剂。缓泻剂可暂时解除便秘,但长期使用或滥用又可使个体养成对缓泻剂的依赖,导致慢性便秘的发生。

6.简易通便剂的使用　常用简易通便剂有开塞露、甘油栓等,可软化粪便,润滑肠壁,刺激肠蠕动以促进排便。

7.灌肠　以上方法均无效时,遵医嘱给予灌肠。

简易通便剂的使用

【目的】　通过简便经济有效的措施,帮助患者解除便秘。适用于老年人、体弱和久病卧床便秘者。

【评估】

(1)患者的病情、便秘程度。

(2)患者合作情况及心理状态。

【准备】

1.护士准备　衣帽整齐、清洁,洗手,戴口罩。

2.环境准备　环境清洁,温度适宜,酌情关闭门窗,拉床帘或用屏风遮挡患者。

3.物品准备　通便剂、卫生纸、剪刀。必要时备便盆。

【实施】　简易通便法的操作流程如表13-5所示。

表 13-5　简易通便法的操作流程

工作任务步骤	工作过程要点说明
▲开塞露法	开塞露由甘油或山梨醇制成
(1)润滑开口	● 剪去开塞露塑料容器封口端,先挤出少许液体润滑开口处
(2)安置卧位	● 患者取左侧卧位,放松肛门外括约肌,显露肛门
(3)插入,挤液	● 将开塞露的前端轻轻插入肛门,再将药液全部挤入直肠内
(4)协助排便	● 保留5~10 min后,协助患者排便(图13-7)
▲甘油栓法	甘油栓是用甘油和明胶制成的栓剂
(1)插入肛门	● 戴手套或用纱布垫手,捏住甘油栓底部,轻轻插入肛门至直肠内
(2)协助排便	● 用手抵住肛门处轻轻按摩,保留5~10 min后协助排便(图13-8)
▲肥皂栓法	将普通肥皂削成圆锥形(底部直径约1 cm,长3~4 cm)制成
(1)插入皂栓	● 戴手套或用纱布垫手,将肥皂栓蘸热水后轻轻插入肛门至直肠内
(2)协助排便	● 手抵住肛门处轻轻按摩,保留5~10 min后协助排便

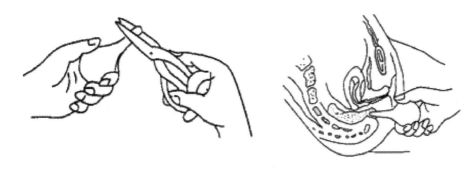

图 13-7　开塞露通便法

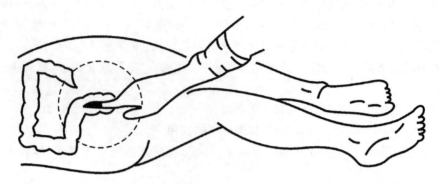

图 13-8　甘油栓通便法

【评价】

(1)操作程序正确,动作轻柔,关心、体贴患者。

(2)患者排出粪便,解除便秘。

【注意事项】

(1)正确选择通便剂。

(2)肛门黏膜溃疡、肛裂及肛门剧烈疼痛者,不宜使用肥皂栓通便。

(3)操作动作轻稳,关心、保护患者。

(二)粪便嵌塞的观察及护理

粪便嵌塞(fecal impaction)是指粪便坚硬不能排出,持久滞留堆积在直肠内。常发生于慢性便秘的患者。

【原因】　便秘未能及时解除时,粪便滞留在直肠内并持续吸收水分,而乙状结肠排下的粪便又不断加入,最终使粪块变得又大又硬不能排出而发生粪便嵌塞。

【临床表现】　患者有排便冲动,但无法排出粪便。感觉腹部胀痛,直肠肛门疼痛,肛门处有少量液化的粪便渗出。

【护理】

(1)健康教育:向患者及家属讲解有关排便的知识,采用合理的膳食结构。协助患者建立并维持正常的排便习惯,防止便秘的发生。

(2)早期可使用栓剂、口服缓泻剂来润肠通便。

(3)必要时先行油类保留灌肠,2～3 h后再做清洁灌肠。

(4)以上方法无效时,进行人工取便术。

(三)腹泻的观察及护理

腹泻(diarrhea)是指正常排便形态改变,频繁排出松散稀薄的粪便甚至水样便。短时的腹泻可以帮助机体排出刺激物质和有害物质,是一种保护性反应。但是,持续严重的腹泻,可使机体内的大量水分和胃肠液丢失,导致水、电解质紊乱和酸碱平衡失调。又因机体无法吸收营养物质,长期腹泻将导致机体的营养不良。

【原因】　饮食不当或使用泻剂不当;情绪紧张、焦虑;消化系统发育不成熟;胃肠道疾病;肠道内病毒、细菌、真菌或寄生虫感染,肠道肿瘤、溃疡。某些内分泌疾病(如甲亢等)可导致肠蠕动增加,肠黏膜吸收水分障碍,发生腹泻。

【临床表现】　腹痛、恶心、呕吐、肠痉挛、肠鸣、疲乏、有急于排便的需要和难以控制的感觉。粪便稀薄或呈液体样。

【护理】

1.健康教育　向患者讲解有关腹泻的知识,指导患者注意饮食卫生,养成良好的饮食习惯。

2.卧床休息　腹部注意保暖,减少肠蠕动和体力消耗。

3.饮食调理　鼓励患者饮水,酌情给予清淡的流质或半流质食物,避免油腻、辛辣、高纤维食物。严重腹泻时可暂禁食。

4.皮肤护理　维持皮肤完整性,特别是婴幼儿、老年人、身体衰弱者。每次便后用软纸轻擦肛门,用温水清洗,保持皮肤清洁干燥,并在肛门周围涂油膏以保护局部皮肤,避免破损感染。

5.遵医嘱给药　按医嘱给予止泻剂,如肠道感染遵医嘱给予抗生素治疗,消除焦虑不安的情绪;防治水和电解质紊乱时,给予口服补盐液或静脉输液。

6.病情观察　记录排便的性质、次数等,必要时留取标本送检。病情危重者,注意生命体征变化。如疑为传染病,按肠道隔离原则护理。

7.心理护理　关心、尊重患者,给予心理安慰。协助患者清洗、沐浴,更换衣裤、床单、被套,使患者感到舒适。便盆清洗干净后,置于易取处,方便患者取用。

（四）排便失禁的观察及护理

排便失禁(fecal incontinence)是指肛门括约肌不受意识的控制而不自主地排便。

【原因】

1.生理因素　如神经肌肉系统的病变或损伤,如瘫痪、胃肠道疾病。

2.心理因素　如精神障碍、情绪失调等。

【临床表现】　患者不自主地排出粪便。

【护理】

1.心理护理　排便失禁的患者常感到自卑和忧郁,期望得到理解和帮助。护理人员应关心、尊重、理解患者,给予心理安慰与支持。帮助其树立信心,使其配合治疗和护理。

2.皮肤护理　保持皮肤清洁干燥,床上铺橡胶(或塑料)单和中单或一次性尿布,每次便后用温水洗净肛门周围及臀部皮肤。必要时,肛门周围涂搽软膏以保护皮肤,避免破损感染。注意观察骶尾部皮肤变化,定时按摩受压部位,预防压力性损伤的发生。

3.帮助患者重建控制排便的能力　了解患者排便时间,掌握其规律,定时给予便器,促使患者按时排便;与医生协调定时应用导泻栓剂或灌肠,以刺激定时排便;教会患者进行肛门括约肌及盆底部肌肉收缩锻炼。指导患者取立、坐或卧位,试做排便动作,先慢慢收缩肌肉,然后再慢慢放松,每次10 s左右,连续10次,每次锻炼20～30 min,每日数次,以患者感觉不疲乏为宜。

4.补充液体　在病情允许的情况下,保证患者每天摄入足量的液体。

5.维持整洁　保持床褥、衣服清洁,及时更换污湿的衣裤、被单,定时开窗通风,除去不良气味,保持室内空气清新。

（五）肠胀气的观察及护理

肠胀气(flatulence)是指胃肠道内积聚过量的气体,不能排出。一般情况下,胃肠道内约有150 mL的气体,胃内的气体可通过口腔嗳出,肠道内的气体部分在小肠被吸收,其余的可通过肛门排出,因而不会导致不适。

【原因】　食入过多产气食物;吞入大量空气;肠蠕动减少;肠道手术后或肠道梗阻等。

【临床表现】　患者腹部胀气、痉挛性疼痛、呃逆、肛门排气过多。腹部膨隆,叩诊呈鼓音。当肠胀气压迫膈肌和胸腔时,可出现气急和呼吸困难。

【护理】

1.健康教育　向患者解释肠胀气的原因,指导患者养成良好的进食习惯,如细嚼慢咽,进食易消化的食物,少摄入产气类饮食(如豆类、糖类、碳酸饮料等),进食速度不宜过快。

2. 适当活动　协助患者下床活动,如散步;卧床患者可做床上活动或变换体位,以促进肠蠕动,减轻肠胀气。

3. 去除诱因　如勿食产气食物和饮料,积极治疗肠道疾病等。

4. 对症治疗　轻微胀气时,可行腹部热敷或腹部按摩、针刺疗法。严重胀气时,遵医嘱给予药物治疗或行肛管排气。

肛 管 排 气

【目的】　将肛管由肛门插入直肠,排出肠腔内积气,减轻腹胀。

【评估】

(1)患者的病情及肠胀气的程度,已经实施的医疗、护理措施。

(2)患者的意识及心理状态、合作程度。

【准备】

1. 护士准备　衣帽整齐、清洁,洗手,戴口罩。

2. 环境准备　环境清洁,温度适宜,酌情关闭门窗,拉床帘或用屏风遮挡患者。

3. 用物准备　肛管、玻璃接管、橡胶管。玻璃瓶(内盛水至 3/4 满)、瓶口系带、润滑油、棉签、胶布(1 cm×15 cm)、别针、卫生纸、弯盘。

【实施】　肛管排气的操作流程如表 13-6 所示。

表 13-6　肛管排气的操作流程

工作任务步骤	工作过程要点说明
1. 核对,解释	● 备齐用物至患者床旁,核对患者信息并解释操作目的和配合方法。拉床帘或用屏风遮挡,调节室温
2. 安置体位	● 患者取左侧卧位或仰卧位,协助患者脱裤至膝部,显露肛门,注意遮盖以保暖
3. 系瓶连管	● 将玻璃瓶系于病床边,橡胶管一端与肛管连接,另一端插于瓶内液面下,防止空气进入直肠加重腹胀,还可以观察气体排出情况
4. 润滑,插管	● 润滑肛管前端,嘱患者深呼吸,一手暴露肛门,另一手持肛管对准肛门轻轻插入肛管 15～18 cm
5. 妥善固定	● 用胶布将肛管固定于臀部,橡胶管留出足够长度后,用别针固定在床单上,便于患者翻身
6. 观察排气	● 观察排气是否通畅,瓶内液面下是否有气泡逸出。排气不畅:瓶内无气泡逸出或气泡很少,应帮助患者按摩腹部或更换体位,以促进排气(图 13-9) ● 保留肛管不超过 20 min,因长时间留置会减少括约肌的反应,甚至导致永久性松弛,需要时,2～3 h 后再行排气
7. 拔管,整理	● 拔出肛管,并清洁肛门,协助患者取舒适体位。整理床单位,清理用物,冲洗肛管并消毒
8. 健康指导	● 询问患者感觉,向患者解释肛管排气的注意事项、饮食要求等
9. 洗手,记录	● 洗手并记录排气情况与患者感觉

【评价】

(1)操作程序正确,动作轻柔,关心、体贴患者。

(2)肛管插入的深度合适,留置时间合理。

(3)患者排出气体,感觉舒适,达到了排气效果。

【注意事项】

(1)排气不畅时,沿结肠做离心按摩或帮助患者更换卧位,以促进排气。

(2)留置时间不超过 20 min,因长时间会导致肛门括约肌松弛,如有必要,可 2～3 h 后重复该操作。

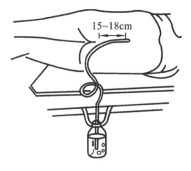

图 13-9　肛管排气法

四、与排便有关的护理技术

灌肠术(enema)是将一定量的溶液由肛门经直肠灌入结肠,以帮助患者清洁肠道,清除肠腔内粪便和积气,或由肠道供给药物以达到确定诊断和治疗目的的方法。

根据灌肠的目的,灌肠分为不保留灌肠、保留灌肠、全结肠灌洗。不保留灌肠按所灌入的溶液量又可分为大量不保留灌肠和小量不保留灌肠。如为了达到清洁肠道的目的而反复使用大量不保留灌肠,则为清洁灌肠。

(一)大量不保留灌肠

【目的】

(1)刺激肠蠕动,软化粪便,解除便秘,减轻肠胀气。

(2)清洁肠道,为分娩、肠道手术或检查做准备。

(3)稀释并清除肠腔内的有害物质,减轻中毒反应。

(4)灌入低温液体,为高热患者降温。

【评估】

(1)患者病情、排便情况、肛周皮肤黏膜状况。

(2)患者意识、心理状态、合作程度。

【准备】

1. 护士准备　衣帽整齐、清洁,洗手,戴口罩。

2. 环境准备　环境清洁,温度适宜,酌情关闭门窗,拉床帘或用屏风遮挡患者。

3. 物品准备　①治疗盘内备灌肠筒 1 套(橡胶管全长约 120 cm,玻璃接管、筒内盛灌肠液),肛管,血管钳(或液体调节开关),润滑剂,棉签,也可备一次性灌肠包(图 13-10)。②灌肠液:常用 0.1%～0.2%肥皂水、生理盐水灌肠溶液;成人每次用量 500～1000 mL,小儿每次 200～500 mL,1 岁以下小儿每次 50～100 mL;灌肠液温度一般以 39～41 ℃为宜,降温时用 28～32 ℃,中暑时用 4 ℃等渗

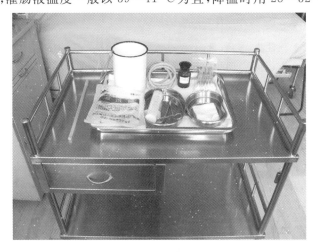

图 13-10　大量不保留灌肠用物准备

盐水。③其他:卫生纸、橡胶或塑料单、治疗巾、弯盘、便盆、输液架、水温计。

【实施】 大量不保留灌肠的操作流程如表 13-7 所示。

表 13-7 大量不保留灌肠的操作流程

工作任务步骤	工作过程要点说明
1. 核对,解释	● 备齐用物携至患者床边,核对患者信息,解释操作目的及配合方法,请患者排空膀胱。保护患者隐私,注意遮挡
2. 安置体位	● 取左侧卧位,双膝屈曲,脱裤至膝部,臀部移至床沿 不能自我控制排便的患者可取仰卧位
3. 挂筒,排气	● 戴手套,将灌肠筒挂于输液架上(图 13-11),筒内液面距肛门 40～60 cm。灌肠筒过高时,压力过大,流速过快,则不易保留,且易致肠道损伤 ● 伤寒患者灌肠时,筒内液面距肛门低于 30 cm,液体量少于 500 mL ● 臀下垫橡胶或塑料单和治疗巾,弯盘置于臀边 ● 连接肛管,润滑肛管前端,排尽管内气体,夹管
4. 插管,灌液	● 一手垫卫生纸分开臀裂以显露肛门,请患者深呼吸、放松,另一手将肛管轻轻插入直肠 7～10 cm,小儿插入深度为 4～7 cm(图 13-12)。松钳,扶持肛管,使液体缓缓流入直肠
5. 观察,处理	● 观察筒内液面下降情况及患者反应 ● 如液面下降过慢或停止,多因肛管前端阻塞,可移动肛管或挤捏肛管使堵塞管孔的粪块脱落 ● 如患者感觉腹胀或有便意,可嘱其张口深呼吸以放松腹肌,减轻腹压,或转移患者注意力;同时降低灌肠筒高度以减慢流速,或暂停片刻 ● 如患者出现面色苍白、脉速、出冷汗、剧烈腹痛、心慌、气促等,则可能发生肠道剧烈痉挛或出血,应立即停止灌肠,与医生联系,及时处理
6. 拔除肛管	● 灌肠液灌完时及时夹管,避免空气进入肠道及灌肠液、粪便随管流出 用卫生纸包裹肛管轻轻拔出,分离肛管置于弯盘内,用卫生纸擦净肛门
7. 协助排便	● 请患者尽量保留灌肠液 5～10 min,利于粪便软化;对危重患者,应等候至排便完毕;给予不能下床者便盆、纸巾,协助排便,清洁局部,取出便盆、橡胶或塑料单及治疗巾
8. 整理归位	● 整理床单位,开窗通风,清理用物,保持病房的整洁,去除异味,冲洗肛管并按常规消毒法处理
9. 健康指导	● 指导患者饮食,养成良好的排便习惯
10. 观察,记录	● 观察粪便性状、颜色、量,必要时留取标本送检。洗手后,在体温单粪便栏目内记录,灌肠后排便一次记 1/E,灌肠后未排便记 0/E

【评价】

(1)操作程序正确,动作轻柔,关心、体贴患者。

(2)患者无不适症状,配合良好。

(3)患者排出粪便(或体温下降),达到灌肠目的。

【注意事项】

(1)选择正确的灌肠液,注意其剂量、浓度、温度。肝昏迷患者禁用肥皂水灌肠。充血性心力衰竭、水钠潴留患者禁用生理盐水灌肠。

(2)插管时动作轻,防止损伤肠黏膜,如插入受阻,可退出少许,旋转后缓慢插入,切勿用力过猛,造成黏膜损伤。

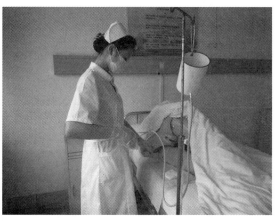

图 13-11　挂桶,排气

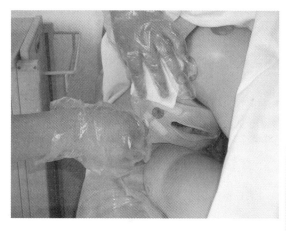

图 13-12　插肛管

(3)随时观察灌肠液的流速及患者反应,及时解决出现的问题,并及时记录。如降温灌肠,液体要保留 30 min,排便后 30 min 测量体温并记录。

(4)反复使用清水或盐水灌肠,会导致水、电解质紊乱,在为小婴儿或心肾灌流量异常的成年患者进行清水灌肠时尤应注意。若重复低渗溶液灌肠,可致水中毒。

(5)清洁灌肠即反复多次进行大量不保留灌肠时,第一次用肥皂水,以后用等渗盐水直至排出液清洁无粪便为止,灌肠时压力要低。

(6)急腹症、消化道出血、妊娠、严重心血管疾病、肠道术后早期等患者禁忌灌肠。

(二)小量不保留灌肠

小量不保留灌肠适用于腹部或盆腔手术后的患者及危重患者、年老体弱者、小儿、孕妇等。

【目的】

(1)软化粪便,解除便秘。

(2)排出肠道内的气体,减轻腹胀。

【评估】

(1)患者病情、排便情况、肛周皮肤黏膜状况。

(2)患者意识、心理状态、合作程度。

【准备】

1. 护士准备　衣帽整齐、清洁,洗手,戴口罩。

2. 环境准备　环境清洁,温度适宜,酌情关闭门窗,拉床帘或用屏风遮挡患者。

3. 物品准备　①治疗盘内铺治疗巾,内备注洗器、量杯或小容量灌肠筒、肛管、温开水 5～10 mL、止血钳、润滑剂、棉签。②灌肠液:"1、2、3"溶液(50%硫酸镁 30 mL、甘油 60 mL、温开水 90 mL);甘油或石蜡油 50 mL 加等量温开水;各种植物油 120～180 mL。溶液温度为 39～41 ℃(其中油类灌肠液温度为 38 ℃)。③其他:治疗巾外放弯盘、卫生纸、橡胶单、治疗巾,另备便盆。

【实施】　小量不保留灌肠的操作流程如表 13-8 所示。

表 13-8　小量不保留灌肠的操作流程

工作任务步骤	工作过程要点说明
1.核对,解释	● 备齐用物携至患者床旁,核对患者信息并解释,嘱患者排尿
2.安置体位	● 患者取左侧卧位,双膝屈曲,脱裤至膝部,臀部移至床沿,保护患者隐私,注意遮挡 垫橡胶单和治疗巾于臀下,置弯盘于臀边

续表

工作任务步骤	工作过程要点说明
3.连接,排气	● 戴手套,用注洗器抽吸灌肠液,连接肛管,润滑肛管前端,排尽气体后夹管 如用灌肠筒,液面距肛门低于 30 cm
4.插管,灌液	● 一手垫卫生纸分开臀裂以显露肛门,请患者深呼吸、放松,另一手将肛管轻轻插入直肠 7～10 cm ● 松开血管钳,缓缓注入溶液,注毕夹管,取下注洗器再吸取溶液,同前法连接、松夹、灌注,如此反复直至溶液全部注入 ● 灌速不得过快,以免刺激肠黏膜,引起排便反射 ● 灌注完毕,注入温开水 5～10 mL,抬高肛管尾端,使管内溶液全部流入 ● 更换注洗器时,防止空气进入肠道,引起腹胀
5.拔管,擦拭	● 反折肛管,用卫生纸包住肛管轻轻拔出,分离肛管后置于弯盘,擦净肛门
6.协助排便	● 协助患者取舒适卧位 ● 请患者尽量保留溶液 10～20 min,充分软化粪便,以利排便,对于不能下床的患者,给予便盆,协助患者排便
7.整理,归位	● 排便毕,取出便盆、橡胶单及治疗巾,询问患者有无其他需要 ● 整理床单位,请患者卧床休息,询问患者感觉与需要 ● 冲洗肛管并按常规消毒法处理
8.健康指导	● 指导患者饮食及养成良好的排便习惯
9.观察,记录	● 观察粪便性状、颜色、量,必要时留取标本送检。洗手后,在体温单粪便栏目内记录灌肠结果,如灌肠后排便一次记 1/E,灌肠后未排便记 0/E

【评价】

(1)操作程序正确,动作轻柔,关心、体贴患者。

(2)患者无不适症状,配合良好。

(3)患者排出粪便(或体温下降),达到灌肠目的。

【注意事项】

(1)正确选择灌肠溶液,每次灌肠液量不能超过 200 mL。

(2)灌注速度不宜过快,如用小剂量灌肠筒,液面距肛门低于 30 cm。

(三)保留灌肠

将药液灌入直肠或结肠内,通过肠黏膜吸收达到治疗的目的。

【目的】

(1)镇静、催眠。

(2)治疗肠道感染。

【评估】

(1)患者病情、排便情况、肛周皮肤黏膜状况。

(2)患者意识、心理状态、合作程度。

【准备】

1.护士准备 衣帽整齐、清洁,洗手,戴口罩。

2.环境准备 环境清洁,温度适宜,酌情关闭门窗,拉床帘或用屏风遮挡患者。

3.物品准备 ①治疗盘内铺上治疗巾,内备小容量灌肠筒或注洗器、量杯、肛管(20 号以下)、温开水 5～10 mL、止血钳、润滑剂。②灌肠液:按医嘱准备,10％水合氯醛溶液用于镇静;2％小檗碱溶液、0.5％～1％新霉素或其他抗生素溶液用于抗肠道感染;每次溶液量不超过 200 mL;溶液温度为 39～41 ℃。③其他:弯盘、卫生纸、橡胶或塑料单、治疗巾。

【实施】　保留灌肠的操作流程如表 13-9 所示。

表 13-9　保留灌肠的操作流程

工作任务步骤	工作过程要点说明
1.核对,解释	● 备齐用物携至患者床旁,核对患者信息并解释,嘱患者排尿排便,以利于药物吸收
2.安置体位	● 根据病情安置体位:阿米巴痢疾病变部位多在回盲部,患者取右侧卧位;慢性痢疾病变部位多在乙状结肠和直肠,患者取左侧卧位 ● 双膝屈曲,脱裤至膝部,臀部移至床沿,保护患者隐私,注意遮挡 ● 垫橡胶或塑料单和治疗巾于臀下,抬高臀部 10 cm,防止药液溢出,置弯盘于臀边
3.连接,排气	● 戴手套,用注洗器抽吸灌肠液,连接肛管,润滑肛管前端,排尽气体后夹管 如用灌肠筒,液面距肛门低于 30 cm
4.插管,灌液	● 一手垫卫生纸分开臀裂以显露肛门,请患者深呼吸、放松,另一手将肛管轻轻插入直肠 15～20 cm ● 松开血管钳,缓缓注入溶液,注毕夹管,取下注洗器再吸取溶液,同前法连接、松夹、灌注,如此反复直至溶液全部注入。灌入药液时速度要慢,使药液保留 ● 灌注完毕,注入温开水 5～10 mL,抬高肛管尾端,使管内溶液全部流入
5.拔管,擦拭	● 反折肛管,用卫生纸包住肛管轻轻拔出,分离肛管后置于弯盘,擦净肛门 协助患者取舒适卧位 ● 请患者尽量保留溶液 1 h 以上,使药液充分吸收以达到治疗目的
6.整理,归位	● 整理床单位,请患者卧床休息,询问患者感觉与需要 ● 冲洗肛管并按常规消毒法处理
7.健康指导	● 指导患者饮食及养成良好的排便习惯
8.洗手,记录	● 洗手,观察患者反应并记录

【评价】

(1)操作程序正确,动作轻柔,关心、体贴患者。

(2)患者无不适症状,配合良好,达到治疗效果。

【注意事项】

(1)肠道感染的患者,以睡前灌肠为宜,因此时活动量最小,易于保留和吸收药液。

(2)保留灌肠肛管应选择较细的,液体量不宜过多,灌入速度宜慢,以减少刺激,使药液能保留较长时间,利于肠黏膜的吸收。

(3)肛门、直肠、结肠手术后患者及排便失禁患者禁忌保留灌肠。

(四)清洁灌肠

反复的大量不保留灌肠,达到清洁肠道的目的,则为清洁灌肠。

【目的】

(1)彻底清除肠腔中的粪便,为直肠、结肠检查和手术做肠道准备。

(2)协助排出体内的毒素。

【评估】

(1)患者病情、排便情况、肛周皮肤黏膜状况。

(2)患者意识、心理状态、合作程度。

【准备】 同大量不保留灌肠,用物准备为少量肥皂液、大量等渗盐水或清水。

【实施】 反复多次进行大量不保留灌肠。第一次灌肠用肥皂液,以后用等渗盐水灌肠数次,直至排出液清洁无粪质为止。

【评价】

(1)操作程序正确,动作轻柔,关心、体贴患者。

(2)患者无不适症状,配合良好。

(3)患者排出液清洁、无粪质,达到灌肠目的。

【注意事项】 灌肠时液面距肛门要低于 40 cm。每次灌肠应有一定的间隔时间。

(五)全结肠灌洗

【目的】 口服高渗溶液,使肠道内形成高渗环境,大量增加肠道内水分,从而软化粪便,刺激肠蠕动,促进排便,达到清洁肠道的目的。适用于直肠、结肠检查和手术前肠道准备。

【评估】

(1)患者病情、排便情况、肛周皮肤黏膜状况。

(2)患者意识、心理状态、合作程度。

【准备】

1. 护士准备 衣帽整齐、清洁,洗手,戴口罩。

2. 环境准备 环境清洁,温度适宜。

3. 物品准备 常用甘露醇、硫酸镁溶液。

【实施】 全结肠灌洗的操作流程如表 13-10 所示。

表 13-10 全结肠灌洗的操作流程

工作任务步骤	工作过程要点说明
甘露醇法	
1. 饮食准备	● 患者术前 3 天进半流质饮食,术前 1 天进流质饮食
2. 口服药液	● 患者术前 1 天下午 2 时至 4 时,口服溶液 1500 mL(20％甘露醇 500 mL＋5％葡萄糖氯化钠溶液 1000 mL)
3. 观察排便	● 一般服用后 15～20 min 即反复自行排便
硫酸镁法	
1. 饮食准备	● 患者术前 3 天进半流质饮食,每晚口服 50％硫酸镁 10～30 mL,术前 1 天进流质饮食
2. 口服药液	● 术前 1 天下午 2 时至 4 时,口服 25％硫酸镁 200 mL(50％硫酸镁 100 mL＋5％葡萄糖氯化钠溶液 100 mL),再口服温开水 1000 mL
3. 观察排便	● 一般服用后 15～20 min 即反复自行排便,2～3 h 内可排便 2～5 次

【评价】

(1)患者无不适症状,配合良好。

(2)患者排出粪便,达到清洁肠道的目的。

【注意事项】

(1)准备充分,合理饮食。

(2)服药速度不宜过快,以免引起呕吐。

（3）直肠癌、肠梗阻患者如在手术中要用电刀，则不能用甘露醇法灌肠，因甘露醇遇电刀分解成甲烷气体，可使肠破裂。

（4）护士要观察患者的一般情况，记录排便次数及粪便性质，确定是否达到清洁肠道的目的。

（夏雅雄）

直通护考
在线答题

Note

第十四章　给药护理

学习目标

1.掌握：给药原则；常用医嘱的外文缩写；注射原则，各种注射术的定义、目的、常用部位及注意事项；常用过敏试验液的配制方法、浓度、注入剂量；青霉素过敏反应的原因、临床表现、预防措施及急救措施；破伤风抗毒素脱敏注射的原理和方法。

2.熟悉：影响药物作用的因素；超声波雾化吸入术、氧气雾化吸入术的工作原理、作用、特点。

3.了解：滴入给药、栓剂给药、皮肤给药、舌下给药的目的、方法及注意事项。

给药是临床常用的一种治疗方法，药物治疗可以达到预防疾病、协助诊断、减轻不适、维持正常生理功能和治疗疾病的目的。护士是给药的直接执行者，为了保证合理、准确、安全、有效地给药，护士必须了解药理学的相关知识，掌握正确的给药方法和技术，正确评估患者用药后的疗效和反应，指导患者合理用药，防止和减少不良反应，并做好药品的管理工作，确保临床用药安全、有效。

第一节　给药基本知识

案例14-1

患者，女，60岁，患高血压1年，最高血压159/96 mmHg，平素服用马来酸左旋氨氯地平1片 po qm 降压治疗，自诉血压控制可。

问题：

1.该患者应如何正确服药？何时服药？

2.应遵循的给药原则有哪些？

为了发挥药物最大的疗效，护士在执行药物疗法的过程中，应掌握药物的种类、领取及保管方法，熟悉影响药物疗效的因素，遵照医嘱合理安排给药时间，选择正确的给药途径。

一、药物的种类、领取和保管

（一）药物的种类

1.内服药　分为固体剂型和液体剂型。前者包括片剂、丸剂、散剂、胶囊等；后者包括溶液、配剂、合剂等。

2. 注射药 溶液、油剂、混悬液、结晶、粉剂等。

3. 外用药 软膏、溶液、酚剂、粉剂、搽剂、洗剂、滴剂、栓剂、涂膜剂等。

4. 新颖剂型 粘贴敷片、植入慢溶药片、胰岛素泵等。

（二）药物的领取

药物的领取方法各医院规定不一,大致有下列几种。

1. 病区 病区内设有药柜,备有一定数量的常用药物,由专人负责,按时进行领取和补充,以确保药物的正常使用。患者使用的贵重药、特殊药物(如麻醉药、剧毒药),凭医生处方领取,药房统一管理。

2. 中心药房 医院内设有中心药房,中心药房工作人员负责病区患者的日间用药。

3. 电子计算机联网管理 患者用药从医生开出医嘱到医嘱处理、药物计价、登账、药品的消耗结算等均经计算机处理,从而提高管理效率。

（三）药物的保管

1. 药柜放置 药柜应放在通风、干燥、光线明亮处,并避免阳光直射。保持药柜的整洁,由专人负责,定期检查药品的质量,以确保安全。

2. 分类保管 按内服、外用、注射、剧毒药等分类保管。并按有效期的先后顺序排列,以防失效。贵重药、麻醉药、剧毒药应有明显标记,加锁保管,专本登记,并列入交班内容。

3. 标签明显 药瓶上应贴有明显标签:内服药标签为蓝色边,外用药标签为红色边,剧毒药标签为黑色边。并标明药名(中、英文对照)、浓度、剂量。

4. 定期检查 要定期检查药物,如有沉淀、混浊、异味、潮解、霉变或标签脱落、难以辨认等现象,应立即停止使用。

5. 妥善保存 根据药物的性质采取相应的保管方法。

1)易挥发、潮解或风化的药物 如乙醇、过氧乙酸、碘酊、糖衣片、干酵母等,须装瓶盖紧保存。

2)易被热破坏的某些生物制品、抗生素 如抗毒血清、疫苗、胎盘球蛋白、青霉素皮试液等,置于干燥阴凉(约 20 ℃)处或冷藏(2~10 ℃)保存。

3)易燃、易爆的药物 如乙醚、乙醇、环氧乙烷等,应单独存放,须密闭并置于阴凉处,远离明火。

4)易氧化和遇光变质的药物 如维生素 C、氨茶碱、盐酸肾上腺素、弥可保等,应装在有色瓶中或放在黑色遮光的纸盒内,置于阴凉处。

5)易过期的药物 如各种抗生素、胰岛素等,应定期检查,按有效期时限的先后,有计划地使用,避免浪费。

6)各类中药 置于阴凉干燥处,芳香性药品应密盖保存。

7)个人专用药物 单独存放,并注明床号、姓名。

二、给药原则

给药原则(principles of administration)是一切用药的总则。在执行药物治疗工作中,必须严格遵守。

（一）根据医嘱给药

给药属于非独立性的护理操作,必须严格根据医嘱给药。护士应具有一定的药理知识,熟悉常用药物的作用、副作用、用法、毒性反应,了解患者的健康状况,对有疑问的医嘱,应及时向医生提出,不可盲目执行,也不得擅自更改医嘱。

（二）严格执行查对制度

认真做到"三查八对"。

1. 三查　操作前、操作中、操作后查(查七对内容)。

2. 八对　对床号、姓名、药名、浓度、剂量、方法、时间、有效期。

注意检查药物质量,不能使用疑有变质或超过有效期的药物。

(三)安全正确给药

1. 做到五准确　即将准确的药物,按准确的剂量,用准确的方法,在准确的时间,给予准确的患者。

2. 合理掌握给药次数和时间　应以维持有效血药浓度和发挥最大药效为最佳选择,同时考虑药物的特性及人体的生理节奏。

3. 掌握正确的给药方法与技术　不同给药方法有其相应的操作规程,熟练掌握给药技术是护士胜任药物治疗工作的必备条件。护士应运用正确的给药方法,使药物进入机体内准确及时地生效。

4. 备好的药物应及时分发或使用　避免久置而引起药物污染或药效降低。给药前应向患者解释,以取得合作,并给予相应的用药指导,提高患者自我合理用药的能力。对易发生过敏反应的药物,使用前应了解过敏反应史,做过敏试验,结果阴性方可使用,在用药过程中应加强观察。

(四)密切观察反应

给药后应观察药物的治疗作用和不良反应。训练有素的护士应熟练运用有关药物的药理知识,观察并记录用药后的反应,持续评估药物的疗效,及时发现药物的不良反应,以便为临床护理及调整治疗计划提供重要依据。

(五)指导患者合理用药

合理用药可使药物治疗符合安全性、有效性、经济性、适当性的标准。安全性是选择药物的首要前提,力求在获得最大治疗效果的同时,让患者承担最小的治疗风险。有效性是用药的首要目标,即药物的治疗效果必须明确。经济性是合理用药的基本要素,经济性并不意味着用药越便宜、越少越好,而是指消耗最小的成本追求最大的效果。适当性是实现合理用药的基本保证,它表现在用药的各个方面,目的是充分发挥药物的作用,尽量减少药物的毒副作用,迅速有效地控制疾病的发展,使人体恢复健康。因而,护士有责任在指导患者合理用药前明确患者的病因及诊断,了解其他并存的疾病、过敏史及药物之间联合用药时的相互作用;向患者说明所用药物的作用、用法及药物可能引起的不良反应;告知患者不可随意加大剂量或过早停药。同时,注意患者对药物的信赖程度与情绪反应,有无药物依赖、滥用或不遵医嘱等行为,并予以相应的指导。

三、给药的途径

给药途径依据药物的性质、剂型、机体对药物的吸收情况和用药目的不同而定,药物在使用时选择最适宜的给药途径与方法,方能获得最佳的效果。

常用的给药途径有口服、舌下含服、吸入、皮肤外敷、直肠给药以及注射(皮内、皮下、肌内、静脉和动脉注射)给药。除动静脉注射药物直接进入血液循环外,其他给药途径药物均有一个吸收过程。吸收速度由快至慢的顺序:吸入→舌下含服→肌内注射→皮下注射→直肠黏膜→口服→皮肤。

四、给药的次数与时间间隔

给药的次数和时间间隔取决于药物的半衰期,以维持药物在血液中的有效浓度,发挥最大药效而又不至于引起毒性反应为最佳选择,同时要考虑药物的特性和人体的生理节奏。临床常用外文缩写表示用药次数和时间间隔,医院常用给药的外文缩写及中文译意见表 14-1,医院常用给药时间(外文缩写)与安排见表 14-2。

表 14-1　医院常用给药的外文缩写及中文译意

外文缩写	中文译意	外文缩写	中文译意
co	复方	qd	每日 1 次
mist	合剂	bid	每日 2 次
lot	洗剂	tid	每日 3 次
pulv	粉剂、散剂	qid	每日 4 次
syr	糖浆剂	qh	每小时 1 次
tr	酊剂	q2 h	每 2 h 1 次
caps	胶囊	q4 h	每 4 h 1 次
tab	片剂	q6 h	每 6 h 1 次
pil	丸剂	qm	每晨 1 次
ung	软膏	qn	每晚 1 次
ext	浸膏	qod	隔日 1 次
sup	栓剂	biw	每周 2 次
inj	注射	ac	饭前
po	口服	pc	饭后
aa	各	hs	临睡前
ad	加至	am	上午
RP、R	处方、请取	pm	下午
OD	右眼	12n	中午 12 时
OS	左眼	12mn	午夜
OU	双眼	gtt	滴、滴剂
AD	右耳	ivgtt	静脉滴注
AS	左耳	ID	皮内注射
AU	双耳	H	皮下注射
prn	需要时（长期）	IM/im	肌内注射
sos	需要时（限用 1 次，12 h 内有效）	IV/iv	静脉注射
St(start)	立即	DC	停止

表 14-2　医院常用给药时间与安排

给药时间缩写	给药时间安排	给药时间缩写	给药时间安排
qd	8 am	qm	6 am
bid	8 am,4 pm	q2 h	6 am,8 am,10 am,12n,2 pm,4 pm……
tid	8 am,12n,4 pm	q3 h	6 am,9 am,12n,3 pm……
qid	8 am,12n,4 pm,8 pm	q4 h	8 am,12n,4 pm,8 pm……
qn	8 pm	q6 h	8 am,2 pm,8 pm,2 am……

五、影响药物作用的因素

（一）药物的因素

1. 药物剂量　剂量指用药量。药物剂量不同，机体的反应也不同，一般而言，在一定范围内，剂量越大,药物在体内的浓度越高,作用也就越强。临床上规定的药物的治疗量或有效量,是指能对机体产生明显效应而不引起毒性反应的剂量,也是适用于大多数人使用的常用量;若药物超过有效量,则引起毒性反应。

2. 药物剂型 不同剂型的药物因吸收量与速度不同,药物作用的快慢和强弱也不同。一般而言,注射药物比口服药物吸收快,因而作用往往较为显著。在注射剂中,水溶液比混悬液、油剂吸收快;在口服制剂中,溶液比片剂、胶囊容易吸收。

3. 给药途径 不同给药途径可使同种药物产生不同的效应。如硫酸镁口服具有导泻与利胆作用;注射给药具有镇静和降压作用;而局部湿热敷则具有消炎、去肿作用。

4. 给药间隔时间 给药间隔时间应以药物的半衰期作为参考依据,尤其是抗生素类药物更应注意维持药物在血液中的有效浓度。肝、肾功能不良者可适当调整给药间隔时间,给药间隔时间短易导致蓄积中毒,给药间隔时间长则血药浓度波动增大。

5. 联合用药 联合用药指为了达到治疗目的而采取的 2 种或 2 种以上药物同时或先后应用。联合用药往往会发生体内或体外药物之间的相互影响,若联合用药后原有的效应增强,称为协同作用(synergistic effect);若联合用药后原有的效应减弱,称为拮抗作用(antagonist effect)。临床上联合用药的目的是发挥药物的协同作用,增强治疗效果,避免和减轻药物不良反应。

(二)机体的因素

1. 生理因素

1)年龄 《中华人民共和国药典》规定,14 岁以下为儿童剂量,14～60 岁为成人剂量,60 岁以上为老年人剂量。儿童剂量和老年人剂量应以成人剂量为参考酌情减量,这与儿童和老年人的生理功能与成人比较存在较大差异有关。

儿童时期各个器官和组织正处于发育、生长时期,年龄越小,器官和组织的发育越不完全。药物使用不当可引起器官和组织发育障碍,甚至导致严重不良反应,造成后遗症。例如,儿童血脑屏障和脑组织发育不完善,对中枢抑制药和中枢兴奋药非常敏感,使用吗啡、哌替啶极易出现呼吸抑制,而应用尼可刹米、氨茶碱、麻黄碱等又容易出现中枢兴奋而致惊厥。儿童的肝、肾功能发育不健全,药物代谢和排泄的能力较低,易造成毒性反应,如氨基糖苷类抗生素所致的耳毒性。儿童对水、无机盐的调节能力差,使用利尿剂后容易出现血钾和血钠水平降低等电解质紊乱。

老年人的组织器官及其功能随年龄增长而出现生理性衰退,在药效学和药动学方面出现改变,肝、肾功能的减退使药物代谢和排泄速率相应减慢,对药物的耐受性降低,且常伴有老年性疾病,因而对某些药物的敏感性增高。

2)性别 不同性别的患者对药物的反应一般无明显的差异,但女性在用药时应注意"三期",即月经期、妊娠期和哺乳期对药物作用的影响。在月经期、妊娠期,子宫对泻药、子宫收缩药及刺激性较强的药物较敏感,容易造成月经过多、痛经、流产、早产。在妊娠期,某些药物可通过胎盘进入胎儿体内,对胎儿生长发育和活动造成影响,严重的可导致畸胎。根据美国食品药品监督管理局(FDA)的标准,药物按安全性由高到低依次分为 A、B、C、D、X 五类。A 类药,如维生素 B、维生素 C;B 类药,如氨苄西林、头孢拉定等;C 类药,如异烟肼、氢化可的松等;D 类药,如四环素、链霉素等;X 类药为妊娠期禁用药物,如沙利度胺(反应停)、己烯雌酚、氟西泮(氟安定)等药物。在哺乳期,某些药物可进入婴儿体内引起中毒。

3)营养状况 患者的营养状况也能影响药物的作用。营养不良者,对药物作用较敏感,对药物毒性反应的耐受性也较差。

2. 病理状态 疾病可影响机体对药物的敏感性,也可改变药物的体内过程,因而影响药物的效应。例如,正常人使用常用的解热镇痛药无降温反应,而发热患者则可出现明显的解热退烧作用;治疗量的强心苷类药物不能使正常人心排出量增加,而会使心力衰竭患者心排出量明显增加。

肝、肾功能是影响药物作用的重要因素。肝脏是机体进行解毒及药物代谢的重要器官,肾脏也是药物排泄的主要器官。肝功能不良者,药物的吸收、分布、代谢和排泄等环节均受到不同程度的影响,主要表现为首过消除水平降低,经肝脏代谢的药物消除变慢,药物与血浆蛋白结合减少及经胆汁排泄的药物转运减慢,可使药物的药理效应和不良反应增强,甚至蓄积中毒。一方面可能加重肝脏功能的损害,另一方面引起其他的药源性疾病。常见的肝毒性药物包括:抗精神失常药、抗癫痫药,如氯丙嗪、苯妥英钠;解热镇痛药,如水杨酸类药;抗生素、抗结核药,如红霉素、利福平;激素类药,如苯丙酸诺龙等。肾功能减退时,主要经肾脏排泄的药物消除变慢,药物半衰期延长,药物蓄积体内,致使药物作用增强,甚至产生毒性反应;肾功能减退者伴有低蛋白血症,使得弱酸性药物与血浆蛋白结合率降低,游离药物浓度增加,血药浓度增加,药物不良反应也增加。常引起肾毒性的药物有磺胺类药、四环素类抗生素、氨基糖苷类抗生素、解热镇痛抗炎药等。

3. 心理因素 心理因素在一定程度上影响药物的效应,患者的精神状态、对药物治疗的信赖程度、医护人员的语言与药物疗效的关系尤为密切。

1)精神状态 患者的精神状态可影响药物疗效。乐观、愉快的情绪能提高机体的功能,如增加消化道分泌、加强胃肠道蠕动和吸收、提高脑功能,使呼吸、循环、内分泌、体温、代谢等功能趋于稳定,在此基础上进行药物治疗能使药物更好地发挥疗效。若患者有悲观、忧郁、悲哀、恐惧、焦虑、愤怒等不良情绪,则可使患者产生应激反应,如交感神经活动增强等,影响药物疗效,甚至还可诱发或加重疾病。

2)对药物的信赖程度 患者对药物的信赖程度可影响药物的疗效。患者如果认为某药物不起作用,不但自觉疗效不高,而且还会出现不配合的态度;相反,患者对药物信赖,则可提高疗效。

3)医护人员的语言 在患者接受药物治疗时,医护人员的语言可影响患者的情绪及对药物治疗的信赖程度。因而,医护人员应从社会和心理角度了解患者的心理需求,给予同情与理解,分析患者的求医行为,重视语言沟通的艺术和技巧在药物治疗中的作用,在药物治疗的同时给予患者情感上的满足。

(三)饮食的影响

饮食与药物发生相互作用会改变药物的体内过程,对药物的作用产生影响。

1. 干扰药物吸收的饮食会降低疗效 铁剂不能与茶水、高脂饮食同时服用,因为茶叶中的鞣酸与铁结合形成铁盐而妨碍铁的吸收;脂肪抑制胃酸分泌,也影响铁的吸收。在补钙时不宜同食菠菜,因菠菜中含大量草酸,草酸与钙结合形成草酸钙,影响钙的吸收,使疗效降低。

2. 促进药物吸收的饮食会增强疗效 酸性食物可增加铁剂的溶解度,促进铁吸收;高脂饮食可促进脂溶性维生素 A、D、E 的吸收,因而维生素 A、D、E 宜餐后服用,以增强疗效;粗纤维食物可促进肠蠕动,增强驱虫剂的疗效。

3. 改变尿液 pH 的饮食会影响疗效 鱼、肉、蛋等酸性食物在体内代谢产生酸性物质;牛奶、蔬菜、豆制品等碱性食物在体内代谢形成碳酸氢盐,它们排出时会影响尿液的 pH,从而影响药物疗效。如氨苄西林、呋喃妥因在酸性尿液中杀菌力强,因此用其治疗泌尿系统感染时宜多吃荤食,使尿液偏酸,增强抗菌作用;而应用氨基糖苷类、头孢菌素、磺胺类药时,则宜多吃素食,以碱化尿液,增强抗菌作用。

第二节 口服给药

案例14-2

患者,女,40 岁,因缺铁性贫血入院治疗,医嘱予乳酸亚铁口服液 20 mL tid po pc。

案例答案

【护考提示】
口服给药的
方法及注意
事项。

问题:

1.护士应该如何正确给药?

2.护士应如何指导患者正确服药?

口服给药(administering oral medication)是临床常用给药方法之一,药物口服后被胃肠道黏膜吸收进入血液循环,从而发挥局部或全身的治疗作用。口服给药具有方便、经济、安全的特点。然而,由于口服给药吸收较慢,药物产生疗效的时间较长,因而不适于急救、意识不清、呕吐频繁、禁食等患者。

一、目的

通过口服给药,以达到减轻患者症状、治疗疾病、维持正常生理功能、协助诊断、预防疾病的目的。

二、准备

1.护士准备　着装整洁,洗手,戴口罩。

2.环境准备　环境整洁、安静、明亮。

3.物品准备　发药车、药物、药杯、服药本、发药盘、药匙、量杯、滴管、研钵、纱布、速干手消毒剂、水壶(内盛温开水)、水杯(患者自备)、吸水管、污物桶。

三、方法

【评估】

(1)评估患者的病情及治疗情况,询问有无药物过敏及药物使用情况。

(2)评估患者口服药物的自理能力。

(3)观察患者口咽部是否有溃疡、糜烂等情况,评估患者的吞咽能力。

(4)评估患者的合作程度,有无拒服药物的现象。

(5)了解患者的文化程度、经济状况。

【实施】　口服给药法的操作流程如表 14-3 所示。

表 14-3　口服给药法的操作流程

工作任务步骤	工作过程要点说明
1.备药,准备	● 核对医嘱与服药本,依照服药本填写(查对)服药卡,核对无误后,将服药卡按床号顺序插入发药盘内,放好药杯,依据不同药物剂型采取不同的取药方法
2.备药方法	
▲取固体药	● 用药匙取药,将同一患者的多种药片放入同一药杯中;口含片、粉剂及特殊要求的药物必须用纸包好后放入药杯;为婴幼儿、鼻饲或上消化道出血患者备药时,应将药片研碎(控释片、缓释片除外),包好后放入药杯
▲取液体药	● 摇匀药液,打开药瓶瓶盖。取量杯,一手拇指置于所需刻度并与视线平齐,另一手持药瓶,瓶签向手心,再次核对无误,缓缓倒药液至所需刻度处。将药液倒入药杯(核对)。用纱布擦净药瓶瓶口,放回原处;药液不足 1 mL 或为油剂时,先在药杯内倒入少许温开水,用滴管吸取所需药液量,滴管尖与药液水平面成 45°,以使剂量准确(按 1 mL 为 15 滴计算)

续表

工作任务步骤	工作过程要点说明
3.再次查对	● 备药完毕,将药物、服药卡与服药本重新核对一遍,用治疗巾覆盖发药盘备用
4.发药准备	● 洗手,携带服药本、发药盘、温开水至患者床前
5.核对,解释	● 核对姓名、床号及药名、剂量、浓度、剂量、方法、时间、床头卡并解释
6.正确发药	● 按床号顺序将药发送给患者;向患者或家属解释服药的目的、方法及注意事项
7.协助服药	● 协助患者取舒适体位,并协助服药。危重患者应喂服;鼻饲者须将药物研碎,用水溶解后从胃管注入,再用少量温开水冲净胃管
8.再次核对	● 服药后收回药杯,再次查对床号、姓名
9.整理用物	● 协助患者取舒适卧位,整理床单位;推车至治疗室,整理、清洁发药盘,清洗、消毒药杯
10.洗手,记录	● 洗手,观察患者服药后的反应,必要时记录

【评价】

(1)操作程序正确,动作轻柔。

(2)患者理解用药目的,正确、安全地服下药物。

【注意事项】

1.严格执行查对制度　发药时严格执行"三查八对"制度,以防出现取药、发药差错。

2.发药时的问题处理

(1)同一患者的药物应一次取出发药盘,不同患者的药物不可同时取出,以免发生差错。

(2)如患者提出疑问,护士要认真听取,重新核对,确认无误后再耐心解释,协助患者服下;对于不能自行服药的危重患者、儿童应喂服。

(3)对于鼻饲者,将药研碎,用温开水溶解后从胃管内灌入,再注少量温开水将管壁内药液冲净。

(4)如患者突然呕吐,应查明原因,再行处理。

(5)对于服用麻醉药、催眠药、抗肿瘤药的患者更应注意观察。

(6)如患者不在或因故暂时不能服药,应将药物带回保管,适时再发或交班。

3.指导患者按药物性能正确服药

(1)对牙齿有腐蚀作用或使牙齿染色的药物:服用时应避免与牙齿接触,可用吸水管吸入,服后漱口,如稀盐酸溶液、铁剂等。

(2)铁剂:服用时忌饮茶,以免形成铁盐,妨碍铁剂的吸收。

(3)健胃药物:宜饭前服,可刺激味觉感受器,使消化液分泌增多,增加食欲。

(4)助消化药和对胃有刺激性的药物:宜饭后服,利于食物消化,减少药物对胃黏膜的刺激。

(5)磺胺类和发汗类药物:服后多饮水,以防因尿少磺胺结晶析出,堵塞肾小管;发汗类药物服后多饮水可增强药物疗效,以助降温。

(6)止咳糖浆:对呼吸道黏膜有安抚作用,故服后不宜饮水,以防降低疗效。若同时服多种药,则最后服用止咳糖浆。

(7)强心苷类药物:应在服用前测脉率和脉律(或心率和心律),如脉率少于每分钟60次或节律出现异常时,应暂停服药并报告医生,及时处理。

4.发药后观察　观察患者服药后的治疗效果和不良反应,有异常情况时,应及时与医生联系,进行相应处理。

第三节 注射给药

案例14-3

患者,女,44 岁,因低热、盗汗、咳嗽 2 月余,近日咳嗽加重入院治疗。门诊拟"肺结核"收住入院。医嘱予链霉素 0.75 g,im qd.

问题:

1. 护士应先为患者进行链霉素皮试,如何进行皮试?

2. 皮试结果为阴性,护士应如何为患者进行肌内注射? 选择哪个部位进行注射? 注射时要注意哪些问题?

注射法(injection)是将一定量的无菌药液或生物制品用无菌注射器注入体内,使其达到预防、诊断、治疗目的的技术。

常用注射术有皮内注射、皮下注射、肌内注射及静脉注射。注射给药药物吸收快,血药浓度迅速升高,吸收剂量也较准确,因而适用于需要药物迅速发挥作用、因各种原因不能经口服给药、某些药物易受消化液影响而失效或不能经胃肠道黏膜吸收等情况。但注射给药可能会造成组织一定程度的损伤,引起疼痛,产生感染等并发症,又由于药物吸收快,某些药物的不良反应出现迅速,加大了处理难度。

【护考提示】
注射原则。

一、注射原则

注射原则是施行一切注射术都必须遵循的原则。

(一)严格执行查对制度

1. 严格执行"三查八对"制度 确保给予患者的药物准确无误。

2. 仔细检查药物质量 发现药液变质(有沉淀、混浊),超过有效期,安瓿、密封瓶有裂痕,密封瓶盖有松动等现象,则不能使用。

3. 注意药物配伍禁忌 需要同时注射几种药物时,应确认无药物配伍禁忌才可备药。

(二)严格遵守无菌操作原则

1. 环境 清洁,无尘埃飞扬,符合无菌操作的基本要求。

2. 操作者 注射前必须洗手,戴口罩,并衣帽整洁,必要时戴手套。

3. 注射器 注射器的空筒内壁、乳头、活塞、针头、针梗和针栓内壁必须保持无菌。

4. 注射部位 按要求消毒注射部位皮肤,以注射点为中心由内向外螺旋式旋转涂擦,消毒范围直径>5 cm。

(三)严格执行消毒隔离制度

1. 一人一套物品 注射时,做到一人一针,一人一止血带,一人一垫枕。

2. 按规定处理用物 一次性用物及其他用物按消毒隔离制度和医疗废物处理规定处置,不可随意丢弃。

（四）选择合适的注射器和针头

根据注射方法、药液量、黏稠度和刺激性强弱选择合适的注射器和针头,注射器包装须密封,检查包装生产日期、型号、有无漏气;针头型号合适,无钩、无锈、无弯曲;注射器和针头的衔接必须紧密;一次性注射器的包装应密封,在有效期内。

（五）选择合适的注射部位

注射部位应避开神经、血管(动、静脉注射除外)处,切勿在有炎症、瘢痕、硬结及患皮肤病处进针。需长期注射的患者,应经常更换注射部位。

（六）掌握合适的进针角度

(1)各种注射法有不同的进针角度和深度,要求护士熟练掌握。

(2)进针时不可把针梗全部刺入注射部位,以防不慎断针而增加处理难度。

（七）注射药液现配现用

药液在规定注射时间临时抽取,及时注射,即现抽现用或现配现用,以免放置时间过长,药物被污染或药物效价降低。

（八）排尽空气

注射前,应排尽注射器内空气,以免空气进入血管形成空气栓塞。排气时,也应防止药液的浪费。

（九）检查回血

进针后,注射前,应抽动活塞,检查有无回血。动、静脉注射必须见有回血后方可注入药液。皮下、肌内注射,抽吸无回血,才可注入药液。

（十）掌握无痛技术

(1)解除患者思想疑虑,分散注意力,取合适体位,使肌肉放松,易于进针。

(2)选择正确的注射部位,待消毒液干后绷紧皮肤进针;注射时做到"二快一慢",即进针、拔针快,推药慢,推药速度要均匀。

(3)对刺激性强的药物,针头宜粗、长,且进针要深,以免引起疼痛和硬结。同时注射几种药物时,需注意配伍禁忌,一般应先注射无刺激性或刺激性弱的药物,再注射刺激性强的药物,以减轻疼痛。

二、注射用物

（一）注射盘

注射盘内常规放置下列物品。

(1)皮肤消毒溶液:常用0.5%碘伏、安尔碘、2%碘酊和75%乙醇。

(2)无菌持物镊(放在无菌持物罐内)。

(3)砂轮、无菌棉签、弯盘、起瓶器。

（二）注射器及针头(图14-1)

1. 注射器　注射器由空筒和活塞两部分组成。空筒前端为乳头,空筒上标有容量刻度,活塞后部为活塞轴、活塞柄。其中空筒内壁、乳头、活塞须保持无菌,不得用手接触。注射器的规格及主要用途见表14-4。

2. 针头　针头分针尖、针梗和针栓三部分。除针栓外壁以外,其余部分须保持无菌,不得用手接触。针头的规格及主要用途见表14-5。

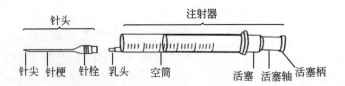

图 14-1　注射器及针头

表 14-4　注射器的规格及主要用途

规　　格	主要用途
1 mL	皮内试验、注射小剂量药液
2 mL、5 mL	皮下注射、肌内注射、静脉采血
10 mL、20 mL、30 mL、50 mL、100 mL	静脉注射或做各种穿刺

表 14-5　针头的规格及主要用途

型　　号	针径/mm	针长/mm	主要用途
$4\frac{1}{2}$号	0.45	16	皮内注射
5 号	0.50	20	皮内注射,皮下注射
6 号	0.60	30	肌内注射,静脉注射
7 号	0.70	32	肌内注射,静脉注射
8 号	0.80	33	静脉注射
9 号	0.90	40	静脉注射
12 号	1.20	38	输血、采血及进行各种穿刺
16 号	1.60	38	输血、采血及进行各种穿刺

(三)注射药物

根据医嘱准备注射药物。

(四)注射单(卡)或注射本

根据医嘱准备注射单(卡)或注射本,作为药物注射的依据。

(五)其他

其他注射用物包括弯盘、速干手消毒剂、锐器盒和盛放废弃物的污物桶 2 个(置治疗车下层)等。

三、药液抽吸方法

【目的】　应用无菌技术,从安瓿或密封瓶内准确、无污染地抽吸药液,为注射药物做准备。

【评估】

(1)操作环境是否符合无菌操作要求。

(2)评估药液及注射器是否符合要求。

(3)观察抽吸的粉剂是否完全溶解。

(4)了解所配药液的配伍要求。

【准备】

1.护士准备　衣帽整齐、清洁,洗手,戴口罩。

2.环境准备　环境清洁、安静,符合无菌原则要求。

3.物品准备　注射器、棉签、砂轮、打孔器、药物(按医嘱备)、锐器盒及医用垃圾桶。

【实施】　药物抽吸的操作流程如表14-6所示。

表 14-6　药物抽吸的操作流程

工作任务步骤	工作过程要点说明
1.核对医嘱	● 查对医嘱、注射单,按注射单取药
2.查对药液	● 检查药品的名称、剂量、有效期和质量,经两人核对无误后抽吸
3.查注射器	● 再次检查注射器的型号、有效期、有无漏气
4.抽吸方法	
▲安瓿抽吸	
1)消毒安瓿	● 再次查对无误后将安瓿尖端药液弹至体部,用消毒液消毒安瓿颈部及砂轮后,在安瓿颈部划一锯痕,消毒颈部,拭去细屑
2)折断安瓿	● 从敷料缸内取一无菌纱布裹住安瓿并折断,检查药液内有无玻璃碎屑
3)抽吸药液	● 取出注射器,核对无误后将针尖斜面向下放入安瓿内的液面下,持活塞柄,抽动活塞,吸取药液(图14-2、图14-3)
▲密闭瓶抽吸(图14-4)	
1)消毒瓶塞	● 再次查对无误后除去铝盖中心部分,依次消毒铝盖橡胶部分、铝盖及铝盖周围,待干,标签面向自己放好
2)注入空气	● 检查一次性注射器有效期与包装,取出注射器。核对无误后,注射器内先吸入与欲抽吸药量相等的空气,将针头穿过瓶盖中心刺入瓶内,并将空气注入
3)抽吸药液	● 倒转药瓶及注射器,使针尖斜面在液面下,稍抽动活塞,药液即会流入注射器内,待吸至所需量后,用示指固定针栓,迅速拔出针头
5.排尽空气	● 抽吸完毕,将针头垂直向上,先回抽活塞使针头内的药液流入注射器内,并使气泡聚集在乳头口,再轻推活塞,排出气体
6.保持无菌	● 再次核对无误后将注射器针梗全部套入空安瓿或插入密封瓶内,再次查对后放入无菌巾内备用。空安瓿或密封瓶放于一边,以便查对
7.处理用物	● 按要求处理用物,洗手

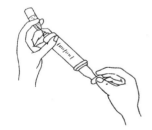

图 14-2　自小安瓿内抽吸药液　　　　图 14-3　自大安瓿内抽吸药液

【评价】

(1)严格执行查对制度,无差错。

(2)严格遵守无菌操作原则,无污染。

(3)操作规范,抽尽药液,排尽空气,不浪费药液。

【注意事项】

(1)严格执行无菌操作原则和查对制度。

(2)抽药时不可手握活塞体部,避免污染药液。

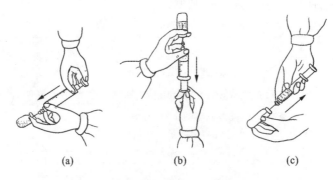

图 14-4　自密封瓶内抽吸药液

(3)根据药液的性质抽药。

(4)药液现用现抽吸,避免污染和效价降低。

四、常用注射方法

(一)皮内注射

皮内注射术(intradermic injection,ID)是将小量药液或生物制品注射于真皮层的技术。

【目的】

(1)药物过敏试验,以观察有无过敏反应。

(2)预防接种。

(3)局部麻醉的先驱步骤。

【常用部位】

1.皮内试验　常选用前臂掌侧下段,因该处皮肤较薄,易于注射,且此处皮色较淡,易于辨认局部反应。

2.预防接种　常选用上臂三角肌下缘。

3.局部麻醉　需实施局部麻醉处的局部皮肤。

【评估】

(1)患者用药史及药物过敏史。

(2)患者的病情、意识状况、心理状况及合作程度。

(3)注射部位的皮肤状况。

【准备】

1.护士准备　衣帽整齐、清洁,洗手,戴口罩。

2.环境准备　环境清洁,符合无菌原则要求。

3.物品准备　注射盘、注射器(1 mL、5 mL)、注射卡、药液(按医嘱备)等。如为药物过敏试验,另备 1‰ 盐酸肾上腺素、氧气等(图 14-5)。

【实施】　皮内注射法操作流程如表 14-7 所示。

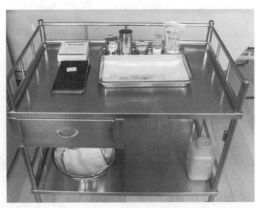

图 14-5　皮内注射用物

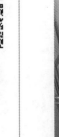

表 14-7　皮内注射法操作流程

工作任务步骤	工作过程要点说明
1.准备药物	● 核对床号、姓名、药物,确认患者;询问有无药物过敏史;核对注射卡,按医嘱吸取药液
2.核对,解释	● 携用物至患者床旁,再次核对患者及药物,做好解释
3.选择部位	● 协助患者取舒适体位(建议卧位);选择注射部位(前臂掌侧下 1/3 处)
4.消毒皮肤	● 以 75％乙醇消毒皮肤,忌用碘类消毒剂,以免影响局部反应的观察
5.核对,排气	● 再次核对,并排尽注射器内空气
6.进针,推药	● 左手绷紧局部皮肤,右手以平执式持注射器,使针尖斜面向上,与皮肤成 5°角刺入皮内,待针尖斜面全部进入皮内后,放平注射器,左手拇指固定针栓,右手注入药液 0.1 mL,使局部形成一皮丘。标准皮丘:圆形隆起,皮肤变白,毛孔变大(图 14-6)
7.拔针,关照	● 注射完毕,迅速拔针,看表计时,嘱患者不可用手拭去药液,不可按压皮丘;20 min 内不可离开病房,不可剧烈活动;如有不适,及时报告;离开时再次核对
8.整理,取位	● 协助患者取舒适卧位,整理床单位,清理用物,回治疗室按要求处理用物,洗手
9.观察,记录	● 20 min 后观察结果;若需做对照试验,应在另一侧前臂相同部位注入 0.1 mL 生理盐水作对照

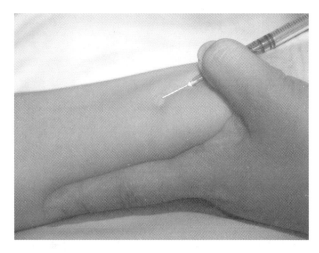

图 14-6　皮内注射

皮内注射
彩图

【评价】

(1)操作方法正确、熟练;严格执行无菌操作和查对制度。

(2)注入剂量为 0.1 mL,局部皮丘为半球形,皮肤变白,毛孔变大。

(3)按时观察试验结果,做出正确判断并记录。

(4)治疗性沟通有效。

【注意事项】

(1)做药敏试验前,应详细询问患者有无过敏史,如患者对需要注射药物有过敏史,则不可做皮试,应及时与医生联系,更换其他药物。

(2)进针角度以针尖斜面全部进入皮内为宜,以免进针角度过大。

(3)做药敏试验前,备好急救药品,以防发生意外。

(4)药敏试验结果为阳性时,告知家属或患者不能用该种药物,并记录在病历上。

（二）皮下注射

皮下注射术（hypodermic injection，H）是将少量药液或生物制品注入皮下组织的技术。

【目的】

（1）需在一定时间内产生药效，而不能或不宜用口服给药时。

（2）预防接种。

（3）局部麻醉用药。

【常用部位】　上臂三角肌下缘、腹部、后背、大腿前侧及外侧（图14-7）。

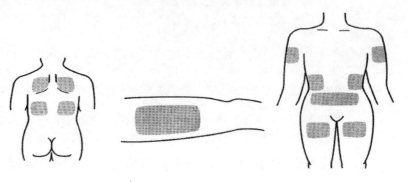

图 14-7　皮下注射部位

【评估】

（1）患者病情、意识状态及肢体活动能力。

（2）注射部位的皮肤及皮下组织的状况。

（3）患者的治疗情况，对皮下给药的了解、认识程度及合作程度。

【准备】

1. 护士准备　衣帽整齐、清洁，洗手，戴口罩。

2. 环境准备　环境清洁，符合无菌原则要求。

3. 物品准备　注射盘、注射器（1～2 mL）、注射卡、药物（按医嘱备药）、治疗车、速干手消毒剂、锐器盒、污物桶。

【实施】　皮下注射法操作流程如表14-8所示。

表 14-8　皮下注射法操作流程

工作任务步骤	工作过程要点说明
1.准备药物	●核对床号、姓名，确认患者；核对医嘱，查对注射卡、药物名称、药物质量及有效期后抽吸药液
2.核对，解释	●携用物至患者床旁，再次核对患者及药物，向患者解释操作目的及方法以取得合作
3.消毒皮肤	●选择合适的注射部位，常规消毒皮肤，待干
4.再次核对	●再次进行核对
5.排气，进针	●排尽注射器内空气，调整针尖斜面向上，左手绷紧局部皮肤（过瘦者提起皮肤），右手以平执式持注射器，示指固定针栓，针尖斜面向上，与皮肤成30°～40°角，快速刺入皮下，进针约1/2或2/3（图14-8）
6.检查回血	●右手以示指固定针栓，松开左手抽动活塞
7.均匀推药	●抽吸无回血后，缓慢、均匀推注药液

续表

工作任务步骤	工作过程要点说明
8.按压,拔针	● 注射毕,用干棉签轻压针刺处,快速拔针后按压片刻,再次核对床号、姓名,询问患者需要,嘱患者如有不适时随时告知
9.整理用物	● 协助患者取舒适卧位,整理床单位,回治疗室处理用物
10.观察,记录	● 密切观察患者用药后全身或局部反应。洗手,记录

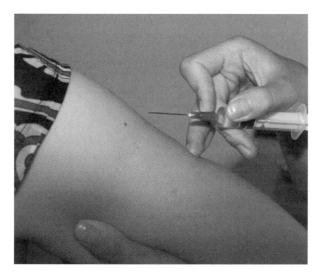

图 14-8　皮下注射

【评价】

(1)患者了解注射目的,有安全感,能够配合。

(2)严格执行无菌操作和查对制度。

(3)操作正确,患者无不良反应。

(4)治疗性沟通有效,达到预期效果。

【注意事项】

(1)经常注射者应每次更换注射部位。

(2)注射少于 1 mL 药液时必须使用 1 mL 注射器,保证药液剂量准确。

(3)针头角度不宜超过 45°,以免刺入肌层。

(4)尽量避免应用刺激性较强的药物做皮下注射。

(三)肌内注射

肌内注射术(intramuscular injection,IM)是将一定量药液注入肌肉组织的技术。人体肌肉组织有丰富的毛细血管网,药液注入肌肉组织后,可通过毛细血管壁进入血液循环,作用于全身,起到治疗作用。由于毛细血管壁是多孔的类脂质膜,药物透过的速度较透过其他生物膜快。

【目的】

(1)用于需在一定时间内产生药效而不能或不宜口服的药物。

(2)药物不能或不宜口服或静脉注射,要求比皮下注射更迅速发生疗效时采用。

(3)注射刺激性较强或药量较大的药物。

【常用部位】　一般选择肌肉较厚,远离大神经、大血管的部位。其中以臀大肌为最常用,其次为臀中肌、臀小肌、股外侧肌及上臂三角肌。

1.臀大肌注射定位法　臀大肌起自髂骨翼外面和骶骨背面,肌纤维束斜向外下,止于髂胫束和股骨的臀肌粗隆。坐骨神经起自骶丛神经,自梨状肌下孔出骨盆至臀部,在臀大肌深部,约在坐骨结节与大转子之间中点处下降至股部。其体表投影:自大转子尖至坐骨结节中点向下至腘窝。臀大肌注射定位方法有2种。

(1)十字法:以臀裂顶点向左或右一侧画一水平线,然后从髂嵴最高点作一垂直平分线,将臀部分为4个象限,选其外上象限并避开内角(从髂后上棘至股骨大转子连线),即为注射区(图14-9)。

(2)连线法:取髂前上棘和尾骨连线的外上三分之一处为注射部位(图14-9)。

2岁以下婴幼儿不宜选用臀大肌注射,因其臀大肌尚未发育好,注射有损伤坐骨神经的危险。

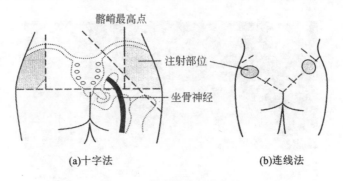

图 14-9　臀大肌注射定位法

2. 臀中肌、臀小肌注射定位法　该处血管、神经较少,且脂肪组织也较薄,故目前使用广泛。其定位方法有2种。

(1)构角法:以示指尖和中指尖分别置于髂前上棘和髂嵴下缘处,这样髂嵴、示指、中指便构成一个三角形区域,此区域即为注射部位(图14-10)。

(2)三指法:髂前上棘外侧三横指处(以患者自体手指宽度为标准)。

3. 上臂三角肌注射定位法　为上臂外侧自肩峰下2~3横指处,此处肌肉分布较臀部少,只能做小剂量注射(图14-11)。

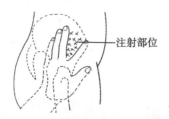

图 14-10　臀中肌、臀小肌注射定位法

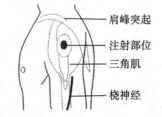

图 14-11　上臂三角肌注射定位法

4. 股外侧肌注射定位法　取大腿中段外侧,膝关节上10 cm,髋关节下10 cm处,约宽7.5 cm。此区大血管、神经干很少通过,部位较广,适用于多次注射者,尤其2岁以下婴幼儿注射(图14-12)。

【评估】

(1)患者病情、意识状态及肢体活动能力。

(2)注射部位的皮肤及肌肉组织的状况。

(3)患者对注射给药的了解、认识程度及合作程度。

【准备】

1. 护士准备　衣帽整齐、清洁,洗手,戴口罩。

2. 环境准备　环境清洁,符合无菌原则要求。

3. 物品准备　注射盘、注射器(2~5 mL)、注射单或注射卡、药物(按医嘱备)、治疗车、速干手消毒剂、锐器盒、污物桶。

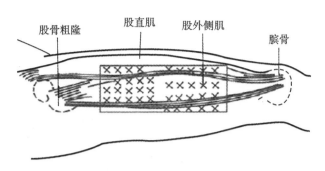

图 14-12　股外侧肌注射定位法

4.患者准备　协助患者取舒适体位,为使臀部肌肉松弛,可取以下各种体位。

1)侧卧位　上腿伸直,下腿弯曲。

2)俯卧位　足尖相对,足跟分开,头偏向一侧。

3)仰卧位　常用于危重患者及不能翻身的患者,采用臀中肌、臀小肌注射比较方便。

4)坐位　座椅要稍高,便于操作。坐位为门诊患者接受注射时常用体位,可供上臂三角肌或臀部肌内注射。

【实施】　肌内注射法操作流程如表 14-9 所示。

表 14-9　肌内注射法操作流程

工作任务步骤	工作过程要点说明
1.准备药物	● 核对床号、姓名,确认患者;核对医嘱,查对注射卡、药物名称、药物质量及有效期后抽吸药液
2.核对,解释	● 携用物至患者床旁,再次核对患者和药物,向患者解释操作目的及方法以取得合作
3.选择部位	● 遮挡患者,协助患者取舒适卧位,选择注射部位且正确定位
4.消毒皮肤	● 常规消毒皮肤,待干
5.再次核对	● 再次进行核对
6.排气,进针	● 排尽注射器内空气,以左手拇指、示指绷开并绷紧局部皮肤,夹一干棉签于无名指和小指之间,右手以执笔式持注射器(图 14-13),以中指固定针栓,针头和皮肤成 90°角,用前臂带动腕部的力量,将针头迅速垂直刺入肌肉,一般刺入 2.5～3 cm(图 14-14)
7.检查回血	● 右手固定针头,松开左手,抽动活塞,观察无回血
8.注射药物	● 确定无回血后缓慢推药,同时观察患者的反应
9.按压,拔针	● 注药完毕,用干棉签轻压进针处,迅速拔针(图 14-15),并按压片刻,再次核对。询问患者需要,嘱患者如有不适随时告知
10.整理用物	● 协助患者取舒适卧位,整理床单位,回治疗室处理用物
11.观察反应	● 密切观察患者用药后全身和局部反应。洗手,记录

【评价】

(1)患者了解注射目的,有安全感,能够配合。

(2)严格执行无菌操作和查对制度。

(3)操作正确,患者无不良反应。

(4)治疗性沟通有效,达到预期效果。

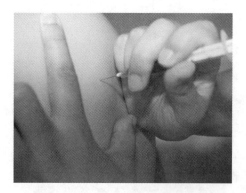
图 14-13 执笔式持注射器

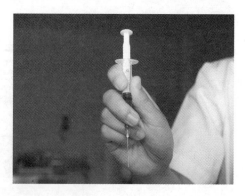
图 14-14 垂直进针

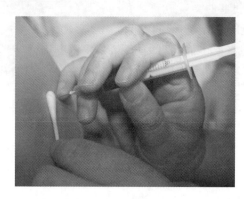
图 14-15 按压,拔针

【注意事项】

(1)切勿把针梗全部刺入,以防针梗从根部折断。

(2)两种药液同时注射时,要注意配伍禁忌;需长期做肌内注射者,注射部位应交替更换,避免硬结的发生。

(3)2 岁以下婴幼儿不宜选用臀大肌注射,因有损伤坐骨神经的危险,幼儿在未能独自走路前,其臀部肌肉发育不好,应选用臀中肌、臀小肌处注射。

(四)静脉注射

静脉注射法(intravenous injection,IV)是自静脉注入无菌药液的技术。

【目的】

(1)药物不宜口服、皮下或肌内注射,需迅速发生药效时。

(2)药物因浓度高、刺激性大、量多而不宜采取其他注射方法。

(3)做诊断、试验检查时,由静脉注入药物,如为肝、肾、胆囊等 X 线摄片。

(4)输液和输血。

(5)用于静脉营养治疗。

【部位】

1. 四肢浅静脉 常用肘部浅静脉(贵要静脉、肘正中静脉、头静脉)以及腕部、手背、足背部浅静脉等(图 14-16)。

2. 小儿头皮静脉 小儿头皮静脉极为丰富,分支甚多,互相沟通交错成网,且静脉浅表易见,不易滑动而易于固定,尤其在冬天选用头皮静脉注射时,患儿不易着凉,故目前患儿多采用头皮静脉穿刺法。常用的头皮静脉有额静脉、颞浅静脉、耳后静脉、枕静脉等(图 14-17),需注意头皮静脉与头皮动脉的鉴别(表 14-10)。

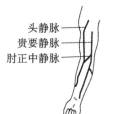 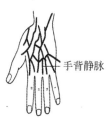 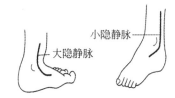

图 14-16 四肢浅静脉

表 14-10 头皮静脉与头皮动脉的鉴别

特　征	头 皮 静 脉	头 皮 动 脉
颜色	微蓝	深红或与皮肤同色
搏动	无	有
管壁	薄,易压瘪	厚,不易压瘪
血液方向	多向心	多离心
血液颜色	暗红	鲜红
注药	阻力小	阻力大,局部血管树枝状突起,颜色苍白,做穿刺时患儿疼痛、尖叫

3. 股静脉 股静脉位于股三角区,在股神经和股动脉内侧(图 14-18)。

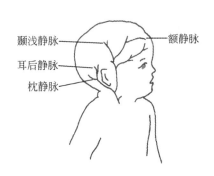

图 14-17 小儿头皮静脉

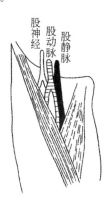

图 14-18 股静脉

【评估】

(1)患者病情及治疗情况。

(2)患者意识状态及肢体活动能力。

(3)患者对静脉注射给药的了解、认识程度及合作程度。

(4)穿刺部位的皮肤状况、静脉显露及血液循环情况。

【准备】

1. 护士准备 衣帽整齐、清洁,洗手,戴口罩。

2. 环境准备 环境清洁,温度适宜,符合无菌原则要求。

3. 物品准备 注射盘、无菌巾包、注射器、注射单或注射卡、药物(按医嘱备药)、注射用小垫枕、输液贴、治疗车、速干手消毒剂、弯盘、止血带、锐器盒、污物桶。

【实施】 静脉注射法操作流程如表 14-11 所示。

表 14-11　静脉注射法操作流程

工作任务步骤	工作过程要点说明
▲四肢静脉注射	
1. 准备药物	●核对医嘱,查对注射单、药物名称、药物质量及有效期后抽吸药液
2. 核对,解释	●携用物至患者床旁,再次核对,向患者解释操作目的及方法以取得合作
3. 选择静脉	●协助患者取舒适卧位,显露注射部位。选择合适静脉,以手指探明静脉方向及深浅,在穿刺部位的肢体下垫注射用小垫枕及一次性治疗巾
4. 消毒皮肤	●在穿刺部位上方(近心端)约 6 cm 处扎紧止血带。常规消毒局部皮肤(直径 5 cm 以上),待干。若为上肢注射,嘱患者握拳
5. 再次核对	●再次进行核对,接头皮针并排尽空气
6. 穿刺静脉	●以左手拇指绷紧静脉下端皮肤,使其固定,右手持针,针尖斜面向上,并与皮肤成 15°～30°角,由静脉上方或侧方刺入皮下(图 14-19),再沿静脉方向潜行刺入静脉,见回血,证明针头已进入静脉,应再顺静脉进针 0.5～1 cm,松开止血带,嘱患者松拳,必要时用输液贴固定针头
7. 推注药物	●缓慢注入药液(图 14-20),必要时试抽回血,同时观察患者反应
8. 拔针,按压	●注射毕,将干棉签放于穿刺点上方,迅速拔出针头,用棉签按压片刻或嘱患者屈肘。再次核对床号、姓名
9. 整理用物	●协助患者取舒适卧位,整理床单位;嘱患者如有不适随时告知。询问患者需要。回治疗室清理用物
10. 观察,记录	●密切观察患者用药后全身或局部反应。洗手,记录注射时间及药物名称、浓度、剂量,以及患者反应等
▲股静脉注射	
1. 准备药物	●核对医嘱,查对注射单、药物名称、药物质量及有效期后抽吸药液
2. 核对,解释	●携用物至患者床旁,再次核对,向患者解释操作目的及方法以取得合作
3. 安置体位	●遮挡患者。助患者取仰卧位,下肢伸直,并略外展外旋,确定注射部位
4. 消毒皮肤	●常规消毒局部皮肤及操作者左手示指和中指(或戴无菌手套),待干
5. 穿刺静脉	●左手于股三角区扪及股动脉最明显的部位或以髂前上棘和耻骨结节连线中点作为股动脉的定位,并用左手示指加以固定,右手持注射器,使针尖与皮肤成 90°或 45°角,在股动脉内侧 0.5 cm 处刺入,抽动活塞或慢慢边抽边上提注射器,见抽出暗红色回血,提示针头已进入股静脉内
6. 推注药液	●右手固定针栓,左手推注药物。根据需要注射药物或采取血液标本。若抽出鲜红色血液,提示刺入股动脉,应立即拔出针头,紧压穿刺处 5～10 min,直到无出血为止
7. 拔针,按压	●注射完毕后或抽血后,迅速拔针,局部用无菌纱布加压止血 3～5 min,然后用敷贴或胶布固定,再次核对
8. 整理用物	●协助患者取舒适体位,整理床单位;嘱患者如有不适随时告知。询问患者需要。回治疗室处理用物
9. 观察记录	●密切观察患者用药后全身或局部反应。洗手,记录注射时间及药物名称、浓度、剂量,以及患者反应等

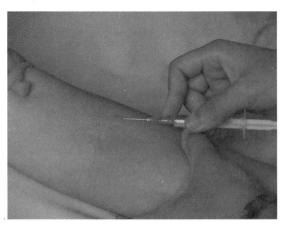

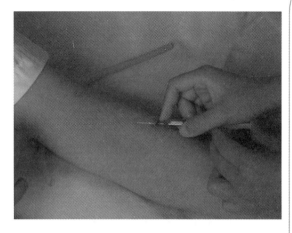

静脉注射
彩图

推注药液
彩图

图 14-19　静脉注射　　　　　　　　图 14-20　推注药液

【评价】

（1）患者了解注射目的，有安全感，能够配合。

（2）严格执行无菌操作和查对制度。

（3）操作正确，患者无不良反应。

（4）治疗性沟通有效，达到预期效果。

【注意事项】

（1）注射时应选择粗、直、弹性好、不易滑动的静脉。如需长期静脉给药者，应由远心端到近心端进行注射。

（2）根据病情及药物性质，掌握注入药液的速度，并随时听取患者的主诉，观察体征及其病情变化。

（3）对组织有强烈刺激的药物，注射前应先做穿刺，注入少量等渗盐水，证实针头确在血管内，再推注药物，以防药液外溢于组织内而发生坏死。

（4）有出血倾向的患者不宜采用股静脉注射。

【不同患者四肢静脉的穿刺要点】

1. 肥胖患者　皮下脂肪多，静脉较深，静脉显露不明显但较固定，摸准血管后再行正面刺入，进针角度应稍大（30°～40°）。

2. 消瘦患者　皮下脂肪少，静脉较滑动，但静脉较明显，穿刺时须固定静脉，正面或侧面刺入。

3. 水肿患者　静脉不明显，可按静脉走行的解剖位置，用手指压迫局部，以暂时驱散皮下水分，显露静脉后迅速穿刺。

4. 脱水患者　静脉萎陷，充盈不良，可做局部热敷、按摩，待血管扩张显露后再穿刺。

5. 老年患者　皮肤松弛，静脉多硬化，脆性增强，血管易滑动，针头不易刺入。可采用手指固定穿刺段静脉上下两端后，在静脉上方直接穿刺。

【静脉注射失败的常见原因】

1. 针头未刺入血管内　刺入过浅，或因静脉滑动，针头未刺入血管，表现为抽吸无回血，推注药液局部隆起、疼痛。

2. 针头（尖）未完全进入血管内　斜面部分在血管内，部分尚在皮下，表现为可抽吸到回血，但推注药液可有局部隆起、疼痛。

3. 针头（尖）刺破对侧血管壁　针头斜面部分在血管内，部分在血管外，表现为抽吸有回血。

4. 针头（尖）穿透对侧血管壁　针头刺入过深，穿透下面的血管壁，表现为抽吸无回血。

第四节 吸入给药

案例14-4

患儿,男,4岁,患支气管肺炎,医嘱予沐舒坦7.5 mL+生理盐水20 mL雾化吸入,每天2次,每次20 min。

问题:

1.作为护士应该如何给患儿做雾化吸入?在吸入过程中应该注意哪些问题?

2.常用的雾化吸入药液有哪些?

【护考提示】吸入给药法的目的、常用药物、操作流程及注意事项。

雾化吸入术(nebulization)是应用雾化装置将水分或药液分散成细小的雾滴后使其以气雾状喷出,经鼻或口由呼吸道吸入的方法。吸入术具有奏效快、用药量小、不良反应较轻的特点,不仅具有湿化呼吸道黏膜、祛痰、解痉、抗炎等呼吸道局部作用,还可通过肺组织的吸收产生全身性疗效。常用的雾化吸入术有超声波雾化吸入术、氧气雾化吸入术和手压式雾化吸入术三种。

一、目的

1.湿化呼吸道 常用于呼吸道湿化不足、气管切开术后等。

2.稀释和松解黏稠的分泌物 常用于痰液黏稠,帮助祛痰。

3.解除支气管痉挛 常用于支气管哮喘、喘息性支气管炎等患者。

4.减轻呼吸道炎症反应,预防和控制呼吸道感染 常用于咽喉炎、支气管炎、支气管扩张、肺炎、肺脓肿、肺结核患者,也可作为胸部手术前后常规治疗手段。

二、常用药物与作用

1.控制呼吸道感染、消除炎症 常用庆大霉素、卡那霉素、丁卡霉素、林可霉素等抗生素。

2.解除支气管痉挛 常用氨茶碱、沙丁胺醇(舒喘灵)等。

3.稀释痰液、帮助祛痰 常用α-糜蛋白酶、沐舒坦等。

4.减轻呼吸道黏膜水肿 常用地塞米松、布地奈德等。

三、常用方法

(一)超声波雾化吸入术

超声波雾化吸入术(ultrasonic nebulization)是应用超声波声能产生的高频振荡将药液变成细微的雾滴,由呼吸道吸入的方法。

超声波雾化吸入器的作用原理:超声波发生器通电后输出的高频电能,通过水槽底部晶体换能器转换为超声波声能;超声波声能震动并透过雾化罐底部的透声膜作用于罐内的药液,破坏药液表面张力而形成细微雾滴,通过螺纹管随着患者的深吸气进入呼吸道而达到治疗作用。

超声波雾化吸入器的作用特点:①雾量大小可以调节;②雾滴小而均匀(直径通常在5 μm以下),药液可随深而慢的吸气到达终末支气管和肺泡;③雾化器电子部分产热,能对雾化液轻度加温,使患者吸入温暖、舒适的气雾。

由于构造的特点,超声波雾化吸入器的清洗消毒较困难,临床使用时应特别注意防止交叉感染。目前临床上已很少使用。

【评估】

(1)患者的病情、意识状况、用药情况。

(2)患者呼吸道畅通情况;有无支气管痉挛、黏膜水肿、痰液黏稠等。

(3)患者自理能力、心理状况、对超声波雾化吸入术的了解及合作程度。

【准备】

1. 护士准备　衣帽整齐、清洁,洗手,戴口罩。

2. 环境准备　环境清洁,温度适宜。

3. 物品准备

(1)超声波雾化吸入器的基本构造(图 14-21):①超声波发生器:通电后输出高频电能,其面板上有电源开关、雾量调节和定时开关旋钮。②水槽与晶体换能器:水槽盛冷蒸馏水,其底部有一晶体换能器接收超声波发生器发生的高频电能,将其转化为超声波声能。③雾化罐与透声膜:雾化罐盛药液,其底部是半透明的透声膜,声能可透过此膜与罐内药液作用,产生雾滴喷出。④螺纹管和口含嘴或面罩。

(2)根据医嘱准备药物。

(3)其他用物:水温计、弯盘、冷蒸馏水、药液、注射器、速干手消毒剂。

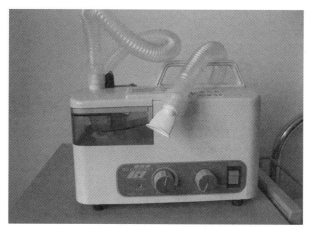

图 14-21　超声波雾化吸入器

超声波雾化
吸入器彩图

【实施】

超声波雾化吸入术操作流程如表 14-12 所示。

表 14-12　超声波雾化吸入术操作流程

工作任务步骤	工作过程要点说明
1.备雾化器	● 连接雾化器各部件,水槽内加入冷蒸馏水约 250 mL(至水位线),浸没雾化罐底部的透声膜
2.准备药物	● 核对后,将药液稀释至 30~50 mL,加入雾化罐内,水槽和雾化罐内切忌加温水或热水,以免损坏晶片,将盖旋紧
3.核对,解释	● 携用物至患者处,核对,向患者解释操作目的,指导使用方法;协助患者取舒适卧位(坐位或侧卧位),颌下铺治疗巾

续表

工作任务步骤	工作过程要点说明
4.调节雾量	● 接通电源,先打开电源开关,预热 3～5 min,调节定时开关(每次治疗时间为 15～20 min),再开雾化开关,根据需要调整雾量
5.协助治疗	● 当气雾喷出时,将口含嘴放入患者口中(或将面罩罩住患者口鼻部),指导患者紧闭口唇做深吸气、鼻呼气
6.观察反应	● 治疗过程中观察患者吸入药液后的反应及装置的情况
7.治毕关机	● 治疗毕,取下口含嘴或面罩;先关雾化开关,再关电源开关,拔下电源线
8.安置患者	● 帮助患者擦净面部,协助患者取舒适体位
9.清理用物	● 分类整理用物,放尽水槽内的水,擦干水槽,将口含嘴(或面罩)、螺纹管、雾化罐清洗后浸泡于消毒液中 1 h,再洗净晾干备用
10.观察,记录	● 观察患者吸入药液后的反应及效果。洗手,记录执行时间和患者反应

【评价】

(1)态度认真、严肃,关心体贴患者。

(2)患者了解治疗的目的,采用正确的方法积极主动配合治疗。

【注意事项】

(1)使用前检查雾化器各部件是否完好,有无松动、脱落等异常情况。水槽和雾化罐内切忌加温水或热水,水槽内无水时不可开机,以免损坏机器。

(2)水槽底部的晶体换能器和雾化罐底部的透声膜薄而脆,易破碎,操作中注意避免损坏。

(3)一般每次定时 15～20 min。

(4)在使用过程中,如发现水槽内水温超过 50 ℃或水过少时,应关机更换或加入冷蒸馏水后再开机使用。

(5)若要连续使用,中间须间隔 30 min。

(二)氧气雾化吸入术

氧气雾化吸入术(oxygen nebulization)是借助氧气的高速气流破坏药液表面张力,使药液形成雾状,随吸气进入呼吸道的方法。

【评估】

(1)患者的病情、意识状况、用药情况。

(2)患者面部及口腔黏膜有无感染、溃疡等,有无支气管痉挛、黏膜水肿、痰液黏稠等。

(3)患者自理能力、心理状况、对氧气雾化吸入术的了解及合作程度。

【准备】

1.护士准备 衣帽整齐、清洁,洗手,戴口罩。

2.环境准备 环境清洁、安静,温度适宜,室内避免火源及易燃物品。

3.物品准备 氧气雾化吸入器(图 14-22)、氧气装置一套、无菌生理盐水、药液(按医嘱备)、治疗卡或治疗单、注射器、弯盘、速干手消毒剂。

【实施】 氧气雾化吸入术操作流程如表 14-13 所示。

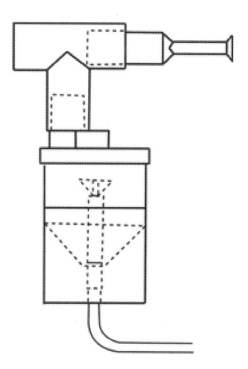

图 14-22　氧气雾化吸入器

表 14-13　氧气雾化吸入术操作流程

工作任务步骤	工作过程要点说明
1.备吸入药	● 备好雾化装置,检查其性能,按医嘱配制药液
2.解释,核对	● 携用物至患者床旁,核对并解释,协助患者取舒适卧位并漱口
3.连接氧气	● 将雾化器的进气口与氧气装置的输出管相连接,调整氧气流量为 6~8 L/min
4.吸入治疗	● 药雾形成后,指导患者手持雾化器,将雾化器的口含嘴放入口中(或将面罩罩住患者口鼻部),紧闭嘴唇,用嘴深而慢吸气,用鼻呼气,如此反复直至药液吸完为止。吸入药液时间为 10~15 min
5.整理用物	● 吸入完毕,取下口含嘴或面罩。关氧气流量开关,再取下雾化器。擦去患者面部雾珠,协助患者取舒适体位
6.观察,记录	● 观察患者吸入药液后的反应及效果。洗手,记录执行时间和患者反应

【评价】

(1)态度认真、严肃,关心体贴患者。

(2)患者了解治疗的目的,采用正确的方法积极主动配合治疗。

【注意事项】

(1)使用前检查氧气雾化吸入器连接是否完好,有无漏气。

(2)如接氧气湿化瓶,则湿化瓶内勿放湿化液,以免液体进入雾化器,使药液稀释而影响疗效。

(3)操作中,注意用氧安全,严禁接触烟火和易燃品。

(4)如果雾化药液中有激素,雾化完毕后做好宣教,嘱患者漱口,面罩雾化患者还要洗脸,以防真菌感染或口腔霉菌感染。

(5)严格执行消毒、查对制度,以防交叉感染。

空气压缩雾化器法

第五节　药物过敏试验

案例14-5

患者,女,35 岁,因扁桃体化脓就诊,医嘱予青霉素 800 万 U＋5％葡萄糖溶液 500 mL 静脉滴注,患者以往没有药物过敏史,护士给患者做青霉素皮试,皮试阴性后遵医嘱输液,5 min 后,患者主诉头晕、胸闷、气急。

问题:

1.青霉素皮试液的浓度是多少?

2.如何判断皮试阴性? 出现哪些症状表明患者皮试阳性?

3.患者青霉素过敏性休克的临床表现有哪些? 一旦发生青霉素过敏性休克,如何抢救?

案例答案

临床上使用的某些药物,常可引起不同程度的过敏反应,甚至发生过敏性休克,危及生命。为了合理使用药物,充分发挥药效,防止过敏反应的发生,在使用某些高致敏药物前,应详细询问用药史、过敏史、家族史,并做药物过敏试验。在做过敏试验的过程中,要求准确配制药液,严格掌握方法,认真观察反应,正确判断结果,且事前做好急救的准备和熟知急救措施。

药物过敏反应(anaphylactic reaction)也称变态反应或超敏反应,属于异常的免疫反应。药物过敏反应的基本原因是抗原抗体的相互作用。药物作为一种抗原,进入机体后,有些个体体内会产生特异性抗体(IgE、IgG、IgM),使 T 淋巴细胞致敏,当再次应用同类药物时,抗原抗体在致敏淋巴细胞上作用,引起过敏反应。药物过敏反应具有以下特点。

1.仅发生于用药人群中的少数　虽然各种药物引起过敏反应的发生率有高有低,但一般发生于用药人群中的少数人,不具有普遍性。

2.很小剂量即可发生过敏反应　一旦患者对药物过敏,即使用很小的剂量也足以引起过敏反应,因此可作为与药物中毒反应相鉴别的重要依据。

3.与正常药理反应或毒性无关　药物过敏反应是在用法、用量都正常的情况下发生的不正常反应,其临床表现与正常药理反应或毒性无关。

4.一般发生于再次用药　药物过敏反应的发生需有致敏阶段,即过敏原的获得来源于过敏发生前的多次药物接触。因此,药物过敏反应通常不发生在首次用药,一般在再次用药后发病。

5.过敏的发生与体质因素有关　药物过敏反应的发生与过敏体质有关,因此是对某些药物"质"的过敏,而不是"量"的中毒。

一、青霉素过敏试验及过敏反应的处理

青霉素是从青霉菌培养液中获取的一种具有抗菌作用的药物,主要用于革兰阳性球菌、革兰阴性球菌和螺旋体感染的治疗,是目前常用的抗生素之一,具有杀菌力强、毒性低的特点,临床应用广泛。但青霉素易致敏反应,人群中有 3％～6％的人对青霉素过敏,而且任何年龄,任何剂型和剂量,任何给药途径,均可发生过敏反应。因此在使用各种青霉素前都应先做过敏试验,试验结果阴性

者方可用药。

（一）青霉素过敏反应的原因

青霉素与所含的高分子聚合体（6-氨基青霉烷酸）及其代谢产物（青霉烯酸、青霉噻唑酸）均为半抗原,进入人体后可与体内蛋白质结合成完全抗原,使机体处于致敏状态。当人体再次接触此半抗原时,即发生过敏反应。

（二）青霉素过敏试验法

【目的】 通过青霉素过敏试验,确定患者是否对青霉素过敏,以作为临床应用青霉素治疗的依据。

【评估】

1.评估患者 ①用药史、过敏史及家族过敏史:如有青霉素过敏史者应停止该项试验。有其他药物过敏史或变态反应疾病史者慎用。②病情、治疗情况、用药情况:如曾使用青霉素,停药3天后再次使用（目前很多省已经规定停药不能超过24 h）;或在使用过程中改用不同生产批号的制剂时,需重做。③心理状态、意识状态,对青霉素过敏试验的认识程度、合作态度。

2.向患者解释 过敏试验的目的、方法、注意事项及配合要点。

【准备】

1.护士准备 衣帽整洁,修剪指甲,洗手,戴口罩。

2.环境准备 注射环境安静、整洁、光线适宜,符合无菌原则要求。

3.物品准备 ①基础治疗盘、1 mL注射器、2～5 mL注射器、$4\frac{1}{2}$～5号针头、6～7号针头,青霉素药液、生理盐水。②抢救用物:0.1%盐酸肾上腺素,急救小车（备常用抢救药物）,氧气,吸引器等。

【实施】

1.试验液的配制 以每毫升含青霉素200～500 U的皮内试验液为标准（表14-14）,注入剂量为20～50 U（0.1 mL）。

表14-14 青霉素皮内试验液的配制（以青霉素钠80万U为例）

青 霉 素 钠	加0.9%氯化钠溶液/mL	青霉素含量/(U/mL)	要点与说明
80万U	4	20万	用5 mL注射器,6～7号针头
取上液0.1 mL	0.9	2万	以下用1 mL注射器,6～7号针头
取上液0.1 mL	0.9	2000	每次配制时均需将溶液摇匀
取上液0.1 mL或0.25 mL	0.9或0.75	200或500	配制完毕换接$4\frac{1}{2}$号针头,妥善放置

注:此时每毫升含青霉素G200～500 U,即为青霉素标准试验液,要现配现用。

2.试验方法 确定患者无青霉素过敏史,于患者前臂掌侧下端皮内注射青霉素皮内试验液0.1 mL（含青霉素20 U或50 U）,20 min后观察、判断并记录试验结果。

3.试验结果判断 如表14-15所示。

表14-15 青霉素皮内试验结果的判断

结 果	局部皮丘反应	全身情况
阴性	无改变,周围无红肿,无红晕	无自觉症状,无不适表现
阳性	皮丘隆起增大,出现红晕,直径大于1 cm,周围有伪足伴局部痒感	可有头晕、心慌、恶心,甚至发生过敏性休克

4.记录结果 如试验结果为阳性,禁用青霉素;并在体温单、病历卡、医嘱单、床头卡、注射卡、门诊卡上用红笔标明"青霉素阳性";同时将结果告知患者及其家属。如对皮试结果有怀疑,应在对侧

前臂皮内注射生理盐水 0.1 mL,20 min 后做对照,确认青霉素皮试结果为阴性方可用药。使用青霉素治疗过程中要继续严密观察反应。

【注意事项与预防】

(1)青霉素过敏试验前详细问患者的用药史、药物过敏史及家族过敏史。

(2)凡初次用药、停药 3 天后再用(多家医院规定停药不能超过 1 天)以及在应用中更换批号时,均须按常规做过敏试验。

(3)皮内试验液必须现用现配,以防止效价降低,发生过敏反应。浓度与剂量必须准确。

(4)严密观察患者:首次注射后须观察 30 min,注意局部和全身反应,倾听患者主诉,并做好急救准备工作。

(5)皮试结果阳性者不可使用青霉素。

(6)不宜空腹进行皮试,因个别患者于空腹时注射药物,会发生眩晕、恶心等反应,易与过敏反应相混淆。

(三)青霉素过敏反应

1. 发生机制 青霉素过敏反应(penicillin anaphylaxis)属Ⅰ型变态反应,特点是反应迅速、强烈,消退亦快。目前对其发生机制的解释是:青霉素本身不具有抗原性,其降解产物青霉噻唑酸和青霉烯酸为半抗原,进入机体后与蛋白质或多肽分子结合而发挥完全抗原的作用,有些个体在此作用下能产生相当量的 IgE 类抗体。IgE 能与肥大细胞和嗜碱性粒细胞结合。当再次接触相同的变应原时,变应原与上述细胞表面的 IgE 特异性地结合,所形成的变应原——IgE 复合物能激活肥大细胞和嗜碱性粒细胞,使之脱颗粒。从排出的颗粒中及细胞内释放出的一系列生物活性介质,如组胺、激肽、白三烯等,引起毛细血管扩张、血管壁通透性增加、平滑肌收缩和腺样体分泌增多。临床上可表现为荨麻疹、哮喘、喉头水肿;严重时可引起窒息、血压下降或过敏性休克。至于初次注射青霉素引起的过敏性休克,则很可能与患者在以往生活中,通过其他方式接触过与青霉素有关的变应原成分有关。

2. 临床表现

1)过敏性休克 青霉素过敏性休克多在注射后 5~20 min,甚至可在数秒内发生,即可发生于皮内试验过程中,也可发生于初次肌内注射或静脉注射时(皮内试验结果阴性);还有极少数患者发生于连续用药过程中。其临床表现主要包括如下几个方面。

(1)呼吸道阻塞症状:喉头水肿,支气管痉挛,肺水肿,引起胸闷、气促、哮喘与呼吸困难,伴濒死感。

(2)循环衰竭症状:周围血管扩张导致有效循环量不足,而表现为面色灰白,出冷汗,发绀,脉搏细弱,血压下降。

(3)中枢神经系统症状:因脑组织缺氧,可表现为面部及四肢麻木,意识丧失,抽搐或大小便失禁等。

2)血清病型反应 一般于用药后 7~12 天发生症状,临床表现和血清病相似,有发热、关节肿痛、皮肤发痒、荨麻疹、全身淋巴结肿大、腹痛等。血清病型反应一般经过良好,只要停用药物,多能自行缓解,必要时可用抗组胺类药。

3)各器官或组织的过敏反应 ①皮肤过敏反应:主要有瘙痒、荨麻疹,严重者发生剥脱性皮炎。②呼吸道过敏反应:可引起哮喘或促发原有的哮喘发作。③消化系统过敏反应:可引起过敏性紫癜,以腹痛和便血为主要症状。

3. 过敏性休克的急救措施 由于青霉素过敏性休克发生迅猛,务必要做好预防及急救准备并在使用过程中密切观察患者反应,一旦出现过敏性休克,应立即采取以下措施组织抢救。

(1)立即停药,协助患者平卧,报告医生,进行抢救。

（2）立即皮下注射 0.1％盐酸肾上腺素 0.5～1 mL，小儿剂量酌减。症状如不缓解，可每隔半小时皮下或静脉注射该药 0.5 mL，直至脱离危险期。如发生心搏骤停，立即行胸外心脏按压术。盐酸肾上腺素是抢救过敏性休克的首选药物，具有收缩血管、增加外周阻力、升高血压、兴奋心肌、增加心排出量以及松弛支气管平滑肌等作用。

（3）维持呼吸：给予氧气吸入，改善缺氧症状。呼吸受抑制时，应立即进行口对口人工呼吸，并肌内注射尼可刹米、洛贝林等呼吸兴奋药。有条件者可插入气管导管，借助人工呼吸机辅助或控制呼吸。喉头水肿导致窒息时，应尽快施行气管切开。

（4）遵医嘱给药：①抗过敏：根据医嘱静脉注射地塞米松 5～10 mg 或将氢化可的松 200～400 mg 加入 5％～10％葡萄糖溶液 500 mL 内静脉滴注；应用抗组胺类药物，如肌内注射盐酸异丙嗪 25～50 mg 或苯海拉明 40 mg。②补充血容量：静脉滴注 10％葡萄糖溶液或平衡液扩充血容量。如血压仍不回升，可按医嘱加入多巴胺或去甲肾上腺素静脉滴注。③纠正酸中毒：如根据病情应用 5％碳酸氢钠溶液或 11.2％乳酸钠溶液。

（5）若发生呼吸、心搏骤停，立即进行复苏抢救。如施行体外按压、气管内插管或人工呼吸等急救措施。

（6）密切观察病情，记录患者生命体征、神志和尿量等病情变化，并做好病情动态记录。

二、头孢菌素类药物过敏试验及过敏反应的处理

（一）过敏反应的原因

头孢菌素是一类高效、低毒、应用广泛的抗生素。因可引起过敏反应，用药前需做皮肤过敏试验。过敏反应的机制与青霉素相似，主要由于抗原与抗体的相互作用而引起。头孢菌素与青霉素两者之间存在部分交叉过敏，对青霉素过敏的患者有 10％～30％对头孢菌素过敏，而对头孢菌素过敏患者绝大多数对青霉素过敏。

（二）皮内试验法

1. 皮内试验液的配制及试验方法

（1）皮内试验液的配制：以每毫升试验液含先锋霉素Ⅵ 0.5 mg 为标准，具体配制方法见表 14-16。

表 14-16　先锋霉素Ⅵ皮内试验液的配制

先锋霉素Ⅵ	加生理盐水/mL	先锋霉素Ⅵ含量/(mg/mL)	要点与说明
0.5 g	2	250	用 2～5 mL 注射器，6～7 号针头
取上液 0.2 mL	0.8	50	换 1 mL 注射器
取上液 0.1 mL	0.9	5	每次配制时均需将溶液摇匀
取上液 0.1 mL	0.9	0.5	配制完毕换接 $4\frac{1}{2}$ 号针头，妥善放置

（2）试验方法：取皮内试验液 0.1 mL（含先锋霉素Ⅵ 0.05 mg），皮内注射，20 min 后观察结果。

2. 其余　同青霉素。

（三）注意事项

（1）凡既往使用头孢菌素类药物发生过敏性休克者，不得再做过敏试验。

（2）皮试阴性者，用药后仍有发生过敏反应的可能性，故在用药期间应密切观察。遇有过敏的情况，应立即停药并通知医生，处理方法同青霉素过敏。

（3）头孢菌素类药物可致交叉过敏，凡使用某一种头孢菌素有过敏现象者，一般不可再使用其他品种。

（4）如患者对青霉素类药物过敏，且病情确实需要使用头孢菌素类药物时，一定要在严密观察下做头孢菌素类药物过敏试验，并做好抗过敏性休克的急救准备。

三、链霉素过敏试验及过敏反应的处理

链霉素主要对革兰阴性菌及结核分枝杆菌有较强的抗菌作用。链霉素本身的毒性作用及所含杂质（链霉素胍和二链霉胺）有释放组胺的作用，可引起中毒反应和过敏反应，故在使用链霉素前，应做皮肤过敏试验。

（一）皮内试验液的配制

以每毫升试验液含链霉素 2500 U 为标准，具体配制方法见表 14-17。

表 14-17　链霉素皮内试验液的配制

链　霉　素	加生理盐水/mL	链霉素含量/(U/mL)	要点与说明
100 万 U	3.5	25 万	用 5 mL 注射器，6～7 号针头
取上液 0.1 mL	0.9	2.5 万	用 5 mL 注射器，6～7 号针头
取上液 0.1 mL	0.9	2500	每次配制时均需将溶液摇匀，配制完毕换接 $4\frac{1}{2}$ 号针头，妥善放置

注：取链霉素 100 万 U，用生理盐水 3.5 mL 溶解后溶液体积为 4 mL，每毫升含链霉素 25 万 U。

（二）试验方法

取链霉素试验液 0.1 mL（250 U）做皮内注射，观察 20 min 后判断结果。

（三）结果判断

同青霉素。

（四）过敏反应的临床表现

同青霉素过敏反应，但较少见，轻者表现为发热、皮疹、荨麻疹；重者表现为过敏性休克。毒性反应有全身麻木、肌肉无力、抽搐、呼吸困难、眩晕、耳鸣、耳聋等。

（五）过敏反应的急救措施

同青霉素过敏。若患者有抽搐，可用 10％葡萄糖酸钙溶液或 5％氯化钙溶液，经静脉缓慢推注，小儿酌情减量。患者若有肌肉无力、呼吸困难，宜用新斯的明皮下注射或静脉注射。

四、破伤风抗毒素过敏试验及脱敏注射法

（一）过敏反应的原因

破伤风抗毒素（TAT）是用破伤风类毒素免疫马血清后经物理化学方法精制而成。能中和患者体液中的破伤风毒素。常在救治破伤风患者时应用，有利于控制病情发展并常用于有破伤风潜在危险的外伤患者，作为被动免疫预防注射。

破伤风抗毒素对人体而言是一种异种蛋白，具有抗原性，注射后也容易出现过敏反应，因此用药前应先做过敏试验。曾用过破伤风抗毒素超过 1 周者，如再使用，还须重做皮内试验。

（二）皮内试验法

1.皮内试验液的配制及试验方法

1）皮内试验液的配制　取 1 支 1 mL 含 1500 U 破伤风抗毒素的药液中的 0.1 mL，加生理盐水

稀释到 1 mL(每毫升含 150 U)即得。

2)试验方法　取破伤风抗毒素皮内试验液 0.1 mL(约含 15 U)做皮内注射,20 min 后观察结果。

2. 皮内试验结果判断

1)阴性　局部皮丘无变化,全身无反应。

2)阳性　局部反应为皮丘红肿、硬结(大于 1.5 cm),红晕超过 4 cm,有时出现伪足、痒感。全身过敏反应、血清病型反应与青霉素过敏反应相同。若试验结果不能肯定时,在另一只手的前臂内侧用生理盐水做对照试验,确定为阴性者,将余液 0.9 mL 做肌内注射。若试验证实为阳性反应,但病情需要,须用脱敏注射法。

3. 阳性患者脱敏注射法　遇 TAT 皮内试验呈阳性反应时,可采用小剂量多次脱敏注射疗法。机制:小量抗原进入体内后,同吸附于肥大细胞或嗜碱性粒细胞上的 IgE 结合,使其逐步释放出少量的组胺等活性物质。而机体本身释放的组胺酶可使组胺分解,不致对机体产生严重损害,临床上可不出现症状。经过多次小量的反复注射后,可使细胞表面的 IgE 抗体大部分甚至全部被结合而消耗,最终可以做到注入全部所需药量而不发生过敏反应。破伤风抗霉素脱敏注射法步骤见表 14-18。

表 14-18　破伤风抗霉素脱敏注射法

次　数	TAT/mL	加入生理盐水/mL	注　射　法
1	0.1	0.9	肌内注射
2	0.2	0.8	肌内注射
3	0.3	0.7	肌内注射
4	余量	加至 1	肌内注射

每隔 20 min 注射一次,每次注射后均须密切观察。在脱敏注射过程中如发现患者有全身反应,如气促、发绀、荨麻疹及过敏性休克时,应立即停止注射,并迅速处理。如反应轻微,待消退后,酌情将剂量减少,注射次数增加,使其顺利注入所需的全量。

4. 其余　同青霉素。

最后如无反应,将剩余的稀释液及安瓿中未稀释的抗毒素全量做肌内注射,每次注射后观察 30 min。

五、普鲁卡因过敏试验

凡首次应用普鲁卡因,或注射普鲁卡因青霉素者均需做过敏试验。

(一)过敏试验方法

取普鲁卡因药液(每支 2 mL,浓度为 2%)0.1 mL,加生理盐水至 0.8 mL 即得皮试液,皮试液浓度为 0.25%。皮内注射 0.25%普鲁卡因溶液 0.1 mL,20 min 后观察试验结果并记录。

(二)结果的阳性判断和过敏反应的处理

同青霉素过敏试验及过敏反应的处理。

六、碘过敏试验

碘造影剂是临床上常用的 X 线造影剂之一,其不良反应多属过敏反应。为了避免发生过敏反应,凡首次用药者应在造影前 1~2 天做过敏试验,结果为阴性时方可做碘造影检查。

(一)试验方法

1. 口服法　口服 5%~10%碘化钾 5 mL,每日 3 次,共 3 日,观察结果。

2. 皮内注射法　取碘造影剂 0.1 mL,皮内注射,20 min 后观察结果。

破伤风抗
毒素(TAT)
最新使用
要求

3.静脉注射法 取碘造影剂 1 mL(30％泛影葡胺 1 mL),于静脉内缓慢注射,5～10 min 后观察结果。在静脉注射造影剂前,必须先行皮内注射术,然后再行静脉注射术,如为阴性,方可进行碘剂造影。

(二)结果判断

1.口服者 出现口麻、头晕、心慌、恶心、呕吐、荨麻疹等症状时,为阳性。

2.皮内注射者 局部有红肿硬块且直径超过 1 cm 时,为阳性。

3.静脉注射者 观察有无全身反应,如有血压、脉搏、呼吸和面色等改变,为阳性。

有少数患者过敏试验阴性,但在注射碘造影剂时发生过敏反应,故造影时仍需备好急救药品。过敏反应的处理同青霉素。

七、密钙息过敏试验

(一)试验方法

取密钙息原液 0.2 mL 加生理盐水至 1 mL,皮试液浓度为 50 U/mL,取 0.1 mL 在患者前臂屈侧皮肤做皮内注射,15 min 后观察结果。

(二)结果的阳性判断和过敏反应的处理

注射部位不超过中度红色为阴性,超过中度红色为阳性。

过敏反应的处理同青霉素。

八、细胞色素C过敏试验

细胞色素 C 是一种辅酶,在生物氧化过程中起着传递电子的作用,改善缺氧时的细胞呼吸,促进物质代谢,临床多用作能量合剂的配方。应用时要警惕过敏反应。为防止过敏反应,在用药前应先做过敏试验。

(一)试验方法

1.皮内试验 取细胞色素 C(每支 2 mL,内含 15 mg)0.1 mL 加生理盐水至 1 mL,配制成每毫升含 0.75 mg 的皮试液。取皮试液 0.1 mL(含细胞色素 C 0.075 mg),做皮内注射,观察 20 min 后,判断试验结果。

2.划痕试验 取细胞色素 C 原液(每毫升含细胞色素 C 7.5 mg)1 滴,滴于前臂内侧皮肤上做划痕(以无菌针头透过药液,划刺皮肤两道,长约 5 mm,其深度以不出血为宜,即划破皮不出血)。观察 20 min 后判断试验结果。

(二)结果的阳性判断和过敏反应的处理

局部发红,直径大于 1 cm,有丘疹者,为阳性。

过敏反应的处理同青霉素。

第六节 其他给药护理

案例14-6

患者,女,17 岁,因严重痛经而入院治疗,医嘱予消炎痛栓止痛治疗。

问题:

案例答案

1.护士应该如何指导患者用药？

2.用药过程中要注意哪些问题？

一、眼、鼻、耳滴药法

滴入术(instillation)是将药液滴入机体的某些体腔黏膜处,以达到局部或全身治疗作用或做某些诊断、检查等的方法。临床常用的方法有滴眼药法、滴耳药法、滴鼻药法。

【目的】　将药液滴入眼、耳、鼻等处,以达到局部或全身的治疗作用,或做某些诊断性检查。

【评估】

(1)患者的病情及治疗情况。

(2)患者对眼、耳、鼻部用药的认识及合作程度。

【准备】

1.护士准备　衣帽整齐、清洁,洗手,戴口罩。

2.环境准备　病室整洁,温度适宜。

3.物品准备　治疗卡(单)、滴管或盛有药液的滴瓶、药液(按医嘱备)、消毒干棉球罐、弯盘、速干手消毒剂。

【实施】　眼、鼻、耳滴药法操作流程如表 14-19 所示。

表 14-19　眼、鼻、耳滴药法操作流程

工作任务步骤	工作过程要点说明
1.准备药物	● 核对医嘱,查对床号、姓名、药物名称、药物质量及有效期
2.核对,解释	● 携用物至患者处,再次核对,向患者解释操作目的,指导具体方法
3.滴入给药	
▲滴眼药术	
1)安置体位	● 协助患者取仰卧位或坐位,头略后仰,可使药液更易滴入,且可减少药液进入泪道
2)滴入眼药	● 用干棉球由内眼角向外眼角拭去眼部分泌物,嘱患者双眼上视,操作者一手取一干棉球置于欲滴入药液侧眼的下眼睑处,并用示指固定上眼睑,拇指将下眼睑轻轻向下牵拉,另一手持滴瓶或滴管,以小指固定于患者前额上,滴瓶口距眼睑 1~2 cm,将 1 滴药液滴入结膜下穹隆中央(图 14-23)
3)涂抹眼膏	● 涂眼药膏者,则将眼药膏挤入下穹隆部约 1 cm,最后以旋转方式将药膏膏体离断;轻提上眼睑,覆盖眼球,并嘱患者闭双眼,转动眼球,以干棉球拭去外溢药液,轻按泪囊区 2~3 min
▲滴鼻药术	
1)安置体位	● 清洁鼻腔,协助患者取合适卧位 ● 仰头位:在患者肩下垫枕,使患者头垂直后仰或头悬垂于床沿,前鼻孔向上 ● 侧头位:嘱患者向患侧卧,肩下垫枕,使头偏向患侧并下垂
2)滴入鼻药	● 操作者一手持一干棉球,轻推鼻尖,暴露鼻腔;另一手持滴瓶,距鼻孔 2 cm 处向鼻孔滴入药液,每侧 2~3 滴(图 14-24),轻捏鼻翼或嘱患者头部略向两侧轻轻摇动,保持原位 3~5 min,然后捏鼻坐起

续表

工作任务步骤	工作过程要点说明
▲滴耳药术	
1)安置体位	● 协助患者侧卧,患耳向上;或坐位,头偏向一侧肩部,使患耳向上
2)滴入耳药	● 用小棉签清洁外耳道;操作者一手持干棉球,向上向后轻提患者耳廓(3岁以下小儿,则向下向后轻牵拉耳垂),使耳道变直;另一手持滴管,手腕固定在患者额头,将药液自外耳孔顺耳后壁缓缓滴入3~5滴,并轻轻提耳廓或在耳屏上加压,使气体排出,药液易流入;将棉球塞入外耳道口(图14-25);嘱患者保持原位3~5 min,用干棉球拭去外流的药液
4.观察,整理	● 观察滴药后患者的情况,整理患者床单位
5.洗手,记录	● 回治疗室整理用物,洗手,脱口罩,必要时做记录

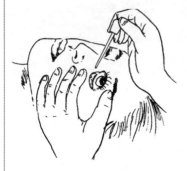
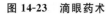

图 14-23 滴眼药术

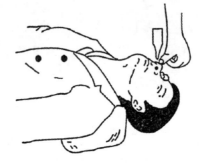

图 14-24 滴鼻药术

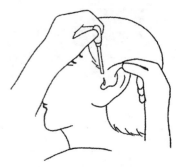

图 14-25 滴耳药术

【注意事项】
(1)动作轻柔、准确。
(2)观察用药后患者的情况。

二、局部涂擦法

局部涂擦法是将药物直接涂于皮肤,起到局部治疗的作用。常用的药物有溶液、软膏、糊剂等多种剂型。

(一)溶液类

在患者患处下方垫塑料布或橡胶单,用持物钳夹取蘸湿药液的棉球,涂抹于患处直至局部皮肤清洁后用干棉球擦干。主要用于急性皮炎伴有大量渗液或脓液的患者。

(二)软膏类

用棉签蘸软膏涂于患处,不宜过厚,一般不需要包扎。若局部有溃疡或大片糜烂,涂药后应包扎。

(三)糊剂类

用棉签将药液直接涂于患处,不宜过厚,以免影响药物吸收;还可将药物涂于无菌纱布上,将无菌纱布贴于受损皮肤处,并包扎固定。主要用于亚急性皮炎,有少量渗液或轻度糜烂的患者。

操作前应了解患者对局部用药处的主观感觉,并有针对性地做好解释工作。注意观察用药后局部皮肤反应,尤其是对小儿和老年患者。动态地评价用药效果,并实施提高用药效果的措施。

三、直肠给药

直肠给药术(suppository)是将药液栓剂塞入直肠内,由直肠黏膜吸收,达到局部或全身治疗的

Note

效果。

【目的】

(1)软化粪便,解除便秘。

(2)解热镇痛。

【评估】

(1)患者的病情及治疗情况。

(2)患者对直肠栓剂插入方法的认识程度及合作程度。

【准备】

1.护士准备　衣帽整齐、清洁,洗手,戴口罩。

2.环境准备　病室整洁,温度适宜。

3.物品准备　直肠栓剂、指套或手套、手纸、弯盘,必要时备屏风。

【实施】　直肠给药法操作流程如表 14-20 所示。

表 14-20　直肠给药法操作流程

工作任务步骤	工作过程要点说明
1.准备药物	● 核对医嘱,查对床号、姓名、药物名称、药物质量及有效期
2.核对,解释	● 携用物至床旁,再次核对,向患者解释操作目的和方法
3.安置体位	● 围起隔帘,协助患者取侧卧位,膝部弯曲,充分暴露肛门
4.插入栓剂	● 戴上手套或指套,嘱患者张口深呼吸,尽量放松;将栓剂插入肛门,并用示指将栓剂沿直肠壁朝脐部方向送入(图 14-26)
5.整理用物	● 取出治疗巾及橡胶单,脱下手套或指套放于弯盘内。整理床单位,回治疗室处理用物
6.观察,记录	● 观察患者用药后全身或局部的反应,必要时记录

【注意事项】

(1)观察用药后效果,若为解除便秘,则需观察是否大便。如为退热,则需测量体温。

(2)如栓剂滑脱出肛门,应重新插入。

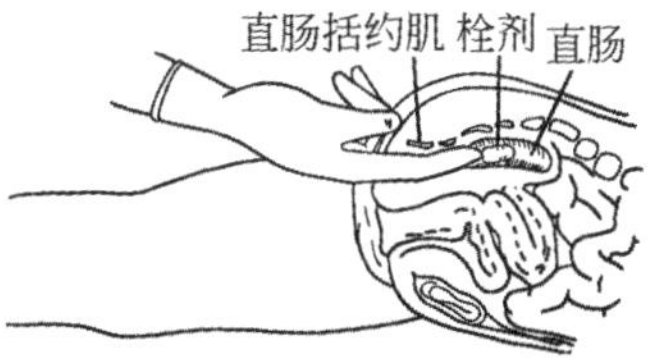

图 14-26　直肠栓剂给药

四、舌下含服

舌下含服是将药物置于舌下,通过舌下口腔黏膜丰富的毛细血管吸收,经颈内静脉到达心脏或其他器官。由于舌下含服术不存在胃肠道吸收时的首过消除,也不存在药物被胃酸或消化酶破坏,因而具有药物吸收迅速、生物利用度高的特点。目前,常用的药物有抗心绞痛药硝酸甘油。

【目的】　药物通过舌下口腔黏膜丰富的毛细血管吸收,发挥药物治疗作用。可避免胃肠刺激、吸收不全和首过消除等作用,并且生效快。

【评估】

(1)患者的病情及用药情况。

(2)对舌下给药的认识及自行用药情况。

【准备】

1.护士准备　衣帽整齐、清洁,洗手,戴口罩。

2.环境准备　环境整洁、安静、明亮。

3.物品准备　目前最常用的舌下含服药为硝酸甘油片剂,舌下含服一般 2～3 min 即可见效。

【实施】 舌下含服给药法操作流程如表 14-21 所示。

表 14-21 舌下含服给药法操作流程

工作任务步骤	工作过程要点说明
1.准备药物	● 核对医嘱,查对药物名称、药物质量及有效期
2.核对,解释	● 携用物至患者处,再次核对,向患者解释操作目的并指导具体方法
3.安置体位	● 协助患者取半坐卧位,这是冠心病患者舌下给药的最佳卧位;半坐卧位时,可使回心血量减少,减轻心脏负担,使心肌供氧相对满足自身需要,从而缓解心绞痛
4.舌下含药	● 嘱患者张口翘舌,将药片置于患者舌下唾液多的部位,待其自然溶解;口腔干燥的患者可先让其饮适量水后再置入药片。不得咀嚼药片
5.观察,记录	● 观察疗效,如不见效,隔 5 min 再含化一片,可连续用 3 次,三片无效,应考虑急性心肌梗死

【注意事项】

(1)多用于心脏疾病患者心绞痛发作时,病情较急,因此,应教会患者自行用药。

(2)告诉患者此类药物不可嚼碎吞下,而需其自然溶解,否则会降低药效。

五、皮下植入给药

皮下植入给药是指将药物与辅料制成的供植入体内的无菌固体制剂(主要为皮下植入剂),植入皮下的给药方法。皮下植入给药一般采用手术切开将药物植入,或用特制的注射器导入,是在动脉介入治疗的基础上发展而来的新型给药途径。植入剂在体内可持续释放药物,经皮下吸收直接进入血液循环起全身作用,能够避开肝脏的首过消除,生物利用度较高。

皮下植入给药所有部件均采用与人体组织生物相容性良好的医用材料制成,其特点如下。

(1)消除因间歇给药和药量不均匀而产生的峰、谷现象,可在特定的作用部位以恒定的速率持续释药,并维持治疗浓度,较小的剂量即可达到疗效。

(2)药物可直接植入并作用于靶点,避免体内其他组织的副作用。

(3)避免一些药物的迅速代谢,延长其体内半衰期。

(4)难以用其他途径给药的药物可通过植入途径给药。

(5)可避免某些剂型给药后引起的不适感、损伤及痛苦,若发现有严重的过敏反应或副作用,可迅速取出。

(夏雅雄)

直通护考
在线答题

第十五章 静脉输液与输血

学习目标

1.掌握:静脉输液和输血的概念、目的;密闭式静脉输液和输血技术;常见的输液和输血反应及防护;输液速度及时间的计算;输液故障的排除。

2.熟悉:常用溶液的种类和作用;输液微粒污染与预防。

3.了解:静脉输液的原理和血液制品的种类。

静脉输液治疗的发展经历了很长的一段过程。1628年,随着血液循环的发现,血液的运输作用得到认识,奠定了静脉输液治疗的基础。1656年,出现了历史上首次注入血液循环的医疗行为,即将药物用羽毛管针头和动物膀胱注入狗的静脉内。1662年,研究者首次将药物注入人体,但因感染,患者未被救活。1832年,英格兰医生托马斯试着把煮沸的盐水注入患者的血管参与血液循环以治疗痢疾,效果明显,成功奠定静脉输液治疗的模式。19世纪后半叶,随着无菌理论与方法的创立、微生物引发感染以及热原的发现,静脉输液有了安全的保障。1940年以前,静脉输液由医生操作,护士只能协助准备静脉输液所需的物品。20世纪40年代以后,第二次世界大战爆发,静脉输液技术迅速发展。由于医生不再有充分的时间完成静脉输液治疗,护理的责任范围得以扩展,护士才被允许进行静脉输液的操作。

通过静脉输液和输血可以有效纠正机体水、电解质紊乱及酸碱平衡失调,维持内环境的稳定,补充血容量,纠正贫血,改善微循环,提高机体抵抗力等,其对于治疗疾病及维持患者生命具有重要作用。静脉输液治疗具有很强的技术性和专业性,因此,临床护士必须熟练掌握与静脉输液和输血相关的理论知识和操作技能。

 案例15-1

患者,男,72岁,因反复头痛半年到医院就诊,诊断为"硬脑膜瘤",入院治疗。完善术前准备,择期行手术切除肿瘤。经检查及化验,患者心、肺、肾功能无异常。术日,医嘱为接台手术。患者生命体征平稳,但感到饥饿,护士接到医嘱:5%葡萄糖溶液500 mL静脉滴注,立即执行。问题:

1.给患者输入葡萄糖溶液的目的是什么?

2.如何调节输液速度?

3.静脉穿刺成功后,有回血,局部组织无异常,打开调节器,发现液体不滴,请找出可能的原因及解决措施。

第一节 静脉输液

一、静脉输液的原理及目的

静脉输液是将一定量的无菌溶液或药物通过静脉输入到体内的治疗方法。

(一)静脉输液的原理

静脉输液是利用大气压和液体静压形成的输液系统内压高于人体静脉压的原理,将无菌溶液或药物输入静脉内,以达到治疗目的的方法。静脉输液应具备的条件:①液体静压:输液瓶必须有一定的高度,形成一定的水柱压,其高度越高,压力越大。②大气压能直接作用于液体:输液瓶内液体与大气相通,或大气压直接作用于输液软袋。③输液管道必须畅通:输液管不扭曲、不堵塞、不受压,确保液体在输液管内流通。

(二)静脉输液的目的

(1)补充水分及电解质,预防和纠正水、电解质紊乱和酸碱平衡失调。如用于腹泻、剧烈呕吐等所引起的脱水及代谢紊乱。

(2)补充营养,供给能量,增加体重,维持正氮平衡,促进组织修复。如用于慢性消耗性疾病、胃肠道吸收障碍及不能经口进食的患者。

(3)增加循环血量,维持有效血压及微循环灌注量。如用于治疗烧伤、大出血、休克。

(4)输入药物,治疗疾病。如输入抗生素控制感染,输入脱水剂降低颅内压。

二、静脉输液常用溶液种类及作用

(一)晶体溶液

晶体的相对分子质量小,在血管内存留的时间短,因此输入晶体溶液对维持细胞内外水分的相对平衡及纠正体内的水、电解质紊乱具有重要作用。同时,晶体溶液黏度低,可快速输入,能达到快速补充血容量的目的。临床常用的晶体溶液如下。

1. 葡萄糖溶液 用于补充水分和热量,减少组织分解及蛋白质消耗,防止酮体产生,同时促进钾离子进入细胞内。临床常用的葡萄糖溶液有5%葡萄糖溶液和10%葡萄糖溶液。这两种浓度的葡萄糖溶液进入人体后会迅速分解,通常起不到提高血浆渗透压和利尿的作用,所以常作为静脉给药的载体和稀释剂。

2. 等渗电解质溶液 用于补充水分和电解质,维持体液和渗透压平衡。体液丢失的同时往往伴有电解质的损失,而血液中钠离子水平与血浆容量密切相关,钠离子缺少时,血浆容量也随之下降。因此,补液时应注意水与电解质的平衡。临床常用的等渗电解质溶液有0.9%氯化钠溶液、复方氯化钠溶液(林格等渗溶液)及5%葡萄糖氯化钠溶液。

3. 碱性溶液 用于纠正酸中毒、维持酸碱平衡。常用的碱性溶液如下。

1)碳酸氢钠溶液 碳酸氢钠进入人体后,可解离为钠离子和碳酸氢根离子,碳酸氢根离子可结合体液中过剩的氢离子生成碳酸。此外,碳酸氢钠还可直接提高血中二氧化碳结合率。其具有补碱迅速且不易加重乳酸血症的优势。碳酸氢钠在中和酸以后生成的碳酸,最终以二氧化碳形式经肺呼出,因此该溶液不宜用于呼吸功能不全的患者。临床常用的碳酸氢钠溶液有5%碳酸氢钠溶液和1.4%碳酸氢钠溶液。

2)乳酸钠溶液 乳酸钠进入人体后,可解离为钠离子和乳酸根离子。钠离子在血中与碳酸氢根离子结合形成碳酸氢钠,乳酸根离子可与氢离子结合生成乳酸,易使乳酸血症加重,所以不宜用于乳酸利用能力相对较差的患者,如休克、肝功能不全、缺氧、右心衰竭患者或新生儿。临床上常用的乳酸钠溶液有 11.2% 乳酸钠溶液和 1.84% 乳酸钠溶液。

4.高渗溶液 用于利尿脱水,可以快速提高血浆渗透压,回收组织水分进入血管,消除水肿,也可以降低颅内压,改善中枢神经系统的功能。临床上常用的高渗溶液有 20% 甘露醇、25% 山梨醇和 25%~50% 葡萄糖溶液。

(二)胶体溶液

胶体的相对分子质量大,在血管内存留时间长,因此输入胶体溶液能有效维持血浆胶体渗透压,增加血容量,改善微循环,提高血压。临床上常用的胶体溶液如下。

1.右旋糖酐溶液 水溶性多糖类高分子聚合物。常用的溶液有中分子右旋糖酐(平均相对分子质量为 75 万左右)和低分子右旋糖酐(平均相对分子质量为 4 万左右)。中分子右旋糖酐主要作用是提高血浆胶体渗透压和扩充血容量;低分子右旋糖酐能降低血液黏稠度,减少红细胞聚集,起到改善微循环,增加组织灌注量及防止血栓形成的作用。

2.代血浆 常用的代血浆有羟乙基淀粉(706 代血浆)和明胶类代血浆。羟乙基淀粉化学结构与低分子右旋糖酐基本相同,扩容效果良好,输入后能显著增加循环血量和心输出量,由于其在体内停留时间较右旋糖酐长,且过敏反应少,急性大出血时可与全血共用。明胶类代血浆是血浆代用品,由各种明胶与电解质组合而成,能有效改善微循环和增加血容量,其具有良好的血液相溶性,大量输入时也不影响机体的凝血机制和纤维蛋白溶解系统,因此安全性比右旋糖酐高。常用的有聚明胶肽和琥珀明胶。

3.血液制品 常用的血液制品有 5% 白蛋白和血浆蛋白等。输入后能提高胶体渗透压,减轻组织水肿;增加循环血容量;补充蛋白质和抗体,促进组织修复和增强机体免疫力。

(三)静脉高营养溶液

高营养溶液主要由氨基酸、脂肪酸、维生素、矿物质、高浓度葡萄糖或右旋糖酐以及水分组成,所以其能提供热量,补充蛋白质,维持正氮平衡,并能补充各种维生素和矿物质。适用于营养摄入不足或不能经消化道供给营养的患者,可采用静脉插管的方法来输注高营养溶液。常用的高营养溶液包括复方氨基酸、脂肪乳等。

附　输液原则

患者体内水、电解质及酸碱平衡紊乱的程度决定着输入溶液的种类和剂量。临床补液一般遵循"先晶后胶、先盐后糖、先快后慢,宁少勿多"的原则。先晶后胶:补充血容量通常先采用晶体溶液,但晶体溶液在血管内停留时间较短,扩容作用短暂,而胶体溶液不易透过血管壁,扩容效果持久,所以待患者情况查明后应尽快补充胶体溶液。先盐后糖:糖溶液进入体内很快被分解代谢,扩容效果不佳,因此先用盐。先快后慢:早期输液速度应快,待病情基本稳定后逐步减慢,一般在开始 4~8 h 内输入补液总量的 1/3~1/2,余量 24~48 h 内补足。一般先初步纠正失液,再在 1~2 天内继续补液,直至完全纠正,注意监测每小时尿量和尿比重,估计补液量是否足够。

当患者需要补钾时,应遵循"四不宜"原则:不宜过早,见尿补钾(一般尿量超过 40 mL/h 或 500 mL/d 方可补钾);不宜过浓(浓度不超过 0.3%);不宜过快(不超过 40 mmol/h);不宜过多(成人不超过 5 g/(kg·d),小儿不超过 0.1~0.3 g/(kg·d))。

三、常用输液部位

静脉输液时,选择合适的输液部位需要考虑两方面的因素。一是患者的因素,如患者的年龄、病情缓急、病程长短、能否配合、体型胖瘦、肢体功能、自理能力、体位及手术部位等;二是输注液体的因素,如液体是否有刺激性、液体浓度高低、有无时间限制、液体量多少等。

1. 周围浅静脉　　主要为上、下肢浅静脉。常用的上肢浅静脉有肘正中静脉、头静脉、贵要静脉及手背静脉网；下肢浅静脉有大隐静脉、小隐静脉及足背静脉网。通常下肢浅静脉不作为静脉输液时的首选部位，因为下肢静脉瓣比较丰富，易形成血栓。

2. 头皮静脉　　常用于小儿的静脉输液，因其分支多，互相沟通，交错成网，且浅表易见，不易滑动，便于固定。常用的头皮静脉包括颞浅静脉、额静脉、耳后静脉及枕静脉。

3. 锁骨下静脉和颈外静脉　　常用于需长期持续输液或需静脉高营养的患者的中心静脉置管。

四、常用静脉输液法

按照输入液体直接能达到的血管位置，将静脉输液法划分为周围静脉输液法和中心静脉输液法。按照输入的液体是否与大气相通，又可将静脉输液法划分为密闭式静脉输液法和开放式静脉输液法。开放式静脉输液法易导致药液污染，临床已很少使用。密闭式静脉输液法是目前临床常用的输液方法。常用的密闭式周围静脉输液法包括头皮针静脉输液法和外周静脉留置针输液法；常用的密闭式中心静脉输液法包括颈外静脉穿刺置管输液法、锁骨下静脉穿刺置管输液法以及经外周中心静脉置管输液法。

1. 头皮针静脉输液法

【目的】　同"静脉输液的目的"。

【评估】

(1)患者的年龄、病情、意识状态、治疗情况、对输液相关知识的了解程度及心理状态。

(2)患者的心肺肾功能、过敏史、穿刺部位皮肤、血管情况及肢体活动度。

(3)患者是否了解输液的目的、方法、注意事项及配合要点，有无排空大小便，卧位是否舒适。

(4)输注药物的性质、作用、副作用等。

【准备】

1)操作者准备　　仪表端庄，着装整洁，剪指甲，洗手，戴口罩。

2)环境准备　　整洁，安静，舒适，安全。

3)用物准备　　医嘱执行单、注射盘用物一套(皮肤消毒剂、无菌棉签、消毒止血带、开瓶器、砂轮、治疗碗、无菌方纱、加药用注射器、胶布、输液敷贴、一次性输液器及头皮针)、手表、小夹板及绷带(视需要而备)、小垫枕、一次性治疗巾、输液卡、输液记录单、液体及药物(按医嘱备)、输液架及网套(输液软袋时不需要)、手消毒液、锐器盒、医疗和生活垃圾桶、输液泵(视需要而备)。

【实施】　头皮针静脉输液法操作流程如表 15-1 所示。

表 15-1　头皮针静脉输液法操作流程

工作任务步骤	工作过程要点说明
1. 核对，检查	● 根据医嘱核对执行单、输液卡，并准备好输液敷贴及所需药物，核对检查药物(药名、浓度、剂量、用法、给药时间、有效期、澄清度、瓶身、瓶底有无裂痕等)，将输液贴贴在瓶上，注意不能遮盖药液标签
2. 去盖，消毒	● 去瓶盖的中心部分，常规消毒瓶塞
3. 准确加药	● 再次核对，取无菌注射器，正确吸取要加入的药物。将药物注入输液瓶内并混匀，再次检查和核对，检查输液瓶内溶液的质量，注明配药时间并签名
4. 插输液管	● 检查输液器的质量(有效期、包装完整性)，无问题后，再次消毒瓶塞，取出输液器插头插入瓶塞，关闭调节器，拧紧管道与头皮针衔接处

续表

工作任务步骤	工作过程要点说明
5. 核对,解释	● 将用物携至床旁,核对床号、姓名、向患者和(或)患者家属解释操作目的、过程及配合方法。再次洗手
6. 首次排气	● 将输液瓶挂在输液架上,倒转茂菲滴管,打开调节开关,当药液平面达茂菲滴管 1/2～2/3 时(图 15-1),迅速转正滴管,使液体缓慢下降,直至将输液管内空气排至头皮针管内,关闭调节器
7. 选择静脉	● 协助患者取舒适体位,将铺有治疗巾的小垫枕放置于穿刺肢体下,选择弹性好、清晰的血管,避开关节和静脉瓣
8. 消毒皮肤	● 在穿刺点上方 6～8 cm 处扎好消毒止血带,注意消毒止血带尾端朝上,常规消毒穿刺部位皮肤,消毒范围大于 5 cm,待干,备输液敷贴
9. 二次核对	● 核对床号、姓名,所用药物名称、浓度、剂量、用法、给药时间
10. 再次排气	● 打开调节器,取下护针帽,再次排气至少量药液滴出,关闭调节器并检查针头及输液管内有无气泡
11. 穿刺,固定	● 嘱患者握拳,按静脉注射法穿刺,进针见回血后再将针头平行送入血管少许,松止血带及调节器,并请患者松拳,待液体滴入通畅且患者无不舒适后,用输液敷贴固定针头(图 15-2),注意覆盖穿刺部位,并将接近针头的管道环绕后再固定,以防牵拉针头。协助穿刺肢体放置舒适位置,必要时用小夹板、绷带固定关节
12. 调节滴速	● 根据病情、年龄、药物性质调节输液速度(通常情况下,成人 40～60 滴/分,儿童 20～40 滴/分)(图 15-3)
13. 再次查对	● 核对床号、姓名,所用药物名称、浓度、剂量、用法、给药时间,防止差错发生
14. 安置卧位	● 取出一次性治疗巾、小垫枕及消毒止血带,协助患者取舒适卧位
15. 交代,整理	● 向患者及其家属说明输液目的及滴速调节的依据,告知输液相关注意事项,注意保护好穿刺部位,如有不适,请及时使用呼叫器。整理床单位,呼叫器放易取处,清理用物,严格按消毒隔离原则处理
16. 洗手,记录	● 洗手,在输液卡上记录输液时间、滴速并签全名
17. 巡视,观察	● 输液过程中加强巡视,观察有无输液故障、患者有无输液反应、输液速度、余液量、穿刺部位局部情况等,询问患者有无不适
18. 更换液体	● 多瓶液体连续输入需更换液体时,核对后常规消毒第二瓶液体瓶塞,从第一瓶中拔出输液管插入第二瓶中,确保输液通畅后,调节滴速并记录
19. 及时拔针	● 确认全部药液输完后,轻揭输液敷贴,关闭调节器,快速拔针,局部按压 3～5 min(至无出血为止),并将头皮针及输液插头剪下放到锐器盒中,输液袋及输液器的剩余部分放至医用垃圾桶中,注意防止针刺伤
20. 交代,整理	● 询问患者的感受,协助取舒适体位,并告知如有不适,请及时使用呼叫器。整理床单位,清理用物
21. 洗手,记录	● 洗手,记录输液结束的时间、输液总量、患者有无异常反应等

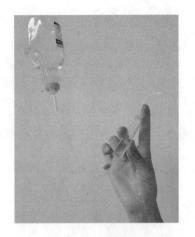

图 15-1 排气

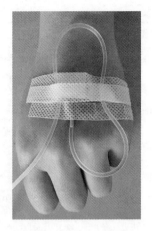

图 15-2 用输液敷贴固定

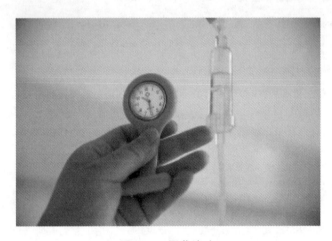

图 15-3 调节滴速

【评价】

(1)正确执行医嘱,严格执行无菌技术操作及查对制度。

(2)操作规范,注射部位选择合理,做到穿刺一次成功。

(3)治疗性沟通有效,患者主动配合,感到安全。

(4)无不良反应发生。

【注意事项】

(1)严格执行无菌技术操作和查对制度,防止发生感染及差错事故。防止交叉感染,做到"一人一巾一带",即每人一块治疗巾、一根止血带。

(2)根据病情需要、治疗原则,按病情缓、急及药物半衰期等合理安排输液顺序,并注意配伍禁忌。

(3)长期输液者,一般从远心端小静脉开始穿刺,注意保护、交替使用静脉。注意特殊人群输液部位的选择:对于血液透析的患者,勿在瘘管或透析的端口进行输液;对于老年人及儿童患者,避开易活动的静脉。

(4)持续输液者每 24 h 更换输液器。

(5)根据患者的年龄、病情、药物的性质正确调节输液速度。对年老体弱患者、婴幼儿、心肺肾功能不全患者以及输注高渗、含钾或升压药液时,输液速度应减慢;对严重脱水、休克、心肺肾功能良好等患者,输液速度可适当加快。

(6)输液过程中应加强巡视,观察有无输液故障、患者有无输液反应及穿刺局部有无肿胀、渗液,并认真听取患者主诉。及时处理输液故障及穿刺局部异常情况,一旦出现输液反应,应立即通知医生,积极配合处理。

(7)做好空气栓塞的预防,输液前确保输液器管道内空气排尽,液体输完后及时更换液体或拔针,加压输液时安排专人守护。

(8)输入强刺激性或高渗等特殊药物时,应确定针头在静脉内再输入。

(9)严禁在输液的肢体侧进行抽血化验或测量血压。

【健康教育】

(1)告知患者药物的性质及作用,注意勿擅自调节输液速度。

(2)告知患者一旦出现不适症状,应及时使用呼叫器。

(3)告知长期输液患者穿刺部位的护理方法,做好心理护理。

2.外周静脉留置针输液法　静脉留置针输液法适用于需长期输液、静脉穿刺困难及危重的患者,可以保护患者静脉,避免因反复穿刺给患者造成的痛苦。临床常用的外周静脉留置针有两种类型:开放式(图 15-4)和密闭式(图 15-5)。密闭式留置针主要由针头和肝素帽两部分组成。针头部为软硅胶管,后接硬塑料回血室,软硅胶管内为不锈钢针芯,针芯尖端突出于软硅胶管;肝素帽前端是硬塑料接头,后端有橡胶帽封闭,帽中有管道可与针头相连并容纳肝素液。使用时将导管和针芯一起穿刺入血管内,当导管全部进入血管后,回撤出针芯,仅将导管留置在血管内。由于组成导管的材料与血管相容性好,柔软无刺激,所以能在血管内保留较长时间。

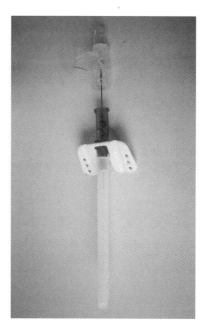

图 15-4　开放式留置针(直型)

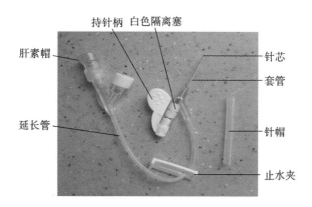

图 15-5　密闭式留置针(Y 形)

【评估】　同头皮针静脉输液法。

【准备】　同头皮针静脉输液法。

另备静脉留置针一套、无菌透明敷贴、封管液(生理盐水或稀释肝素溶液)、无菌手套、肝素帽、正压接头。

【实施】　外周静脉留置针输液法操作流程如表 15-2 所示。

表 15-2　外周静脉留置针输液法操作流程

工作任务步骤	工作过程要点说明
1～6	● 同头皮针静脉输液法步骤 1～步骤 6
7. 查留置针	● 检查留置针和无菌透明敷贴的有效期和包装的完好性,针头斜面有无倒钩,导管边缘是否粗糙
8. 连接,排气	● 戴好手套,取出留置针,连接肝素帽(或正压接头),将输液器针头的针尖刺入肝素帽内(留置针排尽所有空气后把针头全部刺入肝素帽),如使用正压接头,则拔去针头,将输液器连接正压接头,排尽留置针内所有空气,关闭输液器开关
9. 选择静脉	● 同头皮针静脉输液法步骤 7
10. 消毒皮肤	● 在穿刺点上方 8～10 cm 处扎好消毒止血带,常规消毒穿刺部位皮肤,消毒范围大于 8 cm,待干,备无菌透明敷贴
11. 二次核对	● 同头皮针静脉输液法步骤 9
12. 穿刺静脉	● 去除针帽,旋转松动外套管,调整针头斜面,再次排气。嘱患者握拳,穿刺者左手固定静脉,右手持留置针针翼以 15°～30°角在血管上方进针。见回血后,降低穿刺角度,顺静脉走向再将留置针推进少许
13. 送外套管	● 固定留置针,退针芯约 0.5 cm 后,将外套管全部送入静脉。固定 Y 形接口,随即迅速退出针芯
14. 敷贴固定	● 松消毒止血带及调节器,并请患者松拳,待液体滴入通畅后,用无菌透明敷贴固定留置针,妥善固定留置针延长管(注意延长管应高于穿刺部位),注明置管日期、时间,签名(图 15-6)
15. 调节滴速	● 同头皮针静脉输液法步骤 12
16. 再次查对	● 同头皮针静脉输液法步骤 13
17. 安置卧位	● 同头皮针静脉输液法步骤 14
18. 交代,整理	● 向患者及其家属说明输液目的及滴速调节的依据,告知输液相关注意事项,注意保护好穿刺部位及留置针,避免管道脱出,确保穿刺局部清洁和干燥,避免穿刺肢体下垂和负重,如有不适,请及时使用呼叫器。整理床单位,清理用物
19. 洗手,记录	● 同头皮针静脉输液法步骤 16
20. 暂停输液	● 输液完毕,需要封管,确保管道通畅性。将抽有稀释肝素溶液(2～5 mL,每毫升生理盐水含肝素 10～100 U)或生理盐水(5～10 mL)的注射器与头皮针衔接,缓慢推注封管液,边推注边退针,确保正压封管,当封管液推剩至 0.1～0.2 mL 时,用止水夹卡住延长管后拔出头皮针。若使用正压接头,则不需封管(因其能维持正压状态)
21. 再次输液	● 确保置管时间和日期在有效期内、穿刺局部无异常及患者无不适后,在无菌操作下正确连接输液器和留置针
22. 停止置管	● 揭开无菌透明敷贴(和固定的胶布),用无菌棉签或无菌小纱布轻压穿刺点上方,迅速拔除留置针,并按压穿刺点至不出血
23. 交代,整理	● 同头皮针静脉输液法步骤 20
24. 洗手,记录	● 同头皮针静脉输液法步骤 21

【评价】

(1)正确执行留置针输液操作,动作规范、熟练,穿刺成功率高。

(2)患者能积极配合操作,并能正确叙述留置针留置期间的注意事项。

【注意事项】

(1)护士动作要熟练,轻稳,注意保护自己并尽量避免导管口溢血。

(2)经常巡视,观察患者穿刺处静脉有无红、肿、热、痛及静脉硬化,询问患者有无不适,如有异常,应及时拔出导管。检查无菌透明敷贴,若出现卷边或潮湿应及时更换。

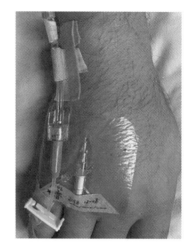

图 15-6　静脉留置针固定法

(3)封管时注意采用正压封管,将封管液充满软管,以防止堵管现象或局部静脉炎的发生。若再次输液发现有堵管,只能回抽,不能强硬冲洗,以免血栓脱落。

(4)尽量避免在穿刺侧测量血压,以免血液回流阻塞针头。避免在下肢静脉穿刺留置针,因为下肢活动度较大且静脉瓣较丰富,易导致血栓形成。

(5)留置针留置时间,严格按照产品说明书执行。一般可留置 3～5 天,最多不超过 7 天。

【健康教育】　告知患者留置针的护理方法,注意保持穿刺局部的清洁干燥及避免牵拉管道,若无菌透明敷贴变松或脱落,请及时叫医务人员更换。同时尽量避免穿刺肢体下垂及负重,不可在穿刺肢体测量血压。若出现不适,请及时告知医务人员。

3.头皮静脉输液法

【评估】　同头皮针静脉输液法。

【准备】　同头皮针静脉输液法。

另备 5 mL 注射器、头皮针、生理盐水、一次性备皮刀。

【实施】　头皮静脉输液法操作流程如表 15-3 所示。

表 15-3　头皮静脉输液法操作流程

工作任务步骤	工作过程要点说明
1～6	●同头皮针静脉输液法步骤 1～步骤 6
7.选择静脉	●协助患儿卧于床上或治疗床上,在头、肩下垫枕,选择静脉,必要时使用备皮刀剃去穿刺部位的头发
8.消毒皮肤	●用 75% 酒精消毒穿刺部位皮肤,消毒范围大于 5 cm,待干,备输液敷贴
9.二次核对	●同头皮针静脉输液法步骤 9
10.抽取,排气	●使用注射器抽取适量生理盐水,连接头皮针,排尽空气
11.穿刺,固定	●左手拇指和示指固定静脉两端皮肤,右手持针柄,在静脉最清晰点后约 0.1 cm 处,沿血管走行向心方向 5°～20°角刺入头皮,调整针头与静脉平行,避免穿破血管,见回血,再进针少许。缓慢推入少量生理盐水,确定推注通畅、穿刺部位无渗出后,固定针头,分离注射器,连接输液器
12～21	●同头皮针静脉输液法步骤 12～步骤 21

【评价】　同头皮针静脉输液法。

【注意事项】

(1)严格执行无菌技术操作及查对制度。

(2)输液前尽量争取患儿配合,不配合的给予适当约束,必要时使用镇静剂。

(3)穿刺中注意头皮动脉与头皮静脉的区别,静脉外观呈微蓝色,无搏动,管壁薄,易被压瘪,较易固定,不易滑动,血液多呈向心方向流动。注意随时观察患儿的面色、呼吸和一般情况。

(4)输液过程中应加强巡视,观察有无输液故障及患儿有无输液反应,局部有无肿胀,针头有无移动、脱出,并认真听取患儿家属主诉。及时处理输液故障,一旦出现输液反应,应立即通知医生,积极配合处理。

【健康教育】 告知家属注意观察患儿情况,保护好穿刺部位,防止针头脱出。

附 密闭式中心静脉输液法

1. 颈外静脉穿刺置管输液法 颈外静脉由下颌角后方垂直下降,越过胸锁乳突肌后缘,于锁骨上方穿过深筋膜,最终汇入锁骨下静脉。颈外静脉是颈部最大的浅静脉,其行径表浅且位置较固定,易于穿刺。

【适应证】

(1)用于需要长期输液而周围静脉不易穿刺的患者。

(2)用于长期静脉内滴注高浓度或强刺激性药物的患者。

(3)用于需要静脉高营养液治疗的患者。

(4)用于周围静脉衰竭而需测中心静脉压的危重患者。

【目的】 除"静脉输液的目的"外,另一个目的是测量中心静脉压。

【穿刺部位】 一般取下颌角与锁骨上缘中点连线的上 1/3 处,颈外静脉外侧缘为穿刺点(图 15-7)。

【评估】 同头皮针静脉输液法,还需评估有无穿刺侧手术、外伤及穿刺置管史等。

【准备】 同头皮针静脉输液法。

另备无菌穿刺包(穿刺针 2 根、硅胶管 2 条、5 mL 和 10 mL 注射器各 1 个、6 号针头 2 枚、平针头 1 个、尖头刀片 1 个、镊子 1 把、无菌纱布 2～4 块、孔巾 1 块、弯盘 1 个)、生理盐水、2% 利多卡因(或 1% 普鲁卡因注射液)、肝素帽、无菌手套、无菌敷贴、0.4% 枸橼酸钠生理盐水或肝素稀释液、手消毒液、锐器盒、医疗和生活垃圾桶。

【实施】 颈外静脉穿刺置管输液法操作流程如表 15-4 所示。

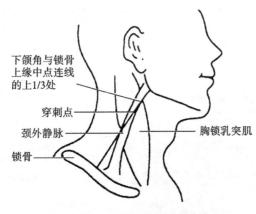

图 15-7 颈外静脉穿刺点

(图中标注:下颌角与锁骨上缘中点连线的上 1/3 处、穿刺点、颈外静脉、锁骨、胸锁乳突肌)

表 15-4 颈外静脉穿刺置管输液法操作流程

工作任务步骤	工作过程要点说明
1～6	● 同头皮针静脉输液法步骤 1～步骤 6
7. 安置体位	● 协助患者取去枕平卧位,头偏向穿刺部位对侧,肩下垫一薄枕,使患者头低肩高,颈部伸展平直,充分暴露穿刺部位
8. 定位,消毒	● 术者站于床头或穿刺部位对侧,常规消毒穿刺部位皮肤
9. 开包,铺巾	● 打开无菌穿刺包,戴无菌手套,铺好孔巾

工作任务步骤	工作过程要点说明
10.局部麻醉	● 助手协助术者用 5 mL 注射器抽取 2%利多卡因对穿刺部位进行局部浸润麻醉;用 10 mL 注射器抽取无菌生理盐水,以平针头连接硅胶管,排尽空气备用
11.穿刺,插管	● 穿刺前先用刀片尖端刺破穿刺部位皮肤,助手按压颈静脉三角处使静脉充盈,术者左手绷紧穿刺部位上方皮肤,右手持针与皮肤成 45°角沿颈外静脉向心方向穿刺进针,进入皮肤后改为 25°角。见回血后,立即抽出穿刺针内芯,用纱布按住针栓孔,持备好的硅胶管送入针孔内 10 cm 左右。插管时由助手一边抽回血,一边缓慢注入生理盐水。当插入过深,较难通过锁骨下静脉与颈外静脉汇合角处时,可改变插管方向,再试通过
12.连接,固定	● 确定硅胶管确实在血管内后,缓慢退出穿刺针。再次抽回血,注入生理盐水,检查导管是否在血管内,确定无误后,移开孔巾,接输液器,输入液体。经皮肤缝扎固定导管,再次消毒穿刺点,覆盖无菌敷贴。硅胶管与输液管接头处用无菌纱布包扎并用胶布固定在颌下
13.调节滴速	● 脱手套,根据患者的年龄、病情及药物性质调节输液速度
14.交代,整理	● 再次查对,协助患者取舒适体位,向患者及其家属说明输液目的及滴速调节的依据,告知输液相关注意事项,注意保护好穿刺部位,如有不适,请及时使用呼叫器。整理床单位,清理用物
15.暂停输液	● 取无菌肝素帽封住导管末端,用 0.4%枸橼酸钠生理盐水或肝素稀释液 2 mL 封管。每天常规消毒穿刺部位并更换敷料
16.再次输液	● 常规消毒肝素帽,确定导管在静脉后,接上输液针头并做好固定
17.拔管,处理	● 去除无菌敷贴,导管末端接上注射器,边抽吸边拔管(可防止残留的小血块和空气进入血管,形成血栓),按压穿刺部位至不出血,再常规消毒穿刺部位并用无菌纱布覆盖
18.整理,记录	● 协助患者取舒适卧位,整理床单位,清理用物,洗手,做好记录

【评价】

(1)操作者动作规范、熟练,符合无菌操作要求及操作流程。

(2)插管顺利,输液通畅,无不良反应发生。

(3)患者能理解操作目的并积极配合操作。

【注意事项】

(1)严格执行无菌技术操作及查对制度,防止感染及差错事故的发生。

(2)正确选择穿刺点:穿刺点位置过高时因近下颌会妨碍操作,过低易造成锁骨下胸膜或肺尖损伤而导致气胸。

(3)插管动作要轻柔,避免盲目插入使硅胶管在血管内打折或导管过硬刺破血管发生意外。

(4)输液过程中要经常巡视,若输液不畅,应检查导管有无弯曲,是否滑出血管外。每次输液前均应确定导管是否在静脉内。

(5)每次输完液体,均应采用正压封管。若导管内发生了凝血,应先用注射器抽出血凝块,再注入药液,或边抽吸边拔管,切忌将血块推入血管,造成栓塞。

(6)更换穿刺部位敷料时,注意观察局部皮肤有无出现红、肿、热、痛等异常表现,一旦出现,应立即进行处理。

【健康教育】　告知患者穿刺部位的护理方法,保持穿刺部位敷料清洁、干燥,固定牢靠,防止脱管的发生;如发现颈外静脉输液部位肿胀、疼痛等不适症状,应及时告知医务人员。

2. 锁骨下静脉穿刺置管输液法　锁骨下静脉是位于颈根部的短静脉干,自第 1 肋骨外缘由腋静脉延续而成,位于锁骨后下方。此静脉粗大,常处于充盈状态,与附近筋膜结合紧密,位置较固定,较易穿刺。同时此静脉距离右心房较近,血量大,当输入大量高浓度或强刺激性的药物时,可以迅速将其稀释,从而减轻药物对血管壁的刺激。

【适应证】

(1)~(4)同颈外静脉穿刺置管输液法。

(5)用于紧急放置心内起搏导管的患者。

【目的】 除"静脉输液的目的"外,其他目的包括测量中心静脉压、紧急放置心内起搏导管。

【穿刺部位】 胸锁乳突肌的外侧缘与锁骨上缘所形成的夹角的平分线上,距顶点 0.5~1 cm 处为穿刺点(图 15-8)。

【评估】 同颈外静脉穿刺置管输液法。

【准备】 同头皮针静脉输液法。另备无菌穿刺包(穿刺针 2 根、硅胶管 2 条、5 mL 注射器 1 个、射管水枪 1 个、平针头 2 个、镊子 1 把、无菌纱布 2 块、孔巾 2 块、弯盘 1 个、结扎线 1 卷)、生理盐水、2%利多卡因(或 1%普鲁卡因注射液)、肝素帽、无菌手套、无菌敷贴、0.4%枸橼酸钠生理盐水或肝素稀释液、1%甲紫、手消毒液、锐器盒、医疗和生活垃圾桶。

【护考提示】
颈外静脉、锁骨下静脉穿刺点。

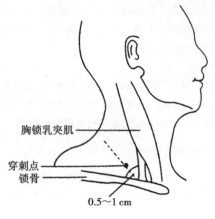

胸锁乳突肌

穿刺点
锁骨

0.5~1 cm

图 15-8 锁骨下静脉穿刺部位

【实施】 锁骨下静脉穿刺置管输液法操作流程如表 15-5 所示。

表 15-5 锁骨下静脉穿刺置管输液法操作流程

工作任务步骤	工作过程要点说明
1~6	●同头皮针静脉输液法步骤 1~步骤 6
7.安置体位	●协助患者取去枕平卧位,头偏向穿刺部位对侧,肩下垫一薄枕,使患者头低肩高,充分暴露穿刺部位
8.定位,消毒	●术者站于床头,选择穿刺点,并用 1%甲紫标记进针点及胸锁关节,常规消毒穿刺部位皮肤
9.开包,铺巾	●打开无菌穿刺包,戴无菌手套,铺好孔巾
10.局部麻醉	●准备好射管水枪及硅胶管,并抽吸 0.4%枸橼酸钠生理盐水,连接穿刺针头。助手协助术者用 5 mL 注射器抽取 2%利多卡因对穿刺部位进行局部浸润麻醉
11.穿刺,射管	●将针头指向胸锁关节,与皮肤成 30°~40°角进针,边进针边抽回血(试穿锁骨下静脉,以探测进针方向、角度和深度),直至穿刺成功。术者持射管水枪,按试穿方向刺入锁骨下静脉,同时抽回血,如抽出暗红色血液,表明进入锁骨下静脉。嘱患者屏气,术者一手按住水枪的圆孔及硅胶管末端,另一手快速推动活塞,硅胶管即随液体进入锁骨下静脉。压住穿刺针顶端,将针退出。待针头退出皮肤后,将硅胶管轻轻从水枪中抽出
12.连接,固定	●将已备好的输液导管连接平针头插入硅胶管内,进行静脉输液。常规消毒后用无菌敷贴覆盖穿刺点并固定硅胶管,在距离穿刺点约 1 cm 处,将硅胶管缝合固定在皮肤上,覆盖无菌纱布并用胶布固定
13~18	●同颈外静脉穿刺置管输液法步骤 13~步骤 18

【评价】 同颈外静脉穿刺置管输液法。

【注意事项】

(1)严格执行无菌技术操作及查对制度,防止感染及差错事故的发生。

(2)正确选择穿刺点:在铺孔巾前标记好穿刺点及穿刺方向,避免因进针方向过度向外偏移而刺破胸膜发生气胸。

(3)射管时,一定要用手压住水枪圆孔处及硅胶管末端,以免硅胶管全部射入体内。另外,射管时推注水枪活塞应迅速,使水枪内压力猛增而射出硅胶管,如果缓慢推注,即使水枪内的液体射完,仍不能射出硅胶管。退针时应先将针尖退出血管,避免硅胶管被吸入。

其余同颈外静脉穿刺置管输液法(4)~(6)。

【健康教育】 告知患者穿刺部位的护理方法,保持穿刺部位敷料清洁、干燥,固定牢靠,防止脱管的发生;置管期间如有呼吸困难、胸闷不适等症状,应及时告知医务人员。

3.经外周中心静脉置管输液法 经外周中心静脉置管(PICC)输液法是指由外周静脉(贵要静脉、肘正中静脉、头静脉)穿刺置管,将导管末端插入至中心静脉(上腔静脉或锁骨下静脉)进行输液的方法。其优点是既能保护患者的外周静脉,防止输注刺激性药物(如化疗药)和高渗性或黏稠性药(如TPN、脂肪乳、白蛋白、血浆等)对静脉造成化学性静脉炎后失去静脉给药途径,又可以减少反复外周静脉直接穿刺的痛苦,同时治疗间歇期可带管回家,不限制臂部的正常活动和日常生活,留置时间长,并发症少,安全方便,维护简便,大大提高了患者生活质量。

【适应证】

(1)用于给予化疗药物等刺激性药物的患者。

(2)用于需补充高营养液体及高渗溶液的患者。

(3)用于需中、长期静脉输液治疗的患者。

(4)用于外周静脉条件差且需静脉用药治疗的患者。

(5)用于放置中心静脉导管风险较高或失败的患者。

【目的】 除"静脉输液的目的"外,其他目的包括测量中心静脉压。

【评估】 同颈外静脉穿刺置管输液法。

【准备】 同头皮针静脉输液法。

另备PICC穿刺套件(PICC导管、延长管、连接器、思乐扣、肝素帽或正压接头)、PICC穿刺包(治疗巾3块、孔巾、止血钳或镊子2把、直剪刀、3 cm×5 cm小纱布3块,6 cm×8 cm纱布5块,大棉球6个、弯盘2个)、无菌手套2副、生理盐水、20 mL注射器、10 cm×12 cm无菌透明敷贴、无菌隔离衣、皮肤消毒液、抗过敏无菌胶布、皮尺、生理盐水或肝素稀释液、手消毒液、锐器盒、医疗和生活垃圾桶。

【实施】 经外周中心静脉置管输液法操作流程如表15-6所示。

表15-6 经外周中心静脉置管输液法操作流程

工作任务步骤	工作过程要点说明
1~6	●同头皮针静脉输液法步骤1~步骤6
7.选择静脉	●常在肘部以贵要静脉、肘正中静脉、头静脉为序选择,首选右侧
8.安置体位	●协助患者取平卧位,穿刺侧手臂外展与躯干成90°角,充分暴露穿刺部位
9.定穿刺点	●常规首选肘窝区肘下两横指处

续表

工作任务步骤	工作过程要点说明
10.测量长度	● 导管置入长度:自预穿刺点沿静脉走向至右胸锁关节,再向下反折至第3肋间,此长度可到达上腔静脉,若将此长度减去2 cm即可到达锁骨下静脉。对肢体不能外展90°角的患者,可从穿刺点量起,沿静脉走向至同侧的肩峰再至右胸锁关节再到对侧胸锁关节。臂围:在肘窝上9 cm处测量双臂臂围并记录,用于监测并发症的发生,如栓塞、渗漏等
11.开包,铺巾	● 打开PICC穿刺包,戴无菌手套,将一块治疗巾铺于穿刺肢体下
12.消毒皮肤	● 先用75%乙醇,待干,再用碘伏,待干,至少分别消毒3遍,且每次消毒方向需与上次相反,注意消毒范围为以穿刺点为中心,直径20 cm,两侧至臂缘,待干
13.扩无菌区	● 更换无菌无粉手套(若手套有粉,应冲洗干净,避免滑石粉进入血管引发静脉炎),铺孔巾及治疗巾,扩大无菌区域,暴露穿刺点,并将PICC穿刺套件及所需无菌用物置于无菌区域中
14.预冲导管	●用注射器抽吸生理盐水20 mL冲洗导管,检查导管是否通畅,再将导管置于生理盐水中
15.穿刺,送管	● 助手系止血带,术者左手绷紧皮肤,右手以15°~30°角进针,见回血后降低穿刺角度,再进针少许,确保插管鞘进入血管。松开止血带,撤出穿刺针芯,左手固定插管鞘,右手将导管插入管鞘,缓慢、匀速推进导管。当导管头部到达肩部时,嘱患者将头向穿刺侧转90°并低头,插入预测长度后,用抽有生理盐水的注射器抽回血,见回血后再用生理盐水冲管。在穿刺点的远端轻压静脉以保持导管的位置,从静脉内撤出插管鞘。将支撑导丝与导管分离,缓缓地撤出支撑导丝
16.修剪导管	● 确认置入长度后,保留体外5 cm导管,同时使用无菌剪以90°角剪断导管,并检查导管断端是否平整
17.接连接器	● 将减压套筒安装到导管上,再将导管连接到连接器翼形部分的金属柄上,注意一定要推进到底,导管不能起褶,直至减压套筒上的沟槽与连接器翼形部分的倒钩对齐锁定
18.冲管,连接	●用注射器抽吸至有回血,再用20 mL生理盐水以脉冲方式冲管,确认通畅后,撤去孔巾,连接肝素帽或正压接头,再连接输液装置
19.固定导管	● 确认导管通畅后,用生理盐水清洁穿刺点周围皮肤并涂上皮肤保护剂。在近穿刺点约0.5 cm处放白色固定护翼,将导管出皮肤处逆血管方向盘绕成流畅的"L"或"U"形,用无菌胶布横向固定连接器翼形部分。在穿刺点处垫以纱布,其上用10 cm×12 cm无菌透明敷贴固定。无菌透明敷贴覆盖到连接器的翼形部分的一半,然后用抗过敏胶布蝶形交叉固定连接器和肝素帽。贴上导管标识,注明导管的种类、规格,置管深度、日期和时间,以及操作者姓名
20.调节滴速	●脱手套,根据患者的年龄、病情及药物性质调节输液速度
21.交代,整理	● 再次查对,协助患者取舒适体位,向患者及其家属说明输液目的及滴速调节的依据,告知输液相关注意事项及留置管道的护理方法,注意保护好穿刺部位,如有不适及时使用呼叫器。整理床单位,清理用物
22.X线确认	● 安排患者做X线摄片定位检查,确认导管末端达到预定位置
23.记录置管	● 在护理病历上记录PICC穿刺静脉名称、日期、导管的种类和规格、末端位置、置管深度、外露长度、操作过程、固定情况及操作者姓名等
24.暂停输液	●用生理盐水或肝素稀释液封管

续表

工作任务步骤	工作过程要点说明
25.再次输液	● 常规消毒肝素帽,接上输液针头并做好固定
26.拔管,处理	● 去除无菌敷贴,沿静脉走向轻柔拔出导管,立即按压穿刺部位至不出血,再用无菌纱布覆盖。拔管后对照穿刺记录以确定有无残留,防止残留导管引发栓塞
27.整理,记录	● 协助患者取舒适卧位,整理床单位,清理用物,洗手,做好记录

【评价】　同颈外静脉穿刺置管输液法。

【注意事项】

(1)穿刺静脉选择顺序依次为贵要静脉、肘正中静脉、头静脉。首选贵要静脉主要是由于其为上臂最粗最直的静脉,静脉瓣少,且当上臂与身体成 90°角时,更容易穿刺,同时由于其在肌肉下穿行,置管后导管不会受肌肉收缩影响。

(2)注意避免导管插入过深而进入右心房,而诱发心律失常、心肌损伤等。

(3)对有出血倾向的患者要进行加压止血。尽量避免在置管侧肢体测量血压。

(4)严禁使用小于 10 mL 注射器冲管或封管,以防压力过大造成导管破损。冲管时应采用脉冲式法。输入黏性较大的液体后,应先用无菌生理盐水 20 mL 冲管,再封管,防止管腔堵塞。

(5)置管术后 24 h 内更换贴膜,并观察局部出血情况,以后酌情每周更换 1~2 次。贴膜被污染、潮湿、脱落时随时更换。更换贴膜时,护士应当严格执行无菌操作技术原则。换药时沿导管方向由下向上揭去透明敷料,以免带出导管及损伤皮肤。

(6)定期测量臂围,确保每次测量必须在同一位置,以确保测量数据的可比性。定期检查导管位置、导管头部定位、流通性能及固定情况。

(7)注意观察穿刺部位及患者有无异常,如出现穿刺侧肢体肿胀或穿刺局部发红、有渗血及患者感到心慌不适或输液后出现寒战、高热等与导管相关感染的症状时,应及时处理。

【健康教育】

(1)告知患者操作目的及操作方法,向患者做好解释工作,使患者放轻松,确保穿刺时静脉处于最佳状态。

(2)告知患者可以从事一般性日常工作、家务劳动、体育锻炼,避免游泳、泡澡。保持穿刺局部清洁干燥,不要擅自撕下贴膜,避免导管受牵拉,避免穿刺侧的手臂过度活动或受压,不可提重物,可做松握拳及屈伸等动作,以促进静脉回流,减轻组织水肿。

(3)告知患者若出现以下情况,请及时到医院寻求帮助:伤口、手臂出现红、肿、热、痛、活动障碍;穿刺点有渗液、分泌物、化脓等;敷料出现污染、潮湿、翘起、脱落等;导管出现漏气、漏水、脱出、折断等;持续高热;输液时疼痛,输液停滴、缓慢等。

五、输液泵的应用

输液泵是通过机械或电子控制输液导管达到控制输液速度的输液装置。常用于需要严格控制输入药液量和输液速度时,如应用升压药物、抗心律失常药物、婴幼儿静脉输液和静脉麻醉等。

1.分类

(1)容积控制型输液泵:准确控制输液剂量,不受溶液的浓度、黏度和导管内径的影响。实际工作中只需在控制面板选择所需输液总量及每小时的速率,输液泵便可按设定的方式工作,并自动进行参数监测。

(2)微量注射泵:用于输注小剂量药液,输注流速平稳、均衡、精确。主要用于儿科治疗以及某些特殊药物如硫酸镁、氨茶碱等的注射。

(3)滴数控制型输液泵:准确控制输液的滴数,从而调整输液量。由于液滴的大小受溶液的黏度、导管内径的影响,故输入量往往不够精确。

2. 应用方法

1)输液泵的使用方法

(1)将输液泵固定在输液架上,接通电源。

(2)将已备好的药液挂于输液架上,按正确方法将输液管内空气排尽。

(3)打开泵门,将输液管放于输液泵管槽中。

(4)打开电源开关,设置输入总量、流量。

(5)按启动键启动输液泵,打开调节器,再次排气。

(6)按静脉输液法建立静脉通道或直接连接患者的静脉通道,观察液体滴入情况。

(7)输液结束,按下"停止"键,关闭电源开关,打开泵门,取出输液管。

2)微量注射泵的使用方法

(1)戴好帽子、口罩,洗手。

(2)按医嘱用 30 mL 或 50 mL 注射器抽取所需药液。

(3)向患者核对、解释应用微量注射泵的原因和注意事项。

(4)放妥微量注射泵,接通电源后打开电源开关。

(5)设定每小时输注的量(mL)。

(6)将注射器与连接管连接好,按常规排气,将注射器置于卡档内。

(7)按常规穿刺静脉后,将头皮针与注射器连接管连接;再次确认输液泵设置无误后,按"开始"键,启动输液,观察微量注射泵运作是否正常。

(8)终止输液时,按"停止"键停止输液。关闭电源开关,取出注射器。

(9)清理用物,记录。

3. 注意事项

(1)输液泵使用过程中,具有一定的压力,快速输注中应注意观察患者穿刺部位,如出现液体渗漏,应及时处理;输注速度缓慢时应注意观察有无回血或导管堵塞的现象,调节阻塞报警灵敏度。

(2)护士应熟知所用输液泵所具有的报警功能,如滴数报警、空气报警、预置液量报警等,并能对输液泵的各种报警做出相应处理。

(3)所用消耗品按要求及时更换。

(4)输液泵只是护理辅助工具,使用中应注意观察,以防止发生故障导致输液速度的变化。

(5)应定期检测输液泵的性能、流量、容量和堵塞压力。

(6)告知患者相关注意事项:避免穿刺肢体剧烈活动,以免牵拉出管道;不能随意搬动泵,如需上卫生间,请按呼叫器叫护士帮忙。若是听到泵报警,请及时按呼叫器叫护士处理。

【护考提示】
输液速度及
时间计算。

六、输液速度及时间的计算

在输液过程中,输液器的点滴系数(滴/毫升)指的是每毫升溶液的滴数。常用的静脉输液器的点滴系数有 10、15、20 三种。

(1)已知输入液体总量与计划所需时间,计算每分钟滴数。

$$每分钟滴数 = \frac{液体总量(mL) \times 点滴系数}{输液时间(min)}$$

例如:某患者需输入液体 600 mL,计划 5 h 输完。所用输液器的点滴系数为 20,求每分钟滴数。

$$每分钟滴数 = \frac{600 \times 20}{60 \times 5} = 40 \text{ 滴}$$

(2)已知输入液体总量与每分钟滴数,计算输液所需时间。

$$输液时间(h)=\frac{液体总量(mL)\times 点滴系数}{每分钟滴数\times 60\ min}$$

例如:某患者需输入液体 1000 mL,每分钟滴数为 50 滴。所用输液器的点滴系数为 15,求输完液体所需时间。

$$输液时间(h)=\frac{1000\times 15}{50\times 60}=5\ h$$

七、输液故障及排除方法

(一)溶液不滴或滴入不畅

1. 针头滑出血管外　液体滴入不畅,注入皮下组织,局部可见肿胀并有疼痛。处理:拔出针头,另选血管重新穿刺。

2. 针头斜面紧贴血管壁　液体滴入不畅,挤压有回血,局部无异常。处理:调整针头位置或适当变换肢体位置,直到点滴通畅。

3. 针头阻塞　液体不滴,挤压无回血,有阻力,局部无特殊表现。处理:更换针头和进针部位,重新穿刺。切忌强行挤压导管或冲洗,以免凝血块进入静脉造成栓塞。

4. 压力过低　液体滴入不畅,挤压有回血,局部无异常。主要是由于大气压和液体静压所形成的输液系统内压低于人体静脉压导致。处理:适当抬高输液瓶(袋)或放低肢体位置;若是输液瓶,确保大气压进入管道通畅。

5. 静脉痉挛　液体滴入不畅,挤压有回血,局部无异常。主要由于穿刺部位暴露在冷的环境中或是输入液体温度过低导致。处理:局部热敷。

(二)茂菲滴管内液面过高

茂菲滴管内液面过高时可将输液瓶(袋)取下,倾斜输液瓶(袋),使插入瓶(袋)内的针头露出液面,滴管内液面会缓缓下降至 1/2～2/3 时,再将输液瓶(袋)挂回输液架上继续输液。若滴管侧壁有调节孔时,也可反折滴管上端的输液管,打开调节孔,滴管内液体会缓缓下降,待液面降至 1/2～2/3时,再关闭调节孔并松开滴管上端的输液管。

(三)茂菲滴管内液面过低

茂菲滴管内液面过低时可反折滴管下端的输液管或者关闭调节器,用手挤压茂菲滴管,待输液瓶内液体流至滴管 1/2～2/3 时,停止挤压,松开滴管下端输液管或者松开调节器即可;若滴管侧壁有调节孔,也可先反折滴管下端的输液管或者关闭调节器,再打开调节孔,待滴管内液面升高至 1/2～2/3 时,关闭调节孔,松开滴管下端输液管或者松开调节器即可。

(四)茂菲滴管内液面自行下降

输液过程中,如果滴管内液面自行下降,应检查整个管道的衔接是否松动,滴管有无漏气或裂隙,必要时应更换输液器。

八、输液反应及护理

案例15-2

患者,男,70 岁。因患支气管哮喘急性发作入院。遵医嘱给予药物治疗后病情缓解。今日输液 2 h 后,患者突发面色苍白,呼吸困难,咳嗽加重,可见血性泡沫样痰。请问患者出现了什么问题?该如何做好预防和处理?

【护考提示】
输液故障及排除方法。

案例答案

Note

【护考提示】
输液反应发
生的原因、临
床表现、预防
及护理。

（一）发热反应

1.原因　主要由于输液所用的药液、器具带有致热物质引起。如输入的药液质量有问题,输液器灭菌不彻底,或是执行输液者未严格遵循无菌技术操作原则等。

2.临床表现　常发生于输液后数分钟至 1 h。患者表现为发冷、寒战和发热。轻者体温在 38 ℃左右,严重者体温可达 40 ℃以上,并伴有头痛、恶心、呕吐、脉速等全身症状。

3.预防与护理

1)预防　执行输液过程中认真检查药液、输液用具质量并严格执行无菌技术操作原则。

2)护理

(1)发热反应轻者,可减慢点滴速度或停止输液,并及时通知医生。继续监测体温,一般停止输液后数小时可自行恢复正常。

(2)发热反应严重者,应立即停止输液,并保留剩余溶液和输液器,必要时送检以查明致热原。予物理降温,严密观察生命体征变化,必要时遵医嘱给予抗过敏药物或激素治疗。

附　患者发生输液发热反应时的应急预案流程图(见图 15-9)

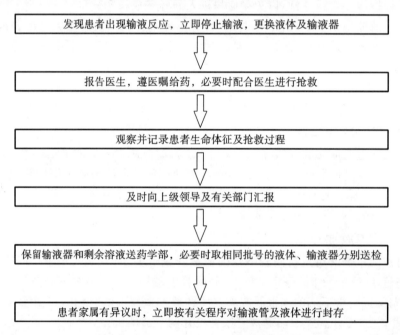

图 15-9　患者发生输液发热反应时的应急预案流程图

（二）循环负荷过重(急性肺水肿)反应

1.原因　输液速度过快,短时间内输入过多液体,使循环血容量急剧增加,导致心脏负荷过重;患者原有心肺功能不全,常见于急性左心功能不全者。

2.临床表现　患者突然出现呼吸困难、胸闷、咳嗽、咳粉红色泡沫样痰,严重时痰液可从口、鼻涌出。听诊肺部布满湿啰音,心率快且节律不齐,即急性肺水肿表现。

3.预防与护理

1)预防　在输液过程中,根据病情调节输液速度和控制输液量,加强巡视。对于老年人、儿童及心肺功能不良的患者更需注意观察。

2)护理

(1)发现患者出现上述表现时,立即停止输液,并迅速通知医生进行紧急处理。

(2)若病情允许,可予患者端坐位,双腿下垂,以减少下肢静脉回流,减轻心脏负荷。必要时可进行四肢轮扎,用橡胶止血带或血压计袖带适当加压四肢,以阻断静脉血流。注意加压过程中,确保动脉血流通畅,且每 5～10 min 轮流放松一个肢体的止血带,待症状缓解后,逐渐解除加压带,以防回心血量瞬间增多。

(3)给予高流量氧气吸入,调节氧流量至 6～8 L/min,以提高肺泡内氧分压,减少毛细血管漏出液的产生,增加氧的弥散,改善低氧血症。同时,湿化瓶内加入 20％～30％乙醇,以降低肺泡内泡沫的表面张力,使泡沫破裂消散,改善气体交换,缓解缺氧症状。

(4)遵医嘱给予镇静、平喘、强心、利尿和扩血管药物,以稳定患者情绪,增加心脏收缩力,扩张外周血管,加速液体排出,减少回心血量,降低心脏负荷。

(5)给予患者心理支持,缓解紧张情绪,积极配合治疗。

附　输液过程中患者出现肺水肿的应急预案流程图(见图 15-10)

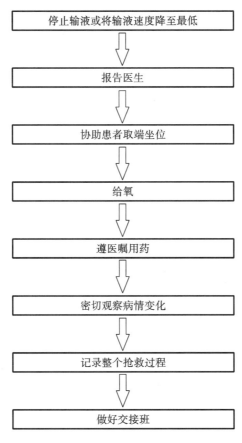

图 15-10　输液过程中患者出现肺水肿的应急预案流程图

(三)静脉炎

1.原因　①长期输注高浓度、强刺激性的药液,或静脉内长期留置刺激性强的管道,引起局部静脉壁发生化学性炎症。②输液过程未严格遵循无菌技术操作原则,导致局部静脉感染。③选择的输液部位血管条件差或反复穿刺同一部位。④过多输液微粒的输入及药液未现配现用等。

2.临床表现　沿静脉走向出现条索状红线,局部组织可出现红、肿、热、痛,有时伴有畏寒、发热等全身症状。

3.预防与护理

1)预防　①输入高浓度、刺激性强的药物时,应充分稀释且减慢输液速度,注意防止药液漏出血管外。②做好留置管道的护理。③选择弹性好、回流通畅、外横径较粗、便于穿刺和观察的输液部位,避免多次穿刺,有计划地更换输液部位,以保护静脉。④严格执行无菌技术操作及加强技术能力,提高穿刺成功率。⑤药物现配现用,避免配好的药物长时间放置,防止药物结晶、沉淀而致静脉炎。⑥尽量减少输液微粒的输入,如避免反复穿刺瓶塞及反复切割安瓿。⑦加强营养摄入,以高蛋白、高热量食物为主,增强机体对血管壁创伤的修复能力和局部炎症的抵抗能力。

2)护理

(1)停止该部位输液,并将患肢抬高、制动。

(2)局部用 50%硫酸镁或 95%乙醇溶液湿敷(早期冷敷、晚期热敷),并加薄膜固定,每日 2 次,每次 20 min;也可用一些中药外敷,如将如意金黄散加醋调成糊状,局部外敷,每日 2 次,可达到清热、止痛、消肿的作用。

(3)超短波或红外线理疗,每天 1 次,每次 15~20 min。

(4)如合并感染,遵医嘱给予抗生素治疗。

附　静脉炎的分级及分类

1.静脉炎的分级

(1)根据美国输液护理学会(INS)所规定的指标,静脉炎分为 4 度。

0 度:无临床症状。

Ⅰ度:局部疼痛、红肿或水肿,静脉无条索状改变,未触及硬结。

Ⅱ度:局部疼痛、红肿或水肿,局部条索状改变,未触及硬结。

Ⅲ度:局部疼痛、红肿或水肿,静脉条索状改变,可触及硬结。

(2)化疗药物所致静脉炎分级。

0 级:无疼痛。

Ⅰ级:局部皮肤发红,轻微疼痛。

Ⅱ级:局部轻度肿胀,灼热,中度疼痛。

Ⅲ级:局部中度肿胀,重度疼痛,水疱形成,直径<1 cm。

Ⅳ级:局部中度或重度肿胀,顽固性疼痛,水疱>1 cm,影响肢体功能。

2.静脉炎的分类

1)机械性静脉炎　主要是血管内的针头或留置针管反复刺激血管壁所致。如穿刺部位固定不牢靠或是太靠近关节处,活动时针头不断地摩擦血管壁而产生炎症反应;或反复多次穿刺同一根血管致静脉损伤,发生静脉炎。

2)化学性静脉炎　主要由药物刺激引起。如药物浓度过高或是本身具有很强的刺激性或是酸碱度过高时,则会损伤血管内膜,致管壁通透性增加,药物渗入皮下间隙。引起静脉毛细血管痉挛,局部供血减少,导致组织缺血缺氧,从而发生静脉炎。

3)细菌性静脉炎　任何违反无菌操作原则的行为或操作环境不合格均可导致细菌入血,最终使局部血管发生炎症。如穿刺部位消毒不到位,导致细菌通过穿刺点进入血管引发炎症。

(四)空气栓塞

1.原因　①输液导管内空气未排尽或导管连接不紧,有漏气。②输完液体未及时更换药液及拔针。③拔出较粗的、近胸腔的深静脉导管后,穿刺点封闭不到位。④加压输液、输血时无人守护。

进入静脉的空气随血流经上、下腔静脉到达右心房,然后进入右心室。若空气量少,则可随着血液被右心室泵入肺动脉,并分散到肺小动脉内,最后经毛细血管吸收,损害较小;若空气量大,空气可阻塞肺动脉入口,使进入右心室的血液(静脉血)不能进入肺内(图 15-11),肺脏血液循环发生障碍,无法进行气体交换,引起机体严重缺氧,可导致立即死亡。

2.临床表现　患者主诉胸部异常不适或胸骨后疼痛,有濒死感,随即出现呼吸困难和严重发绀。

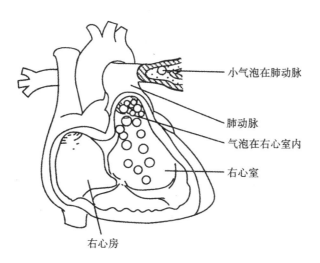

图 15-11　空气在右心室内阻塞肺动脉口

听诊心前区有响亮的、持续的"水泡声"。

3. 预防与护理

1）预防　①输液前认真检查输液器的质量，排尽输液导管内的空气。②输液过程中加强巡视，输液中及时更换输液瓶或添加药物，输液完毕及时拔针。③加压输液时应安排专人在旁守护。④拔出较粗的、近胸腔的深静脉导管后，立即严密封闭穿刺点。

2）护理

（1）一旦出现上述表现，立即让患者取左侧卧位，同时头低足高位。此体位在吸气时可增加胸腔内压力，减少空气进入静脉。同时可使右心室尖部处在高位，有助于气体浮向右心室尖部，从而避免阻塞肺动脉入口（图 15-12）。随着心脏的舒缩，空气被分次以小量混入血液泵入肺动脉内，最后被逐渐吸收。

（2）给予高流量氧气吸入，提高患者的血氧浓度，纠正缺氧状态。

（3）必要时可通过中心静脉导管抽出空气。

（4）严密观察患者病情变化，如有异常，配合医生进行对症处理。

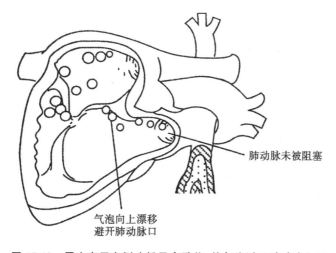

图 15-12　置患者于左侧头低足高卧位，使气泡避开肺动脉入口

339

附 输液过程中患者发生空气栓塞的应急预案流程图(见图 15-13)

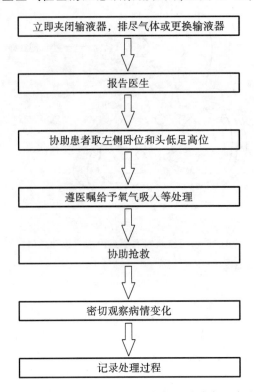

图 15-13 输液过程中患者发生空气栓塞的应急预案流程图

九、输液微粒污染及预防

输液微粒污染指输入的液体中含有非代谢性的颗粒杂质,会对人体产生潜在的或长期的危害。输液微粒直径一般在 $1\sim15\ \mu m$,也有少数较大微粒的直径可达 $50\sim300\ \mu m$。肉眼一般只能见到 $50\ \mu m$ 以上的微粒。临床常见的输液微粒主要有钙、硅、铝、铁和铅等无机盐微粒,纤维素,细菌,真菌芽胞,塑料微粒,橡胶微粒,玻璃屑,以及中草药注射液中存在着的不溶性胶体微粒。

(一)输液微粒的来源

(1)药物、输液器及注射器等生产制作工艺不完善;混入异物与微粒,如水、空气、原材料的污染;工作人员未严格执行生产制度等。

(2)操作过程中产生微粒污染,如切割安瓿、开瓶塞、反复穿刺橡胶塞,使用不洁净的输液器、注射器,操作人员未严格执行无菌技术等。

(3)输液环境不合格,空气中含大量的尘埃、纤维、细菌等。

(4)药物储存不当,如放置时间过长、温度及湿度等不符合要求,导致结晶或沉淀形成。

(5)添加药物产生的微粒污染,如药物溶解不完全、药物之间的相互作用及受 pH 的影响等均会引起新的微粒的产生。

(二)输液微粒污染的危害

输液微粒污染的危害主要取决于微粒的大小、形状、化学性质以及堵塞的血管、血液循环阻断的程度和人体对微粒的反应等。其中最容易受输液微粒损害的部位有肺、脑、肝、肾等。

(1)直接堵塞血管:造成局部组织缺血、缺氧,甚至坏死。

(2)血栓形成、静脉炎或动脉炎:微粒刺激损伤血管内皮,造成血小板黏附,形成血栓,引发静脉炎或动脉炎。

（3）作为抗原：引发过敏反应及血小板减少症。

（4）引发肉芽肿：微粒进入体内，在炎症细胞的包围下形成肉芽肿，可发生在肺、脾、脑、肝、肾等部位。

（5）刺激组织细胞引起炎症或癌变。

（6）其他危害：肺动脉压升高、全身炎症反应综合征、脓毒病综合征、器官衰竭等。

（三）输液微粒污染的预防措施

1.制剂生产过程　严格管理药液、输液器及注射器等医疗用物生产过程中的各个环节，如建立洁净的生产环境，设空气和水源净化装置，去除其中的颗粒与细菌；采用先进技术，选用优质原材料，提高检验技术，确保质量；工作人员要严格遵循制剂生产原则，如穿工作服、工作鞋，戴口罩等。

2.输液操作过程

（1）严格控制药液、器具质量，采用合格的药物、一次性密闭式医用输液（血）器及注射器等。

（2）净化配药室及病室空气，可采用空气净化操作台进行配液或建立静脉药物配制中心，同时可在病室安装空气净化装置，减少病房空气中的微粒，改善输液环境。

（3）严格执行查对制度、配药原则和无菌操作技术。输液前认真检查溶液的质量，如有效期、澄清度、瓶身有无裂痕、瓶塞有无松动等；药液现配现用；配药时避免反复穿刺瓶塞或切割安瓿等。

（4）采用过滤装置，如在通气针头或通气管内放置空气过滤装置，以防空气中的微粒进入。或是采用精密输液器（自身携带过滤装置），以阻断液体中的微粒进入机体。

（5）正确储存、应用药物，注意药物配伍禁忌，避免结晶及沉淀形成。

第二节　静　脉　输　血

案例15-3

患者，男，30岁，因车祸致大出血急诊入院，体检：神志模糊、躁动不安，面色苍白，双下肢开放性骨折、血流不止，体温36 ℃，脉搏120次/分，脉搏弱，血压66/30 mmHg，诊断：出血性休克。医嘱：输血400 mL。问题：

1.给患者输血的目的是什么？

2.护士执行输血前应做好哪些准备？输血应遵循哪些原则？

3.输血过程中患者出现皮肤瘙痒，局部出现荨麻疹。请问患者出现了什么反应？该如何做好预防及处理？

案例答案

静脉输血是将全血或血液成分通过静脉输入体内的方法，是急救和治疗疾病的重要措施之一。

一、静脉输血目的及原则

（一）静脉输血的目的

1.补充血容量　增加有效循环血量及心排出量。常用于急性大出血和休克患者。

2.增加血红蛋白　纠正贫血，提高血红蛋白含量及携氧能力。常用于血液系统疾病引起的严重贫血及某些慢性消耗性疾病患者。

【护考提示】
静脉输血的目的及原则。

Note

3.补充血浆蛋白 维持胶体渗透压,减少组织渗出和水肿,改善营养状况。常用于低血浆蛋白血症患者以及大出血、大手术患者。

4.补充凝血因子和血小板 改善凝血功能,有助于止血。常用于大出血和血友病患者。

5.补充抗体、补体等血液成分 增加机体抵抗力,提高抗感染能力。常用于严重感染及烧伤的患者。

(二)静脉输血的原则

为了保证输血的安全性和提高输血的效果,必须遵守输血原则。

(1)根据患者的病情需要合理应用血液,严格掌握输血适应证。

(2)首选成分血输血,可以节约血源,同时能降低因输血引起的不良反应的发生率。

(3)输血前必须做血型鉴定及交叉配血试验。患者如果需要再次输血,则必须重新做交叉配血试验,以排除机体已产生抗体的情况。

(4)无论是输全血还是成分血,均应选用同型血液输注。但在紧急情况下,如无同型血,可选用O型血输给患者。AB型血的患者除可接受O型血外,还可以接受A型血或B型血,但要求直接交叉配血试验结果必须是阴性。特殊情况下,一次输血量一般不超过400 mL,且要放慢输入速度。

附 血型与交叉配血试验

(一)血型

血型是指红细胞膜上的特异性抗原类型。这些特异性抗原能够引起红细胞的凝集,所以也称凝集原。根据红细胞膜上的抗原类型,人的血型分为若干类型。

1.ABO血型 根据人血液中的红细胞膜是否含有凝集原A和凝集原B,人的血型分为四型(表15-7)。A型血红细胞膜含凝集原A;B型血红细胞膜含凝集原B;同时含凝集原A和凝集原B者为AB型;O型血红细胞膜不含凝集原A和凝集原B。而在人类的血清中有两种抗体(又称为凝集素)分别与凝集原A、凝集原B相对抗,称为抗A和抗B,A型血的血清中含抗B,B型血的血清中含抗A,AB型血的血清中不含凝集素,O型血的血清中既有抗A又有抗B。故在输血前,一定要做血型鉴定和交叉配血试验,以免红细胞表面的抗原和血清中的抗体发生抗原抗体反应而造成溶血。

表15-7 血型分型依据

血 型	红细胞膜上的抗原(凝集原)	血清中抗体
A型	A	抗B
B型	B	抗A
AB型	A和B	无
O型	无	抗A和抗B

2.Rh血型 人类红细胞除含有A、B抗原外,还有C、c、D、d、E、e六种抗原,称为Rh抗原。这六种抗原属于遗传性抗原,其中D抗原的抗原性最强,医学上将红细胞膜上含D抗原者称为Rh阳性血,不含D抗原者称为Rh阴性血。Rh阴性血比较罕见,是非常稀有的血液种类,所以又被称为"熊猫血"。当Rh阳性血输入Rh阴性者体内,Rh阴性者体内就会产生抗Rh抗原的免疫性抗体,可引起抗原抗体反应,造成红细胞凝集和溶血。通常第一次输入Rh阳性血不会引起Rh阴性者产生明显的溶血反应,因为抗Rh抗体一般于输血后2~4个月才达到高峰。当再次输入时就会引起抗原抗体反应,导致机体发生溶血。Rh系统的抗体主要是IgG,因其分子量小,可通过胎盘进入到胎儿的血液,使胎儿发生红细胞溶血反应,因此Rh阴性的母亲第一次妊娠且怀的是Rh阳性胎儿时,产生的抗Rh抗体会在第二次妊娠时,造成Rh阳性的新生儿发生溶血性疾病。所以对于首次怀Rh阳性胎儿的Rh阴性的母亲,必须在分娩后72 h内注射抗Rh的γ蛋白,以免其对Rh抗原产生永久性

的活动性免疫。

(二)血型鉴定和交叉配血试验

为了确保输血的安全,献血者和受血者之间必须做血型鉴定和交叉配血试验。

1.血型鉴定　血型鉴定主要是鉴定 A、B、O、AB 血型和 Rh 血型。其方法是采用已知的抗体血清来检查红细胞表面的抗原,从而确定血型。ABO 血型鉴定:若被检血液在抗 A 血清中发生凝集,而在抗 B 血清中不发生凝集,说明被检血液为 A 型;若被检血液在抗 B 血清中发生凝集,而在抗 A 血清中不发生凝集,说明被检血液为 B 型;若被检血液在抗 A 血清和抗 B 血清中均凝集,说明被检血液为 AB 型;若被检血液在抗 A 血清和抗 B 血清中均不凝集,说明被检血液为 O 型。Rh 血型鉴定:若被检血液在抗 D 血清中发生凝集,说明被检血液为 Rh 阳性;若被检血液在抗 D 血清中不发生凝集则为 Rh 阴性。

2.交叉配血试验　交叉配血试验主要检测受血者和供血者之间的红细胞和血清有无抗原抗体反应,即将受血者血清和供血者红细胞进行配合试验(称为直接交叉配血试验),再将供血者血清和受血者红细胞进行配合试验(称为间接交叉配血试验),观察有无凝集现象,必须两种试验均无凝集(交叉配血试验阴性),方可进行输血。

二、血液制品种类

(一)全血

全血是指采集后未做任何加工处理,只加入适量抗凝剂而保存备用的血液。分为新鲜血和库存血。

1.新鲜血　在 2～6 ℃保存 5 天内的酸性枸橼酸盐葡萄糖(ACD)全血或保存 10 天内的枸橼酸盐葡萄糖(CPD)全血。新鲜血基本上保留了血液的各种成分,可以补充各种血细胞、血浆、凝血因子和血小板等,主要适用于血液病患者。

2.库存血　在 2～6 ℃保存 2～3 周的全血。库存血含有血液的各种成分,但其中的有效成分会随保存时间的延长而发生变化。其中,白细胞、血小板和凝血因子等成分破坏较多。随着保存时间延长,葡萄糖不断分解,乳酸水平增高,pH 值逐渐下降。同时,细胞逐渐被破坏,细胞内钾离子外溢,血浆钾离子浓度逐渐升高。所以当大量输入库存血时,要警惕酸中毒和高钾血症的发生。库存血适用于各种原因引起的大出血。

(二)成分血

成分血是指根据血液成分比重不同的特点,运用血液分离技术,将全血分离后加工而成的各种血液制品。成分输血的优势在于一血多用,节约血源,针对性强,效能高,副作用少,是目前临床常用的输血类型。

1.红细胞

1)浓缩红细胞　新鲜血经离心或沉淀去除血浆后余下的部分,2～6 ℃保存。适用于血容量正常的贫血、一氧化碳中毒等患者。

2)洗涤红细胞　红细胞经等渗盐水洗涤数次后,再加入适量等渗盐水制成。由于含抗体物质少,适用于免疫性溶血性贫血患者及器官移植术后患者。

3)去白细胞浓缩红细胞　全血或红细胞经去白细胞过滤器后所得的红细胞。适用于因白细胞抗体造成输血发热反应和原因不明的发热反应等患者。

4)红细胞悬液　去除血浆后的红细胞加入等量红细胞保养液制成。适用于战地急救及中小手术者。

2.血浆　全血分离后的液体部分,不含血细胞,主要成分为血浆蛋白,无凝集原,为患者输入时无需做交叉配血试验,主要用于补充血容量、蛋白质及凝血因子。

1)新鲜冰冻血浆　全血于采集6～8 h内离心分离出血浆后,－18 ℃以下保存,有效期1年。适用于血容量不足和血浆蛋白水平较低的患者。使用前须在37 ℃水浴中融化,并于24 h内输入,以免纤维蛋白原析出。

2)冰冻血浆　保存超过1年的新鲜冰冻血浆继续保存,或新鲜冰冻血浆分离出冷沉淀层,或超过保质期5天以内的全血分离出血浆后保存在－18 ℃以下的环境下,有效期4年,称为冰冻血浆。

3.白细胞浓缩悬液　新鲜血经离心后,白膜层即为白细胞,4 ℃保存,48 h内有效。适用于粒细胞缺乏伴严重感染的患者。

4.血小板浓缩悬液　20～24 ℃保存,24 h内有效。适用于血小板缺乏和功能障碍性出血的患者。

(三)其他血液制品

1.白蛋白制剂　从血浆中提纯得到,用于提高机体血浆蛋白水平及胶体渗透压。2～6 ℃保存,有效期5年。临床上常用的白蛋白浓度为20%～25%。适用于低蛋白血症患者。

2.各种凝血制剂　用于各种凝血因子缺乏的患者。

3.免疫球蛋白制剂　用于免疫抗体缺乏的患者。

【护考提示】
各种血液制品的种类及作用。

三、静脉输血方法

临床常用的静脉输血方法有直接静脉输血法和间接静脉输血法,均为密闭式输血法。直接静脉输血法是将供血者的血液抽出后立即输入患者体内的方法,常适用于无库存血而患者又急需输血时。间接输血法是按静脉输液技术将已存的血液输入患者体内的方法。

(一)输血前的准备

1.知情同意　输血前,医生须向患者或家属说明输血可能会引起的不良反应及某些经血传播的疾病。确认患者或家属理解并同意接受输血,并在"输血治疗同意书"签字后方可使用输血治疗。

2.备血　抽取静脉血标本2 mL,与填写完整的输血申请单及配血单送血库做血型鉴定和交叉配血试验。注意勿同时采取两个人的血标本,以免发生混淆。

3.取血　根据输血医嘱,凭取血单到血库取血,和血库人员共同做好查对。查对病室/门急诊、住院号、床号、姓名、性别、年龄、血型、交叉配血试验结果、血液种类和剂量、血袋号、血的有效期、血的质量、血袋是否完好。核对完毕,在取血单上签名后方可取血。

血液取出后,注意勿剧烈振荡,以免红细胞破坏而引起溶血。勿在血液制品中加入任何药物,以免血液变质。若为库存血,勿加温,以免血浆蛋白凝固变性而引起不良反应,可在室温下放置15～20 min后再输入。

4.输血前　输血前需与另一名护士再次进行查对,确保无误后方可进行输血。

(二)静脉输血法

【目的】　同"静脉输血的目的"。

【评估】

(1)患者的年龄、病情、意识状态、治疗情况、对输血相关知识的了解程度及心理状态。

(2)患者的血型、输血史及过敏史(作为输血时查对及用药的参考)。

(3)患者的生命体征及穿刺部位皮肤、血管情况,根据病情、输血量、年龄选择静脉,一般采用四肢浅静脉,急需输血时采用肘部静脉。

(4)患者是否了解输血的目的、方法、注意事项及配合要点,有无排空大小便,卧位是否舒适。

【准备】

1.操作者准备　仪表端庄,着装整洁,剪指甲,洗手,戴口罩。

2.环境准备　整洁,安静,舒适,安全。

3.用物准备

(1)间接静脉输血法:同密闭式静脉输液法用物,仅把一次性输液器换成一次性输血器。一次性输血器的装置与输液器的装置不同,其在滴管内添加有滤网(可滤去大的细胞碎屑和纤维蛋白等微粒),且静脉穿刺针头大小均为9号。

(2)直接静脉输血法:同静脉注射法用物,另备50 mL注射器及针头数个,3.8%枸橼酸钠溶液,血压计袖带。

(3)生理盐水、血液制品、一次性手套。

【实施】　静脉输血操作流程如表15-8所示。

表 15-8　静脉输血操作流程

工作任务步骤	工作过程要点说明
间接静脉输血法	
1.核对,解释	● 将用物及病历、输血交叉配血报告单、血袋携至床旁,核对床号、姓名、住院号、血型,向患者和(或)患者家属解释操作目的、过程及配合方法
2.双人查对	● 与另一护士一起再次查对病室/门急诊、住院号、床号、姓名、性别、年龄、血型、交叉配血试验结果、血液种类和剂量、血袋号、血的有效期、血的质量、血袋是否完好
3.消毒,穿刺	● 按静脉输液技术进行穿刺,穿刺成功后,先输入生理盐水,待滴注通畅无误后,准备输血
4.摇匀血液	● 手腕旋转,轻轻摇匀血液,避免剧烈振荡
5.消毒,连接	● 戴手套,打开血袋上的接口,消毒,将输血器针头从生理盐水瓶上拔下,插入血袋接口,将血袋挂于输液架上
6.调节滴速	● 开始滴速宜慢,不超过20滴/分,观察15 min左右,无不良反应后再根据病情及年龄调节滴速(一般成人40~60分/滴,儿童酌减)
7.再次查对	● 防止差错发生
8.安置卧位	● 协助患者取舒适卧位
9.交代,整理	● 向患者及其家属说明输血目的及滴速调节的依据,告知输血相关注意事项,注意保护好穿刺部位,如有不适及时使用呼叫器。整理床单位,清理用物
10.洗手,记录	● 洗手,在输血卡上记录输血的时间、种类、滴速、患者的生命体征、全身及局部情况,并签全名
11.巡视,观察	● 输血过程中严密巡视,观察患者有无输血反应,必要时监测生命体征、穿刺部位局部情况,询问患者有无不适
12.续血,处理	● 连续输入不同供血者的血液时,前一袋血输完后,用生理盐水冲洗输血器,再接下一袋血继续输入,避免两袋血之间发生反应
13.输血结束	● 输血结束后,继续输入少量生理盐水,待输血管内的血液全部输入体内后拔针
14.交代,整理	● 询问患者的感受,协助取舒适体位,并告知如有不适及时使用呼叫器。整理床单位,清理用物,注意血袋保留24 h,以备患者发生输血反应时查找原因
15.洗手,记录	● 洗手,记录输血的时间、种类、血量、血型、血袋号,患者的生命体征和输血反应等
直接静脉输血法	
1.核对,解释	● 核对患者和供血者的姓名、血型、交叉配血试验的结果。同时解释操作的目的、过程及配合方法

续表

工作任务步骤	工作过程要点说明
2. 准备卧位	● 请供血者和患者卧于相邻的两张床,分别露出一侧手臂
3. 备抗凝剂	● 用注射器抽取一定量的抗凝剂,一般 50 mL 血中需加入 3.8% 枸橼酸钠溶液 5 mL
4. 再次核对	● 防止差错发生
5. 充气加压	● 将血压计袖带缠于供血者的上臂并充气,使静脉充盈,压力维持在 13.3 kPa(100 mmHg)左右
6. 消毒,穿刺	● 一般选择肘正中静脉进行消毒、穿刺
7. 抽、输血液	● 三人协作:第一名护士从供血者静脉内抽出血液,第二名护士传递,第三名护士将血液推注至患者静脉内。注意抽血及输血速度不可过快,并随时观察供血者及患者有无异常
8. 连续输血	● 可更换注射器而不需拔出针头,在抽血间期放松袖带,并用手指压住穿刺点前端静脉,避开针尖
9. 拔针,按压	● 输血结束后拔出针头,用无菌纱布块按压穿刺点至不出血
10. 交代,整理	● 询问患者的感受,协助取舒适体位,并告知如有不适及时使用呼叫器。整理床单位,清理用物
11. 洗手,记录	● 洗手,记录输血时间、血量、血型、生命体征和输血反应

【评价】

(1)正确执行医嘱,严格执行无菌技术操作及查对制度。

(2)操作规范熟练,输血通畅,安全输血。

(3)沟通有效,患者主动配合,感到安全。

(4)无不良反应发生。

【注意事项】

(1)严格执行无菌技术操作及查对制度。输血前必须经两名护士核对需查对的项目,确保无误后方可输入。

(2)认真检查库存血质量,血液有无变色、混浊,有无血凝块、气泡和其他异常物质。正常库存血:肉眼观主要分两层,上层为淡黄色、半透明的血浆,下层为均匀、暗红色的红细胞,上下层界限清楚,无血凝块或异物。如血浆变红或混浊或有泡沫,红细胞呈暗紫色,两者界限不清或有较明显血凝块等,说明血液可能变质或有细菌污染,切勿输入。同时注意检查血袋封口有无松动、破损和渗漏,标签是否清晰或有无脱落。

(3)血液内不得加入其他药物,如钙剂、酸性或碱性药物、高渗或低渗溶液,以防止血液变质。

(4)严格掌握输血速度,开始 15 min 速度应慢,不超过 20 滴/分,比较严重的输血反应多发生在输血的前 15 min,这段时间减慢速度可以减轻输血反应。如无反应,可根据病情需要调节滴速,一般成人 40～60 滴/分,为年老、体弱、严重贫血、心力衰竭的患者输血时应谨慎,输血量应酌情减少,速度宜慢。

(5)输血前后及输两袋血之间,均需输入生理盐水,以确保血液完全进入血管及避免两袋血之间发生反应。

(6)大量出血需要加压快速输血时,要求护士在旁守护,以防空气栓塞。

(7)输血过程中应加强巡视,密切观察患者生命体征及有无输血反应,并认真听取患者主诉,一且出现输血反应,应立即通知医生,积极配合处理。

(8)血液应在从血库领出后30 min内输入,1个单位的全血或成分血应在4 h内输完。

(9)与患者核对时,遇有神志不清者或幼儿需仔细反复核对,必要时也可请家属协助。手术室护士还必须与术前清醒患者核对血型。

(10)输注成分血时应注意以下事项。

①由于大多数成分血存活期短,为保证效果,成分血必须在24 h内输完(从采血开始计时),红细胞除外。当患者同时需要补充全血和成分血时,应先输成分血,后输全血,以保证成分血新鲜输入。

②除血浆和白蛋白制剂外,其他各种成分血输入前均须进行交叉配血试验。

③成分血输入前应遵医嘱给予抗过敏药物,以降低过敏反应的发生率。

④成分血(每袋25 mL)、红细胞制品(每袋100 mL)除外,几分钟即可输完,所以输血过程中护士应严密监护,不能擅自离开患者。

【健康教育】

(1)告知患者勿擅自调节输血速度,并向患者说明调节的依据。

(2)向患者说明输血的目的及输血反应的症状,并告知一旦出现不适症状,应及时告知医务人员。

(3)向患者介绍有关血型的知识以及做血型鉴定及交叉配血试验的意义。

附　案例分析

护士认真查对避免输血事故一例

患者,女,45岁。宫颈癌术后需静脉输入血小板悬液。护士根据医嘱抽取血标本,核对输血申请单后送往血库,技师行血型交叉配血试验。值班医生取血,并与血库技师共同查对无误后领取血小板悬液。护士在输血前按照常规查对输血申请单和血袋均为B型,同时询问患者既往输血史,患者自诉为A型血。护士立即报告医生,通知血库技师再次进行交叉配血试验,确认该患者血型为A型。

该案例提示输血前对患者的评估,询问患者的血型,做好核对,是避免输血差错非常重要的一个环节。同时不能忽略最初的查对,即血库技师对患者血型鉴定结果应进行再次查对。因此,医务人员应该从开出医嘱时开始,环环把关,严格执行查对制度,以确保各项操作准确无误。

四、输血反应及护理

(一)发热反应

1.原因

1)输入致热原　主要由于未遵循无菌技术操作原则导致血液、输血用具等被致热原污染。

2)多次输血　引发受血者血液产生白细胞和血小板抗体,当再次输血时引起抗原抗体反应而致热。

2.症状　可发生在输血过程中或输血后1~2 h,患者出现疲劳、发冷、寒战,严重者可出现高热,体温达到41 ℃,同时伴有皮肤潮红、头痛、恶心、呕吐等全身症状,血压一般无变化。轻者症状持续1~2 h,体温可逐渐减退。

3.预防与护理

1)预防　严格执行输血常规和无菌操作,使用质量合格的血液和输血用具。

2)护理

(1)反应轻者减慢输血速度,并继续监测生命体征,症状一般可自行缓解。

(2)严重者应立即停止输血,并通知医生,注意保留输血器、剩余血液,必要时送检。严密监测生

【护考提示】
静脉输血操作技术、输血前准备、注意事项及健康教育。

347

命体征,给予对症处理。寒战者给予保暖,高热者给予物理降温,并遵医嘱给予抗过敏和解热镇痛药,如异丙嗪、糖皮质激素等。

(3)对于多次输血且多次发生原因不明发热反应的患者,如为轻度发热反应又因病情需要继续输血时,应重新更换血液制品(如洗涤红细胞)予以输注,但输注的速度宜慢,且须严密观察生命体征和伴随症状,若出现发热、寒战并伴有干咳、呼吸困难等肺部症状,可能是白细胞抗体引起的输血反应,必要时在输血前做好人类白细胞抗原交叉配型。对于发热时间较长者,可选用阿司匹林、扑热息痛等退热药帮助退热。

(二)过敏反应

1. 原因

(1)患者为过敏体质,易被致敏。患者机体易把输入血液中的异体蛋白质当成抗原而引发过敏反应。

(2)输入血液中含有致敏物质,可由供血者在采血前进食过可致敏的食物和服用过可致敏的药物引起。

(3)患者曾多次接受输血,体内产生了过敏性抗体。

(4)供血中含有的变态反应性抗体可与患者体内的相应抗原发生作用,引发过敏反应。

2. 症状　过敏反应常发生于输血后期或即将输血结束时,程度轻重不一。

(1)轻度反应表现为皮肤瘙痒、局部或全身荨麻疹。

(2)中度反应可出现焦虑不适、咳嗽、呼吸困难、腹部绞痛、呕吐、腹泻及血管神经性水肿,多见于颜面部,可见眼睑、口唇高度水肿。

(3)重度反应可发生过敏性休克。

3. 预防与护理

1)预防

(1)做好供血者的筛查和管理,如排除有过敏史的供血者,要求供血者在采血前 4 h 内勿吃高蛋白和高脂肪食物等。

(2)对有过敏史的患者,遵医嘱输血前给予抗过敏药物。

2)护理

(1)轻度反应者,减慢输血速度,遵医嘱给予苯海拉明、地塞米松等抗过敏药物治疗。

(2)中、重度反应者,应立即停止输血,保持静脉通路通畅,通知医生,严密监测生命体征,遵医嘱予对症处理。如给予 1∶1000 盐酸肾上腺素 0.5~1 mL 皮下注射和抗过敏药物治疗,呼吸困难者予以吸氧,喉头水肿严重者予以气管切开,休克者予以抗休克治疗等。

(三)溶血反应

溶血反应是供血者或受血者的红细胞发生异常破坏或溶解而引发机体产生的一系列临床表现,常在输入 10~15 mL 血后发生,是最严重的输血反应。根据发病急缓可分为急性溶血反应和迟发性溶血反应。

1. 急性溶血反应

1)原因

(1)输入异型血:受血者与供血者血型不相容而造成血管内溶血,如 ABO 血型不符。

(2)输入变质血:供血在输入前已经被破坏溶解,如贮存过久,保存温度过高,曾剧烈振荡,被加入药物或细菌污染等。

2)症状

(1)第一阶段:红细胞凝集成团,阻塞部分小血管。患者出现四肢麻木,头部胀痛,面色潮红,胸闷,恶心呕吐,腰背部剧痛等反应。

(2)第二阶段:凝集的红细胞发生溶解,释放大量血红蛋白进入血浆,患者出现黄疸和血红蛋白尿(酱油尿),同时伴有寒战、发热、呼吸急促、发绀和血压下降等。

(3)第三阶段:大量血红蛋白进入肾小管,遇到酸性物质变成结晶,阻塞肾小管;同时抗原和抗体相互作用,导致肾小管内皮缺血、缺氧,肾小管阻塞加重,引发急性肾功能衰竭。患者出现少尿或无尿、高钾血症等,重者可死亡。

3)预防与护理

(1)预防:①严格执行查对制度和血液保存制度。②做好血型鉴定和交叉配血试验。

(2)护理:①立即停止输血并通知医生。②给予患者氧气吸入,保持静脉通道通畅,遵医嘱用药。③将余血及患者的血标本、尿标本送检,查找原因。④保护肾脏:行双侧腰部封闭,并用热水袋热敷肾区,以缓解肾血管痉挛;同时碱化尿液,静脉注射碳酸氢钠,减少血红蛋白结晶的形成,以减轻肾小管的阻塞,从而保护肾脏。⑤做好病情观察,严密监测生命体征及出入液量,若出现急性肾功能衰竭或休克症状,行透析及抗休克治疗。⑥给予患者心理支持,以稳定患者情绪。

2. 迟发性溶血反应　迟发性溶血反应主要由 Rh 血型不符引起,通常为血管外溶血。在临床 Rh 系统血型反应中,大多数是由 D 抗原与机体内的抗体相互作用引发免疫反应所致。Rh 因子不合所引起的溶血反应较少见,且发生缓慢,一般在输血后一周或更长时间出现,多数情况下患者症状较轻,表现为原因不明的发热、黄疸、血红蛋白下降以及血胆红素升高等。为预防此反应的发生,在输血前应严格做好免疫学检查,进行 RhD 抗原鉴定。出现此类反应时,轻者主要采取对症处理,重者按急性溶血反应处理。

(四)与大量输血有关的反应

大量输血一般指 24 h 内输入血量相当于或大于患者的总血容量。

1. 循环负荷过重　其原因、临床表现和护理同静脉输液反应。

2. 出血倾向

1)原因　输入的大量库存血中缺乏血小板和凝血因子,同时带入过多的枸橼酸钠,引发凝血功能障碍。

2)症状　皮肤、黏膜出现淤点或淤斑,伤口渗血等,严重者可出现血尿。

3)预防与护理

(1)严密观察生命体征,注意皮肤、黏膜有无出血症状。

(2)遵医嘱每输入库存血 3～5 个单位时,补充输入 1 个单位的新鲜血,或补充凝血因子及血小板。

3. 枸橼酸钠中毒反应

1)原因　过多的枸橼酸钠进入体内,未能完全被氧化和排出,与血中的游离钙结合,导致血钙浓度下降。

2)症状　患者出现手足抽搐,颜面部麻木,血压下降,心率缓慢甚至发生心搏骤停等症状。心电图出现 Q-T 间期延长,T 波低平。

3)预防与护理　每输入库存血 1000 mL,静脉注射 10% 葡萄糖酸钙溶液 10 mL,以防血钙过低。

(五)其他

如感染通过血液传播的疾病(如艾滋病、乙型肝炎和梅毒等),发生空气栓塞、细菌污染反应、体温过低及输血相关移植物抗宿主病等。通过严格把握采血、贮血和输血过程的各个环节,可以有效预防上述反应的发生。

附 自体输血

自体输血是将患者体内血液或者手术过程中患者的自体失血,经洗涤加工后在患者需要时再输回患者本人体内的输血方法。自体输血不需做血型鉴定和交叉配血试验,不会产生免疫反应,避免了输血反应的发生,同时扩大了血源,解决了稀有血型患者的输血困难,又避免了血源性疾病的传播,是最安全的输血方法。自体输血在临床主要有三种形式。

1. 预存式自体输血 在预定输血期前分次采集患者本人的血液,并加以保存,待患者需要时再回输给本人的方法。预存式自体输血适用于身体一般情况良好,需择期手术的患者。一般于术前1个月开始采集,每次采血量不超过自身血容量的 10%,两次采血间隔时间不少于3天,每周采血不超过1次,术前3天完成血液采集,有助于机体应对因采血引起的失血,及时恢复血浆蛋白水平。注意采血前后为患者补充铁剂、维生素C及叶酸等,有细菌性感染的患者不能进行自体输血。

2. 回收式自体输血 使用血液回收装置,将患者创伤后体腔内积血、术中失血或术后引流血液回收,经抗凝、过滤、洗涤等处理后再回输给患者的方法。回收式自体输血适用于大手术或突发的体腔内大出血的患者,如大的心血管手术、器官移植、宫外孕破裂及脾破裂等。注意有下列情况时禁止回收自体输血:血液流出血管外超过6h;流出的血液可能被细菌、粪便、羊水或消毒液污染;流出的血液中可能会有癌细胞;流出的血液严重溶血。

3. 急性等容血液稀释 于手术日麻醉后手术中主要出血步骤开始前采集患者的血液,同时静脉输入与采血量等量的晶体或胶体溶液,以维持血容量正常的血液稀释的情况下施行手术,可最大限度地减少术中红细胞的丢失。一般于手术结束前或术后将采集的血液回输给患者。急性等容血液稀释适用于全身情况良好、估计术中有大量失血、无缺血性心脏病、无严重脱水和贫血的择期手术患者。注意有下列情况的患者不宜进行血液稀释:低蛋白血症;凝血机制障碍;静脉输液通路不畅;不具备监护条件;血红蛋白低于 100 g/L。

(刘春英)

直通护考
在线答题

第十六章　标本采集

🏥 学习目标

1. 掌握：标本采集的原则；采集各种标本的方法及注意事项。
2. 熟悉：采集各种标本的目的。
3. 了解：标本采集的意义。

第一节　标本采集的意义和原则

一、标本采集的意义

标本检验在一定程度上反映出机体正常的生理现象和病理改变，对明确疾病诊断、病情观察、推测病程进展、制订治疗方案等均有重要意义。医生在对患者进行临床诊断和治疗的过程中，往往需要对患者的血液、体液、分泌物、排泄物及组织细胞等标本进行检验，以获得反映机体功能状态、病理变化或病因等的客观资料。所以正确地采集标本并及时送检，是保证检验质量的重要环节，也是护理人员应掌握的基本知识和技能之一。

二、标本采集的原则

（一）按照医嘱采集标本

采集各种标本均应遵医嘱执行。医生填写检验申请单时，字迹要清楚，目的要明确，且应签全名，凡对检验申请单有疑问，护士应及时核实，无误后方可执行。

（二）采集前做好充分准备

（1）采集标本前应明确检验项目、采集标本量、采集方法及注意事项。

（2）采集标本前应向患者做好充分解释，向患者说明检验目的及注意事项，以取得合作。

（3）根据检验目的准备好物品，选择合适的容器，必须在容器外贴上标签，注明患者的科室、姓名、床号、住院号、检查目的和送检日期、时间等。

（4）护士操作前做好自身准备，如着装整洁，剪指甲，洗手，戴口罩、手套等。

（三）严格查对

查对是保证标本采集无误的重要环节之一。采集前应认真查对医嘱，核对申请项目，患者的科

Note

室、姓名、床号、住院号等。采集完毕及送检前应再次查对。

（四）正确采集

为了保证送检标本的质量，必须掌握正确的采集方法。采集时间、标本容器、标本量、抗凝剂等应符合检验专业分析前质量控制要求。采集细菌培养标本时，须严格执行无菌操作技术，避免污染，同时标本不可混入防腐剂、消毒剂及其他药物。一般培养标本应在使用抗生素前采集，若已使用抗生素，应在血药浓度最低时采集，并在检验申请单上注明。

（五）及时送检

标本采集后应及时送检，防止放置过久，标本变质或被污染，从而影响检验结果。特殊标本还应注明采集时间。

第二节 各种标本采集的技术

案例16-1

患者，女，16岁，因发热、咳嗽、咳痰6天，在当地卫生服务站输液（抗生素）治疗，但仍持续高热不退，今急诊入院，入院诊断：急性支气管肺炎。医嘱：血培养 st!

问题：

1. 该患者为什么需要做血培养？

2. 做血培养应注意些什么？

案例答案

一、血标本采集法

血液检查是判断体内功能及异常变化的重要指标之一，是临床最常见的检验项目。临床收集的血标本分为静脉血标本、动脉血标本和毛细血管血标本。

（一）静脉血标本采集法

【目的】 静脉血标本分为3类：全血标本、血清标本、血培养标本。

1.全血标本 用于血沉、血常规检查和测定血液中某些物质的含量，如肌酐、尿酸、肌酸、尿素氮、血糖、血氨。

2.血清标本 用于测定血清酶、脂类、电解质、肝功能等。

3.血培养标本 用于查找血液中的病原菌。

【评估】

（1）评估患者的一般情况、合作程度、接受能力以及穿刺部位皮肤和静脉状况。

（2）了解患者的诊断和目前治疗情况。

（3）明确患者需做的检查项目、采血量、注意事项及是否需要特殊准备。

【准备】

1. 护士准备 着装整洁,举止大方,剪指甲,取下首饰,按七步洗手法洗手,戴口罩。

2. 用物准备 同静脉注射法,另备检验单、采血针、标本容器(抗凝管、干燥试管或血培养瓶),或一次性采血针和真空标本容器,无菌手套等。

3. 患者准备 采血局部皮肤清洁,了解静脉血标本采集的目的及配合方法,并做好相应准备,如生化检验血标本,须在清晨空腹时采集。

4. 环境准备 环境宽敞、明亮、清洁、安静,符合静脉穿刺环境要求。

【实施】 静脉血标本采集法操作流程如表 16-1 所示。

表 16-1 静脉血标本采集法操作流程

工作任务步骤	工作过程要点说明
1. 备好容器	● 根据检验目的选择适当的标本容器,在容器外贴检验单附联,认真核对信息 ● 附联上注明科别、姓名、床号、住院号等
2. 核对,解释	● 洗手,戴口罩,携用物至床旁,核对患者,解释并取得患者同意与配合 ● 对于生化检验,应在清晨空腹或禁食 6 h 以上采血,此时血液中各种化学成分处于相对稳定状态,检验结果较准确
3. 选择静脉	● 协助患者取合适体位,选择合适静脉及穿刺点,在穿刺部位的肢体下铺治疗巾,戴手套,在穿刺点上方 6 cm 处扎止血带,常规消毒穿刺部位皮肤,嘱患者握拳 ● 严格执行无菌操作 ● 常选用肘正中静脉、头静脉和贵要静脉,使静脉充盈,便于穿刺和抽血
4. 采集标本	● 再次核对,操作中核对
1)注射器采血	
(1)穿刺,抽血	● 手持一次性注射器按静脉注射法穿刺静脉,见回血后即抽取所需血量 ● 抽血时不松拳,不松止血带
(2)拔针,按压	● 抽血完后嘱患者松拳,并松止血带,用干棉签按压局部并迅速拔针 ● 注意按压部位和时间,避免出现皮下血肿
(3)注入容器	● 取下针头,将血液注入标本容器
①血培养标本	● 注入密封瓶时,先将瓶铝盖中心部去除,常规消毒瓶塞,更换针头后将抽好的血液注入瓶内,轻轻摇匀;注入三角烧瓶时,先松开瓶口纱布,取出瓶塞,快速在酒精灯火焰上消毒瓶口,将抽好的血液注入瓶内,轻轻摇匀,再将瓶塞、瓶口经火焰消毒后盖好、扎紧 ● 血培养标本须注入无菌容器内,不可混入消毒剂、防腐剂、药物,以免影响检验结果。标本采集应在使用抗生素之前进行,若已使用,应在检验单上注明 ● 一般血培养采集血标本 5 mL,对于急性细菌性心内膜炎患者,为提高细菌培养阳性率,采血量可增至 10～15 mL
②全血标本	● 取下针头,将血液沿管壁缓缓注入有抗凝剂的试管内,轻轻摇匀,使血液和抗凝剂充分混匀 ● 勿将泡沫注入 ● 防止血液凝固
③血清标本	● 取下针头,将血液沿管壁缓缓注入干燥试管内 ● 避免震荡,以防红细胞破裂溶解

续表

工作任务步骤	工作过程要点说明
2)真空采血器采血(图16-1)	
(1)穿刺,采血	● 手持真空采血针,按静脉注射法穿刺静脉,见回血后将采血针另一端针头刺入真空采血管,血液迅速流入采血管内,达到所需血量时,取下真空采血管,若需继续采血,则相继置换刺入其他采血管 ● 抽血时不松拳和止血带 ● 根据检验目的选择合适的采血试管
(2)拔针,按压	● 当最后一支采血管即将采集结束时,嘱患者松拳,松止血带,用干棉签按压局部并迅速拔针 ● 使采血针内血液被采血管内剩余负压吸入
5.整理,记录	● 协助患者取舒适卧位,整理床单位。操作后核对,分类清理用物,洗手,记录
6.及时,送检	● 将标本连同检验单及时送检 ● 特殊标本应注明采集时间

【评价】

(1)患者了解采集标本的意义,能主动配合,局部皮肤无淤血和皮下血肿。

(2)所采集标本符合检查项目要求。

(3)操作规范,严格无菌。

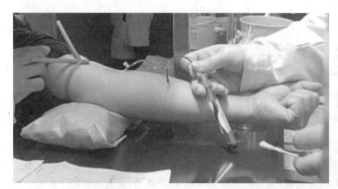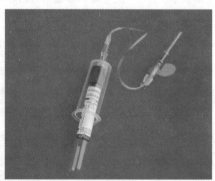

图 16-1 真空采血器采血

【注意事项】

(1)如需空腹采血,应事先通知患者禁食,以免进食影响检验结果。

(2)根据检验目的,选择标本容器,并计算所需的采血量。全血标本用加抗凝剂的试管,血清标本用干燥清洁的试管,血培养标本用无菌密封培养瓶或三角烧瓶。

(3)取血后应回抽注射器活塞,防止血液凝固导致针头阻塞、注射器粘连。

(4)如需同时抽取不同种类的血标本,应先注入血培养瓶,再注入抗凝管,最后注入干燥试管,动作应准确、迅速。

(5)严禁在输液和输血的肢体上抽取血标本,以防血液稀释影响检验结果。

(6)用真空试管采血时,不可先将采血针和试管连接,以免管内负压消失。

(7)做二氧化碳结合率测定时,抽血后立即注入有石蜡油的抗凝试管。注入时用长针头且应插至石蜡油液面以下以隔绝空气,防止二氧化碳逸出而影响检验结果的准确性。

附　常用采血试管管盖颜色、标本类型、采血量（见表16-2）

表16-2　常用采血试管管盖颜色、标本类型、采血量

管盖颜色	临床用途	标本类型	采集要求	采血量/mL
黄色	免疫、生化、分子生物检查	血清	采集后不需要颠倒摇匀	4
红色	血清生化、血库试验	血清	采集后不需要颠倒摇匀	根据需要量而定
浅蓝色	凝血试验、凝血因子试验	血浆	采集后立即颠倒摇匀8次	2
绿色	快速血浆生化、血流变试验	血浆	采集后立即颠倒摇匀8次	5
紫色	血液常规、全血试验、血流变试验	全血	采集后立即颠倒摇匀8次	2
黑色	血沉	全血	采集后立即颠倒摇匀8次	2～4

（二）动脉血标本采集法

【目的】　采集动脉血进行血气分析，判断患者氧合状况，为治疗提供依据。

【评估】　参照静脉血标本采集法。

【准备】

1. 护士准备　着装整洁，举止大方，剪指甲，取下首饰，按七步洗手法洗手，戴口罩。

2. 用物准备　同动脉注射法，另备检验单、动脉采血针或一次性注射器、无菌试管、肝素、无菌软木塞、无菌治疗巾、无菌纱布、止血带、小沙袋等。

3. 患者准备　采血局部皮肤清洁，了解动脉血标本采集的目的及配合方法。

4. 环境准备　环境宽敞、明亮、清洁、安静，符合动脉穿刺环境要求。

【实施】　动脉血标本采集法操作流程如表16-3所示。

表16-3　动脉血标本采集法操作流程

工作任务步骤	工作过程要点说明
1. 备好容器	● 根据检验目的选择适当的标本容器，在容器外贴检验单附联
2. 核对，解释	● 核对科别、姓名、床号、住院号等 ● 洗手、戴口罩，携用物至床旁，核对并解释，取得患者配合
3. 选择动脉	● 协助患者取合适体位，选择合适动脉，在穿刺部位的肢体下铺治疗巾，常规消毒穿刺部位皮肤，戴手套，以动脉搏动最明显处作为穿刺点 ● 一般选择桡动脉或股动脉。桡动脉穿刺点位于前臂掌侧腕关节上2 cm处；股动脉穿刺点位于髂前上棘与耻骨结节连线中点，穿刺时患者仰卧，下肢稍屈膝外展外旋，充分暴露穿刺部位 ● 再次核对，操作中核对
4. 采集标本 1）普通注射器采血 （1）肝素抗凝	● 穿刺前先抽肝素0.5 mL，湿润注射器管腔后弃去余液
（2）固定动脉	● 戴无菌手套或常规消毒左手示指和中指，在预穿刺动脉搏动最明显处固定动脉于两指间
（3）穿刺，抽血	● 右手持注射器，在两指间与皮肤或与动脉走向成40°角左右进针，见有鲜血进入注射器，右手固定穿刺针不动，左手抽血至所需量 ● 血气分析采血量一般为0.5～1 mL，注射器内不可留有空气，以免影响检查结果

续表

工作任务步骤	工作过程要点说明
2)动脉采血针采血	
(1)设定刻度	● 取出动脉采血针并检查,将采血针活塞拉至所需的血量刻度,采血针筒会自动形成吸引等量液体的负压
(2)固定动脉	● 戴无菌手套或常规消毒左手示指和中指,在预穿刺动脉搏动最明显处固定动脉于两指间
(3)穿刺,抽血	● 右手持采血针,在两指间与皮肤或与动脉走向成 40°角左右进针,见有鲜红色回血,右手固定采血针不动,采血针会自动吸取所需血量
5.拔针,按压	● 采血完毕拔出针头,局部用无菌纱布垂直加压止血 5~10 min。针头拔出后立即刺入软木塞以隔绝空气,并轻轻搓动注射器使血液与肝素混匀,避免凝血 ● 必要时用沙袋压迫止血
6.整理记录	● 协助患者取舒适体位,清理用物,再次核对,整理床单元,洗手,记录
7.及时送检	● 将标本连同检验单及时送检

【评价】

(1)患者了解采集标本的意义,能主动配合。

(2)局部皮肤无淤血和无皮下血肿。

(3)所采集标本符合检查要求。

(4)操作规范,严格无菌。

【注意事项】

(1)严格执行无菌操作以防感染。

(2)有出血倾向者慎用动脉穿刺法采集动脉血标本。

(3)用注射器采集动脉血标本时,注射器内不能留有空气,注射器与针头须衔接紧密,以防气体混入标本,影响检查结果。

(三)毛细血管采血法

毛细血管采血的常用部位为耳垂和手指末梢。凡是用血量较少的检查,一般可以用手指取血,此法操作相对方便,成人以左手无名指为宜;婴幼儿可从拇指或足跟部采血。耳垂采血操作方便,疼痛轻。耳垂外周血液循环较差,受外界气温影响较大,检查结果不够恒定。耳垂采血法一般由检验科工作人员具体实施。

二、尿标本采集法

尿液是血液经肾小球滤过,肾小管和集合管重吸收,排泄、分泌产生的终末代谢产物。尿液的组成和性状不仅与泌尿系统疾病直接相关,而且受机体各系统功能状态的影响,可反映机体的代谢状况。临床上常采集尿标本做物理、化学、细菌学等检查,以了解病情,协助诊断和观察疗效。

【目的】 尿标本分为 3 种:常规标本、培养标本、12 h 或 24 h 尿标本。

1.常规标本 用于检查尿液的颜色、透明度、比重、有无细胞和管型,做尿蛋白和尿糖定性检查等。

2.培养标本 用于细菌培养或细菌敏感试验,以了解病情,协助临床诊断和治疗。

3.12 h 或 24 h 尿标本 用于尿的各种定量检查,如钾、钠、氯、17-酮类固醇、17-羟类固醇、蛋白质或糖定量、肌酐、肌酸、激素、尿浓缩查结核杆菌等。

【评估】

(1)患者的病情、诊断及治疗情况。

(2)患者的意识状态、排尿情况、心理状况和合作程度。

(3)检查的目的、项目以及是否需要做特殊准备。

【准备】

1.护士准备　着装整洁,举止大方,剪指甲,取下首饰,按七步洗手法洗手,戴口罩。

2.用物准备　备标本容器(常规标本备容量在 100 mL 以上的清洁标本容器;12 h 或 24 h 尿标本备清洁带盖的大口容器,容量为 3000～5000 mL),必要时备尿壶或便盆,在容器外贴检验单附联,在附联上注明科别、姓名、床号、住院号等;尿培养标本备无菌手套、无菌容器盒,或者无菌试管、试管夹等,消毒外阴用物,必要时备导尿用物一套。

3.患者准备　理解采集标本的目的和配合方法,消除紧张情绪,主动配合。

4.环境准备　整洁、安静、安全、隐蔽,温湿度适宜,光线明亮。

【实施】　尿标本采集法操作流程如表 16-4 所示。

表 16-4　尿标本采集法操作流程

工作任务步骤	工作过程要点说明
1.备好容器	● 查对医嘱,根据检验目的选择适当的标本容器,在容器外贴检验单附联,认真核对 ● 注意附联上注明科别、姓名、床号、住院号等
2.核对,解释	● 洗手,戴口罩,携用物至床旁,核对患者并解释 ● 确认患者并讲解患者配合方法
3.留取尿标本	
1)尿常规标本	
(1)自理患者	● 患者将晨起第一次尿留于标本容器内,除测定尿比重需留取 100 mL 外,其他检验留取 50 mL 即可 ● 晨尿浓度较高,未受饮食影响,所得检验结果准确性高 ● 不可将粪便混入其中
(2)不能自理患者	● 协助在床上使用便盆或尿壶,收集尿液于标本容器中 ● 昏迷或尿潴留患者可通过导尿术留取 ● 注意保护患者隐私
2)尿培养标本	
(1)中段尿留取法	● 在患者膀胱充盈时留取
①消毒外阴	● 按导尿术清洁、消毒外阴 ● 防止外阴处细菌污染标本
②留取尿标本	● 嘱患者持续排尿,将前段尿液排在便盆内,再用试管夹夹住无菌试管或持无菌容器盒接取中段尿 5 mL ● 前段尿可起到冲洗尿道的作用,以防细菌污染标本 ● 留取标本时勿触及容器口
③留取后处理	● 立即盖紧试管或容器盖放在试管架上 ● 防止细菌污染尿标本 ● 标本不可倒置

续表

工作任务步骤	工作过程要点说明
④整理送检	● 协助患者清理会阴,穿裤,整理床单位,分类、清理用物,洗手后送检 ● 及时送检,以防变质或污染
(2)导尿术留取法	● 按照导尿术将尿液引出,留取尿标本 5 mL ● 多用于昏迷患者
3)12 h 或 24 h 尿标本	● 嘱患者于 19:00 排空膀胱后,留取尿液至次晨 7:00 最后一次尿液;若留取 24 h 尿标本,嘱患者于 7:00 排空膀胱后,留取尿液至次晨 7:00 最后一次尿液 ● 嘱患者将尿液先排在便盆或尿壶内,再倒入集尿瓶内 ● 留取最后一次尿液后,将 12 h 或 24 h 的全部尿液盛于集尿瓶内,测总量 ● 检验单标明起止日期、时间,总尿量,患者身高、体重等 ● 在规定时间段内留取,不可多于或少于 12 h 或 24 h ● 根据检验目的加入防腐剂(表 16-5)
4. 及时送检	● 将标本连同检验单及时送检,保证检验结果准确

【评价】

患者了解采集标本的意义,能按要求正确留取尿标本,所采集的标本符合采集的目的和要求。

表 16-5 常用防腐剂

名 称	作 用	用 法	适 用 范 围
甲醛	固定尿中有机成分,防腐	每 30 mL 尿液中加入 40% 甲醛 1 滴	尿细胞计数
甲苯	形成一层薄膜盖于尿液表面,防止细菌污染,保持尿液中化学成分不变	在第一次尿液倒入后每 100 mL 尿液加 0.5%～1% 甲苯 10 mL	尿生化检查,如尿蛋白及尿糖定量;尿中钠、钾、氯、肌酐、肌酸定量
浓盐酸	使尿液保持在酸性环境中,防止尿中激素被氧化,防腐	24 h 尿中加 5～10 mL	17-酮类固醇、17-羟类固醇检验

【注意事项】

(1)女患者月经期不宜留取尿标本,以免影响检验结果;会阴部分泌物过多时,应先清洁再收集;昏迷或尿潴留患者可通过导尿留取标本。

(2)留置导尿患者留取常规标本时,可先关闭调节夹,放尽集尿袋内的尿液,等待一定时间后,打开调节夹,打开集尿袋下方引流口的橡胶塞进行收集。

(3)留取尿培养标本时,应严格执行无菌操作,防止标本被污染,影响检验结果。

(4)留取 12 h 或 24 h 尿标本应根据检验要求加入相应防腐剂,并将集尿瓶置于阴凉处。

(5)做早孕诊断测试时应留晨尿。

(6)尿标本留取后及时送检,以防久放变质。

三、粪便标本采集法

正常粪便是由已经消化和未消化的食物残渣、消化道分泌物、大量细菌和水分组成。临床常通过检查粪便协助诊断、治疗疾病,并根据粪便的性状和组成评估消化系统功能。

【目的】 粪便标本分为 4 种:常规标本、培养标本、隐血标本和寄生虫或虫卵标本。

1. 常规标本 用于检查粪便性状、颜色及细胞等。

2. 培养标本 用于检查粪便中的致病菌。

3. 隐血标本 用于检查粪便内肉眼不能观察到的微量血液。

4. 寄生虫或虫卵标本 用于粪便中的寄生虫、幼虫以及虫卵计数检查。

【评估】

(1)患者的病情、临床诊断及治疗情况。

(2)患者的排便情况、自理能力及理解、合作程度。

(3)检查的项目,留取标本的目的。

【准备】

1. 护士准备 着装整洁,举止大方,剪指甲,取下首饰,按七步洗手法洗手,戴口罩。

2. 用物准备 检验单、手套。①常规标本:清洁便盆、检便盒(内附无菌棉签或检便匙)。②培养标本:消毒便盆、培养瓶、无菌棉签、0.9%无菌氯化钠溶液。③隐血标本:标本容器(蜡纸盒或塑料盒)、便盆、棉签。④寄生虫或虫卵标本:清洁便盆、检便盒(内附无菌棉签或检便匙)、透明胶带及载玻片(查蛲虫)。

3. 患者准备 理解采集标本的目的和配合方法,消除紧张情绪,主动配合。

4. 环境准备 整洁、安静、安全、隐蔽,温湿度适宜,光线明亮。

【实施】 粪便标本采集法操作流程如表 16-6 所示。

表 16-6 粪便标本采集法操作流程

工作任务步骤	工作过程要点说明
1.备好容器	● 查对医嘱,根据检验目的选择适当的标本容器,在容器外贴检验单附联,认真核对 ● 附联上注明科别、姓名、床号、住院号等
2.核对,解释	● 洗手、戴口罩,携用物至床旁,核对患者并解释指导 ● 取得患者的理解与合作
3.排空膀胱	● 嘱患者排空膀胱,避免尿液混入
4.采集标本	
1)常规标本	● 嘱患者解便于清洁便盆内,用棉签或检便匙取中央部分或黏液脓血部分约 5 g,置于检便盒内送检 ● 用屏风遮挡,保护隐私 ● 水样便应盛于容器中送检
2)培养标本	● 嘱患者解便于消毒便盆内 ● 用无菌棉签取中央部分或血黏液部分 2～5 g 置于培养瓶内,塞紧瓶塞送检,保证检验结果准确 ● 患者无便意时,用长的无菌棉签蘸取 0.9%无菌氯化钠溶液,由肛门插入 6～7 cm,顺一方向轻轻旋转后退出,将棉签置于培养管内
3)隐血标本	● 按常规标本留取
4)寄生虫及虫卵标本	
(1)查寄生虫虫卵	● 嘱患者解便于清洁便盆内 ● 在粪便不同部位取带血或黏液部分粪便 5～10 g 于检便盒送检 ● 患者若服用驱虫药或做血吸虫孵化检查,应留取全部粪便

续表

工作任务步骤	工作过程要点说明
(2)查蛲虫	● 蛲虫常在午夜或清晨时爬到肛门处产卵,患者睡觉前或清晨未起床前,将透明胶带贴在肛门周围,取下并将粘有虫卵的透明胶带面贴在载玻片上或将透明胶带对合,立即送检
(3)查阿米巴原虫	● 将便盆加温至接近人的体温。标本在 30 min 内连同便盆送检 ● 保持阿米巴原虫的活动状态,因其在低温环境下会失去活力而难以查到 ● 及时送检,防止阿米巴原虫死亡
5.消毒整理	● 清洁,分类,清理用物,放回原处,避免交叉感染
6.记录,送检	● 洗手,记录,及时送检 ● 记录粪便的颜色、性状、气味等

【评价】

(1)患者了解采集标本的意义,能按要求正确留取标本,所采集的标本符合采集的目的和要求。

(2)护患沟通良好。

【注意事项】

(1)采集隐血标本时,嘱患者检查前 3 天禁食肉类、动物肝脏、血、绿叶蔬菜及含铁丰富的食物、药物,并于第 4 天收集粪便标本,以免造成假阳性。

(2)检查阿米巴原虫时,采集标本前几日,应避免给患者服钡剂、油剂和含金属的泻剂。

四、痰标本采集法

痰液是气管、支气管和肺泡的分泌物,正常情况下分泌很少,不会引起咳嗽、咳痰等不适。当呼吸道黏膜受到刺激,分泌物增多时,即形成痰液。痰液主要由黏液和炎性渗出物组成,不包括唾液和鼻咽分泌物。临床上常采集痰标本做痰液细胞、细菌、寄生虫等检查,并通过观察其性质、颜色、气味、量来协助诊断呼吸系统某些疾病,如支气管哮喘、支气管扩张、肺部感染、肺结核、肺癌、肺吸虫病等。

【目的】 临床上常采集的痰标本有 3 种:常规痰标本、痰培养标本及 24 h 痰标本。

1. 常规痰标本 检查痰的一般性状,涂片查癌细胞、细菌、虫卵等,协助诊断某些呼吸系统疾病。

2. 痰培养标本 检查痰液中的致病菌,以确定病菌类型或做药敏试验。

3. 24 h 痰标本 检查 24 h 痰液的量及性状,协助诊断。

【评估】

(1)患者的病情、临床诊断及治疗情况。

(2)患者的一般情况、自理能力及理解合作程度。

(3)检查目的和要求。

【准备】

1. 护士准备 着装整洁,举止大方,剪指甲,取下首饰,按七步洗手法洗手,戴口罩。

2. 用物准备 检验单、手套。①常规痰标本:集痰盒。②痰培养标本:无菌容器、漱口液约 200 mL,必要时备整套吸痰用物。③24 h 痰标本:容积约 500 mL 的清洁广口集痰容器。

3. 患者准备 理解采集标本的目的和配合方法,消除紧张情绪,主动配合。

4. 环境准备 整洁,安静,安全,温湿度适宜,光线明亮。

【实施】 痰标本采集法操作流程如表 16-7 所示。

表 16-7 痰标本采集法操作流程

工作任务步骤	工作过程要点说明
1.备好容器	● 根据检验目的选择适当的标本容器,贴检验单附联于标本容器上,认真核对 ● 附联上注明科别、姓名、床号、住院号等
2.核对,解释	● 洗手,戴口罩,携用物至床旁,核对患者并解释指导 ● 取得患者的理解与合作,保证正确收集痰液
3.采集标本	
1)常规痰标本	
(1)能自行留痰者	● 嘱患者清晨醒来未进食前先漱口,去除口腔中的杂质,深呼吸后用力咳出气管深处的痰液(晨起后第一口痰),盛于集痰盒内,盖好集痰盒送检 ● 有效的深呼吸可帮助患者咳出痰液 ● 勿将唾液、漱口水、鼻涕混入痰标本中
(2)无法咳痰或不能合作者	● 协助患者取适当卧位,由下向上叩击患者背部,戴好无菌手套,将集痰器(图 16-2)分别连接吸引器和无菌吸痰管,按吸痰法吸入 2～5 mL 痰液于集痰器内,加盖 ● 协助患者咳痰 ● 集痰器开口高的一端接吸引器,低的一端接无菌吸痰管
2)痰培养标本	
(1)能自行留痰者	● 嘱患者晨起后先用漱口液漱口,再用冷开水漱口,然后深吸气用力咳嗽,将气管深处痰液咳出于无菌培养瓶内,加盖送检 ● 严格执行无菌操作,防止标本污染,影响检验结果
(2)无法咳痰或不合作者	● 使用无菌集痰管留取,方法同常规痰标本留取法
3)24 h 痰标本	● 在广口集痰容器内加少量清水 ● 请患者留取痰液:患者清晨醒来,未进食前漱口后,从第一口痰开始留取,至次日晨(7:00)未进食前漱口后第一口痰作为结束,将 24 h 的全部痰液吐入广口集痰容器内 ● 避免痰液黏附在容器壁上 ● 正常人痰液量很少,约 25 mL/d 或无痰液
4.记录	● 记录痰的外观和性状,24 h 痰标本应记总量
5.及时送检	● 将痰标本连同检验单及时送检

【评价】

(1)患者了解采集标本的意义,能按要求正确留取标本,所采集的标本符合采集目的和要求。

(2)留取痰培养标本时严格按照无菌操作进行。

(3)患者无恶心、呕吐等不适,护患沟通、合作良好。

【注意事项】

(1)标本采集前,应了解检验的目的,评估患者病情与合作程度。

(2)留取痰标本查找癌细胞时,应立即送检或用 95%乙醇或 10%的甲醛固定后送检。

(3)采集痰培养标本时应严格无菌操作,以免影响检验结果。

(4)嘱患者勿将唾液、漱口水、鼻涕混入痰标本中。

(5)如伤口疼痛无法咳嗽,可用手掌压迫伤口,减轻肌肉张力,减轻咳嗽时的疼痛。

(6)若患者痰液不易咳出,可行雾化使痰液湿化。

(7)24 h痰标本的量应减去所加入清水的量。

五、咽拭子标本采集法

【目的】 从咽部和扁桃体取分泌物做细菌培养或病毒分离,以协助诊断、治疗和护理。

【评估】

(1)患者的病情、临床诊断及治疗情况。

(2)患者的心理反应、自理能力及理解合作程度。

(3)患者的进食时间。

【准备】

1.护士准备 着装整洁,举止大方,剪指甲,取下首饰,按七步洗手法洗手,戴口罩。

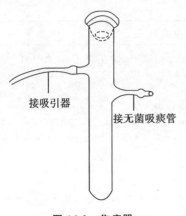

图 16-2 集痰器

2.用物准备 检验单、咽拭子培养管、压舌板、手电筒、手套。

3.患者准备 理解采集标本的目的和配合方法,消除紧张情绪,主动配合。

4.环境准备 整洁,安静,安全,温湿度适宜,光线明亮。

【实施】 咽拭子标本采集法操作流程如表16-8所示。

表 16-8 咽拭子标本采集法操作流程

工作任务步骤	工作过程要点说明
1.备好容器	● 选择适当的标本容器,贴检验单附联于标本容器上,核对信息 ● 附联上注明科别、姓名、床号、住院号等
2.核对,解释	● 洗手、戴口罩,携用物至床旁,核对患者并解释指导 ● 取得患者的理解与合作,保证顺利采集
3.嘱患者张口准备	● 嘱患者张口发"啊"音,露出咽喉 ● 暴露咽喉部,必要时可使用压舌板
4.采集标本	● 打开咽拭子培养管,不污染试管口、试管塞内面及培养管内棉签,用无菌长棉签擦拭腭弓两侧、咽、扁桃体的分泌物,动作轻柔 ● 棉签轻稳插入试管,不污染,塞紧 ● 注意棉签勿触及其他部位,保证所取标本的准确性
5.及时送检	● 洗手,记录,及时送检,以防污染

【评价】

(1)患者了解采集标本的意义,能正确配合,所采集的标本符合检验要求。

(2)患者无恶心、呕吐等不适,护患沟通良好。

【注意事项】

(1)为防止呕吐,采集咽拭子标本,应避免在进食后2 h内进行,同时动作应轻稳。

(2)做真菌培养时应在口腔表面留取分泌物。

六、呕吐物标本采集法

采集呕吐物标本,可用于协助诊断消化系统疾病,也可用于明确中毒患者毒物的性质、种类等。患者呕吐时,用弯盘接取后立即送检。

直通护考
在线答题

Note

(高燕)

第十七章　病情观察及危重患者的管理

学习目标

1.掌握:一般患者病情观察以及危重患者病情观察的内容和方法;促进有效呼吸的方法、吸痰的评估方法及注意事项;缺氧的类型、缺氧程度、给氧的方式和用氧注意事项;洗胃术的评估、洗胃方法和注意事项;心肺复苏的有效指征。

2.熟悉:抢救室内抢救器械和药品的管理;初级心肺复苏术的主要并发症的预防及处理。

3.了解:病情观察的意义、目的及要求;人工呼吸器的使用方法及主要并发症的预防与处理。

病情观察是医护人员临床工作的重要内容之一。医护人员通过与患者接触、沟通和观察,对患者的病史和现状进行全面系统了解,综合判断病情,为疾病的诊断、治疗和护理措施提供信息和依据。危重患者是指病情严重且病情变化快,随时可能发生生命危险的患者,如心搏骤停、大出血、窒息等患者。在护理和抢救危重患者的过程中,护士应密切观察病情、熟练掌握各项抢救技术,如吸氧、吸痰、心肺复苏、洗胃等,高效进行救护,以确保抢救工作的顺利进行。

第一节　病情观察

案例17-1

杨某,男,69岁,生命体征:体温38.5 ℃,脉搏108次/分,呼吸25次/分,血压188/110 mmHg。神志模糊,躁动,谵妄。右侧肢体感觉、运动功能障碍,大小便失禁,骶尾部潮红。诊断为"高血压性脑出血"。

问题:

1.该患者是危重患者吗?

2.应如何进行病情观察?

对患者的病情观察包括从症状到体征,从生理到心理和社会的全面细致观察,应贯穿于患者疾病的全过程。

一、病情观察的概念及意义

病情观察是对患者的病史和现状进行全面系统的了解,对病情做出综合判断的过程,是一项及时、准确、连续的系统工程。在临床护理工作中,护士应该掌握病情观察的方法及内容,正确运用望、闻、问、触等诊法,对患者的身心各方面情况进行全面、细致的观察,为诊断、治疗和护理提供可靠的依据,并在护理工作中不断提高自己的观察、判断和应急处理能力。

病情观察即医护人员在工作中通过利用耳、鼻、眼、手以及辅助工具来收集和观察与患者健康相关的资料和信息,从而及时发现患者的病情变化,结合专业知识和临床经验为患者提供相应的治疗和护理措施,促进患者尽快康复。因此,需要对从事病情观察的医务人员进行相关的专业性的培训,以保证病情观察及时、全面、系统、准确,为患者的诊疗提供科学依据。

病情观察过程中,护士应本着严谨、认真的原则做到"五勤",即勤巡视、勤视察、勤询问、勤思考、勤记录。在病情观察中应做到:既要细致,又要准确、及时;既有重点,又要认真、全面;要有一定的判断能力,以便排除干扰,获取正确结果;同时应认真记录观察的内容。全面完整的病情观察资料对于患者的治疗和康复有着至关重要的意义:有助于判断疾病的发展趋势和转归;有助于为疾病的诊断、治疗和护理提供科学依据;有助于及时了解治疗效果和用药反应;有助于及时发现危重患者病情变化的征象等,以便采取有效措施及时处理。护士应具备扎实的医学知识,丰富的临床经验,严谨的工作作风,高度的责任心、同情心,敏锐的观察力,娴熟的应急处置能力。护士要严肃认真地对待抢救工作,提高抢救质量,通过有目的、有计划的病情观察,及时、准确地掌握和预见病情的发展变化,为危重患者的抢救赢得宝贵时间。

二、病情观察及沟通的方法

【护考提示】
病情观察的方法、意识障碍的分级程度。

根据获得患者资料的途径,可以将病情观察分为两大类:直接观察法和间接观察法。

(一)直接观察法

直接观察法是利用视、听、嗅、触等感觉器官及问诊等手段观察患者的病情。为了收集到准确、完整的资料,在观察过程中,护士还可利用辅助仪器,如听诊器、内镜等,以增加观察效果,及时准确地做出判断。

1. 视诊 视诊是利用视觉,配合触、听、嗅及辅助仪器进行观察,内容包括患者的意识、外观、行为以及各系统的生理和病理变化,是最基本的观察方法。护士通过观察患者的全身或局部表现,取得一般资料如意识、年龄、营养、发育、状态、表情、面容、步态、姿势等方面的情况;局部重点视诊可获知患者身体各部分的改变及特征,如皮肤、舌苔、黏膜、胸廓、头颈、腹部、肌肉、四肢、骨骼、关节外形等。但对某些部位则需用某些仪器帮助检查,比如对鼓膜的观察需使用耳镜。

2. 听诊 听诊是护士用听觉获取患者身体发出的声音,判断其功能、结构是否正常的一种方法。护士借助听诊器可以听到患者的心音、心率、呼吸音、肠鸣音等。对一个声音,护士应从多方位了解,如患者发出咳嗽声,可以通过听取咳嗽的不同音调、声音、持续时间、剧烈程度等特征以及声音的改变来分析患者疾病的发生、发展状态。

3. 触诊 通过手的感觉来判断患者身体某部位有无异常的一种检查方法。触诊的应用范围较广,可遍及全身,但主要以腹部为主。触诊可以帮助护士明确视诊、听诊所不能明确的体征,如用触觉来了解机体体表的温度、湿度、弹性、光滑度、柔软度、包块的大小和硬度及脏器的外形、大小、软硬度、移动度和波动感等。

触诊需要护士和患者接触。触诊时应注意:①提前向患者解释触诊检查的目的及配合要点;②帮助患者取适宜的体位,方便操作和观察;③操作前护士应洗手,天冷时注意手应温暖。

4. 叩诊 用手指叩击身体表面某部,或用手掌拍击被检查部位体表,使之振动而产生音响,根据振动和听到的音响特点来判断被检查部位脏器的大小、形状、位置及密度有无异常,比如确定心界的大小与形状、肺尖的宽度、肺下缘的边界、肝脾的边界、有无腹腔积液及腹腔积液的量等。叩诊时护士应提前与患者沟通,嘱患者充分暴露被检部位,放松肌肉,同时要注意对称部位音响有无异同。

5. 嗅诊　利用嗅觉来辨别患者的各种气味,以判断其与健康状况的关系的一种检查方法。患者的气味可以来自皮肤、黏膜、呼吸道、胃肠道以及分泌物、呕吐物、排泄物、脓液、血液等。消化系统:口腔或粪便的特殊气味。呼吸系统:呼吸时有无异常气味。皮肤系统:伤口分泌物有无异味。泌尿生殖系统:尿液或生殖器分泌物是否有异味等。嗅诊时护士可用手将患者散发的气味扇向自己的鼻部,然后仔细判断气味的特点和性质。

(二)间接观察法

(1)通过与医生、护士、家属的交流,床边和书面交接班,阅读检查报告、病历、会诊报告及其他相关资料,获取有关信息。

(2)借助仪器进行观察,提高观察效果。如心电监护仪等。

三、病情观察的内容

(一)一般状况的观察

1. 发育和体型　通常以年龄、身高、智力、体重及第二性征之间的关系来综合判断发育是否正常。成人发育正常状态的判断指标一般包括:头部的长度为身高的 1/7~1/8,胸围约为身高的 1/2,双上肢展开的长度约等于身高,坐高约等于下肢的长度。体型是指身体各部发育的外观表现,包括骨骼、肌肉的成长与脂肪分布的状态等。临床上把成人的体型分为三种:①匀称型(正力型):身体各部分匀称适中。②瘦长型(无力型):身体瘦长,颈长肩窄,胸廓扁平,腹上角<90°。③矮胖型(超力型):身短粗壮,颈粗肩宽,胸廓宽厚,腹上角>90°。

2. 表情与面容　表情与面容的变化可以反映患者的疾病。一般状况下,健康的人表情自然、大方,神态安逸。患病后,患者可表现为痛苦、忧虑、疲惫等面容与表情。某些疾病发展到一定程度时,可出现特征性的面容与表情,临床上常见的典型面容包括:①急性病容:表现为表情痛苦、口唇干燥、面颊潮红、呼吸时鼻翼扇动、口唇疱疹、皮肤发热等征象,一般见于急性感染性疾病,如肺炎球菌肺炎患者。②慢性病容:表现为精神萎靡、目光暗淡、面色苍白或灰暗、面容憔悴、消瘦无力等征象,常见于慢性疾病,如恶性肿瘤、肝硬化、严重结核病等慢性消耗性疾病患者。③二尖瓣面容:表现为口唇发绀、双颊紫红,一般见于风湿性心脏病患者。④贫血面容:表现为面色苍白、唇舌及结膜色淡、表情疲乏无力,见于各种类型的贫血患者。⑤病危面容:面容枯槁、表情淡漠、面色灰白或发绀、眼眶凹陷、双眼无神等,常见于严重休克、大出血、脱水等患者。除了以上这五种典型面容外,临床上还有甲状腺功能亢进面容、满月面容、苦笑面容、脱水面容以及面具面容等。

3. 姿势、步态与体位　姿势、步态与体位也是疾病特征性的反映。

姿势即指一个人的举止状态,依靠骨骼和肌肉的紧张度来维持,并受健康状态及精神状态的影响。健康成人躯干端正,肢体活动灵活,患病时可出现特殊的姿势,如腹痛时患者常捧腹而行,腰部扭伤时身体的活动度受限使患者保持特定的姿势。

步态是指一个人走动时所表现的姿态。患者的年龄、是否受过训练以及某些疾病因素会影响步态。常见的异常步态有醉酒步态、共济失调步态、蹒跚步态、慌张步态、剪刀步态、保护性跛行、间歇性跛行等。

体位指患者在休息时所处的状态,临床常见体位有主动体位、被动体位、被迫体位。患者的体位与疾病有着密切的关系,不同的疾病可使患者采取不同的体位,有时对某些疾病的诊断有着一定的意义。例如:昏迷或极度衰竭的患者,由于不能自行调整或变换肢体的位置,呈被动体位;胸膜炎或胸腔积液患者,常被迫采取患侧卧位,以减轻痛苦,达到让健侧代偿的目的;胆石症、肠绞痛的患者,在腹痛发作时,常辗转反侧,坐卧不宁,患者也常常采用被迫体位。

4.呕吐物与排泄物 呕吐是指胃内容物或一部分肠内容物经口吐出体外的一种复杂的反射动作。护士需要注意观察患者的呕吐方式,呕吐物的性状、颜色、气味和量。如急性上消化道大出血时呕吐物呈鲜红色,陈旧性大出血时呕吐物呈咖啡色;当患者颅内压增高时,会出现典型喷射状呕吐。排泄物包括尿液、粪便、汗液、痰液、引流液等,护士应注意观察其性状、量、颜色、气味等。

5.皮肤与黏膜 皮肤与黏膜是反映身体健康状况的指标,主要观察皮肤和黏膜颜色、温度、湿度、弹性,有无出血、皮疹、黄疸、发绀、水肿、皮下结节、囊肿等情况。例如:贫血患者的口唇、结膜、指甲、皮肤苍白;肺心病、心力衰竭等缺氧患者的口唇、面颊、鼻尖等部位发绀;肝胆疾病患者常有巩膜和皮肤黄染;热性病患者皮肤发红;休克患者皮肤湿冷;严重脱水、甲状腺功能减退患者皮肤弹性差;心源性水肿患者可表现为下肢和全身水肿;肾性水肿患者多于晨起眼睑、颜面水肿等。

6.睡眠状况 观察患者睡眠的时间、深浅度,有无失眠等。

(二)生命体征的观察

生命体征的观察贯穿于护士对患者护理的全过程。正常情况下,体温、脉搏、呼吸、血压均受大脑皮层的控制和神经、体液的调节,保持其相对恒定。机体患病时,生命体征变化最为敏感,能反映机体身心状况的变化,所以在病情观察中占据重要的地位。

如体温过高时,排除感染因素,夏季可考虑是否为中暑所致;体温不升可见于大出血休克患者;脉搏节律改变可为药物中毒、心脏病、电解质紊乱等所致;周期性呼吸困难可因呼吸中枢兴奋性降低引起;收缩压、舒张压持续升高,应警惕患者发生高血压危象。

(三)意识的观察

意识状态是大脑功能活动的综合表现,即对内、外环境的知觉状态。正常人表现为意识清晰,语言流畅、准确,反应敏捷、准确,思维合理,情感活动正常,对时间、地点、人物的判断力和定向力正常。

意识障碍是指当大脑高级神经中枢功能异常时,个体对外界环境刺激缺乏正常反应所表现出的一种精神意识状态。任何原因引起大脑高级神经中枢功能损害时,都可出现意识障碍。表现为对自身及外界环境的认识及记忆、定向力、知觉、思维、情感等精神活动的不同程度的异常改变。

根据程度,意识障碍可分为以下几种。

1.嗜睡 意识障碍的最轻程度。患者持续处于睡眠状态,但可以被声音或轻度刺激唤醒,醒后能够正确、简单而缓慢地回答问题,但反应迟钝,停止刺激后很快入睡。

2.意识模糊 该状态较嗜睡严重,对外界环境刺激反应迟钝,表现为思维和语言不连贯,回答问题不准确,思维恍惚,对时间、地点、人物的定向力和判断力完全或部分发生障碍。可出现谵妄、错觉、躁动、幻觉、精神错乱等现象。

3.昏睡 患者处于熟睡状态,不易被唤醒。摇动身体、压迫眶上神经等强烈刺激可将其唤醒,醒后答话含糊或对提问答非所问,刺激停止后很快又入睡。

4.昏迷 最严重的意识障碍,也是病情危重的表现。按其程度可分为:①浅昏迷:患者意识大部分丧失,无自主运动,对外界刺激,如对声、光刺激均无反应,但对强烈疼痛刺激,如压迫眶上神经可出现痛苦表情或躲避行为。患者角膜反射、瞳孔对光反射、眼球运动、吞咽反射、咳嗽反射等可存在。体温、脉搏、呼吸、血压一般无明显改变,但可有大小便失禁或尿潴留。②深昏迷:患者意识完全丧失,对各种刺激均无反应。表现为全身肌肉松弛,肢体呈弛缓状态,深浅反射均消失,生命体征不稳定,大小便失禁或尿潴留,偶有深反射亢进及病理反射出现,机体仅能维持呼吸与循环的最基本功能。

护士对患者意识状态的观察,可依据患者的语言反应,了解其反应、思维、情感活动、定向力等,必要时还可通过一些神经反射,如观察角膜反射、瞳孔对光反射、患者对强刺激的反应等来判断其有无意识障碍,以及意识障碍的程度。

临床上还常用格拉斯哥昏迷评分量表(GCS)对患者的意识障碍及其严重程度进行观察与测量。格拉斯哥昏迷评分量表分为睁眼反应、语言反应和运动反应三个子项目,使用时分别测量三个子项目并计分,然后再将各个项目的分值相加求其总分,即得到患者意识障碍程度的客观评分。格拉斯哥昏迷评分量表总分范围为 3~15 分,按意识障碍的差异分为轻、中、重三度,轻度 13~14 分,中度 9~12 分,重度 3~8 分,低于 8 分者为昏迷,低于 3 分者为深昏迷或脑死亡,15 分表示正常。测定时,必须以患者的最佳反应计分。在对意识障碍患者进行观察时,同时还应结合生命体征、大小便、水及电解质、营养、活动和睡眠、血气分析值的变化等进行综合观察和分析(表 17-1)。

表 17-1　格拉斯哥昏迷评分量表(GCS)

项　目	状　态	分　数
运动反应	按吩咐动作	6
	对疼痛刺激定位反应	5
	对疼痛刺激屈曲反应	4
	异常屈曲(去皮层状态)	3
	异常伸展(去脑状态)	2
	无反应	1
语言反应	正常交谈	5
	言语错乱	4
	只能说出(不适当)单词	3
	只能发音	2
	无发音	1
睁眼反应	自发睁眼	4
	语言吩咐睁眼	3
	疼痛刺激睁眼	2
	无睁眼	1

注:将三类得分相加,即得到 GCS 评分,最低 3 分,最高 15 分。注意对运动反应进行评分时,左侧、右侧可能不同,用较高的分数进行评分。选评判时的最好反应计分。改良的 GCS 评分应记录最好反应/最差反应和左侧/右侧运动评分。

（四）瞳孔的观察

瞳孔的变化是药物中毒、颅内疾病、意识障碍等病情变化的一个重要判断指征。观察瞳孔时应注意两侧瞳孔的大小、形状、边缘、对称性以及对光反射是否存在。

1. 瞳孔的大小、形状、边缘和对称性　正常瞳孔呈圆形,两侧等大等圆,位置居中,边缘整齐,在自然光线下直径 2~5 mm,对光反射灵敏。瞳孔的形状改变常可因眼科疾病引起。如瞳孔呈椭圆形并伴散大,常见于青光眼等;瞳孔呈不规则形,常见于虹膜粘连。病理情况下,瞳孔的大小可出现变化。瞳孔缩小是指瞳孔直径小于 2 mm,当瞳孔直径小于 1 mm 时,称为针尖样瞳孔。双侧瞳孔缩小常见于有机磷、吗啡、氯丙嗪等药物中毒;单侧瞳孔缩小常提示同侧小脑幕裂孔疝等早期。瞳孔扩大是指瞳孔直径大于 5 mm。一侧瞳孔扩大、固定常提示同侧颅内病变,如颅内血肿、脑肿瘤等所致的小脑幕裂孔疝的发生;双侧瞳孔散大常见于颅脑损伤、颅内压增高、颠茄类药物中毒及濒死状态。

2. 瞳孔的对光反射　正常瞳孔对光反应灵敏,瞳孔于光亮处收缩,移去光线或闭合眼睑后又可扩大。用拇指和示指分开上下眼睑,露出眼球,用手电筒直接照射瞳孔,以观察瞳孔对光线的反应,一般有灵敏、迟钝或消失等反应。正常人对光线反应灵敏。用手电筒直接照射瞳孔时,瞳孔的大小不随光线刺激而变化,称为瞳孔对光反射消失,常见于危重或深昏迷患者。

（五）心理状态的观察

患者的心理状态是指一般心理状态和患病时的特殊心理状态,如一般心理状态中的注意状态、认识状态、情绪状态、动机状态、意志状态,患病时的适应状态、自主状态、积极状态、意识状态等。因此应从患者对疾病的认识、对健康的理解、处理和解决问题的能力、对疾病和就医的反应、价值观等方面来观察患者的语言与非语言行为、情感反应、思维能力等是否处于正常状态,是否出现思维混乱,反应迟钝,记忆力减退,语言、行为异常等情况。危重患者常有焦虑、恐惧、绝望、忧郁等情绪反应。

（六）特殊检查或药物治疗后的观察

1)特殊检查和治疗后的观察　　在临床实际中,会对未明确诊断的患者,进行一些常规和特殊的专科检查,如胆囊造影、冠状动脉造影、胃镜、腹腔镜检查等。这些检查都会对患者产生不同程度的创伤,护士应了解特殊检查的注意事项,倾听患者的主诉,观察患者生命体征,防止并发症的发生。如对放置引流管的患者应注意观察引流液的性质、颜色、量等;观察各种管道是否通畅,有无扭曲、受压、不畅的现象;对颈内静脉穿刺后的患者,应注意观察患者有无胸闷或呼吸困难;对吸氧患者,观察缺氧症状有无改善等;冠状动脉造影后应根据采用的方法重点对患者的局部止血情况进行观察。

2)特殊药物治疗后的观察　　药物治疗是临床最常用的治疗方法。护士应注意观察药物治疗的疗效、有无副作用及毒性反应等。如应用止痛药时,应注意患者疼痛的规律和性质,用药后的效果;对服用降压药的患者,应注意血压的变化;如果药物具有成瘾性,还应注意使用的时间间隔等。

（七）其他方面的观察

护士在进行病情观察时除了以上内容外,还应注意观察患者的睡眠状况、自理能力等,这样有助于护士对患者进行有针对性的护理,同时协助分析患者疾病及康复的状况。

第二节　危重患者的管理

案例17-2

患者,女,46岁,意识不清,大量出汗,伴呕吐物有大蒜味1h入院。患者入院前曾与家属吵架。查体:体温36.5℃,脉搏60次/分,呼吸30次/分,血压95/55 mmHg,神志不清,皮肤湿冷,肌肉颤动,皮肤巩膜无黄染,瞳孔针尖样,对光反射弱,口腔流涎,双肺散在湿啰音,心律齐,无杂音,腹软,肝脾未触及,下肢无水肿。

问题:

1.急诊科护士接诊该患者后,应安排患者于什么病房?

2.抢救室的设备应该有哪些,如何管理?

案例答案

危重患者病情发展较快,随时可能发生生命危险。对危重患者的抢救是护理的重要任务之一,必须争分夺秒,从抢救室的组织管理和设备维护上做好准备,并且要常备不懈,只有这样,才能在遇到危重患者时全力以赴,积极配合抢救,挽救患者的生命。

Note

一、抢救工作组织管理

抢救工作是一项多人配合的系统化工作,对抢救工作的有效组织管理是抢救工作及时、准确进行的保证。

(一)指定抢救负责人,组成抢救小组

抢救任务一般可分为全院性和科室(病区)抢救两种。全院性抢救一般用于大型灾难等突发情况,由院长组织实施,各科室积极参与抢救工作。科室内的抢救一般应先由在场职务最高者如科主任、护士长担任抢救负责人并负责组织实施,迅速组织有关人员参加抢救工作。在接到抢救任务时,应立即指定抢救负责人,组成抢救小组,各级医务人员必须听从指挥,在抢救过程中态度要严肃、认真,既要分工明确,又要密切配合。护士可在医生未到之前,根据病情需要,适当、及时地进行紧急处理,如吸氧、吸痰、止血、人工呼吸、建立静脉通道、行胸外心脏按压等。

(二)制订抢救方案

根据患者情况,医生、护士共同参与抢救方案的制订,使危重患者能及时、迅速得到抢救。护士根据指定的抢救方案,及时、有效地实施护理程序。

(三)制订护理计划

护士还应根据患者的情况和抢救方案制订出护理计划,明确护理目标,落实护理措施,解决患者现存的或潜在的主要问题。

(四)做好查对工作

急救药物须经两人核对,正确无误后方可使用。必须执行口头医嘱时,须向医生复述一遍,双方确认无误后方可执行,抢救完毕,由医生及时补写医嘱。抢救过程中各种使用过的药物的空安瓿、空输液瓶、空输血瓶(袋)均需集中放置,以便查对和统计。

(五)做好抢救记录

对抢救工作要做好记录,如紧急抢救时,应在抢救结束后规定时间内补写记录。记录要求字迹清晰、及时、准确、详细、全面,且注明执行时间与执行者。

(六)参加医生的查房、会诊、病例讨论

护士要熟悉危重患者的病情、重点监测项目及抢救过程,做到心中有数,医护、护护配合恰当。

(七)抢救室内器械和药品管理

各种物品有专人负责保管;各种物品须定点存放,不可擅自移换位置,以免紧急时不能迅速取用,严格执行"五定"制度,即固定数量、定点安置、定人管理、定期消毒灭菌、定期检查维修,保证抢救物品完好率100%;急救药品按其作用分类定位放置,标签和安瓿上的药品含量必须醒目,每日补足规定的备用量;定期检查设备的性能,定期维修、保洁和消毒,保证应急使用时性能完好、实用;重要物品和麻醉药品应清点交班;抢救室护士应能熟练掌握各种设备、机器的使用,能及时排除简单故障。

(八)抢救物品的日常维护

抢救物品使用完毕后,要及时清理,归还原处,及时补充,并保持清洁、整齐。如为传染病患者,应按传染病要求进行消毒、处理。

(九)做好交接班工作

做好交接班,保证各项抢救和护理措施的落实。

二、抢救设备管理

(一)抢救室

急诊室和病区应设单独抢救室。抢救室应选择宽敞、整洁、安静、光线充足的房间,靠近护士办公室,室内配备多功能抢救床、环形输液轨道、中心供氧吸引装置、各种抢救设备和药品,以利于抢救工作的开展和进行。

(二)抢救床

一般选用多功能活动床,备木板一块,胸外心脏按压时用。

(三)抢救车

抢救车上需准备下列物品。

1.各种急救用药 包括中枢神经系统兴奋药、升压药、强心药、抗心律失常药、纠正酸碱和电解质失衡药、止血药、镇静镇痛药、解毒药、激素类药、利尿剂等(表 17-2)。

表 17-2 临床常用抢救药品

类 别	常 用 药 物
心三联	盐酸利多卡因、盐酸阿托品、盐酸肾上腺素
中枢神经系统兴奋药	洛贝林、尼可刹米等
抗休克血管活性药	多巴胺、去甲肾上腺素、阿拉明、盐酸肾上腺素等
降压药	硝普钠、肼屈嗪、利血平、硫酸镁注射液等
强心药	毒毛花苷 K、西地兰等
抗心律失常药	利多卡因、维拉帕米、普鲁卡因酰胺等
血管扩张药	硝酸甘油
促凝血药	立止血、止血芳酸、维生素 K_1、止血敏、安络血等
镇静镇痛药	吗啡、杜冷丁、鲁米那、冬眠灵等
解毒药	解磷定、阿托品、美蓝等
抗过敏药	异丙嗪、扑尔敏、息斯敏、苯海拉明等
抗惊厥药	安定、阿米妥钠、苯妥英钠等
利尿剂	20%甘露醇、25%山梨醇、速尿、利尿酸钠等
水电酸碱平衡药	5%碳酸氢钠、11.2%乳酸钠等
其他	地塞米松、生理盐水、各种浓度葡萄糖、平衡液、氯化钾、氯化钙、代血浆等

2.无菌物品 包括各种无菌急救包(静脉切开包、气管切开包、腰椎穿刺包、胸腔及腹腔穿刺包、导尿包、气管插管包等);各种注射器;各种型号针头;刀、剪、各种型号的导管及引流瓶、无菌敷料、无菌治疗巾等。

3.其他用物 包括消毒皮肤用物、治疗盘、血压计、听诊器、开口器、压舌板、舌钳、手电筒、喉镜、绷带、夹板、止血带、宽胶布、玻璃接管、吸痰管、火柴、酒精灯、立灯、输液架及紫外线灯等。

4.急救器械 包括给氧系统、电动吸引器或中心负压吸引装置、电除颤仪和心脏起搏器、呼吸机和简易呼吸气囊、心电图机和心电监护仪、洗胃机等,处于完好备用状态。

三、危重患者支持性护理

护士在对危重患者进行护理的时候,不仅要注重技术性的护理,而且不能忽视患者的基础生理需要,它是危重病护理的重要工作内容之一。危重患者支持性护理的目的是满足患者的基本生活需要,维护基本生理功能,促进安全舒适,预防坠积性肺炎、压力性损伤、失用性萎缩退化以及静脉血栓形成等并发症的发生。护士应该全面、仔细、缜密地观察患者病情,判断疾病的发展与转归。在护理记录单上详细记录观察结果、治疗经过及护理措施,为医护人员进一步诊疗及判断、制订护理措施提供参考资料。

(一)危重患者的病情监测

危重患者病情危重且变化快,护士应对其各系统功能进行持续监测,从而动态了解患者整体状态、疾病危险程度及各系统脏器的损害程度,及时发现病情变化,第一时间进行诊断和抢救。危重患者病情监测的内容包括中枢神经系统、循环系统、呼吸系统和肾功能等的监测。

1.中枢神经系统监测　监测内容包括患者意识水平监测、脑电图、影像学监测(如 CT 与 MRI)、颅内压监测、脑死亡的判定等。颅内压监测是诊断颅内高压最迅速、客观与准确的方法,也是观察危重患者病情变化、指导临床治疗与预后判断等的重要手段。

2.循环系统监测　监测内容包括患者心率、心律、无创和有创动脉血压、心电功能和血流动力功能如中心静脉压、肺动脉楔压、肺动脉压、心排出量及心脏指数等。

3.呼吸系统监测　监测内容包括患者呼吸运动、频率、节律、潮气量、呼气压力、呼吸音、肺顺应性等;痰液的性质、量,痰培养的结果;胸片;血气分析等。护士应掌握各项监测指标的正常值及其临床意义。

4.肾功能监测　肾脏是调节体液的重要器官,同时它也是易受损的器官之一。肾脏负责过滤形成尿液并排出代谢废物,维持水、电解质平衡及细胞内外渗透压平衡,因而肾脏功能监测具有重要意义。监测内容包括尿比重、尿沉渣(镜检)、尿素氮、肌酐等。

5.消化系统功能监测　消化系统功能监测主要包括肝功能监测与胃肠功能监测。肝功能失代偿会引发肝性脑病,患者会有精神症状及意识障碍的表现。胃肠道缺血引起胃肠黏膜屏障受损,导致细菌和内毒素移位,易诱发多器官功能障碍综合征,因此胃黏膜内 pH 值监测已成为判断危重患者复苏的一项重要指标。

6.体温监测　体温是一项简便易测、反映患者病情缓解或恶化的可靠指标,也是代谢率的指标。正常人体温较恒定,当感染、创伤、代谢旺盛、手术后体温多有升高,而极重度衰竭或临终患者体温反而会下降。

(二)保持呼吸道通畅

危重患者一般会出现咳嗽和吞咽反射减弱或消失、呼吸道分泌物增加等症状。为了保证患者呼吸道通畅,护理人员需要从以下几个方面进行护理。

1.严密观察、监测患者各项呼吸运动和呼吸功能指标　如患者呼吸音、呼吸频率及节律、潮气量、血气分析等。

2.协助排痰　指导并协助清醒患者定时做深呼吸、变换体位,或轻叩患者背部,帮助其将呼吸道内分泌物咳出。如果患者不能深呼吸、咳嗽,应及时利用吸引器,将其分泌物、痰液吸出。如果患者痰液或分泌物黏稠,需应用雾化吸入,帮助稀释痰液,鼓励患者咳嗽或使用吸引器,排出呼吸道内分泌物。同时护士应指导患者进行呼吸咳嗽训练,帮助其进行肺部物理治疗、吸痰等,预防坠积性肺炎、分泌物淤积、肺不张等。

3.保证昏迷患者气道通畅　昏迷患者因咳嗽、吞咽反射减弱或消失,呼吸道分泌物及唾液容易积聚喉头,引起呼吸困难甚至窒息,应将患者头偏向一侧,保持呼吸道通畅,必要时用吸引器吸出呼吸道分泌物,以防误吸而导致呼吸困难,甚至窒息。

(三)做好基础护理

1.维持患者清洁

1)眼部护理　眼睑不能闭合者容易发生角膜溃疡及结膜炎,应用凡士林纱布覆盖或涂眼药膏,以防角膜干燥而致溃疡、结膜炎。

2)口腔护理　保持口腔清洁、舒适。对不能经口进食者,应做好口腔护理,用生理盐水或朵贝尔液(复方硼砂溶液)擦洗口腔以防止感染,每日至少擦洗3次,可在每次进食后擦洗。防止发生口腔溃疡、腮腺炎、口臭等。

3)皮肤护理　危重患者因病情需要而长期卧床,部分患者由于大小便失禁、大量出汗、营养不良等因素,容易发生压力性损伤。应加强皮肤护理,做到"六勤一注意",即勤观察、勤翻身、勤擦洗、勤按摩、勤整理、勤更换,注意交接班。对患者进行综合、动态、客观、有效的压力性损伤风险评估,积极采取有效措施预防压力性损伤发生。

2. 补充营养和水分　危重患者机体分解代谢增强,消耗大,对营养物质的需要量增加,而患者消化功能减退,为保证患者有足够的营养和水分,维持体液平衡,应设法增进患者饮食,保证患者有足够的营养及水分的摄入,以增强抵抗力。对自理缺陷的患者,应协助其进食;对不能经口进食的患者,可采用鼻饲法或给予完全胃肠外营养;对于大量引流或有额外体液丧失等水分丢失过多者,要遵医嘱补充足够的水分。

3. 协助患者活动　危重患者长期卧床,容易出现关节活动障碍或肌肉萎缩,要注意保持患者肢体处于功能位置。患者病情平稳时,应尽早鼓励并指导患者主动运动或协助患者进行被动肢体运动,每天2～3次,轮流将患者的肢体进行伸屈、外展、内收、内旋、外旋等活动,并同时做按摩,以促进血液循环,增加肌肉张力,帮助恢复功能,预防肌腱韧带退化、关节僵直、肌肉萎缩、静脉血栓形成和足下垂的发生。

4. 维持排泄功能　根据需要,协助患者大小便。如出现尿潴留,可先采取诱导的方法,必要时进行导尿,以减轻患者痛苦;如进行留置导尿,应保持引流通畅,妥善安置引流管和集尿袋,防止泌尿系统感染。如患者便秘,可进行简易通便或灌肠。

5. 保持各导管通畅　危重患者身上常会安置多种引流管,如胃肠减压管、留置导尿管、伤口引流管等,应注意妥善放置,防止扭曲、受压、脱落,以确保引流通畅,发挥其应有的作用。同时注意防止逆行感染,严格执行无菌操作技术。

6. 保证患者安全　对谵妄、躁动不安、意识丧失的患者,要注意安全、合理使用保护具,以防坠床或自行拔管,防止意外发生,确保患者安全。对牙关紧闭或抽搐的患者,可用牙垫或压舌板(裹上数层纱布)放于上、下白齿之间,以防舌咬伤;同时,室内光线宜暗,工作人员动作要轻,以避免外界刺激而引起患者抽搐。正确执行医嘱,确保患者的医疗安全。

(四)危重患者的心理护理

危重患者在进行抢救的过程中,病情变化及医疗护理因素的影响,会导致患者产生较大的心理压力。压力因素包括:①对死亡及创伤性操作的恐惧;②短时间内丧失对周围环境和个人身体功能的控制,需要完全依赖于他人;③频繁进行身体检查,某些操作触及身体隐私部分;④突然置身于一个陌生、紧张的环境;⑤治疗仪器所产生的影像、声音、灯光等对患者的刺激;⑥气管插管、呼吸机治疗或其他原因引起的沟通障碍。此外,家属也会出现一系列的心理应激反应,因而,对危重患者的心理护理不容忽视,护士应做到以下几点:

(1)态度和蔼,宽容,富有同情心,表现出对患者的关心、同情、尊敬和接受。

(2)做任何操作前,对患者做简单、清晰的解释。语言应精炼、准确、通俗易懂;举止沉着冷静,操作娴熟,使患者产生充分的信赖感和安全感。

(3)对因人工气道或呼吸机治疗而出现言语沟通障碍者,应与患者建立其他有效沟通方式,保证与患者的有效沟通,鼓励患者表达感受。

(4)鼓励患者参与自我护理活动和治疗方法的选择。

(5)重视"治疗性触摸"。向患者传递关心、支持,还可以帮助患者指明疼痛部位,确认他们身体完整性和感觉的存在。

（6）鼓励家属及亲友探视患者，与患者多沟通，向患者传递爱、关心与支持。

（7）改善病室环境，减少不良刺激。病室光线宜柔和，夜间减低灯光亮度，尽量降低各种仪器发出的噪声，防止睡眠剥夺，工作人员要做到说话轻、走路轻、操作轻、开关门轻。工作人员在操作、检查、治疗时注意保护患者隐私，必要时使用床帘或屏风。

【护考提示】
临床常用的抢救药品、危重患者的支持性护理。

第三节　常用基本抢救技术

案例17-3

患者，男，18岁，户外游泳时意外溺水，被他人发现后救起。当时患者剧烈咳嗽、呼吸急促，咳出粉红色泡沫痰，全身皮肤发绀，腹部膨隆。

问题：

1.该患者可能发生了什么并发症？

2.如何对该患者进行现场救护？

3.医院内救护的主要措施有哪些？

4.该患者的护理要点是什么？

案例答案

任何意外或急病发生时，护士运用临床常用急救技术及时救治患者，协助制订急危重患者抢救方案并实施，能够最大限度地提高抢救成功率。因此护士必须掌握常用的急救知识与抢救技术。

危重患者常用抢救技术包括氧气疗法、吸痰法、洗胃法和心肺复苏与辅助通气技术。

一、氧气疗法

氧气疗法是指通过给氧，提高动脉血氧分压（PaO_2）和动脉血氧饱和度（SaO_2），增加动脉血氧含量（CaO_2），纠正各种原因造成的缺氧状态，促进组织的新陈代谢，维持机体生命活动的一种治疗方法。

（一）缺氧的类型

根据缺氧的原因和血气变化的特点，可把缺氧分为以下四种类型。

1.低张性缺氧　由动脉血氧分压明显降低并导致组织供氧不足。当动脉血氧分压低于60mmHg时，可直接导致动脉血氧含量和动脉血氧饱和度明显降低，因此低张性缺氧也可以称为低张性低氧血症。常见于高山病、慢性阻塞性肺疾病、先天性心脏病等。

2.血液性缺氧　血红蛋白数量减少或性质改变，使动脉血氧含量减少或同时伴有氧合血红蛋白结合的氧不易释出所引起的组织缺氧。由于血红蛋白数量减少引起血液缺氧，动脉血氧分压正常而动脉血氧含量降低，又称等张性缺氧。常见于贫血、一氧化碳中毒、高铁血红蛋白血症等。

3.循环性缺氧　组织血流量减少使组织氧供应减少所引起的缺氧，又称为低动力性缺氧。循环性缺氧还可以分为缺血性缺氧和淤血性缺氧。缺血性缺氧是动脉供血不足所致；淤血性缺氧是静脉回流受阻所致。常见于休克、心力衰竭、栓塞等。

4.组织性缺氧　由于组织细胞利用氧障碍所引起的缺氧，是组织细胞利用氧异常所致。其原因

【护考提示】
缺氧的类型、氧气浓度的计算和常用的氧疗方法。

为组织中毒、细胞损伤、呼吸酶合成障碍。主要特点:动脉血氧分压正常,动脉血氧饱和度正常,动脉-静脉氧压差升高或降低。常见于氰化物中毒、硫化物中毒、大量放射线照射、磷中毒、维生素严重缺乏等。

氧气疗法可使脑、心、肾等重要脏器功能得以维持,也可减轻缺氧时心率、呼吸加快所增加的心、肺工作负担。对呼吸系统疾病中因动脉血氧分压下降引起的缺氧疗效较好,对循环功能不良或贫血引起者只能部分改善缺氧状况。上述四类缺氧中,低张性缺氧(除静脉血分流入动脉外)患者PaO_2和SaO_2明显低于正常,吸氧可提高动脉血氧分压、动脉血氧饱和度、动脉血氧含量,使组织供氧增加,所以疗效最好。氧疗对于心功能不全、心排出量严重下降、大量失血、严重贫血及一氧化碳中毒者,也有一定的治疗作用。

(二)缺氧程度判断

缺氧程度依据临床表现以及动脉血氧分压、动脉血氧饱和度结果综合判断。

1.轻度低氧血症 $PaO_2>50$ mmHg(6.67 kPa),$SaO_2>80\%$,无发绀,一般不需氧疗。如有呼吸困难,可给予低流量低浓度(氧流量1~2 L/min)氧气。

2.中度低氧血症 PaO_2 30~50 mmHg(4~6.67 kPa),$SaO_2$60%~80%,轻微发绀,呼吸困难,需氧疗。

3.重度低氧血症 $PaO_2<30$ mmHg(4 kPa),$SaO_2<60\%$,显著发绀,呼吸极度困难,出现三凹征,即吸气时胸骨上窝、锁骨上窝、肋间隙出现明显凹陷,是氧疗的绝对适应证。

(三)供氧装置

供氧装置有氧气筒和氧气管道装置(中心供氧装置)两种。

1.氧气筒及氧气压力表装置(图 17-1)

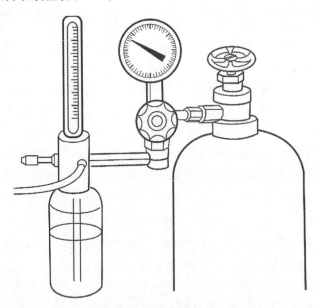

图 17-1 氧气筒及氧气压力表装置

1)氧气筒 氧气筒是一圆柱形无缝钢筒,筒内可耐高压达 14.7 MPa(150 kg/cm²)的氧,容纳氧气约 6000 L。其顶部有一个总开关,控制氧气的进出。氧气筒颈部的侧面有一个气门与氧气表相连,是氧气自筒中输出的途径。

2)氧气表 由压力表、减压器、流量表、湿化瓶及安全阀组成。

(1)压力表:从表上的指针能测知筒内氧气的压力,以 MPa 或 kg/cm² 表示。压力越大,则说明氧气贮存量越多。

（2）减压器：一种弹簧自动减压装置，将来自氧气筒内的压力减至 0.2～0.3 MPa（2～3 kg/cm²），使流量平稳，保证安全，便于使用。

（3）流量表：用于测量每分钟氧气流出量，流量表内装有浮标，当氧气通过流量表时，即将浮标吹起，《中华人民共和国国家计量技术规范》（JJF1589—2016）中指出：不管浮子形状如何，调节氧流量时应以浮子的最大截面处所在的刻度线读数为准，特殊情况按制造厂的规定。

从浮标上端平面所指刻度，可得知每分钟氧气的流出量。

（4）安全阀：由于氧气表的种类不同，安全阀有的在湿化瓶上端，有的在流量表的下端。当氧气流量过大、压力过高时，内部活塞即自行上推，使过多的氧气由四周小孔逸出，以保证安全。

（5）湿化瓶：用于湿润氧气，以免呼吸道黏膜被干燥所刺激。瓶内装入 1/3 或 1/2 的蒸馏水或冷开水，通气管浸入水中，出气管和鼻导管相连。

3）装表法　使用时把氧气表装在氧气筒上，以备急用。首先将氧气筒置于氧气架上，打开总开关，吹尘，使少量气体从气门处流出，随即迅速关上，目的是避免气门处灰尘吹入氧气表。然后将氧气表稍向后倾斜接于氧气筒气门上，用手初步旋紧，再用扳手固定拧紧，使氧气表直立于氧气筒旁。接湿化瓶，先检查流量开关是否关上，开总开关，再开流量开关。

检查氧气流出是否通畅，有无漏气，关紧流量开关待用。一般装表法可简单归纳为一吹（尘）、二上（表）、三紧（拧紧）、四查（检查）。

氧气浓度与流量的换算公式：吸氧浓度（％）＝21＋4×氧流量（L/min）

氧气筒内氧气供应时间的计算公式：

$$氧气供应时间(h)=\frac{[压力表压力(kg/cm^2)-5]×氧气筒容积(L)}{1×氧流量(L/min)×60}$$

2. 氧气管道装置（中心供氧装置）　医院氧气集中由中心供氧站负责供给，设管道至各个病房、门诊、急诊。中心供氧站由总开关控制，各用氧单位配氧气表，打开流量表即可使用，此法迅速、方便。

（四）氧疗方法

1. 鼻导管法

1）单侧鼻导管　将一根细氧气鼻导管插入一侧鼻孔，经鼻腔到达鼻咽部，末端连接氧气的供氧方法。鼻导管插入长度为鼻尖至耳垂的 2/3（图 17-2）。此法患者不易耐受，且导管对鼻腔产生压力后易被分泌物堵塞。此法目前临床已不采用。

2）双侧鼻导管　将双头鼻导管插入鼻孔内约 1 cm，导管环固定稳妥即可（图 17-3）。此法比较简单，患者容易接受，感觉比较舒适，是目前临床上常用的给氧方法之一。

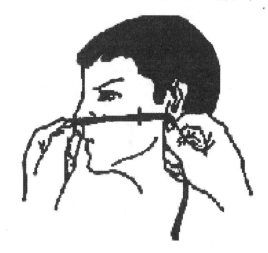

图 17-2　单侧鼻导管给氧法插入长度

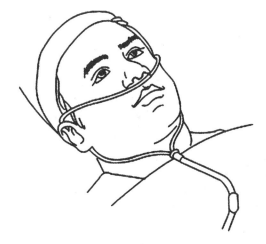

图 17-3　双侧鼻导管给氧法

2. 鼻塞法 用塑料或有机玻璃制成带有管腔的球状物(图 17-4),塞于鼻孔,代替鼻导管用氧的方法。鼻塞大小以恰能塞鼻孔为宜。此法可避免鼻导管对鼻黏膜的刺激,患者较为舒适,适用于持续吸氧患者。

3. 面罩法 将面罩置于患者的口鼻部供氧,氧气自下端输入,呼出的气体从面罩两侧孔排出(图 17-5),由于口鼻部都能吸入氧气,效果较好。面罩给氧时必须有足够的氧流量,一般需 6～8 L/min,可用于病情较重、氧分压明显下降者。

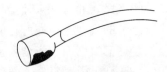

图 17-4 给氧鼻塞

4. 头罩法 头罩法简便、无刺激,能根据病情调节氧浓度,长时间吸氧也不会发生氧中毒,透明的头罩便于观察病情,适用于患儿吸氧。操作方法:将患儿头部置于头罩内,注意头罩与颈部保持适当的空隙,将氧气导管接于氧气进气孔上,通过头罩顶部的小孔调节氧流量(图 17-6)。

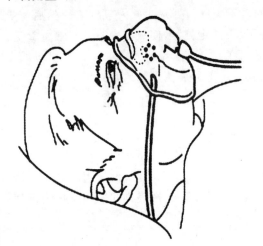

图 17-5 面罩给氧法

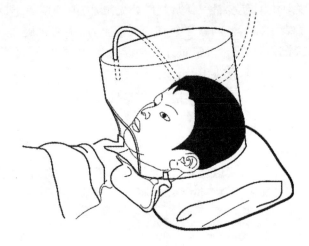

图 17-6 头罩给氧法

5. 氧气枕法 在抢救危重患者时,氧气筒准备不及时或在转移患者途中,可用氧气枕代替氧气装置。氧气枕为一长方形橡胶枕,枕的一角有橡胶管,上有调节器以调节流量(图 17-7)。使用前先将枕内灌满氧气,接上湿化瓶、导管或漏斗,调节流量即可给氧。

6. 氧气帐法 一般应用于儿科抢救。无氧气帐时,可用塑料薄膜制成帐篷,其大小约为病床的一半,氧气经过湿化瓶,由橡皮管通入帐内(图 17-8)。氧流量需 10～12 L/min,吸入的氧浓度才能达到 60%～70%。每次打开帐幕后,应将氧流速加大至 12～14 L/min,持续 3 min,以恢复帐内原来氧浓度。

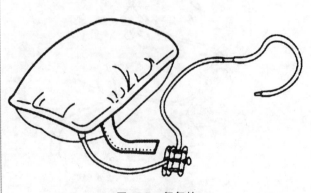

图 17-7 氧气枕

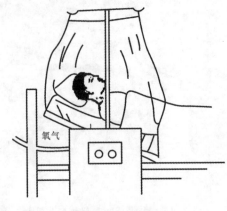

图 17-8 氧气帐法

（五）氧疗技术操作（以双侧鼻导管吸氧法为例）

【目的】

(1)纠正各种原因造成的缺氧状态,提高动脉血氧分压、动脉血氧饱和度,增加动脉血氧含量。

(2)促进组织的新陈代谢,维持机体生命活动。

【评估】

(1)患者年龄、病情、缺氧程度、鼻黏膜情况、治疗情况、意识、心理状态及合作程度。

(2)患者是否理解氧疗的目的、方法、注意事项及配合要点。

【准备】

1.护士准备　着装整洁,修剪指甲,洗手,戴口罩。

2.环境准备　室温适宜,环境安静,光线充足,远离火源。

3.用物准备　一次性吸氧鼻导管。①中心供氧:氧气吸入器 1 套(流量表＋湿化瓶＋通气管)。②氧气筒供氧:氧气表＋湿化瓶＋通气管,扳手;一次性弯盘 1 副,医用棉签,用氧记录单,小水杯,纱布或面巾纸,无菌蒸馏水(加入湿化瓶内至 1/3～1/2)。

【实施】　双侧鼻导管吸氧法操作流程如表 17-3 所示。

表 17-3　双侧鼻导管吸氧法操作流程

工作任务步骤	工作过程要点说明
▲吸氧	
1.核对,解释	● 根据医嘱,核对并评估患者,确认患者并了解病情,向患者解释说明操作目的、过程及方法,解除患者的紧张情绪,取得患者合作
2.体位准备	● 如病情许可,协助患者抬高床头,取低斜坡位、半坐卧位或者坐位
3.清洁鼻腔	● 用湿棉签清洁双侧鼻腔,清除鼻腔分泌物
4.连接,检查	● 将氧气压力表或流量表与供氧装置连接,连接鼻导管
5.试吸通畅	● 试吸鼻导管,确认通畅,确保管道密闭、功能完好
6.调节流量	● 确认流量开关关闭,打开压力(总)开关,再开流量(小)开关,按医嘱调节氧流量:轻度缺氧者 1～2 L/min,中度缺氧者 3～4 L/min,重度缺氧者 5～6 L/min;小儿 1～2 L/min
7.插管,固定	● 将鼻导管插入患者双侧鼻孔约 1 cm,动作轻柔,以免引起黏膜损伤,将鼻导管环绕患者耳部扣于颌下,根据情况调整松紧度
8.记录,观察	● 记录给氧时间、氧流量、患者反应,观察缺氧改善的情况、血气分析的指标、氧气装置是否漏气及通畅、有无出现氧疗副作用,若有异常,及时处理
▲停氧	
1.核对,解释	● 核对患者,解释停氧原因
2.停止用氧	● 先分离鼻导管,协助患者取舒适体位,关氧气筒总开关,放出余气后,关流量开关,然后卸表
3.整理,记录	● 整理用物,洗手,记录停氧时间、患者呼吸情况等

【评价】

(1)严格遵守操作规程,固定牢固、美观,有效吸氧,注意用氧安全。

(2)动作轻巧,手法正确,操作熟练,关爱患者,沟通有效。

【注意事项】

(1)严格遵守操作规程,注意用氧安全,切实做好"四防",即防火、防震、防热、防油。搬运氧气筒时要避免倾倒撞击。氧气筒应放阴凉处并有明显标识,周围严禁烟火及易燃品,至少距明火 5 m,距暖气 1 m,氧气表及螺旋口勿上油。

(2)用氧过程中,应加强监测患者的缺氧症状有无改善。用氧前,检查氧气装置有无漏气,是否通畅。

(3)使用氧气时,应先调节流量后再用;停用氧气时,应先分离鼻导管,再关闭氧气及总开关;吸氧中途改变流量时,先分离鼻导管与输氧管连接处,调节好流量后再接上。以免开关出错,大量氧气进入呼吸道而损伤患者肺组织。

(4)常用湿化液有冷开水、蒸馏水。急性肺水肿用 20%～30% 乙醇湿化,可以降低肺泡内泡沫的表面张力,使泡沫破裂、消散,改善肺部气体交换,减轻缺氧症状。

(5)氧气筒内氧气勿用尽,压力表至少要保留 0.5 MPa(5 kg/cm^2),以免灰尘进入筒内,再次充气时引起爆炸。

(6)对未用完或已用完的氧气筒,应分别悬挂"满"或"空"的标志,以避免急用时搬错而影响抢救。

【健康教育】

(1)向患者及家属解释氧疗的目的、意义和方法。

(2)安全用氧的注意事项。

(3)宣传呼吸道疾病的预防保健知识。

(六)氧疗监护与副作用的预防

1. 氧疗监护

1)缺氧症状改善　患者由烦躁不安变为安静、心率变慢、血压上升、呼吸平稳、发绀症状消失,说明缺氧症状改善。

2)实验室检查　实验室检查指标可作为氧疗监护的客观指标。主要观察氧疗后动脉血氧分压(正常值 95～100 mmHg 或 12.7～13.3 kPa),动脉血二氧化碳分压(正常值 35～45 mmHg 或 4.7～6.0 kPa)、动脉血氧饱和度等。

3)氧气装置　有无漏气,管道是否通畅。

2. 氧疗的副作用　当氧浓度高于 60%、持续时间超过 24 h 可能出现氧疗副作用。

常见的氧疗副作用如下。

1)氧中毒　长时间吸入高浓度氧可产生氧的毒性作用,影响到肺、中枢神经系统、红细胞生成系统、内分泌系统及视网膜,其中最重要的是氧对呼吸器官的副作用。一般情况下,连续吸纯氧 6 h后,即可出现恶心、烦躁不安、面色苍白、咳嗽、胸痛;吸纯氧 24 h 后,肺活量可减少;吸纯氧 1～4 天后可发生进行性呼吸困难。氧中毒的程度主要取决于吸入气的氧分压及吸入时间。

2)吸收性肺不张　呼吸空气时,肺内含有大量不被血液吸收的氮气,构成肺内气体的主要成分,当高浓度氧疗时,肺泡气中氮逐渐为氧所取代,动脉血氧分压升高,肺泡内的气体易被血液吸收而发生肺泡萎缩。这种现象,在通气少、血流多的肺局部表现得更为明显。故高浓度氧疗时可产生吸收性肺不张。

3)呼吸道分泌物干燥　应加强湿化和雾化吸入。氧气是一种干燥气体,吸入后可导致呼吸道黏膜干燥、分泌物黏稠不易咳出,且有损纤毛运动。因此,氧气吸入前一定要先湿化再吸入,以减轻刺激作用。若呼吸道分泌物黏稠不易咳出,应采用雾化吸入法。

4)呼吸抑制　见于Ⅱ型呼吸衰竭者(动脉血氧分压降低、动脉血二氧化碳分压增高),由于动脉血二氧化碳分压长期处于高水平,呼吸中枢失去了对二氧化碳的敏感性,呼吸的调节主要依靠缺氧对外周化学感受器的刺激来维持,吸入高浓度氧,解除了缺氧对呼吸的刺激作用,使呼吸中枢抑制加重,甚至呼吸停止。因此对Ⅱ型呼吸衰竭患者,应给予低浓度、低流量(1～2 L/min)吸氧,维持动脉血氧分压在 8 kPa 左右即可。

5）晶状体后纤维组织增生　仅见于新生儿，且以早产儿多见。由于视网膜血管收缩、视网膜纤维化，最后出现不可逆转的失明，因此应控制氧浓度（氧浓度在 40％以下）和吸氧时间。

二、吸痰法

1. 环境舒适　营造良好的休息环境，避免受凉，注意保暖，维持适宜的室温（18～20 ℃）、湿度（50％～60％），既要避免寒冷刺激咳嗽，又要避免高温、干燥使痰液干结。

2. 指导有效咳嗽　有效咳嗽适用于神志清醒、能咳嗽的患者。咳嗽是人体的一种防御性呼吸反射，可排出呼吸道内的异物、分泌物，具有清洁、保护和维持呼吸道通畅的作用。护理人员应对患者进行指导，帮助患者学会有效咳嗽法。促进患者有效咳嗽的主要措施：改变患者卧位，使分泌物流入气管内便于咳出；鼓励患者缩唇呼吸，即用鼻吸气，口缩唇呼气，以引发咳嗽反射；病情允许情况下，增加患者的活动量，有利于痰液的排出；双手稳妥地按压胸壁下侧，有助于咳嗽。

咳嗽技术包括暴发性咳嗽和分段咳嗽。暴发性咳嗽即咳嗽时，患者先深吸气，屏住气几秒钟，然后张开嘴在呼气时用力咳嗽一次，将痰液咳出。分段咳嗽又称术后咳嗽，适用于胸腹部手术后的患者。操作时，护士将双手掌部置于患者手术切口的两侧，嘱患者连续小声咳嗽，同时护士双手向切口中心部位适当用力按压，此种咳嗽排痰效果差，但可减轻术后患者的痛苦。

有效咳嗽的具体方法：协助患者坐于床上，膝盖弓起，双手抱膝，上身前倾（图 17-9），或在腹部置一枕头，用双上肢夹紧，指导患者深吸气后屏气 3 s，两手挤压支持物（腿或枕头）的同时，用力将痰咳出；也可以让患者坐在椅上，屈膝，腹部与膝之间垫枕，上身前倾，指导患者深吸气后屏气 3 s，双上肢挤压腹部处枕头的同时，用力将痰咳出。

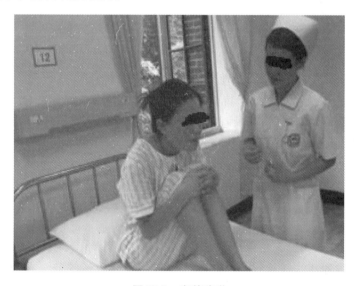

图 17-9　有效咳嗽

咳出周边细支气管内痰液：指导患者深吸气后，于呼气时连续做 3～4 次小力气的咳嗽，直到感觉肺内已无空气为止。协助腹肌无力患者咳痰：协助患者上身前倾，一手置于患者腹部，于患者用力咳嗽时用手挤压腹部并向上推。协助卧床不起患者咳痰：协助患者将上身、头部抬高，同时鼓励患者咳痰。

3. 湿化痰液　适用于痰液黏稠而不易咳出者。保持体液平衡是最有效的祛痰措施。鼓励患者多饮水，每日饮水 1500 mL 以上，同时注意湿润空气，使痰液湿化，便于排出。

4. 配合药物治疗

1）雾化吸入　超声波雾化吸入糜蛋白酶加生理盐水，必要时酌情加入抗生素。也可单纯超声波雾化吸入生理盐水湿化痰液。为避免超声波雾化吸入降低吸入氧浓度的副作用,可使用氧气驱动的射流雾化吸入器辅助吸入液体及药物。

2)注射、口服药物　遵医嘱按时、按量使用化痰药及抗生素,观察疗效及副作用。

3)人工鼻　一次性使用吸湿冷凝加湿器。临床常用于重症及麻醉患者机械呼吸或者气管切开患者自主呼吸的气体湿化、暖化。其原理是通过人工鼻内聚氨酯(海绵)材料,吸收患者呼出的水分和热量,在吸入的气体通过人工鼻时,其水分和热量被带回到气道中。能改善肺功能,降低肺部感染发生率。

5. 翻身、叩击　每1～2 h改变体位1次,便于痰液引流。必要时用手或"自动叩击器"进行叩击。让患者取坐位或侧卧位,操作者将手固定成背隆掌空状,即手掌中空,手指弯曲,拇指紧靠示指,有节奏地自下而上、由外向内轻轻叩打,边叩边鼓励患者咳嗽,使痰液松动,利于咳出(图17-10)。此法尤其适用于长期卧床、久病体弱、排痰无力的患者。禁忌在胸骨、肋骨上下、脊柱、乳房等部位叩击。

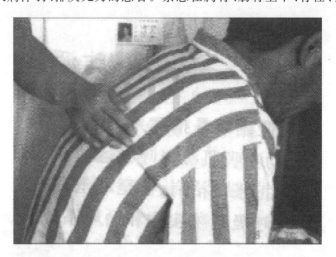

图 17-10　叩击

6. 体位引流　体位引流即患者处于特殊体位,使肺与支气管所存积的分泌物,借重力作用流入气管并排出体外。适应证:支气管扩张、肺脓肿等有大量浓痰者。禁忌证:严重高血压、高龄、极度衰竭、心力衰竭、意识不清等。

体位引流实施要点:让病变部位处于高位,其引流的支气管开口向下,便于分泌物顺体位引流而咳出;嘱患者间歇深呼吸并尽力咳痰,护理人员轻叩相应部位,提高引流效果;痰液黏稠不易引流时,给予雾化吸入以利排出痰液;体位引流每次 15～30 min,每日 2～4 次,宜选择在空腹时进行;如患者出现头晕、出冷汗、面色苍白、血压下降等,应停止引流;观察引流液的色、质、量,并记录,如引流液大量涌出,应注意防止窒息。如引流液每日小于 30 mL,可停止引流。

7. 吸痰护理技术　吸痰法是指经口、鼻腔、人工气道将呼吸道的分泌物吸出,以保持呼吸道通畅,预防吸入性肺炎、肺不张、窒息等并发症的一种方法。吸痰法适用于危重、年老、昏迷及麻醉后等患者因咳嗽无力、咳嗽反射迟钝,或会厌功能不全而导致痰液不能咳出或不能有效咳嗽、排痰。

【目的】

(1)及时吸出呼吸道的分泌物,保持呼吸道通畅。

(2)防止患者发生吸入性肺炎、呼吸困难、发绀,促进呼吸功能,改善肺通气。

(3)预防并发症的发生。

【评估】

(1)评估患者年龄、病情、意识、治疗情况及排痰能力。

(2)评估患者的心理状态,帮助其了解吸痰的目的、方法、注意事项及配合要点。

（3）吸痰前听诊,听诊部位包括胸骨上窝、锁骨中线上、中、下部分,检查呼吸音和痰鸣音,判断痰液部位后决定插入吸痰管的深度。

【准备】

1. 护士准备　着装整洁,修剪指甲,洗手,戴口罩。

2. 环境准备　室温适宜,光线充足,环境安静。

3. 用物准备　①治疗盘内备:带盖罐 2 只(1 只盛无菌生理盐水,1 只盛放一次性吸痰管数根)、弯盘、消毒纱布、一次性治疗碗、无菌手套、无菌血管钳或镊子。②治疗盘外备:电动吸引器或中心吸引器、消毒液,必要时备压舌板、开口器、舌钳、电插板等。

吸痰装置分中心吸引器和电动吸引器两类。吸引器由马达、偏心轮、气体过滤器、压力表、安全瓶、贮液瓶组成。原理:接通电动吸引器的电源后,吸引器的马达带动偏心轮,贮液瓶及安全瓶内的空气由吸气孔吸出并由排气孔排出,这样周而复始转动,使两瓶内产生负压将痰液吸出。

【实施】　吸痰法操作流程如表 17-4 所示。

表 17-4　吸痰法操作流程

工作任务步骤	工作过程要点说明
1. 核对,解释	● 根据医嘱,核对并评估患者,确认患者并了解病情,向患者解释说明操作目的、过程及方法,解除患者的紧张情绪,取得合作
2. 检查,调压	● 接通电源,打开开关,检查吸引器性能,调节负压:成人 40.0～53.3 kPa,儿童＜40.0 kPa。检查患者口、鼻腔,取下活动义齿,昏迷患者可用压舌板或开口器帮助张口
3. 检查,试吸	● 协助患者头转向一侧,面向操作者;用无菌技术在一次性治疗碗内,倒入适量无菌生理盐水,打开吸痰管,一手戴无菌手套,取出吸痰管,连接吸痰管并保持无菌,试吸少量生理盐水,检查吸痰管是否通畅,同时润滑导管前端
4. 正确吸痰	
▲经气管插管或气管切开套管内吸痰	
（1）充分供氧	● 病情允许时,可在吸痰前给患者提高氧流量或吸氧浓度数分钟,以减轻或避免因吸引所致的缺氧、肺不张等
（2）正确插管	● 成人气管内吸痰时,吸痰管插入的深度:经气管切开套管内吸痰为 10～12 cm;经鼻气管内吸痰为 20～24 cm;经气管插管吸痰为 24～28 cm。移开给氧或湿化装置,不带负压将吸痰管插入人工气道,遇到阻力或患者咳嗽时,回退吸痰管约 1 cm
（3）旋转上提	● 左手大拇指摁住吸痰管负压调节孔,右手拇指和示指搓捏吸痰管 360°旋转,自下而上边旋转边提拉,吸净痰液
（4）及时供氧	● 一次吸痰时间不超过 15 s,吸引结束后及时连接供氧装置,以免造成患者缺氧;如需多次吸痰,两次操作之间应至少间隔 3 min;重复吸痰不能超过 4 次
▲经口、鼻腔气管内吸痰	
（1）正确插管	● 嘱患者将舌前伸,必要时用纱布包裹;昏迷患者可用压舌板、开口器协助张口。不带负压将吸痰管从口腔一侧插入 10～15 cm 进入咽部,同时鼓励患者咳嗽,或用拇指和示指夹住导管后轻快地插入鼻腔,并在患者吸气时沿鼻腔壁向深处插入

续表

工作任务步骤	工作过程要点说明
(2)吸净口鼻	● 左手大拇指摁住吸痰管负压调节孔,使用负压吸引,吸净口或鼻、咽部分泌物,吸痰手法同上
(3)吸净气管	● 更换吸痰管,在患者吸气时顺势将吸痰管插入气管一定深度(约15 cm),吸痰手法同上
5.观察细节	● 听诊患者呼吸音,判断患者呼吸道是否已通畅,痰液是否吸引干净;观察患者面色、呼吸、心率、血压,吸出液的颜色、性质、量等
6.整理,记录	● 拭净患者脸部分泌物,协助患者取舒适体位,整理床单位;消毒吸痰管或按一次性用物处理,吸痰的玻璃管插入盛有消毒液的试管中浸泡,洗手后记录

【护考提示】
保持呼吸道
通畅的常用
技术和具体
操作方法。

【评价】

(1)护士查对认真,为患者吸痰时认真、无差错。

(2)动作轻巧,手法正确,操作熟练,无菌观念强。

(3)吸痰彻底,达到有效目的。

(4)关爱患者,沟通有效,患者床铺无污染。

【注意事项】

(1)密切观察病情,观察患者呼吸道是否通畅,以及面色、生命体征的变化等,如发现患者排痰不畅或喉头有痰鸣音,应及时吸痰。

(2)如为昏迷患者,可用压舌板或开口器先将口启开,再进行吸痰;如为气管插管或气管切开患者,需经气管插管或套管内吸痰,应严格执行无菌操作;如经口腔吸痰有困难,可由鼻腔插入吸痰。

(3)管径不超过气管插管或气管切开套管内径的1/2,贮液瓶内的吸出液应及时倾倒,一般不应超过瓶的2/3,以免损坏机器。

(4)吸痰时负压调节应适宜,插管过程中,不可打开负压,且动作应轻柔,以免损伤呼吸道黏膜。吸痰前后,应增加氧气的吸入,且每次吸痰时间应小于15 s,间隔3～5 min,以免因吸痰造成患者缺氧。

(5)严格执行无菌操作,吸痰所用物品应每天更换1～2次,吸痰导管应每次更换,并做好口腔护理。如患者痰液黏稠,可协助患者变换体位,配合叩击、雾化吸入等方法,通过振动、稀释痰液,使之易于吸出。

【健康教育】

(1)教会清醒患者吸痰时正确配合的方法。

(2)指导患者呼吸道有分泌物时及时清除,确保呼吸道通畅,改善呼吸,纠正缺氧。

(3)向患者和患者家属讲解呼吸道疾病的预防保健知识。

三、洗胃法

洗胃是指将胃管插入患者胃内,反复注入和吸出(或呕出)一定量的溶液,以冲洗并排出胃内容物,减轻或避免吸收中毒的胃灌洗方法。

【目的】

1.解毒　清除胃内毒物或刺激物,减少毒物吸收,还可利用不同洗胃溶液进行中和解毒,用于急性食物或药物中毒。服毒后4～6 h内洗胃效果最佳。

2.减轻胃黏膜水肿　幽门梗阻患者饭后常有滞留现象,易引起上腹胀满、不适、恶心、呕吐等症状,通过洗胃,可洗出胃内潴留食物,减轻潴留物对胃黏膜的刺激,减轻胃黏膜水肿和炎症。

3. 为某些手术或检查做准备 如胃肠道手术前。

【适应证及禁忌证】

1. 适应证 非腐蚀性毒物中毒,如安眠药、重金属类、有机磷、生物碱及食物或药物中毒的患者。

2. 禁忌证 强腐蚀性毒物(如强酸、强碱)中毒、胸主动脉瘤、肝硬化伴食管胃底静脉曲张、近期有上消化道出血及胃穿孔患者禁忌洗胃;上消化道溃疡、癌症患者也不宜洗胃。

【评估】

(1)评估患者年龄、病情、医疗诊断、意识状态、生命体征;摄入毒物的种类、浓度、量、剂型、中毒时间及途径等,来院前的处理措施,是否曾经呕吐过及有无洗胃禁忌。评估患者口鼻黏膜有无损伤,有无活动义齿;心理状态以及对洗胃的耐受能力、合作程度、知识水平、既往经验等。如遇病情危重者,应首先进行维持呼吸循环的抢救,然后再洗胃。

(2)评估患者及家属是否了解洗胃的目的、方法、注意事项及配合要点。

【准备】

1. 护士准备 衣帽整洁,洗手,戴口罩。可能会接触毒物时应穿戴手套、胶靴、塑料围裙或防护服、鞋套等。

2. 环境准备 安静,整洁,宽敞,明亮,通风,温度适宜,必要时用屏风遮挡。

3. 用物准备 根据病情及所处条件准备用物。

1)口服催吐洗胃法 治疗盘内置:量杯、压舌板、水温计、弯盘、塑料围裙或橡胶单(防水布)。洗胃溶液:根据毒物性质准备拮抗性溶液,毒物性质不明时,可准备温开水或生理盐水,一般量为10000~20000 mL,温度以25~38 ℃为宜。水桶2只(一只盛洗胃溶液,一只盛污水),必要时备洗漱用物。

2)胃管洗胃法 治疗盘内置:无菌洗胃包(内有胃管、镊子、纱布或一次性胃管)、塑料围裙或橡胶单、治疗巾、棉签、弯盘、胶布、水温计、石蜡油、量杯,必要时备无菌压舌板、开口器、牙垫、舌钳、检验标本容器或试管、毛巾等。洗胃溶液(同口服催吐洗胃法),水桶2只。

3)全自动洗胃机洗胃法 需另备全自动洗胃机。

4)漏斗胃管洗胃法 另备漏斗洗胃管。

5)电动吸引器洗胃法 另备电动吸引器(包括安全瓶及5000 mL容量的贮液瓶)、Y形三通管、调节夹或止血钳、输液架、输液瓶及输液导管。

4. 常用洗胃溶液 如表17-5所示。

表17-5 常用洗胃溶液和禁忌药物

毒　　物	常用洗胃溶液	禁忌药物种类
酸性物	镁乳、蛋清水[①]、牛奶	
碱性物	5%醋酸、白蜡、蛋清水、牛奶	
氰化物	3%过氧化氢溶液引吐,1:15000~1:20000高锰酸钾溶液洗胃	
敌敌畏	2%~4%碳酸氢钠溶液、1:15000~1:20000高锰酸钾溶液、1%盐水	
1605、1059、4049（乐果）	2%~4%碳酸氢钠溶液	高锰酸钾[②]
敌百虫	1%盐水或清水、1:15000~1:20000高锰酸钾洗胃,温开水或生理盐水洗胃,50%硫酸镁导泻	碱性药物[③]

续表

毒　　物	常用洗胃溶液	禁忌药物种类
DDT、666 酚类	50％硫酸镁导泻,温开水或植物油洗胃至无酚味为止,洗胃后多次服用牛奶、蛋清以保护胃黏膜	油性药物
苯酚(石炭酸)	1:15000～1:20000 高锰酸钾洗胃	石蜡油
巴比妥类(安眠药)、异烟肼(雷米封)	1:15000～1:20000 高锰酸钾洗胃,硫酸钠导泻④	巴比妥类禁忌药物为硫酸镁
灭鼠药(磷化锌)	1:15000～1:20000 高锰酸钾洗胃;0.5％硫酸铜洗胃;0.5％～1％硫酸铜⑤溶液每次 10 mL,每 5～10 min 口服一次,配合压舌板等刺激舌根引吐	鸡蛋、牛奶、脂肪类及其他油类⑥食物
发芽马铃薯	1％活性炭悬浮液	
河豚、毒蕈、生物碱	1％～3％鞣酸	

注:①蛋清水、牛奶等可黏附于胃黏膜表面或创面上,从而起到保护作用,并可减轻患者疼痛。②1605、1059、4049(乐果)等禁用高锰酸钾洗胃,否则会氧化成毒性更强的物质。③敌百虫遇碱性药物分解出毒性更强的敌敌畏,而且其分解过程随碱性的增强和温度的升高而加速。④巴比妥类药物采用硫酸钠导泻,是利用硫酸钠在肠道内形成的高渗透压,阻止肠道水分和残存的巴比妥类药物的吸收,促使其尽早排出体外。而且硫酸钠对心血管和神经系统没有抑制作用,不会加重巴比妥类药物的中毒。⑤磷化锌中毒时,口服硫酸铜可使其成为无毒的磷化铜沉淀,阻止毒物吸收,并促使其排出体外。⑥磷化锌忌用脂肪类食物,因其易溶于油类物质,避免促使磷的溶解吸收。

【实施】　洗胃法操作流程如表 17-6 所示。

表 17-6　洗胃法操作流程

工作任务步骤	工作过程要点说明
1.核对,解释	● 携用物至患者床旁,核对患者床号、姓名,确认患者。向患者解释操作目的,安抚患者,取得患者合作,减轻患者痛苦
▲口服催吐洗胃	● 适用于服毒量少而且清醒合作者
(1)安置,准备	● 协助患者取坐位、半坐卧位或仰卧位,头偏一侧;如有活动义齿,应先取出,围好塑料围裙,置污物桶于患者座位前或床旁
(2)灌液,催吐	● 指导患者每次饮洗胃溶液 300～500 mL;指导患者自呕或用压舌板刺激舌根催吐;反复自饮和自呕或催吐,直至吐出的洗胃溶液澄清无味,表示毒物已基本洗干净
▲胃管洗胃	
(1)安置体位	● 协助患者取左侧卧位,左侧卧位可减慢胃的排空,延缓毒物进入十二指肠的速度;昏迷患者取平卧位,头偏向一侧,并用压舌板、开口器撑开口腔,置牙垫于上下白齿之间,如有舌后坠,可用舌钳将舌拉出
(2)插管,固定	● 检查胃管是否通畅,倒少许石蜡油于纱布上,润滑胃管前端,以减少插管时的阻力,比量插入长度,一般成人由口腔插入 55～60 cm;不能经口插入者,可由鼻腔插入;昏迷者按昏迷患者插管方法进行,润滑插入长度的 1/3。插入胃管,通过抽吸胃液、听气过水声、胃管末端置清水检验是否有气泡,确定胃管在胃内后,用胶布固定
▲全自动洗胃机洗胃	● 适用于中毒较重、意识不清、不配合的患者

续表

工作任务步骤	工作过程要点说明
(1)检查，连接	●操作前检查是否通电，仪器功能是否完好。连接各种管道，将三根橡胶管分别与机器的进液管、胃管、污水管相连。将已配好的洗胃溶液倒入水桶内，进液管的另一端放入洗胃溶液桶内，污水管的另一端放入空水桶内，胃管的另一端与已插好的患者胃管相连，调节流速（每次量为 300～500 mL）
(2)实施洗胃	●按"手吸"或"开始"键，洗胃机即开始工作，吸引时"吸"灯亮，冲洗时"冲"灯亮，吸引和冲洗自动循环，直至洗出液澄清无味，注意必须是先"吸引"后"冲洗"
(3)堵塞，冲洗	●若食物堵塞管道，水流变慢或不流时，可交替按"手冲"和"手吸"键重复冲洗数次，直到管道通畅，再按"手吸"键，吸出胃内残留液体后，按"自动"键，自动洗胃
(4)清洗管腔	●洗胃完毕，将三管（进液管、胃管、污水管）同时放入清水中，按"清洗"键清洗各管腔后，将各管同时取出，待仪器内水完全排尽后，按"停机"键
▲漏斗胃管洗胃 抽吸，灌液	●利用虹吸原理，引出胃内容物(图 17-11) ●置漏斗于低于胃部水平的位置，挤压橡皮球，利用挤压后形成的负压抽取胃内容物，毒物不明时，留取标本送检，以确定毒物性质；举漏斗高过头部 30～50 cm，灌入洗胃溶液，当漏斗内剩余少量溶液时，迅速将漏斗翻转，倒置于污水桶内，以彻底引流胃内液，如此反复灌洗直至洗出液澄清无味为止
▲电动吸引器洗胃	●利用负压吸引原理洗胃(图 17-12)
(1)通电，检查	●接通电源，检查吸引器功能；安装灌洗装置：输液管与 Y 形三通管相连，洗胃管末端及吸引器贮液瓶的引流管分别与 Y 形三通管两分支相连，夹紧输液管，检查各连接处有无漏气
(2)挂瓶，插管	●将洗胃溶液倒入输液瓶内，挂于输液架上，插胃管，固定胃管
(3)抽吸灌液	●开动吸引器，负压宜保持在 13.3 kPa，吸出胃内容物；关闭电动吸引器，夹紧贮液瓶上的引流管，开放输液管，使溶液流入胃内 300～500 mL；再夹紧输液管，开放贮液瓶上的引流管，开动吸引器；反复灌洗，直至洗出液澄清无味为止
▲注洗器洗胃	●适合幽门梗阻、胃部手术前准备；将胃管插入患者胃内；确定胃管在胃内；固定胃管，连接注射器，先抽出胃内容物，再注入洗胃溶液，反复进行，直至抽出液体澄清无味
2.拔管，整理	●洗毕，反折胃管，拔出，协助患者漱口、洗脸，帮助患者取舒适卧位。整理床单位，清理用物
3.观察，记录	●洗胃过程中，随时注意观察洗出液的性质、颜色、气味、量及患者面色、脉搏、呼吸和血压的变化；关机，记录

【评价】

(1)护士操作规范，患者未发生并发症。

(2)患者胃内毒物或潴留物得到最大程度的清除，症状得以缓解或控制。

(3)护患沟通有效，患者自尊和隐私得到保护，康复信心增强。

【注意事项】

(1)清醒患者首选口服催吐洗胃。中毒物质不明时，先抽吸胃内容物送检，以确定毒物性质；然后选用温开水或生理盐水洗胃，待毒物性质明确后，再用拮抗剂洗胃。

(2)吞服强酸、强碱等腐蚀性药物的患者禁忌洗胃，以免造成胃穿孔。可按医嘱给予药物或迅速给予物理性拮抗剂，如口服牛奶、豆浆、蛋清、米汤等，以保护胃黏膜。

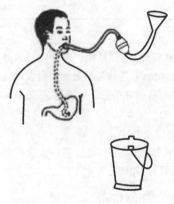

图 17-11　漏斗胃管洗胃法

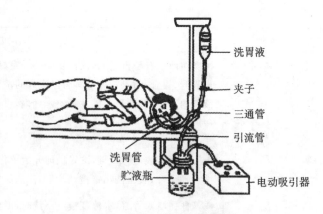

　洗胃液
　夹子
　三通管
　引流管
洗胃管
贮液瓶　　　　电动吸引器

图 17-12　电动吸引器洗胃法

(3)洗胃溶液温度控制在 25～38 ℃之间,洗胃溶液温度过高会加速毒物吸收,过低则引起患者不适。每次灌入量以 300～500 mL 为宜,如灌入量过多,可引起急性胃扩张,使胃内压增加,加速毒物吸收,也可引起液体反流致呛咳、误吸;过少则使洗胃时间延长,不利于抢救的进行。

(4)插管动作要轻快,防止损伤食管黏膜或误入气管。拔管时应反折胃管末端,到达咽喉部时,快速拔出,防止呛咳或误吸。

(5)注意观察患者的心理状态及对康复的信心,有针对性地给予心理支持。操作过程中要保护患者的隐私。

(6)洗胃过程中应密切观察患者的面色、意识、瞳孔、生命体征及有无洗胃并发症征象,如发现患者腹痛、洗出血性液体等,要及时停止洗胃并通知医生,及时观察和做好相应的急救处理,并做好记录。洗胃后注意观察中毒症状有无缓解或控制。

(7)加强洗胃机各管道的清洗、消毒工作,预防和控制医院感染的发生。

【护考提示】
洗胃常用方法的操作流程和注意事项。

【常见并发症的预防和护理措施】　洗胃常见并发症的预防和护理措施如表 17-7 所示。

表 17-7　洗胃常见并发症的预防和护理措施

并　发　症	预防和护理措施
胃穿孔	● 仔细评估,有洗胃禁忌证者禁止洗胃;洗胃过程中保持灌入与吸出量平衡;电动吸引器洗胃时负压不宜过大;严格记录出入洗胃溶液量;胃穿孔者立即行手术治疗
咽喉、食管黏膜损伤及水肿	● 插管前向清醒患者做好解释工作,避免强行插管和反复插管;插管时动作轻稳,选择粗细、软硬适度的胃管;咽喉部黏膜损伤者,可予以雾化吸入消炎、消肿;洗胃时负压吸引不宜过大;食管黏膜损伤时,遵医嘱使用制酸剂保护
窒息	● 洗胃时取左侧卧位,及时清除口鼻分泌物;确认胃管在胃内后,方可进行洗胃;胃管脱出或拔出时应先关闭洗胃机或反折胃管外端;使用全自动洗胃机洗胃时避免在向胃内进水时拔管;备齐抢救器材,若发生窒息,立即停止洗胃,配合医生抢救
急性胃扩张	● 每次灌入液量为 300～500 mL;灌洗过程中避免空气过多吸入胃内;灌洗过程中保持洗胃溶液出入量平衡;已发生急性胃扩张者,协助患者取半坐卧位,头偏向一侧,查找原因,立即将胃内容物或胃内空气吸出

四、心肺复苏与辅助通气技术

(一)概述

心肺复苏(CPR)是针对外伤、中毒、意外、疾病、低温、淹溺和电击等各种原因,导致呼吸、心搏骤停,必须紧急采取重建和促进心脏、呼吸有效功能恢复的一系列救护措施。当机体发生心搏、呼吸骤停时,脑细胞在缺氧状态下会迅速发生坏死,4 min以上开始造成脑损伤,10 min以上即造成脑部不可逆的伤害,因此施救时机越早越好。一旦有意外发生,应立即做出正确的判断与处理,为急救赢得时间,为患者的进一步治疗奠定基础。

基础生命支持(BLS)又称为现场急救或初期复苏处理,是指在事发现场,由专业或非专业人员实施的及时、有效的初步徒手救护措施。心肺复苏术自20世纪60年代发展至今已长达半个多世纪,成为普及的急救技术之一,心肺复苏术随着历史的发展经过不断改进,到目前已经比较完善。参照《2010年美国心脏协会心肺复苏及心血管急救指南》,心肺复苏术主要包括三个步骤:胸外心脏按压(circulation,C)、开放气道(airway,A)和人工呼吸(breathing,B)。此外,指南还强调成人高级心血管生命支持和复苏后仍要积极救治的重要意义。

(二)引起呼吸、心搏骤停的原因及临床表现

1. 原因

(1)意外事件:如遭遇溺水、自缢、雷击、电击、窒息等。

(2)器质性心脏病:如急性心肌炎、急性广泛性心肌梗死等均可导致室性心动过速、心室颤动、Ⅲ度房室传导阻滞的形成而导致心脏停搏。

(3)手术和麻醉意外:如给药途径有误、麻醉药剂量过大、术中气管插管不当、心脏手术或术中失血过多导致休克等。

(4)神经系统病变:如脑血管意外、脑炎、脑部外伤等疾病致脑水肿、颅内压增高,严重者可因脑疝引起生命中枢受损,导致心搏、呼吸停止。

(5)水、电解质紊乱及酸碱平衡失调:严重的高血钾和低血钾均可引起心搏骤停;严重的酸碱中毒,可通过血钾的改变最终导致心搏骤停。

(6)药物中毒或过敏:如安眠药中毒、化学农药中毒、洋地黄类中毒、青霉素过敏等。

2. 临床表现

(1)突然面色死灰、意识丧失:轻摇或轻拍患者肩部并大声呼叫,观察其是否有反应,如确定无反应,说明患者意识丧失。

(2)大动脉搏动消失:最常检测的大动脉是颈动脉或股动脉。因颈部易暴露,且颈动脉表浅,一般作为判断大动脉搏动是否消失的首选位置。颈动脉位于气管与胸锁乳突肌之间,可用示指、中指指端先触及气管正中,然后滑向颈外侧气管与肌群之间的沟内,约向外上滑行两横指,触摸有无搏动,男性可先触及喉结,再向外上滑行。其次常选股动脉做判断,股动脉位于股三角区,一般于腹股沟韧带稍下方触摸有无搏动。触摸脉搏一般不少于5 s,因为动脉搏动可能缓慢、不规律,或微弱不易触及。确认摸不到大动脉搏动,即可确定心搏停止。如果判断失误,对尚有心跳的患者进行胸外心脏按压,会导致严重的并发症。

(3)呼吸停止:保持气道开放,听有无呼气声,或将面颊部贴近患者的口鼻部感觉有无气体逸出,同时用余光观察患者胸腹部有无起伏。如均消失,说明患者呼吸停止。

(4)瞳孔散大:一般循环完全停止后超过1 min才会出现瞳孔散大,而且有些患者可始终无瞳孔散大现象,同时药物对瞳孔的改变也有一定影响。所以,瞳孔观察作为辅助观察项目。

(5)皮肤苍白或发绀:一般以口唇和指甲等末梢处苍白或发绀最明显。

(6)心尖搏动及心音消失:听诊无心音。心电图监测表现为心室颤动或心室停顿,偶尔呈缓慢而

无效的心室自主节律(心电-机械分离)。

(7)伤口不出血:上述多种临床表现均可在心搏骤停时出现,由于心肺复苏术的实施要求分秒必争,全部判断完会耽误宝贵的抢救时机,在临床工作中不能等心搏骤停的各种表现均出现后再行诊断,一定注意不要因听心音、测血压、做心电图而延误宝贵的抢救时间。上述判断中以意识突然丧失和大动脉搏动消失这两项最为重要,一般仅凭这两项就可做出患者心搏骤停的判断,并立即开始实施心肺复苏术。

(三)心肺复苏术

【目的】

(1)通过实施心肺复苏术,挽救生命,恢复患者中断的自主呼吸与自主循环。

(2)恢复大脑功能,保证重要脏器的血液供应,避免和减少"植物人"的发生,尽快促进心搏、呼吸功能的恢复。

【评估】

(1)评估患者的意识状态、病情、脉搏、呼吸等基本情况。协助患者仰卧,解松衣领及裤带,取下义齿,清除口中污物及呕吐物等。

(2)评估患者发生心搏、呼吸骤停的原因。

(3)评估现场环境是否适宜抢救。

【准备】

1.护士准备 衣帽整洁,修剪指甲,洗手。

2.环境准备 确保患者及施救者安全,光线充足,安静,患者床单位周围宽敞,必要时用屏风遮挡,避免影响其他患者。

3.用物准备 备好各种抢救用物,治疗盘内放血压计、听诊器,必要时备木板一块及脚踏凳。

【实施】 心肺复苏术操作流程如表 17-8 所示。

表 17-8 心肺复苏术操作流程

工作任务步骤	工作过程要点说明
1.确认现场安全	● 确保现场对施救者和患者均是安全的
2.判断,施救	● 双手轻拍患者双肩,并在患者左右耳边大声呼唤,若无反应,可判断其无意识;脸部靠近患者口鼻,听有无气息及气流通过,余光观察胸腹,若无起伏,确认无呼吸;医务人员触摸大动脉,10 s 内未扣及搏动,确认心搏骤停,应立即启动心肺复苏流程
3.立即呼救	● 求助他人帮助拨打 120 急救电话,或利用移动设备协助救护
4.安置体位	● 注意避免随意移动患者,使患者仰卧于硬板床或地上,如卧于软床上,其肩背下需垫心脏按压板,去枕,头后仰,该体位有助于胸外心脏按压的有效性;解开衣领口、领带、围巾及腰带,避免误吸,有助于呼吸;如果患者面朝下,应把患者整体翻转,即头、颈、肩、腰、髋必须以脊柱为一轴线,以防造成脊柱脊髓损伤
5.胸外心脏按压	
(1)抢救姿势	● 抢救者站在或跪于患者一侧,操作手法应正确(图 17-13)
(2)按压部位	● 胸骨中下 1/3 交界处(图 17-14);沿肋弓缘至剑突上两横指上方(图 17-15);男性患者可选胸骨中线与两乳头连线的相交处

续表

工作任务步骤	工作过程要点说明
(3)按压手法	● 抢救者站于患者一侧,一手的掌根部放在按压部位,另一手以拇指根部为轴心叠于下掌之背上,双手重叠,与胸骨平行且手指交叉互握抬起,使手指翘起不接触胸壁,双肘关节伸直,臂肘掌呈一直线用力,利用上半身体重和肩、臂部肌肉力量垂直向脊柱方向按压,有节律地垂直施加压力,使胸骨下陷,然后迅速放松,解除压力,使胸骨自然复位。放松时,抢救者的手掌不能离开按压部位,以免造成错位(图 17-16)
(4)按压深度	● 成人胸骨下陷 5～6 cm,儿童、婴儿至少下压胸部前后径的 1/3,儿童约 5 cm,婴儿约 4 cm
(5)按压频率	● 每分钟 100～120 次,按压后迅速放松,手掌根部不能离开胸壁,按压与放松时间相等,按压与呼吸次数之比为 30:2
6.开放气道	
(1)清理异物	● 将患者头偏向一侧,清理口腔、鼻腔异物或分泌物,如有义齿,一并清除,保证气道畅通
(2)仰头抬颏法	● 抢救者一手小鱼际肌置于患者前额,使头呈后仰位;另一手示指、中指置于下颌角处,将颏部向前抬起,两手合力使头后仰(图 17-17)。此法解除舌后坠效果最佳,适合无颈椎损伤患者,注意手指不要压向颏下软组织深处,以免阻塞气道
(3)托下颌法	● 患者仰卧,抢救者站在患者头部,双肘置患者头部两侧,双手示指、中指、无名指放在患者下颌角后方,捏紧下颌角,用力向上托起下颌(图 17-18)。此法用于怀疑颈部损伤的患者
(4)仰头抬颈法	● 抢救者一手抬起患者颈部,另一手以小鱼际肌按压患者前额,使其头后仰(图 17-19)。头颈部损伤者禁用此法
7.人工呼吸	
(1)口对口	● 首选方法,在患者口鼻盖一单层纱布或隔离膜,防止交叉感染。抢救者用保持患者头后仰的拇指和示指捏住患者鼻孔,防止漏气。用自己的双唇把患者的双唇完全包住,然后吹气不超过 2 s,使胸廓扩张,吹气毕,松开口鼻,抢救者头稍抬起,侧转换气,患者借助肺和胸廓的自行回缩使气体排出(图 17-20)。频率:每 5～6 s 呼吸 1 次(每分钟 10～12 次呼吸)
(2)口对鼻	● 用仰头抬颏法,抢救者一手将患者口唇紧闭,双唇包住患者鼻部吹气,方法同上
(3)口对口鼻	● 抢救者双唇包住患者口鼻部吹气,20 次/分,适用于婴幼儿,均匀缓缓吹气,防止胃膨胀
(4)气囊面罩	● 一名抢救者开放气道并夹紧面罩使之不漏气,另一名抢救者挤压气囊,注意患者胸廓抬高情况,挤压通气时应停止胸外按压
(5)频率时间	● 每次吹气时间不少于 1 s。有效指标:患者胸部起伏,且呼气时听到或感到有气体逸出
8.观察,判断	● 患者有自主呼吸或呼吸改善、心跳恢复;能触及大动脉搏动,肱动脉收缩压≥60 mmHg;面色、口唇、皮肤、甲床等色泽转为红润;散大的瞳孔回缩,对光反射存在;意识逐渐恢复,昏迷变浅,可出现反射或挣扎
9.整理,记录	● 操作结束后,整理用物,及时记录患者的抢救过程及抢救结果

【评价】

(1)护士对患者的病情能准确评估、仔细观察、迅速抢救。

(2)操作手法正确,熟练,程序规范,动作敏捷。

(3)患者出现有效的心肺复苏指征。

(4)患者无并发症发生。

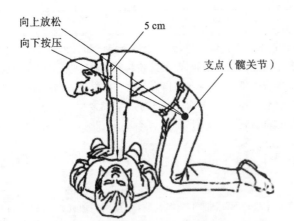

图 17-13　胸外心脏按压的姿势

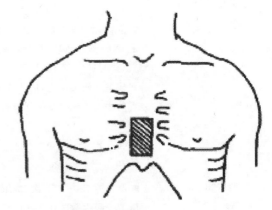

图 17-14　按压部位为胸骨中下 1/3 交界处

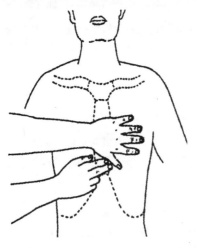

图 17-15　沿肋弓缘至剑突上两横指上方

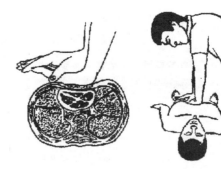

图 17-16　胸外心脏按压的手法

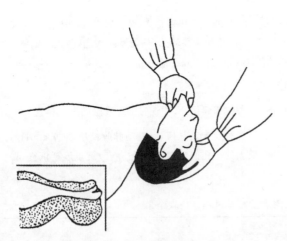

图 17-17　仰头抬颏法

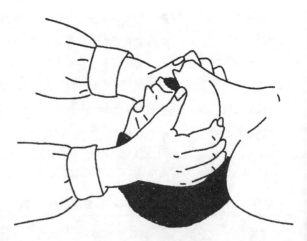

图 17-18　托下颌法

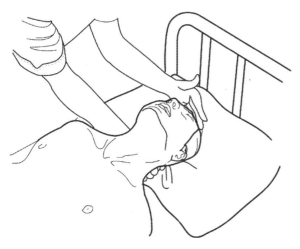

图 17-19　仰头抬颈法

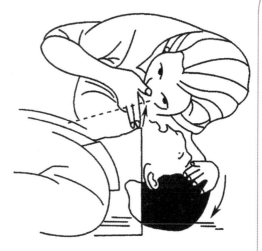

图 17-20　口对口人工呼吸

【护考提示】
心肺复苏术
的判断标准、
操作流程和
注意事项。

【注意事项】

(1)患者仰卧,经判断符合心搏、呼吸骤停,应争分夺秒就地抢救,避免因搬动而延误时机。马上做单纯 CPR,尽可能在 10 s 内进行,因人脑可耐受循环停止的临界时限为 4~6 min(WHO)。

(2)按压定位、力度要准确。按压位置偏上易损伤大血管,偏下容易引起胃内食物反流,偏左右易引起肋骨骨折;按压力过轻达不到效果,过重易造成肋骨骨折、血气胸甚至肝脾破裂等。按压深度成人 5~6 cm,儿童约 5 cm,婴儿约 4 cm,儿童和婴儿至少为胸部前后径的 1/3,并保证每次按压后胸廓回弹。为避免心脏按压时呕吐物逆流至气管,患者头部应适当放低并略偏向一侧。姿势要正确,按压时注意两臂伸直,两肘关节位于双手的正上方,利用整个上半身的力量垂直下压。

(3)人工呼吸前注意清除口咽分泌物、异物,保证气道通畅。呼吸复苏失败最常见的原因是呼吸道阻塞和口对口接触不严密。由于呼吸道阻塞,舌起了活瓣作用,只让空气压下进入胃内,不让空气再由胃排出,造成严重的胃扩张,可使膈肌显著升高,阻碍充分地通气,更甚者会导致胃内容物反流,造成将呕吐物吸入的危险。人工呼吸时避免过度通气,与胸外按压不同步;每次呼吸持续 1 s,观察应有明显的胸廓隆起。

(4)胸外心脏按压与人工呼吸交替进行,所有年龄段的单人施救按压与呼吸次数比为 30∶2。双人施救:成人按压与呼吸次数比为 30∶2,儿童和婴儿按压与呼吸次数比为 15∶2;医务人员每 2 min交换一次,尽可能减少胸外按压的中断,尽可能将中断控制在 10 s 以内。检查脉搏不超过 10 s。

(5)心肺复苏强调多学科支持,集中治疗。进行复苏时,医务人员施救者需完成许多工作,诸如胸部按压、气道管理、人工呼吸、探测心率、电击除颤、药物治疗等,这可由经过良好培训的施救者组成的团队分工合作同时完成。

【常见并发症的预防和护理措施】　初级心肺复苏术常见并发症的预防和护理措施如表 17-9所示。

表 17-9　初级心肺复苏术常见并发症的预防和护理措施

并　发　症	预防和护理措施
胃扩张	● 进行人工呼吸时所吹入的气体量只要使患者胸部上提即可,避免用力过大或时间过长;出现胃扩张时应轻揉胃部上方并施以腹压,将空气挤出,胸外按压位置要准确,避免太低
肋骨骨折	● 根据患者年龄和胸部弹性施加按压力量;胸外按压时应准确定位,平稳、有规律、不间断进行,勿左右摆动,放松时掌根不要离开胸骨定位点;发生骨折时应尽快止痛、固定、消除反常呼吸运动等;已有肋骨骨折的患者禁止胸外按压

续表

并　发　症	预防和护理措施
损伤性血、气胸	● 严格保证胸外按压部位准确、按压力量均匀适度、按压姿势正确;准确分辨气胸类型,给予吸氧、胸穿排气或安装胸腔闭式引流装置,以便将气体持续引出,必要时行机械辅助通气
吸入性肺炎	● 根据医嘱应用抗生素防治感染;避免急速、过大潮气量的人工呼吸,防止胃内容物反流造成误吸;复苏抢救时注意及时清理呼吸道

(四)人工呼吸器的使用

使用人工呼吸器是进行人工呼吸有效的方法之一,通过人工或机械装置通气,对无呼吸患者进行强迫通气,对通气障碍的患者进行辅助呼吸,达到增加通气量,改善换气功能,纠正威胁生命的低氧血症,减轻呼吸肌做功的目的。人工呼吸器是急救和监护单位必有的设备之一,常用于各种原因导致的呼吸停止或呼吸衰竭的抢救以及麻醉期间的呼吸管理。

适应证:颅脑外伤、感染、脑血管意外及中毒等所致的中枢性呼吸衰竭;支气管、肺部疾病所致的周围性呼吸衰竭;心、肺、脑复苏;呼吸肌无力或麻痹状态;胸部外伤或肺部、心脏手术;严重胸部创伤合并多发性肋骨骨折而导致的反常呼吸;严重创伤、大手术休克等情况后出现急性呼吸窘迫综合征(ARDS)。

【目的】

(1)维持和增加机体通气量。

(2)纠正威胁生命的低氧血症。

【评估】

(1)患者的年龄、病情、意识状态、有无自主呼吸、呼吸型态、呼吸道是否通畅等。

(2)患者的心理状态及配合程度。

【准备】

1. 护士准备　着装整洁,修剪指甲,洗手,戴口罩。

2. 环境准备　病室整洁、安全、温湿度适宜,空气清新。

3. 用物准备

(1)简易球囊式呼吸器:最简单的借助器械加压的人工呼吸装置。由呼吸囊、呼吸活瓣、面罩及衔接管组成(图 17-21)。

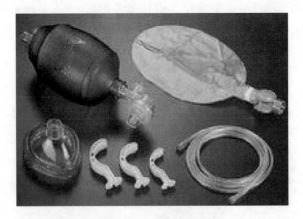

图 17-21　简易球囊式呼吸器

(2)人工呼吸机:分定压型(压力转换型)、定容型(容量转换型)、定时型(时间转换型)、复合型(定时、限压、持续气流型)等类型。控制部分是呼吸机控制供气和呼气工作状态的主要结构,人为设置各种参数,控制呼气开始与结束、呼气末时压力;供气部分给患者提供一个吸气流量,根据呼吸机的不同类型来调节吸气量、吸气压力、吸气时间、吸入氧浓度等;呼气部分排出患者呼出的气体。

(3)必要时备氧气装置。

【实施】　人工呼吸器的使用流程如表 17-10 所示。

表 17-10　人工呼吸器的使用流程

工作任务步骤	工作过程要点说明
1.核对,解释	●确认患者并了解病情;核对并解释,使患者了解人工呼吸器使用的目的、方法、注意事项及配合要点
2.提前准备	●根据患者病情等条件选择辅助呼吸装置,准备用物;协助患者取仰卧位,去枕,头后仰,有活动义齿的应取下;解开领扣、领带及腰带等束缚物;清除上呼吸道分泌物或呕吐物,保持呼吸道通畅
▲简易球囊式呼吸器	●在未行气管插管建立紧急人工气道的情况下,以及辅助呼吸机突然出现故障时使用
(1)固定方法	●托起患者下颌,将面罩紧扣口、鼻,避免漏气,可采用"CE"式手法——用简易球囊式呼吸器时,左手中指、无名指和小指构成"E"形钩住下颌,打开气道,拇指和示指构成"C"形固定面罩的手法
(2)挤压要点	●有规律地挤压呼吸囊,每次挤压可有 500 mL 左右的空气进入肺内,挤压频率保持在 16~20 次/分。使空气或氧气通过吸气活瓣进入患者肺部,放松时,肺部气体随呼气活瓣排出
(3)呼吸同步	●患者若有自主呼吸,应注意与人工呼吸同步,即患者吸气初顺势挤压呼吸囊,达一定潮气量后完全松开气囊,让患者自行完成呼气动作
▲人工呼吸机	●用于危重患者的长期循环、呼吸支持
(1)安装,调节	●安装、调节湿化器并开机,湿化器内放滤纸,加蒸馏水至标准刻度
(2)连接,确认	●连接模拟肺,用呼吸囊与呼吸机连接试行通气以确认呼吸机工作状态
(3)预置参数	●调节呼吸机各预置参数,主要参数设置如表 17-11 所示
(4)连接气道	●将呼吸机与患者气道紧密连接:面罩法适用于清醒合作并间断使用呼吸机患者,面罩盖住患者口、鼻后与呼吸机连接;气管插管法适用于抢救昏迷患者,气管内插管后与呼吸机连接;气管切开法适用于长期使用呼吸机的患者,气管切开放置套管后与呼吸机连接
(5)观察运行	●观察患者病情及呼吸机运行情况,注意观察意识、心律、血压、心率、脉搏、潮气量、呼吸频率、每分钟通气量、气道压力、心电图、四肢色泽和温度等,呼吸机工作是否正常,有无漏气,管道连接处有无脱落,定期进行血气分析和电解质测定
(6)设置参数	●根据病情需要调节呼吸机各参数,观察各参数是否符合病情需要
(7)湿化,排痰	●加强空气湿化、呼吸机湿化,湿化器内放无菌蒸馏水,使呼吸道充分湿化,防止患者气道干燥,分泌物堵塞,诱发感染;促进痰液排出,鼓励患者深呼吸、咳嗽,协助翻身、拍背,必要时吸痰

续表

工作任务步骤	工作过程要点说明
3.脱机,撤离	● 患者神志清楚,咳嗽反射恢复,自主呼吸恢复且稳定。患者呼吸衰竭基本控制;生命体征稳定;缺氧完全纠正;血气分析基本正常;无严重心律失常;无威胁生命的并发症。根据医嘱执行,先试行脱机,患者情况平稳后再完全撤离呼吸机
4.记录,观察	● 记录呼吸机参数、时间、效果及特殊情况处理,患者的反应等
5.整理,消毒	● 为患者整理床单位,进行口腔护理;清洁、消毒呼吸机等

【护考提示】
简易球囊式呼吸器的固定方法及挤压要点。

表 17-11 呼吸机的主要参数设置

项　目	数　值
呼吸频率(R)	10~16 次/分
每分钟通气量(VE)	8~10 L/min
潮气量(Vr)	10~15 mL/kg(通常 600~800 mL)
呼吸比值(I/E)	1:1.5~1:2.0
呼气压力(EPAP)	0.147~1.96 kPa(一般应小于 2.94 kPa)
呼气末正压(PEEP)	0.49~0.98 kPa(渐增)
吸入氧浓度(FiO$_2$)	30%~40%(一般应小于 60%)

【评价】

(1)患者理解使用人工呼吸器的目的,能适应所选用的辅助呼吸的方法。

(2)患者的通气功能良好,呼吸道通畅,气体交换有效。

(3)患者安全,无机械通气并发症的发生。

【注意事项】

(1)观察呼吸机各参数是否符合病情需要。通气适宜时,患者安静、呼吸合拍、血压及脉搏正常;通气不足时,患者出现烦躁、多汗、皮肤潮红、脉搏加速、血压升高等;通气过度时,患者出现昏迷、抽搐等碱中毒症状。

(2)严密监测患者病情变化,监测内容包括生命体征、呼吸机功能、血气分析等;注意呼吸道湿化,保持呼吸道通畅,加强气管插管或气管切开的相关护理等。

(3)及时、正确识别呼吸机报警并恰当进行故障排除,常见报警有气道压力过高和过低报警;容量高、低报警;氧气压力过低和浓度报警;电源断开报警等。

(4)加强与患者的沟通,增加其安全感。可鼓励发音障碍者使用手势、眼神、摇铃等表达意图,避免患者因沟通障碍而出现烦躁心理;对躁动不安者应加强巡视和健康教育,防止其自行拔管。

(5)预防和控制感染,监测病室环境和空气消毒、呼吸机各管道消毒,吸痰时严格执行无菌操作,做好气道局部或切口护理,做好患者的日常皮肤护理和口腔护理等。

(6)人工呼吸器禁忌证:大咯血、严重误吸所致的窒息性呼吸衰竭;未纠正的低血容量性休克;严重肺大泡或肺气肿;未经引流的张力性气胸、纵隔气肿、大量胸腔积液;支气管胸膜瘘;活动性或重症肺结核。

【常见并发症的预防及处理】 人工呼吸器使用常见并发症的预防及处理如表 17-12 所示。

表 17-12　人工呼吸器使用常见并发症的预防及处理

常见并发症	预防及处理
肺不张	● 气管插管时避免导管进入一侧支气管而致另一侧肺不张；吸入氧浓度控制在50%以下，防止氧中毒致肺不张；充分湿化气道，加强翻身、叩背及吸痰；严密观察管道有无松脱、漏气，观察患者呼吸情况等。已发生肺不张者，加强气道湿化和排痰措施，如对不张的肺区进行体位引流或借助支气管纤维镜取出痰栓，必要时行气管切开
呼吸机相关肺炎	● 进行气道护理操作时，严格执行无菌操作原则；呼吸机管道定期消毒更换，集水瓶须置于呼吸环路的最低位，瓶内冷凝水及时倾倒；加强患者的翻身、叩背、排痰和气道湿化；每天口腔护理 2～3 次；加强病房消毒管理。已发生呼吸机相关肺炎者，行痰细菌培养和药敏试验，选用有效抗生素治疗
肺气压伤	● 合理调试呼吸机工作参数，防气道压力过高或通气容量过大；使用呼吸机时，尽量避免做心内穿刺。已发生肺气压伤时，配合医生对症处理

（邹于征）

直通护考
在线答题

第十八章 临终护理

学习目标

1. 掌握：脑死亡的标准；死亡过程的分期；临终患者身心变化及护理；尸体护理。
2. 熟悉：临终关怀的概念；濒死及死亡的概念。
3. 了解：临终关怀的意义、原则及内容。

人的一生都要经历生、老、病、死的自然规律，死亡是生命活动的最后阶段。临终护理是指护理人员运用相关的理论知识和技能，为临终患者及其家属提供全面的身心照顾与支持，帮助他们坦然、宁静地面对死亡，并尽可能减轻患者临终前的生理和心理反应，使其有尊严、安详地度过人生旅程的最后一站。

案例18-1

患者，女，46岁。因癌症入院治疗后效果不佳，病情日趋恶化，疼痛剧烈，常独自一人哭泣，不愿与家人、医护人员沟通，患者极度痛苦并试图自杀。

问题：

1. 该患者的心理变化属于哪一期？
2. 针对目前情况，责任护士应采取哪些支持性护理措施？

第一节 临终关怀

一、临终关怀的概念和意义

（一）临终关怀的概念

临终关怀又称安宁照护、善终服务、终末照护，是指由社会各层次（护士、医生、社会工作者、志愿者以及政府和慈善团体人士等人员）组成的团队向临终患者及家属提供的包括生理、心理和社会等方面的一种全面性支持和照料，其目的是使临终患者的生命质量得以提高，能够无痛苦、舒适地走完人生的最后旅程，并使其家属的身心健康得到维护和增强。

（二）临终关怀的意义

1. 对临终患者的意义　任何生命都有终结的时候,在生命终结时都有所希望,而临终关怀通过尽量满足临终患者的合理要求,让他们感到生命的温暖,从而减轻身体或精神上的痛苦。临终关怀可让临终患者珍视生命的终结,使他们临终前在精神或机体上得到相对的舒适,从而冷静地处理一些事情并接受生命终结的事实。

2. 对患者家属的意义　临终关怀使患者家属理性地度过将要分离的时刻,有效地办理患者亲属应当办理的一些事情。让患者家属感受到人情的关怀和医护道德的崇高。

3. 对医学的意义　临终关怀以医学人道主义为出发点,以提高人的生命质量为服务宗旨。开展临终关怀服务是顺应医学模式转变,完善我国卫生保健体系的必然趋势。作为一种新的医疗服务项目,是对现行医疗服务体系的重要补充。

4. 对社会的意义　临终关怀是社会文明的标志,它是非物质文化中的信仰、价值观、伦理道德、审美意识、宗教、风俗习惯、社会风气等的集中体现。临终关怀正是为让患者有尊严、舒适地到达人生彼岸而开展的一项社会公益事业。

5. 对提高职业道德的意义　医护职业道德的核心内容就是尊重患者的生命,临终关怀通过对患者实施人性化护理,用科学的心理关怀方法、娴熟的临床护理技能,以及姑息疗法、支持疗法等,最大限度地帮助患者减轻身心的痛苦,提高生命质量,平静地走完生命的最后阶段。医护人员作为具体实施者,充分体现了以提高生命价值和生存质量为服务宗旨的高尚医护职业道德。

二、临终关怀的发展

现代临终关怀机构的创始人是英国的桑得斯博士(D. C. Saunders),她于 1967 年在伦敦创办了世界上第一所现代临终关怀医院——圣克里斯多弗临终关怀院。此后,美国、加拿大、日本、澳大利亚、法国、荷兰、挪威、以色列、南非等许多国家都相继开展了临终关怀的工作。

三、临终关怀的组织形式

临终关怀由一支跨学科的专业队伍提供,由医生、护士、心理咨询师、营养家、社会工作者、法律顾问等组成。目前我国临终关怀组织形式主要有以下三种。

（一）临终关怀专门机构

临终关怀专门机构不隶属于任何医疗护理或其他医疗保健服务机构的临终关怀服务基地。具有医疗、护理设备,一定的娱乐设施,家庭化的危重病房设置,提供适合临终关怀的陪伴制度,配备一定数量的专业人员,为临终患者提供服务。

（二）医院内附设临终关怀病房

医院内附设临终关怀病房利用医院现有的物质资源,提供临终患者医疗、护理、生活照护,是我国目前最常见的临终关怀机构。

（三）居家临终关怀病房

患者住在自己家中,由家属提供基本的日常照料。医护人员也可根据临终患者的病情,每日或每周探视,提供临终关怀服务。居家照护使患者在生命的最后一刻能感受到家人的体贴和关怀,心理和生理上的痛苦得到减轻;也使家属能尽最后一份关爱。

四、临终关怀的基本原则

（一）提供照顾为主的原则

临终关怀是针对各种疾病末期治疗无效而生命即将结束者。临终关怀不以治疗疾病也不以延

我国临终
关怀事业
的发展

长生命为目的,而以减轻痛苦为宗旨。护理目标从以治疗疾病为主转向以全面照顾为主,为患者提供姑息性治疗,控制疼痛和不适,给患者提供心理、社会方面的支持,提高患者舒适度。

(二)提高生命质量的原则

让临终患者在有限的生命时间内,得到尊重,需求尽量得到满足,享受关怀,生命质量得到提高。为临终患者提供优质的临终服务,使其与家人共度温馨生活,感受人生的余晖。

(三)尊重患者尊严和权利的原则

临终关怀强调尊重生命的原则,医务人员应维护并尊重患者的尊严与权利,在临终照料中应允许患者保留原有的信仰和习俗,尽量满足患者合理的要求,尊重患者的隐私。

(四)注重心理支持的原则

在患者生命的最后阶段,患者的心理十分复杂,护理人员应与临终患者及家属进行有效交流,对临终患者及家属进行心理疏导,及时发现他们的需求,重视患者的微小愿望,建立温暖的人际关系,保持平衡心态,让患者在生命的最后阶段仍能体现自身的价值及意义,正确看待生与死并能坦然地接受死亡。

第二节　临终患者及家属的护理

案例18-2

对于即将成为专业护理队伍一员的你,面对濒死的患者,请认真思考"临终与死亡"的相关问题。

问题:

试着站在患者的角度分析对待死亡的态度。

案例答案

一、临终患者的生理评估及护理

(一)临终患者的生理评估

1.循环与呼吸　由于循环系统功能减退,患者会出现循环衰竭的表现。常表现为心输出量减少,心音低弱,脉搏快而微弱、不规则,血压下降;由于呼吸中枢功能紊乱,分泌物在支气管中潴留等原因,患者出现呼吸困难,表现为鼾声呼吸、痰鸣音或鼻翼扇动,呼吸由快变慢,由深变浅,出现潮式呼吸、间断呼吸等。

2.饮食与排泄　患者胃肠蠕动逐渐减弱,气体积聚于胃肠,出现呃逆、恶心、呕吐、食欲缺乏、腹胀、便秘和口干,还可发生大小便失禁、尿潴留、粪便嵌塞等症状。

3.皮肤与骨骼　由于周围血管的收缩,患者表现为皮肤苍白、湿冷,口唇、指甲呈灰白或青紫色,四肢冰凉,并可出现向中央发展的淤血斑点;由于肌肉失去张力,患者全身肌肉软瘫,不能进行自主活动,下颌下垂,嘴微张,眼球内陷,上眼睑下垂,吞咽困难等。

4.面容及感知觉　濒死患者常见希氏面容,表现为面肌消瘦,面色呈铅灰色,鼻翼扇动,双眼半睁呆滞,瞳孔固定,对光反射迟钝。其语言逐渐混乱,发声困难,视觉逐渐减退,开始只能视近物,以

Note

后只存光感,最后什么也看不见,但听力往往最后才消失。

5. 神经系统　若疾病未侵犯神经系统,患者可以始终处于神志清醒状态。病变侵及或影响中枢则可以出现嗜睡、意识模糊、昏睡、昏迷。

（二）临终患者的生理护理

1. 改善循环与呼吸功能　密切观察患者生命体征的变化以及皮肤颜色、温湿度等。四肢冰冷者,应注意保暖,必要时使用热水袋;呼吸困难者,应给予吸氧,必要时吸痰以保持呼吸道通畅。在病情允许的情况下,可取半坐卧位或抬高头肩,改善呼吸状况。昏迷者,应取平卧位且头偏向一侧,避免分泌物阻塞呼吸道引起窒息或肺部感染;张口呼吸者,可用石蜡油润滑口唇,并用湿纱布盖于口部,以湿润呼吸道。

2. 促进食欲,增进营养　护士应给予流质或半流质饮食,少量多餐,增进食欲。根据患者的饮食习惯调整饮食,注意食物的色、香、味。必要时采用鼻饲法或完全胃肠外营养（TPN）,保证患者营养供给。

3. 促进舒适　加强口腔护理,协助患者漱口或做好口腔护理,保持口腔清洁卫生;口唇干裂者可用湿棉签湿润口唇或涂石蜡油。加强皮肤护理,定时翻身,保持会阴、肛门附近皮肤的清洁、干燥,必要时留置导尿管,防止发生压力性损伤。保持头发清洁、发型美观。

4. 减轻感、知觉改变的影响　保持病房环境安静、空气新鲜、通风良好、适当照明,增加安全感。眼部分泌物多时及时去除眼部分泌物,双眼半睁的患者应定时涂抹金霉素、红霉素眼膏,并用凡士林纱布覆盖,防止出现角膜溃疡或结膜炎。由于听力常为最后消失的感觉,护理中应注意语言亲切、柔和、清晰,避免在患者周围窃窃私语,讨论病情,以减少不良刺激。视力已经减退的患者,可配合触摸等非语言交流。

5. 控制疼痛　观察疼痛的性质、部位、程度及持续时间,协助患者选择减轻疼痛的最有效方法;必要时使用药物止痛。对于癌症患者的药物治疗,目前临床普遍推行世界卫生组织（WHO）建议的三阶梯止痛疗法。

二、临终患者的心理评估及护理

（一）临终患者的心理评估

美国医学博士伊丽莎白·库勒·罗斯在观察了数百位临终患者的基础上,将临终患者的心理反应分为五个阶段,即否认期、愤怒期、协议期、忧郁期和接受期。

1. 否认期　当患者得知自己病重将面临死亡时,其心理反应是"不,这不会是我,那不是真的!"他们怀着侥幸的心态四处求医,希望是误诊。这些反应是一种心理防卫机制。

2. 愤怒期　当对疾病事实无法否认时,患者常表现为生气或愤怒,产生"为什么是我？这不公平!"的心理,经常抱怨、挑剔甚至斥责医护人员和家属,变得难以接近或不合作。

3. 协议期　愤怒的心理消失后,患者开始承认和接受患有不治之症的事实。为了延长生命,有些患者许愿或做善事,希望能扭转死亡的命运。这时的心理特征是"请让我好起来,我一定……"此期患者对自己的病情抱有希望,能积极配合治疗。

4. 忧郁期　随着病情的日益恶化,患者认识到无法阻止死亡来临,会产生很强烈的失落感,甚至有轻生念头。患者常要求会见亲朋好友,希望有喜爱的人陪伴,并开始交代后事。

5. 接受期　临终的最后阶段。患者对死亡已经有所准备,变得平静、安详。由于精神和肉体的极度疲劳和衰弱,故患者睡眠时间增加,情感减退,静等死亡的到来。

以上五个阶段是因人而异的,并非一成不变。有的会重合,有的会交错,有的会始终停留在某一阶段。临终患者的心理变化十分复杂,需认真细致地观察。

三阶梯止
痛疗法

Note

（二）临终患者的心理护理

1.否认期的护理 护患之间应坦诚沟通，不要欺骗患者，也不要轻易揭露患者的防卫机制。坦诚温和地回答患者的询问，使患者感受到护士的关心。注意医护人员对病情回答的一致性。

2.愤怒期的护理 护士允许患者以发怒、抱怨、不合作行为来宣泄内心的忧虑和恐惧；认真倾听患者的心理感受，及时制止因情绪过激而导致的破坏性行为，并采用安全防卫措施，必要时辅助使用药物来稳定患者的情绪；做好患者家属的工作，给予关爱、理解并提供心理支持。

3.协议期的护理 护士应主动关心患者，鼓励其说出内心的感受，尽量满足患者的要求。创造良好的环境，指导、协助患者完成角色义务，实现患者的愿望，充实生命的最后历程，提高临终生命质量。

4.忧郁期的护理 护士应多给予同情和照顾，允许其用不同方式宣泄情感；鼓励家属陪伴，并加强安全保护，防止出现自杀等意外事件。

5.接受期的护理 尊重患者的选择，不强迫患者交谈，提供安静、舒适的环境，减少外界干扰，继续陪伴患者，给予适当的支持，加强生活护理，让患者平静、安详地离开人世。

三、临终患者家属的护理

（一）满足家属照顾患者的需要

让家属陪伴在患者身旁，医护人员为其提供必要的信息和指导。

（二）鼓励家属表达情感

要与家属积极沟通，建立良好的关系，取得家属的信任，鼓励家属表达内心的感受和遇到的困难，积极解释以减少家属的疑虑。

（三）指导家属对患者的生活照料

与家属共同讨论制订患者的护理计划，耐心指导、解释、示范相关的护理技术，允许家属为患者做适当的护理，使家属在照料亲人的过程中获得心理慰藉。

（四）协助维持家庭的完整性

协助家属在医院营造家庭氛围，如共同进餐、看电视等，维持家庭完整性。

（五）满足家属生理、心理和社会方面的需要

体贴关心家属，尽量解决其实际困难，帮助安排陪伴期间的生活。

【护考提示】 临终患者护理。

第三节　濒死与死亡

案例18-3

患者，男，76岁。因急性心肌梗死抢救无效，宣布死亡。

问题：

作为值班护士，在对死者进行尸体护理操作过程中应注意些什么？

案例答案

一、濒死与死亡的定义

(一)濒死

濒死又称临终,是生命活动的最后阶段,指患者已接受各种治疗后,但病情加速恶化,各种迹象显示生命即将结束。

(二)死亡

死亡是指个体生命活动和新陈代谢的不可逆的终止。临床上,当患者呼吸、心跳停止,瞳孔散大而固定,所有反射消失,心电波平直,即可宣布患者死亡。

【护考提示】
死亡的概念及过程分期。

二、死亡的标准

随着医学的发展,传统的死亡标准受到了强烈的冲击。目前医学界逐渐开始主张以脑死亡作为判断死亡的标准。脑死亡是指全脑死亡,包括大脑、中脑、小脑和脑干的不可逆死亡,是生命活动结束的象征。目前公认的脑死亡诊断标准是 1968 年美国哈佛大学提出来的四条标准:①不可逆的深度昏迷;②自发呼吸停止;③脑干反射消失;④脑电波消失(平坦)。

上述标准 24 h 反复复查无改变,并排除体温过低(低于 32.2 ℃)及大量服用中枢神经系统抑制剂的影响,即可做出脑死亡的诊断。

三、死亡过程的分期

(一)濒死期

濒死期是死亡过程的开始阶段,又称临终状态。此期的特点是机体各系统功能严重紊乱,中枢神经系统脑干以上功能处于抑制状态,表现为意识模糊或丧失,各种反射减弱或迟钝,肌张力减退或消失,心搏减弱,血压下降,呼吸微弱或出现潮式呼吸及间断呼吸。此期生命处于可逆阶段,若得到及时有效的抢救治疗,生命可复苏。反之,则进入临床死亡期。

(二)临床死亡期

临床死亡期是死亡过程的延续,又称躯体死亡、个体死亡。此期的特点是延髓处于深度抑制状态,表现为心跳、呼吸完全停止,瞳孔散大固定,各种反射消失,但各种组织细胞仍有微弱而短暂的代谢活动。此期一般持续 5～6 min,超过这个时间,大脑将发生不可逆的变化。但在低温条件下,尤其是头部降温,脑耗氧降低时,临床死亡期可延长达 1 h 或更久。此期重要器官的代谢过程尚未停止,及时采取积极有效的急救措施仍有复苏的可能。反之,则进入生物学死亡期。

(三)生物学死亡期

生物学死亡期是死亡过程的最后阶段,又称全脑死亡、细胞死亡或分子死亡。此期的特点是整个神经系统以及机体各个器官的新陈代谢相继停止,并出现不可逆的变化,整个机体已不能复活。随着此期的进展,相继出现早期尸体现象(尸冷、尸斑、尸僵等)及晚期尸体现象(尸体腐败等)。

1. 尸冷 死亡后体温丧失,是最早发生的尸体现象。死亡后尸体温度的下降有一定的规律,一般死亡后 10 h 内尸温下降速度约为每小时 1 ℃,10 h 后为 0.5 ℃,大约 24 h 左右与环境温度相同。

2. 尸斑 尸体皮肤呈现暗红色斑块或条纹。死亡后血液循环停止,由于地心引力的缘故,血液向身体的最低部位坠积而形成。一般死亡后 2～4 h 出现尸斑,12～14 h 达高峰,24～36 h 固定并持续至尸体腐败。

3. 尸僵 尸体出现肌肉僵硬、关节固定现象。先从咬肌、颈肌开始,向下至躯干、上肢及下肢。尸僵一般在死亡后 1～3 h 开始出现,4～6 h 扩展到全身,12～16 h 发展至高峰,24 h 后尸僵开始减弱,肌肉逐渐变软,称为尸僵缓解。

4. 尸体腐败 死亡后机体组织的蛋白质、脂肪、碳水化合物在腐败细菌作用下发生分解的过程。一般在死亡后 24 h 出现。常见的表现有尸臭、尸绿等现象。

第四节 死亡后的护理

一、尸体护理

尸体护理是对临终患者实施整体护理的最后步骤,也是临终关怀的重要内容。做好尸体护理不仅是对死者的尊重,而且是对死者家属的安慰,同时也体现了人道主义精神和崇高的护理职业道德。尸体护理应在确认患者死亡,医生开具死亡诊断书后尽快进行。

【目的】

(1)保持尸体整洁,姿势良好,易于辨认。

(2)尊重死者,给家属以安慰。

【评估】

(1)患者诊断、死亡原因及时间。

(2)尸体清洁程度,体表有无伤口、引流管等。

(3)死者的遗愿、民族及宗教信仰。

(4)死者家属的要求和对死者的态度。

【准备】

1. 护士准备 态度严肃,衣帽整洁,洗手,戴口罩和手套,必要时穿隔离衣。

2. 用物准备

(1)治疗盘内备:衣裤、尸单、尸体识别卡 3 张(表 18-1)、剪刀、血管钳、绷带、不脱脂棉球、梳子、别针 3 枚、松节油。

(2)按需准备擦洗用具,有伤口者需备换药敷料,必要时备隔离衣和手套、屏风。

3. 环境准备 安静、肃穆,安排单独房间或用屏风、床帘遮挡。

表 18-1 尸体识别卡

姓名_____ 住院号_____ 年龄_____ 性别_____
病区_____ 床号_____ 籍贯_____ 诊断_____
住址_____
死亡时间_____年_____月_____日_____时_____分
护士签名_____
_____医院

【实施】 尸体护理的流程如表 18-2 所示。

表 18-2 尸体护理的流程

工作任务步骤	工作要点说明
1.准备用物	● 填写尸体识别卡,备齐用物携至床旁,用屏风或床帘遮挡
2.劝慰家属	● 劝慰家属节哀,让其暂时离开病室。如家属不在医院,应尽快通知家属来院探视遗体
3.撤去治疗	● 撤去抢救及治疗用物,去除尸体上的各种导管

续表

工作任务步骤	工作要点说明
4.安置遗体	● 将床放平,使尸体仰卧,双臂置于身体两侧,头下垫枕,防止面部淤血变色;撤去被褥,留大单或被套遮盖尸体
5.整理遗容	● 清洁面部,闭合眼睑及口。如有义齿,代为装上,口不能闭合者,轻揉、热湿敷下颌或用绷带托住,维持良好遗容
6.清洁全身	● 脱去衣裤,依次擦洗上肢、胸、腹、背、臀及下肢。如有胶布痕迹,用松节油擦净,若有伤口,更换敷料,若有引流管,拔出后缝合或用蝶形胶布封闭并包扎,维持良好的尸体外观
7.填塞孔道	● 用血管钳将不脱脂棉球塞于口、鼻、耳、阴道、肛门等孔道,防止体液外流,棉花勿外漏,无渗液。为尸体穿上衣裤,梳理头发
8.包裹尸体	● 系第一张尸体识别卡于死者的手腕部,撤去大单或被套,用尸单包裹尸体,在胸部、腰部、踝部用绷带固定,系第二张尸体识别卡于死者胸前的尸单上,便于尸体运送及识别
9.运送尸体	● 将尸体移至平车上,盖上大单送至太平间,安置于停尸屉内,系第三张尸体识别卡于停尸屉外,避免尸体辨认错误
10.终末处理	● 按终末消毒原则处理死者所住病室、床单位及用物,保持病室整洁,同时防止交叉感染
11.洗手,记录	● 洗手,完成各项记录,在当日体温单40～42 ℃之间相应时间栏内用红笔纵向写死亡时间,注销各种执行单,按出院手续办理结账;整理病历,便于交病案室保存
12.处理遗物	● 清点遗物交给家属,家属不在时需两人清点核对登记,交护士长保管

【评价】

(1)尸体清洁、无渗液,表情安详,姿势良好,易于辨认。

(2)以真诚严肃的态度对待死者。

(3)操作规范,家属对尸体护理表示满意。

【注意事项】

(1)医生开具死亡诊断书,证明患者确已死亡,家属同意后,护士方可进行尸体护理。

(2)尸体识别卡应正确放置,以便于识别尸体。

(3)对传染病患者尸体按隔离原则进行护理,孔道应用浸有1‰氯胺溶液的棉球填塞。

(4)护士做尸体护理时,态度应严肃认真,尊重死者,满足家属的合理要求。

(5)清点死者遗物交给家属,若家属不在时,由两名护士共同清点遗物,并列出清单,交护士长保管,最终归还死者家属。

二、丧亲者的护理

丧亲者即死者家属,是指死者的直系亲属。对于丧亲者,最亲近的人永远离开,是一个重大的生活事件,直接影响其身心健康,因此,护理人员应充分理解丧亲者的感受,给予丧亲者同情、理解和帮助,使其心灵上得到抚慰。

(一)认真做好尸体护理

体现对死者的尊重,对生者心灵上的抚慰。

【护考提示】
尸体护理的目的、操作过程及注意事项。

安乐死

(二)给予心理疏导与精神支持

鼓励丧亲者宣泄情感并相互安慰,认真倾听他们的诉说,安慰他们,引导他们面对现实,帮助他们疏导悲痛,使他们得到精神上的支持与安抚。

(三)提供生活指导与建议

根据具体对象及情况,给予丧亲者经济、家庭、社会等方面的指导和建议,使他们尽快恢复到正常生活。

(四)尽量满足丧亲者的需要

争取社会各方面的支持,帮助丧亲者解决实际问题。对无法实现的要求,要耐心劝慰,使丧亲者感受到人世间的温暖。

(五)必要时随访

有些国家临终关怀机构通过信件、电话、访视对丧亲者进行追踪随访,给予丧亲者必要的鼓励和支持。

(丁春阳)

直通护考
在线答题

第十九章 医疗和护理文件

学习目标

1. 掌握：体温单的绘制及记录，医嘱单的处理方法；长期医嘱、临时医嘱、长期备用医嘱、临时备用医嘱的概念。

2. 熟悉：病历的保管，特别护理记录单的书写，病室交班报告的书写。

3. 了解：医疗和护理电子文件的记录和处理。

医疗和护理文件是医院和患者的重要档案资料，记录患者疾病发生、发展、转归的全过程以及医护人员对其各项医疗护理措施的执行情况。作为医疗和护理活动信息的主要载体，医疗和护理文件也为教学、科研、管理提供基础资料，是综合评价医院医疗和护理质量、科研水平、教学水平、技术水平、管理水平的重要依据。同时，当发生医疗纠纷时，医疗和护理文件成为重要的法律依据。因此，医疗和护理文件必须规范记录并妥善保管，以保证其原始性、正确性和完整性。目前全国各医院医疗和护理文件的记录方式不尽相同，但应遵循的原则是一致的。

扫码看 PPT

案例19-1

患者，男，58岁，高血压，在心内科住院一月余，病情好转。医生开出医嘱，定于当天下午出院。出院前，患者的各项医疗和护理文件要整理完毕并归档。

问题：

1. 护士该如何对出院病历进行排序？

2. 此患者的病案应该保存多长时间？

案例答案

第一节 医疗和护理文件概述

医疗和护理文件包括病历、体温单、医嘱单、护理记录单、病室交班报告等。医疗和护理文件的记录与保管意义重大，医务人员必须认真负责、细致、规范地记录并妥善保管，以保证其原始性、正确性与完整性。

一、医疗和护理文件记录的意义

(一)提供患者信息

医疗和护理文件是关于患者病情变化、诊断治疗以及护理全过程的记录,可及时为各班医护人员提供患者信息。通过阅读记录资料,医护人员可及时、全面、动态了解患者病情,加强医生与护士之间、护士与护士之间的信息交流与沟通,保证诊疗、护理工作的连续性和完整性。

(二)提供质量评价依据

医疗和护理文件可在一定程度上反映医院的医疗、护理质量,为医院的综合评价提供依据,也是衡量医护人员服务质量与业务水平,以及考核的参考资料。

(三)提供科研和教学资料

客观而全面的医疗和护理文件,记录了有关患者病情变化、治疗与护理效果的全部情况,是进行科研的资料来源,对回顾性研究很有价值;可为教学提供病例分析资料,为流行病学研究、传染病管理等提供医学统计的原始资料。

(四)提供法律依据

医疗和护理文件为合法文件,可提供法律依据。医疗和护理文件内容反映了患者在住院期间接受治疗和护理的具体情形,在法律上可作为医疗纠纷、人身伤害、保险索赔、犯罪刑事案件及医嘱查验的原始证据。因此,应对患者住院期间的病情、治疗、护理等及时、完整、准确地记录,以有效维护医务人员自身和患者的合法权益。

二、医疗和护理文件记录的原则

在记录医疗和护理文件时,要遵循客观、及时、准确、完整、简要等基本原则。

(一)客观

医疗和护理文件记录的应是医护人员所观察和测量到的客观信息,而不是主观看法和解释。记录患者主观资料时,应如实记录患者原始自述内容,并用引号标注,同时补充相应客观资料。

(二)及时

医疗和护理文件的记录必须及时,不得提早、拖延,更不能漏记、错记,以保证记录的时效性。医疗和护理文件应按事件发生的时间顺序记录,在对患者进行评估和实施措施后应及时记录。如因抢救危重患者未能及时记录的,有关医护人员应在抢救结束后 6 h 内据实补记。

(三)准确

医疗和护理文件记录的时间和内容必须真实、准确。记录的时间应为实际给药、治疗、护理的时间,而不是事先安排的时间。记录的内容应是客观事实或观察到的数据。记录者必须是执行者。记录医疗和护理文件,应准确使用医学术语和通用的中文和外文缩写、符号、计量单位。应按照规定的字迹颜色记录医疗和护理文件。有书写错误时,应用双线划在错字上,保留原记录清楚、可辨,并注明修改时间,修改人签全名。不得采用刮、粘、涂等方法掩盖或去除原来的字迹。

(四)完整

医疗和护理文件的眉栏、页码须填写完整。每项记录应按格式要求逐项、逐页填写,避免遗漏。记录应连续,不留空白。各项文件记录后应签全名,以示负责。如患者出现病情恶化、拒绝接受治疗和护理,或有自杀倾向、意外、请假外出、并发症先兆等特殊情况,应详细记录并及时汇报、交接班。

(五)简要

医疗和护理文件记录的内容应简洁、流畅、重点突出。应使用医学术语和公认的缩写,避免笼统、含糊不清或过多修辞,以便医护人员快速获取所需信息。此外,护理文件均可采取表格式,以节约书写时间,使护士有更多时间和精力服务患者。

三、医疗和护理文件的保管

医疗和护理文件是医院重要的档案资料,是医护人员临床实践的原始文字记录,对医疗、护理、教学、科研、执法等方面都至关重要。因此,无论在患者住院期间还是出院后,医务人员均应妥善保管。具体保管要求如下。

(一)合理放置

各种医疗和护理文件按规定放置,记录和使用后应及时放回原处。患者住院期间,其医疗和护理记录资料由所在病室保管,出院或死亡后,应按出院顺序排列,并交由病案室统一保管。

(二)保持医疗和护理文件的清洁、整齐、完整

防止医疗和护理文件污染、破损、拆散、丢失。严禁任何人涂改、伪造、隐匿、损坏医疗和护理文件。

(三)不得随意查阅医疗和护理文件

除对患者实施医疗活动的医务人员及质量监控人员外,其他任何人不得擅自查阅患者的医疗和护理文件,不得擅自将医疗和护理文件带出病区。因科研、教学等需要查阅的,需经医疗机构同意,且阅后须立即归还,不得泄露患者隐私。

(四)任何人不能私自复印病历

当患者、家属、公安部门、保险部门等申请复印有关资料时,需凭有效证件经医疗机构同意后,按医疗和护理文件复印规程办理。

(五)保存期限

体温单、医嘱单、病情护理记录单作为病历的一部分随病历放置,住院病历保存时间自患者最后一次住院出院之日起不少于30年;门(急)诊病历的保存时间自患者最后一次就诊之日起不少于15年;病室交班报告本由本病室保存1年,以备查阅。

(六)正确封存或启封

发生医疗事故纠纷时应于医患双方同时在场的情况下封存或启封疑难或死亡病例讨论记录、上级医师查房记录、会诊记录、病程记录、各种检查报告单、医嘱单等。封存的病历资料可以是复印件,封存的病历由医疗机构负责医疗服务与质量监控的部门或专(兼)职人员保管。

四、病历的排列

病历由门诊病历和住院病历两部分组成。门诊病历包括就诊记录、各种检查报告单;住院病历包括医疗记录、护理记录、各种检查化验报告和证明文件等。病历应按规定顺序排列,使其标准化,以便于管理和查阅。

(一)住院病历排列顺序

(1)体温单(按日期顺序倒排)。

(2)医嘱单(包括长期医嘱单、临时医嘱单,按日期顺序倒排)。

(3)入院记录。

(4)病史及体格检查。

(5)病程记录(手术、分娩记录单等)。

(6)会诊记录。

(7)各种特殊检查报告和检验报告单。

(8)护理记录单。

(9)长期医嘱执行单。

(10)住院病历首页。

(11)门诊和(或)急诊病历。

(二)出院(转院、死亡)病历排列顺序

(1)住院病历首页。

(2)出院或死亡记录。

(3)入院记录。

(4)病史及体格检查。

(5)病程记录。

(6)各种特殊检查报告和检验报告单。

(7)护理记录单。

(8)医嘱单(包括长期医嘱单、临时医嘱单,按日期顺序顺排)。

(9)长期医嘱执行单。

(10)体温单(按日期顺序顺排)。

门诊病历一般交由患者或其家属自行保管。

【护考提示】
住院和出院病历排列顺序。

第二节　医疗和护理文件书写

案例19-2

患者,女,55岁,因自感胸闷、气喘、呼吸费力3 h来医院急诊,拟"支气管哮喘急性发作"于2019年2月19日9:00入院。医嘱:5%葡萄糖注射液250 mL加多索茶碱300 mg,ivgtt,st;氧气吸入,3 L/min,st。

问题:

1.医生开具的医嘱种类是什么?

2.根据患者病情,护士应先执行什么医嘱?

案例答案

医疗和护理文件,其中一部分由护士书写,如体温单、护理记录单、病区交班报告等;医嘱单由医护人员共同填写,是实施治疗和护理的重要依据。认真、客观地填写各类文件,是护士必须掌握的基本技能。

一、体温单

体温单(temperature chart)是由护士填写的重要护理文件,用于记录患者的体温、脉搏、呼吸及其他情况,如患者入院、手术、分娩、转科、出院、死亡时间、血压、体重、大便、小便、出入量、药物过敏等,排列在住院病历的首页,以便医务人员查阅(附录A)。

(一)眉栏填写

1.填写的字迹颜色　用蓝(黑)笔填写患者姓名、年龄、性别、科别、床号、入院日期及住院病历号等项目。

2.日期填写　填写"日期"栏时,首页第1日应填写年、月、日,中间以短线相连,如"2019-02-19",其余6天只写日。如在6天中遇到新的月份或年度开始时,则应填写月、日或年、月、日。

3.住院日数填写　填写"住院日数"时,以患者入院当天为第1天,连续写至出院。住院日数用阿拉伯数字填写。

4.手术或分娩日数填写　填写"手术(分娩)天数"栏时,以手术(分娩)次日为第1天,依次填写至第14天为止。若在14天内进行第二次手术,则将第一次手术日数作为分母,第二次手术日数作为分子进行填写至第14天为止。

(二)40～42 ℃横线之间填写

1.填写内容　用红笔在40～42 ℃横线之间相应的时间格内纵向填写患者入院、转入、手术、分娩、出院、死亡时间。时间采用24 h制,具体到分钟。如时间与体温单上整点不相等时,填写在靠近侧时间栏内。

2.填写要求

(1)入院、转入、分娩、出院、死亡等项目后画一竖线,其下用中文书写某时某分。

(2)手术不写具体手术名称和具体手术时间。

(3)转入时间由转入病室护士填写。

(三)体温、脉搏曲线的绘制和呼吸的记录

1.体温曲线的绘制　每一大格为1 ℃,每一小格为0.2 ℃,在37 ℃处以红横线标示,以便辨识。

(1)体温符号:口温以蓝点"●"表示,腋温以蓝叉"×"表示,肛温以蓝圈"○"表示,耳温以蓝色三角形"△"表示。

(2)将测得的体温用蓝笔绘制于体温单相应时间格内,相邻温度用蓝直线相连,相同两次体温间可不连线。

(3)物理或药物降温30 min后,应重测体温,测得的体温以红圈"○"表示,画在物理降温前温度的同一纵格内,并用红虚线与降温前的温度相连,下次测得的温度仍与降温前温度相连,用蓝直线。

(4)体温低于35 ℃时,为体温不升,应在35 ℃线处画蓝"●"表示,并在蓝点处向下画"▼",并与相邻温度相连。实际温度值记录在护理记录单内。

(5)若患者体温与上次温度差异较大或与病情不符时,应重新测量,无误后在原体温符号上方用蓝笔写上一小写的英文字母"v"(verified,核实)。

(6)若患者因拒测、外出进行诊疗活动或请假等原因未能测量体温时,则在体温单40～42 ℃横线之间用红笔在相应时间纵格内填写"拒测""外出"或"请假"等,前后两次体温断开不连接。

2.脉搏(心率)曲线的绘制　每一大格为20次/分,每一小格为4次/分。

(1)脉搏、心率符号:脉搏以红点"●"表示,心率以红圈"○"表示。

(2)将测得的脉搏或心率用红笔绘制于体温单相应时间格内,相邻脉搏或心率以红直线相连,相同两次脉搏或心率间可不连线。

(3)脉搏与体温重叠时,先画体温符号,再将脉搏用红圈"○"画于其外。如为肛温,则先以蓝圈表示体温,其内以红点表示脉搏。

(4)脉搏短绌时,相邻脉搏或心率用红线相连,脉搏与心率之间用红直线填满。

3.呼吸的记录

(1)将实际测量的呼吸次数,以阿拉伯数字表示,免写计量单位,用蓝(黑)笔填写在相应的呼吸栏内,相邻两次呼吸上下错开记录,每页首记呼吸应当记录在上方。

(2)使用呼吸机的患者的呼吸应以"®"表示,在体温单相应时间内顶格用黑笔画"®"。

（四）底栏填写

底栏内容包括大便次数、入量、尿量、血压、体重、身高、呼吸等。数值以阿拉伯数字记录,免写计量单位,用蓝(黑)笔填写在相应栏内。

1.大便次数　记前一日的大便次数,每24 h记录一次。未解大便以"0"表示;大便失禁以"※"表示,灌肠以"E"表示,灌肠后以E作分母、排便次数为分子表示,如"1/E"表示灌肠后排便一次;"1²/E"表示自行排便一次,灌肠后又排便2次。

2.入量　以mL为单位,记前一日24 h的总入量在相应的日期栏内,每天记录一次。也有的体温单中入量和出量合在一栏内记录,记录时将前一日24 h的出入总量填写在相应日期栏内,分子为出量,分母为入量。

3.尿量　以mL为单位,记前一日24 h的尿液总量,每天记录一次。排尿符号:导尿以"C"表示,尿失禁以"※"表示。如"1500/C"表示导尿患者尿量1500 mL。

4.血压　以mmHg或kPa为单位填入。根据患者病情或医嘱测量并记录在相应底栏内,一日内需多次测量血压时,可填写在护理记录单上。

5.体重　以kg为单位填入。新入院患者当日需测量体重并记录。一般住院期间每周测量一次并记录。危重患者或卧床不能测量者,以"卧床"表示。

6.身高　以cm为单位填入,新入院患者当日需测量身高并记录。

7.空格栏　作为机动,根据病情需要填写,如记录管道引流液量、腹围、基础代谢率等。

8.页码　用蓝(黑)笔逐页填写。

二、医嘱单

【护考提示】
体温单的绘
制及各项内
容的记录。

医嘱(physician's order)是医生根据患者病情需要,为达到诊治目的而拟定的书面嘱咐,由医护人员共同执行,是由医护人员共同实施治疗和护理的重要依据,也是护士完成医嘱前后的查核依据。

（一）医嘱的内容

医嘱内容包括日期、时间、护理常规、护理级别、饮食、体位、药物(药名、剂量、浓度、用法等)、各种检查、治疗、术前准备及医生和护士的签名等。

（二）医嘱的种类

1.长期医嘱(standing order)　有效时间在24 h以上的医嘱,医生注明停止时间后方才失效。如一级护理、普外科护理常规、流食等(附录B)。

2.临时医嘱(stat order)　有效时间在24 h以内的医嘱。应在短时间内执行,一般只执行一次,有的需立即执行(st),如"盐酸哌替啶50 mg im st"。手术、检查、会诊、各项特殊检查、出院、转科、死亡等也列入临时医嘱(附录C)。

3.备用医嘱(standby order)　根据患者病情需要执行的医嘱。分为长期备用医嘱和临时备用医嘱。

1)长期备用医嘱(prn order)　有效时间在24 h以上,必要时执行的医嘱。两次执行之间应有间隔时间限制,医生注明停止日期后方才失效,如"硝酸甘油片0.5 mg(舌下含服)q4 h prn"。

2)临时备用医嘱(sos order)　有效时间在12 h以内,病情需要时执行的医嘱。过期未执行则自动失效,如"盐酸哌替啶50 mg im sos"。

（三）医嘱的处理

1.长期医嘱的处理　由医生开写在长期医嘱单上,注明日期和时间,并签全名。办公室护士按医嘱性质分别转抄至各执行单上,如口服药单、注射单、输液单、饮食单等,转抄时须在执行单上注明具体执行时间并签全名,并通知相关人员执行。定期执行的长期医嘱单须在执行单上注明具体执行时间。若某长期医嘱尚未执行即取消时,应由责任医生在该医嘱上以红笔写"作废"两字,并签全名。

2. 临时医嘱的处理　由医生开写在临时医嘱单上,注明日期和时间,并签全名。护士执行后注明执行时间并签全名。会诊、手术、检查等各种申请单应及时送到相应科室。

3. 备用医嘱的处理

1)长期备用医嘱的处理　由医生开写在长期医嘱单上,不需注明具体执行时间。护士根据患者病情需要执行后,应在临时医嘱单上注明执行时间并签全名,以供下一班参考。

2)临时备用医嘱的处理　可暂不处理,待患者病情需要时执行。执行后按临时医嘱处理。过期未执行时,由护士用红笔在该医嘱栏内写"未用"二字,并标明执行时间,签全名。

4. 停止医嘱　由医生在医嘱单上需停止的医嘱后写上停止日期和时间,并在执行栏内签全名。护士在相关执行单上用红笔注销,并注明停止日期和时间,签全名。

5. 重整医嘱　医嘱调整项目较多或长期医嘱超过三页时需重整医嘱。重整医嘱时,先在原医嘱最后一行下面画一红横线,并在红线下居中位置用红笔写"重整医嘱",再将红线以上有效的长期医嘱,按原日期和时间顺序抄于红线下。抄录完毕后须两人核对无误后,重整医嘱者签全名。

6. 术后(分娩、转科)医嘱　先在原医嘱最后一项下面画一红横线,并在红线下居中位置用红笔写"术后医嘱""分娩医嘱""转科医嘱"等,再开写新医嘱。红线以上的医嘱自行停止。当班护士核对无误后,在医嘱执行者栏内签全名。

7. 药物过敏试验医嘱　药物过敏试验须注明结果,结果须由两名护士确认,阳性者用红笔画"＋"表示,阴性者用蓝(黑)笔画"－"表示。药物过敏试验执行者双签名,阳性者应在体温单上相应位置注明。

(四)医嘱处理的注意事项

(1)医嘱须经医生签全名后方为有效。护士一般不执行口头医嘱。抢救、手术过程中医生需下口头医嘱时,执行护士应先复述一遍,双方确认无误后方可执行,抢救或手术结束后,医生应及时补开医嘱。

(2)对有疑问的医嘱,须核对清楚后方可执行。处理医嘱时必须遵循先阅读后执行、先急后缓、先执行临时医嘱后执行长期医嘱等原则。

(3)医嘱单上的内容若有错误或医嘱不需执行时,不得贴盖、涂改,应由医生在该项医嘱栏内用红笔写"取消",并在医嘱后用蓝(黑)笔签全名。

(4)开写医嘱及执行医嘱时间均采用 24 h 制。

(5)医嘱须每班查对,每周总查对一次,查对后用红笔标明查对时间,查对者签全名。

(6)凡需下一班执行的医嘱要交班,并在交班记录上注明。

三、护理记录单

护理记录单是护士在进行医疗护理活动过程中对患者生命体征的反映、各项医疗护理措施落实情况的具体体现及结果的记录,包括一般护理记录单、手术护理记录单和特别护理记录单。

(一)一般护理记录单

一般护理记录单用于一般病情的患者,由护士遵循医嘱和患者病情,对其住院期间护理过程进行客观记录。其内容包括患者床号、姓名、科别、住院号或病案号、页码、记录日期和时间、病情动态观察情况、护理措施、药物治疗效果和反应、护士签名等。

(1)护理记录内容:应当在病情栏内如实记录病情观察情况、采取的护理措施和实际效果。

(2)对于病情不稳定及容易发生护理并发症的患者,应根据病情变化及时书写;对病情稳定的慢性病一级护理患者,每天记录 1 次,对二级护理、三级护理患者,根据病情记录,任何级别的患者,如有病情变化,都应及时记录。

(二)手术护理记录单

手术护理记录单用于手术患者,由巡回护士对手术患者术中护理情况及所用器械、敷料进行记录。记录内容包括患者姓名、住院号或病案号、手术日期、手术名称、术中护理情况、所用各种器械和敷料数量的清点核对、巡回护士和器械护士签名等。

(三)特别护理记录单

特别护理记录单用于危重、抢救、大手术后、特殊治疗或需严密观察病情的患者,以及时了解和全面掌握患者病情,观察治疗或抢救后的效果(附录 D)。

1. 记录内容　包括患者生命体征、出入量、病情动态、护理措施、药物治疗效果及反应等主要内容。

2. 记录方法

1)填写的字迹颜色　用蓝(黑)笔填写眉栏各项,包括患者姓名、病室、床号、住院号等。日间,即 7:00 至 19:00,用蓝(黑)笔记录;晚间,即 19:00 至次日 7:00,用红笔记录。

2)及时记录　记录患者的体温、脉搏、呼吸、血压、出入液量等要及时、准确。计量单位应写在标题栏内,记录栏内只填数字。记录出入液量时,除需写量外,还应记录性状、颜色于病情栏内。

3)按时总结　每 12 h 或 24 h 要对患者病情及出入液量、治疗护理等做一次小结或总结。12 h 小结用蓝(黑)笔写。24 h 总结用红笔书写,以便下一班护士快速、全面地掌握患者病情。

4)留档保存　患者出院或死亡后,特别护理记录单应随病历留档保存。

四、病区交班报告

病区交班报告(ward report)是由值班护士书写的书面交班报告,其内容反映值班期间病室情况、患者病情动态及下一班护士工作重点(附录 E)。

(一)书写要求

(1)应在经常巡视和全面了解病室患者病情的基础上书写。

(2)书写内容应全面、真实、简明扼要、重点突出。

(3)字迹清楚,不得随意涂改、粘贴,白班用蓝(黑)笔书写,晚夜班用红笔书写。

(4)按顺序书写患者床号、姓名、诊断、病情动态,根据不同患者的观察、护理要点加以记录。

(5)对新入院、转入、手术、分娩、危重患者,在诊断下方分别用红笔注明"新""转入""手术""分娩",危重患者用红色标记"※"表示。

(6)写完后,须注明页数并签全名。

(二)报告顺序

(1)用蓝(黑)笔填写眉栏各项,如病室、日期、时间、患者总数和入院、出院、转出、转入、手术、分娩、病危及死亡患者数等。

(2)根据下列顺序,再按床号顺序书写。

①离开病室的患者,如出院、转出、死亡。

②进入病室的患者,如新入院、转入。

③重点护理的患者,如手术、分娩、危重、病情突然发生变化、有特殊治疗及精神异常或特殊心理问题的患者。

④预手术、预检查及待行特殊治疗的患者。

(三)报告内容

对新入院、转入及当日重点护理的患者,应首先报告其生命体征,并注明测量时间。对各类患者均需报告其心理状态,再根据不同患者有所侧重地书写具体内容。

1. 出院、转出、死亡患者　出院患者注明离开时间。转出患者注明转出原因及去向。死亡患者应书写病情变化,扼要记录抢救过程及死亡时间,需写明"心电图呈直线,抢救无效死亡"。

2. 新入院、转入患者　报告患者发病经过、入院(转入)时间、主诉、主要症状及处理;既往重要病史如过敏史、精神病史等;可能发生的病情变化,下一班需观察和注意的事项;特殊心理状况如有无自杀倾向;入院后给予的治疗、护理措施及效果等。

3. 预手术患者　报告术前准备和手术前用药情况及患者的心理状态。

4. 手术患者　报告实施何种麻醉、何种手术、手术经过、麻醉清醒时间及回病室后血压、伤口渗血、排尿、引流、输液、输血、镇痛剂使用情况等。

5. 产妇　产前应报告胎次、胎心、宫缩及破水情况;产后报告产式、产程、分娩时间、会阴切口、恶露、有无排尿、婴儿情况等。

6. 危重患者　报告生命体征、瞳孔、神志、病情动态、特殊的抢救治疗、护理措施及下一班需要重点观察和注意的问题。

7. 病情突然发生变化的患者　报告病情变化情况、采取的治疗护理措施、需要连续观察和处理的事项等。

8. 老年、小儿和生活不能自理的患者　报告饮食、生活护理情况及有无并发症的出现等。除报告病情外,还应报告患者的心理状态、需要重点观察及继续完成的事项。

第三节　计算机在医疗和护理文件中的应用

随着经济和科技的飞速发展,计算机的应用已经渗透到社会各个领域。由于计算机的方便和快捷,我国大部分医疗机构已开始运用计算机进行医疗和护理信息的管理。而医嘱处理、体温绘制的电子化,改变了护士转抄、查对医嘱的方式,节约了护士大量时间和精力,提高了工作效率。

一、医嘱处理方法的计算机化

(一)建立医嘱信息库

在建立医嘱信息库过程中,需充分结合临床实践,从用药、检验、特殊检查、护理等方面广泛收集信息,经反复调查、试运行、修改、完善,最后组成强大的医嘱信息库。医嘱信息库可保证医嘱信息的完整性、系统性和标准化、规范化。此外,采用数字码和拼音码的输入方式,使得信息资源能够共享。

(二)处理医嘱

1. 录入医嘱　各家医院不尽相同,一般是医生在医嘱单上开出医嘱并录入,护士核对计算机端和医嘱单上是否一致,在一个屏幕下完成医嘱的录入、更改、停止,各类医嘱的转换及打印等一系列工作。

2. 查对医嘱　设置医嘱校对、医嘱汇总及医嘱总查对三个程序。首先由一名护士将已经录入的医嘱与原始医嘱进行校对和汇总,认可生成。对生成后的医嘱,护士不能删除。医嘱总查对时,计算机将自动整理医嘱,并将未停止的医嘱按时间顺序显示,由两名护士完成医嘱总查对。

3. 执行医嘱　医嘱汇总生成后,中心药房依照网络信息进行摆药和派发针剂等;各病室护士可在自己的终端机上打印出医嘱单、口服药单、注射单及输液单等。

(三)医嘱处理的监控

1. 操作码管理　在医嘱的录入、校对、汇总、生成、总查对和删除等每个环节,均实行操作码管理。操作者均有各自的操作码,操作码由操作者自行管理,且操作者只能凭借操作码才能进入计算机医嘱处理系统,操作者的姓名可在总台显示,从而保证医嘱处理的准确性。

2.监控系统管理 一方面,相应职能部门通过监控系统可查看住院或出院患者的全部医嘱,也可查看患者的每一项医嘱,从而对各病室医嘱处理的环节质量和终末质量进行控制。另一方面,护理部将不定期随机抽取各病室住院或出院患者的原始医嘱,并将之与计算机上医嘱进行查对,保证无医嘱错输、漏输等现象。

(四)计算机处理医嘱的优点

1.减少转抄环节,降低差错发生率 用计算机处理医嘱,使得护士不需要再反复转抄医嘱,可抽出更多时间为患者服务,且降低了医嘱转抄过程中差错发生的概率。

2.节省时间,节约人力 查对纸质医嘱时,需查对医嘱本、医嘱单、各种执行单和相关记录等,实行电子医嘱后,只需根据原始医嘱查对录入医嘱即可,缩短了医嘱查对时间,节省了人力。

3.医嘱法律性增强 实行电子医嘱后,医嘱本减少,医生直接在医嘱单上开医嘱并签字即可,医嘱法律性增强。原始医嘱留档保存,需要时查找更容易。

4.查阅更方便 借阅和查询医嘱档案时,计算机系统可在短时间内完成对患者信息的查询。

5.增强了医护人员的责任感 电子医嘱处理过程中每个环节均实行操作码管理,使每项操作具体到人,增强了医护人员的责任心,提高了工作质量。

实践证明建立完整的计算机医嘱处理系统具有较明显的经济和社会效益,但也有一定缺陷,如医院需投入较多人力和物力,熟悉并正式运行需较长时间等。

二、电子体温单

部分医院已开始使用电子体温单,电子体温单采用信息录入、储存、查询、打印等一系列电子信息自动化程序,只要录入信息准确无误,则版面清晰、美观,绘制准确规范,而且具有预警系统,最大限度地帮助护士及时采取护理措施并认真记录,也避免了手绘体温单出现的画图不准确、字迹潦草、涂改、错填、漏填、信息不符、续页时间序号错误等问题。同时,电子体温单也面临着打印成本、数据的安全性和保密性、程序设计缺陷等问题,还需要不断改进和完善,使临床护理工作更加及时、准确、有效,以便满足现代护理的需求。

(吴佳莹)

计算机技术
在病案管理
中的应用

直通护考
在线答题

第二十章 护理程序

扫码看PPT

学习目标

1.掌握:护理程序的概念;护理诊断的概念及命名意义;书写护理诊断的注意事项。

2.熟悉:护理评估的内容、方法和步骤;护理诊断的组成部分、分类方法及标准;护理计划的种类、过程;护理措施的实施过程;护理评价的目的及意义。

3.了解:护理程序的发展历史。

第一节 概　　述

一、护理程序的概念与理论基础

（一）护理程序的概念

护理程序（nursing process）是一种科学地识别、确认和解决护理对象现存的或潜在的健康问题，有计划地为护理对象提供系统、全面、整体护理的护理工作方法。护理程序由护理评估、护理诊断、护理计划、护理措施和护理评价5个步骤组成。

（二）护理程序的理论基础

护理程序是在吸收多学科理论成果的基础上构建而成的,如系统理论、需要理论、应激与适应理论、沟通理论、生长发展理论等。这些理论一方面相互联系、相互支持,共同为护理程序提供理论上的支持与解释;另一方面又分别在护理程序实践过程的不同阶段、不同方面发挥独特的指导作用。

1.系统理论　构成了护理程序的基本结构框架,并解释了护理程序的功能和运行过程。护理程序是一个开放的系统。构成系统的要素有患者、护士、其他医务人员、医疗仪器设备、药品及资料等。这些要素既有自己的独特功能,又通过彼此间以及与周围环境的相互作用,构成系统的特定功能,即给予护理对象有计划、系统、全面的整体护理,使其恢复或增进健康。

护理程序系统的运行过程由输入护理对象一切有关资料开始,通过系统的正确评估和科学决策,制订最优护理方案,经过独立的、创造性解决问题的过程产生高质量的护理,改善护理对象的身心状况,提高健康水平,然后对接受系统作用后的护理对象及其健康资料进行评价,最后将评价结果反馈回系统,以确定该次运行过程中止或继续(图20-1)。

2.需要理论　为收集或整理护理对象的资料,评估护理对象的健康状况和身心需求提供理论依据。

Note

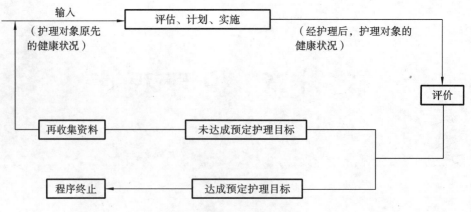

图 20-1　护理程序系统示意图

3.应激与适应理论　为护士观察和预测护理对象的生理和心理反应,判断护理对象的适应水平和适应能力,并采取护理干预,提高护理对象的适应能力提供理论依据。

4.沟通理论　用于护理程序的各个阶段,有助于提高护士与护理对象有效沟通的能力和技巧。

5.生长发展理论　为护士观察、评估不同年龄阶段的护理对象的身心变化和健康问题提供理论依据。

6.解决问题学说　揭示了解决问题过程的规律和相应的策略,为护士确定患者的健康问题、寻求解决问题的方法及评价效果提供帮助。

二、护理程序的基本步骤

护理程序由护理评估、护理诊断、护理计划、护理措施(实施)和护理评价 5 个步骤组成。现分述如下(图 20-2)。

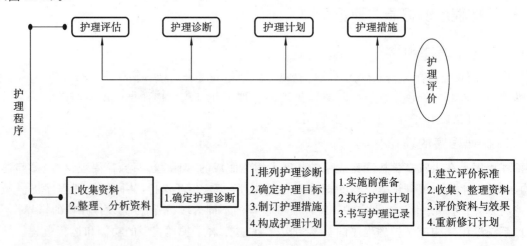

图 20-2　护理程序的基本步骤

三、护理程序的发展历史

1961 年,美国护理学者奥兰多撰写了《护士与患者的关系》一书,第一次使用了"护理程序"一词,并提出了 3 个步骤:患者的行为、护士的反应、护理行动有效计划。1967 年,尤拉和渥斯完成了第一本权威性的《护理程序》教科书。确定护理程序有 4 个步骤:估计、计划、实施和评价。1973 年,罗伊等 100 多名护理专家聚集在美国的圣路易斯市,召开了第一次有关护理诊断及其分类的会议,从而将护理程序发展为 5 个步骤:估计、诊断、计划、实施和评价。1977 年,美国护理学会发表正式声明,使护理程序走向合法化。1982 年,北美护理诊断协会(North American Nursing Diagnoses Association,NANDA)成立,进一步推动了护理诊断及其分类的精准化、统一化和护理诊断的全球推广与应用。

随着护理学专业实践领域的日益扩展和护理程序的广泛应用,护理学知识体系迅速扩展并趋于复杂化,产生了全球交流和统一的需求。在 NANDA 的护理诊断的基础上,美国和国际护士会(ICN)已经先后发展出将护理诊断分类(nursing diagnoses classification,NDC)、护理措施分类(nursing intervention classification,NIC)和护理结果分类(nursing outcome classification,NOC)融为一体的适用于不同护理实务领域的护理实务分类系统。目的是建立护理学专业的国际通用的标准化语言和以标准语言为基础的计算机信息管理系统及护理数据库,使不同国家和地区的护理记录具有可比性,为临床护理评估、诊断、决策、评价提供科学基础,提高护理工作的效率和效益,进一步提升护理程序这一护理工作方法的现代化和科学化水平。

四、护理程序的功能特征

(一)系统性

护理程序是系统理论在护理学科中的应用。护理程序将护理活动中各个要素以有机的方式组合在一起,使每个要素都在系统中发挥最好的功能状态,并协调一致共同实现护理活动的目标。在护理程序的指导下,每项护理任务都是预先安排的系列活动中的一部分,每个护理活动都受先前护理活动结果的影响,并影响到其后的护理活动。

(二)动态性

由于护理程序必须及时地对护理对象的健康状况做出反应,因此它必然表现为动态的、循环的运动过程。事实上,护理程序的 5 个步骤有很多相互作用和相互交叠的部分,甚至在某些护理情境中,这 5 个步骤几乎同时开展。护理程序也是持续开放和变化的系统,在任何时候,护理对象的新资料都可能导致护理计划改变和护理活动方向的调整。

(三)人际互动性

护理程序确保了护士在组织护理计划时以护理对象为中心,以护理对象的问题为依据。鼓励护士间合作以帮助护理对象运用自己的能力来满足自身的需要。这完全不同于将护理对象看作"要解决的问题"并机械地执行各种措施的护理方式。另外,鼓励与护理对象密切合作可以帮助护士探知自身的能力和局限性,并取得自我和专业的发展。

(四)目标指向性

护理程序为护士及其护理对象提供了合作制定与护理对象的健康状况相关的特定目标,并选取与之相适应的护理行动的方法。一旦这些被写入护理计划,每位护士都能清楚地知道如何来执行计划。护理对象可以获益于护理照护的连续性,而每位护士的护理工作也都有助于帮助护理对象达到其目标。

(五)普遍适用性

护理程序是一种护理工作的方法,可以在任何护理情境下方便地使用。护士只要获得了护理程序的知识,就可以在任何实践环境中为任何护理对象提供护理服务。评判性思维和决策贯穿于护理程序的全过程。事实上,护理程序只是科学推理的一种简单变化形式,它帮助护士组织护理实践,并使之系统化。护士必须应用评判性思维对患者的健康问题的反应进行推理,判断并采取措施,这样才能成功地应用护理程序。

五、护理程序对护理实践的指导意义

护理程序的 5 个步骤是任何医疗卫生机构中护理行为的中心内容。当护理对象进入卫生保健系统,不管是作为住院患者、门诊患者还是家庭患者,护理程序都立即开始运作。它对护理对象和护理人员都有重要的指导意义。

(一)对护理对象方面

(1)将传统护理对象的生活护理工作科学化和规范化,提高护理的质量。

(2)遵循以人为本的观念,对护理对象从简单的生活护理发展到心理护理,全方位关照人类的健康。

(3)将个体、家庭、社区的健康促进和安全防护提到重要议事日程,将健康教育个体化,帮助护理对象管理好自身的健康是护理程序必不可少的内容。

(4)强调护理对象与家属的参与,可使护理对象增进维护自身健康的意识和技能,有利于调动和发挥其自身对健康的恢复、维护和促进作用。

(二)对护理人员方面

(1)可培养护理人员科学的评判性思维的能力,对护理中的问题,不但要知其然,而且要知其所以然,从而避免工作中的盲目性、被动性和机械性。

(2)可促进专业素质的培养及形成,护理人员必须具备良好的人际沟通能力、决策能力以及解决问题的能力,并且要有扎实的医学、护理学、心理学、社会学及其他相关学科的知识作基础,才能真正科学地实施护理程序。

(3)在临床工作中将"以患者为中心"从口号真正落实到对护理实践的评价标准中,促使护理人员明确护理专业的职责范围和执业标准。

(4)有助于提高护理从业人员的专业自尊、自信和社会地位。

第二节　护理评估

护理评估(nursing assessment)是整个护理程序的基础,其根本目的是找出要解决的护理问题,包括三方面工作:收集资料,整理、分析资料,记录资料。护理评估是一个运用评判性思维,系统地、连续地收集、核实、分析和记录资料的过程,在护理程序的所有阶段都是持续进行的。

一、收集资料

(一)收集资料的目的

(1)建立护理对象健康状况的基础资料,为制订护理计划提供依据。

(2)为做出正确的护理诊断提供依据。

(3)为评价护理效果提供依据。

(4)为护理科研积累资料。

(二)资料的种类

1.根据资料的来源分类　可以把资料分为主观资料和客观资料两大类。主观资料是指护理对象的主诉,多为护理对象的主观感知,如"我今天觉得很疲劳"。客观资料指护士通过观察、体检以及借助医疗仪器检查所获得的资料,如患者坐立不安、发绀、肺部有啰音、体温39 ℃等。

2.根据资料的时间分类　可以把资料分为既往资料和现时资料。既往资料是指与护理对象过去健康状况有关的资料,包括既往病史、治疗史、过敏史等。现时资料是指与护理对象现在发生的疾病有关的资料,如现在的生命体征、睡眠状况等。

护士在收集和分析资料时必须将主观资料和客观资料、既往资料和现时资料结合起来进行分析。

（三）资料的来源

主观资料可以从护理对象、家庭成员、重要关系人、其他健康保健人员以及健康记录上获得。而客观资料通常从体检、实验室检查和诊断性试验结果以及相关的护理和医疗文献中获得。资料来源有主要和次要之分。通常除护理对象以外的资料来源，都被认为是次要的。

1. 护理对象本人 资料的主要来源。只要护理对象本人意识清醒、沟通无障碍、健康状况允许，就应该成为资料的主要来源。通常，护理对象可以提供最精确的主观资料，但某些因素可能会影响资料的精确性，如沟通的环境或者一些可能导致护理对象隐瞒事实的情绪状况。

2. 与护理对象有关的人员 如亲属、同事、朋友和目击者等。他们是资料的重要来源，他们不仅能提供护理对象现在的健康状况，还能提示患者的状况改变是何时发生的以及功能受到何种程度的影响。婴幼儿，严重疾病、意识障碍、无判断力或昏迷的护理对象，其家庭成员或重要关系人可作为主要的信息来源。在严重疾病或是紧急的情况下，家庭成员可能是护理对象信息的唯一来源。

3. 其他健康保健人员 包括医生、护士、营养师、社会工作者等健康保健人员。由于评估是一个持续的过程，其他健康保健人员可以提供有关护理对象与健康保健环境接触的方式、护理对象对诊断性实验结果的反应等信息。护士应尽可能地与其他人员进行沟通。

4. 护理对象的健康记录 ①医疗记录：如病史、体检、实验室记录、病程记录和会诊记录等，可以提供护理对象现在和既往的健康状况以及治疗的信息。②其他记录：如营养师、理疗师等其他健康保健人员所记录的信息，还包括一些护理对象的背景资料。在对护理对象进行访谈之前，阅读这些资料，可以避免提已有答案的问题。

5. 文献回顾 回顾与某种疾病相关的护理、医疗以及药学文献可以使资料库更为完善。文献回顾增加了护士对特定疾病的症状、治疗和预后的知识，并给实际治疗建立了标准。

（四）资料内容

1. 一般资料 如护理对象的姓名、年龄、性别、文化程度、职业、宗教信仰和婚姻状况等。

2. 现在健康情况 包括现病史、主要病情、日常生活规律及自理程度、护理体检情况、实验室检查结果等。

3. 既往健康情况 包括既往病史、婚育史、过敏史、传染病史、家族史、用药史等。

4. 心理方面 包括情绪状态、自我感知、自我概念、角色关系、应激水平与应对能力、个性倾向性、性格特征、价值信念型态等。

5. 社会方面 包括主要社会关系及密切程度、社会组织关系与支持程度、工作学习情况、经济状况与医疗条件等。

（五）收集资料的方法

1. 观察 护士运用自己的感官、知觉获取资料的方法。护士接触护理对象就意味着观察的开始。除了观察护理对象的症状、体征以及精神状态外，还需注意观察护理对象的心理反应及所处的环境状况，以便发现一些不明显的、潜在的护理问题。能否通过有效的观察获得准确、真实的资料，与每个护士的专业知识、临床经验和观察能力密切相关。

2. 交谈 护理程序中的交谈是为了特定目的而进行的计划性沟通，通过与护理对象及其家属交谈，了解护理对象健康状况，获取护理对象的健康资料。在交谈中，护士应注意运用沟通技巧，关心、体贴护理对象，与护理对象建立相互信任的关系。

3. 护理体格检查 护理体格检查是护士系统地运用视、触、叩、听等技术对护理对象的生命体征和各系统功能状况进行检查而收集资料的方法。

4. 查阅 包括查阅病历、实验室检查报告、各种医疗和护理记录以及有关书籍和资料等。

二、整理、分析资料

整理、分析资料是将所收集到的资料进行分类、核实、筛选、分析的过程。

（一）资料的分类

资料分类的方法较多。目前常用的有以下几种。

（1）按马斯洛需要层次论分类。

（2）按功能性健康型态分类。该分类方法是美国护理学者戈登于1982年提出的一种护理诊断分类方法。护士可利用此分类方法将所收集到的资料分为11类。

①健康感知-健康管理型态：如护理对象对健康知识的知晓、健康行为等。

②营养-代谢型态：如饮食、营养状态等。

③排泄型态：如排便、排尿、排汗情况。

④活动-运动型态：如日常活动能力、活动量和活动方式等。

⑤睡眠-休息型态：如每日睡眠、休息情况。

⑥认知-感知型态：如个人的舒适感、对疾病的认识、感知能力等。

⑦自我感受-自我概念型态：如个人对自己的能力、体像、同一性和情绪状态的认识。

⑧角色-关系型态：如家庭关系、邻里关系及同事、同学间关系的状态。

⑨应对-应激耐受型态：对一些变故（如生病、丧亲等）的反应和适应状态。

⑩性-生殖型态：如对性的态度，月经、生育方面的情况。

⑪价值-信念型态：如护理对象的价值观、宗教信仰、个人理想和目标等。

（3）按 NANDA 分类法Ⅱ的诊断性分类。

①健康促进：对健康和功能状态的认识和利用信息获得健康生活方式或最佳健康状况的能力。

②营养：维持摄入并应用营养素和液体以满足生理需要和健康的能力。

③排泄：排出体内废物的能力。

④活动或休息：进行必要的或需要的生活活动（工作和休闲）以及获得充分的睡眠和休息的能力。

⑤感知或认知：对来自内部和外部的信息感觉、整合和反应的能力。

⑥自我感知：对自我的认识和整合、调整自我的能力。

⑦角色关系：建立和维持人际关系的方式和能力。

⑧性：满足性别角色需求或特点的能力。

⑨应对或应激耐受性：处理环境变化和生活事件的方式和能力。

⑩生活准则：面对社会、生活中发生的事件的个人观点、行为方式和所遵循的原则。

⑪安全或防御：避免危险，寻求安全的、促进生长的环境的能力。

⑫舒适：控制内部或外部环境以使身心、社会安适的能力。

⑬成长或发展：机体和器官的生长和功能系统的发展完善。

（二）资料的核实

对一些不清楚或有疑点的资料需重新调查、确认，补充新资料。同时，要保证收集的资料没有错误、偏见和误解。

（三）资料的筛选

将所收集的全部资料加以选择，剔除对患者健康无意义或无关的部分，以利于集中注意于要解决的问题。

（四）资料的分析

分析资料的目的是发现健康问题，作出护理诊断。可采取下列方法：与正常值做比较；与患者健康时的状态做比较;主观资料与客观资料比较;注意并预测潜在性问题。

三、记录资料

记录资料是完整评估的最后部分。目前,资料记录并无统一格式,一般可根据资料收集时分类的方法,自行设计表格记录或在已设计好的护理入院评估单上进行填写。但无论以何种格式记录,均应达到全面、客观、准确、及时,符合医疗和护理文件书写要求。

第三节　护　理　诊　断

一、护理诊断的概念

护理诊断(nursing diagnosis)是关于个人、家庭或社区现存的或潜在的健康问题以及生命过程的反应的一种临床判断。该定义是 NANDA 在 1990 年第 9 次会议上提出并通过的。至 2009 年,已有 201 条护理诊断通过 NANDA 审核批准用于护理实践(附录 F)。

二、护理诊断的类型

1. 现存性护理诊断(actual nursing diagnosis)　对个人、家庭或社区护理对象目前已存在的健康问题的描述,如"营养失调:低于机体需要量"。此类护理诊断通过定义特征与相关因素确认。

2. 潜在危险性护理诊断(risk nursing diagnosis)　对易感的个人、家庭或社区护理对象目前尚未发生的,但有危险因素存在,若不加以预防处理,就极有可能发生的健康问题反应的描述,如"有便秘的危险"。此类护理诊断由危险因素支持。

3. 健康促进性护理诊断(health-promotion nursing diagnosis)　对个人、家庭或社区护理对象增进安适和发挥健康潜能的动机和愿望,以促进某一特定的健康行为的临床判断。如"有决策能力增强的趋势"。此类护理诊断通过定义特征和相关因素确认。

4. 安适性护理诊断(wellness nursing diagnosis)　对个人、家庭或社区护理对象健康状态或安适程度的描述,如"母乳喂养有效"。此类护理诊断通过定义特征确认。

三、护理诊断的组成

护理诊断由名称、定义、定义特征、相关因素或危险因素构成。不同类型的护理诊断,其构成成分有所不同。

1. 护理诊断的名称　对护理对象健康问题的概括性描述。护理诊断的名称可由 7 部分组成(但并不是每个护理诊断都必须包括 7 部分)。

(1)诊断概念:护理诊断的主要部分,是每个护理诊断必须有的部分,它确定护理诊断在分类中的所属领域和级别,如"营养失调:低于机体需要量"的诊断概念是"营养"。诊断概念可能包括一个或多个名词,如"尿潴留""疲乏""胃肠动力失调"。

(2)诊断对象:被确立诊断的对象,包括个体、家庭、群体和社区。缺如时默认为个体,如"体液不足"诊断对象是个体。

(3)判断:对护理诊断做限定和具体说明的修饰词。常用的修饰词有受损、增加、减少、无效、缺乏、紊乱、功能障碍、过多、增进的趋势等。

(4)部位:护理问题所涉及的身体部位、组织器官或相关功能。常用的有皮肤、口腔黏膜、排尿、排便等,如"口腔黏膜受损"。

(5)年龄:诊断对象所处的成长发展时期。如婴儿、成年等。

(6)时间:表示护理问题持续的时间、急性和慢性。如"急性意识障碍"。

(7)诊断状态:表示健康问题是现存性的、有潜在危险性的,还是安适性或健康促进性的。

2.护理诊断的定义 对护理诊断的名词内涵的清晰、正确的描述和解释,并以此与其他诊断相鉴别。

3.护理诊断的定义特征 可表征护理诊断的可观察到的线索或推论。现存性、健康促进性或安适性的护理诊断的确立必须符合其定义特征,如"清理呼吸道无效"指个体处于不能清除呼吸道分泌物或阻塞物以维持呼吸道通畅的状态。

4.危险因素 一些会增加护理对象易感性,导致不健康状态的环境因素、生理因素、心理社会因素、遗传因素或化学因素,如"有跌倒的危险"的危险因素包括:生理因素,如贫血、关节炎、下肢乏力、平衡障碍等;环境因素,如环境杂乱、房间光线昏暗、淋浴间缺乏防滑设备等。危险因素用于确认潜在危险性护理诊断。

5.相关因素 促发、导致现存健康问题或与现存健康问题有关联的因素。只有现存性护理诊断有相关因素。常见的相关因素有病理生理因素、心理社会因素、治疗相关因素、年龄因素、环境因素、功能因素、情境因素等,如"排便失禁"的相关因素为下运动神经元损伤;"失眠"的相关因素为焦虑;"家庭运作过程改变"的相关因素为家庭成员健康状态改变;"体温调节无效"的相关因素为发育不成熟。

四、护理诊断的陈述结构

护理诊断的陈述包括3个结构要素:①健康问题(health problem),即护理诊断的名称,指明了护理对象现存的或潜在的健康问题;②症状或体征(symptoms or sign),即与健康问题有关的症状、体征;③病因(etiology),指导致健康问题的直接因素、促发因素和相关因素。简称PES公式。

护理诊断常用的陈述方式有3种。

1.三段式陈述 即PES公式,具有P、E、S三个部分,多用于现存性护理诊断。例如,营养失调:高于机体需要量(P):肥胖(S):与摄入量过多有关(E)。

2.两段式陈述 即PE公式,只有护理诊断名称和相关因素,而没有临床表现。多用于潜在危险性护理诊断。例如,有废用综合征的危险(P):与瘫痪有关(E)。

3.一段式陈述 只有P,这种陈述方式多用于健康促进性护理诊断。例如:有体液平衡改善的趋势(P)。

五、护理诊断与医疗诊断的区别

护理诊断与医疗诊断的区别如表20-1所示。

表20-1 护理诊断与医疗诊断的区别

区别点	护理诊断	医疗诊断
诊断核心	对个体、家庭、群体或社区的健康问题或生命过程反应的一种临床判断	对患者病理生理变化的一种临床判断
问题状态	现存的或潜在的	多是现存的
数量和变化	可同时有多个诊断,并随患者反应的变化而不断变化	一病一诊断,一般在疾病过程中保持不变
解决方法	护理干预	药物、手术、放疗等治疗手段
适用对象	个体、群体、家庭、社区	个体

续表

区别点	护理诊断	医疗诊断
陈述方式	用 PES、PE、P 陈述	用疾病名称或以"原因不明的症状、体征＋待查"表述

六、合作性问题——潜在并发症(PC)

合作性问题是需要护士和医生共同合作才能解决的问题,多指因脏器的病理生理改变所致的潜在并发症。并非所有的并发症都是合作性问题,能够通过护理措施干预和处理的,属于护理诊断,不能预防或独立处理的并发症才是合作性问题。

合作性问题的陈述以固定的方式进行,即"潜在并发症:……",潜在并发症可简写为 PC,如"PC:心律失常"。

七、书写护理诊断的注意事项

(1)应使用统一的护理诊断名称,所列诊断应简明、准确、规范。

(2)一项护理诊断只针对一个健康问题。

(3)避免与预期目标、措施、医疗诊断相混淆。

(4)应指明护理活动的方向,有利于制订护理计划。

(5)应是护理职责范畴内能够予以解决或部分解决的。

(6)应贯彻整体护理的原则,包含患者的生理、心理、社会各方面现存的和潜在的健康问题。

第四节　护理计划

护理计划(nursing planning)是护理过程中的具体决策过程,是护士与护理对象合作,以护理诊断为依据,制订预期目标和护理措施,以预防、缓解和解决护理诊断中确定的健康问题的过程。这一阶段,护士的工作内容包括:①排列护理诊断顺序;②确定预期目标;③制订护理措施;④书写护理计划。制订护理计划必须与其他专业人员、护理对象的家庭和社区进行合作。

一、排列护理诊断顺序

护理计划的第一步就是依据重要性对护理诊断进行排序。目的是在护理对象有多个问题或选择时,帮助护士有次序地执行护理措施,以便护士的注意力和后续的行动有明确的中心。

(一)排序方法

将所做出的护理诊断按轻、重、缓、急确定先后顺序,以保证护理工作高效、有序进行。

1.首优问题(high-priority problem)　威胁患者生命、需立即解决的问题,否则将直接威胁患者的生命,如气体交换障碍、心排出量减少等问题。

2.中优问题(medium-priority problem)　虽然不直接威胁患者的生命,但给其精神上或躯体上带来极大的痛苦,严重影响其健康的问题,如压力性尿失禁、躯体活动障碍等问题。

3.次优问题(low-priority problem)　那些人们在应对发展和生活中变化时所产生的问题,是与特定的疾病或其预后不直接相关的问题,如缺乏娱乐活动、疲乏等。这些问题往往不很急迫或需要较少帮助即可解决。

（二）排序原则

（1）优先解决危及患者生命的问题。

（2）按马斯洛需要层次论，先解决低层次问题，后解决高层次问题，必要时适当调整。

（3）患者主观上迫切需要解决的问题，可优先解决。因此，如果可能，护理对象应参与到诊断排序的过程中。

（4）对于潜在危险性问题，根据性质决定其序列。

二、确定预期目标

预期目标(expected outcome)是护理活动预期的结果，是护士期望护理对象通过接受护理照护后健康状态或行为、情绪等的改变。预期目标是针对护理诊断而提出的，每个护理诊断都应有相应的预期目标。

（一）目标分类

预期目标可分为短期目标和长期目标两类。

1. 短期目标　在相对较短的时间内（一般在数小时到一周内）可达到的目标。例如："3 天后，患者能下地行走 10 m"。

2. 长期目标　需要相对较长时间才能实现的目标，通常需要超过 1 周甚至数月才能实现。长期目标常需通过若干短期目标才能逐步实现，而且患者出院前可能不一定会达到。因此，长期目标适用于在家庭环境接受护理或进行康复护理的患者。例如："2 个月内，患者能做到基本生活自理"。

（二）目标的陈述方式

可采用"主语＋谓语＋行为标准＋时间状语＋条件状语"的陈述方式。

1. 主语　护理对象或他的任何一部分。在目标陈述中可省略。

2. 谓语　护理对象将要完成的行为动作。

3. 时间状语　护理对象完成该行为动作所需的时间限定。

4. 条件状语　护理对象完成该行为动作所必须具备的条件状况。

5. 行为标准　护理对象完成该行为动作所要达到的程度。

举例：8 h 内（时间状语）患者（主语）能自行（条件状语）排尿（谓语）200 mL（行为标准）。

（三）制订目标的要求

1. 以护理对象为中心　以护理对象为中心的目标应反映护理对象经过护理后的变化，是护理活动的结果，而非护士的行为或护理活动本身。例如，"协助患者在病区内活动 10 min"反映的是护士的行为和护理活动的内容，因此是错误的。正确的目标应是"患者能借助辅助器在病区内活动 10 min"。

2. 针对性和单一性　每个目标都应明确针对一个护理诊断，并只能提出一种行为反应，以便于准确评价护理措施的效果。例如，"能列出吸烟的危害并戒烟"这样的陈述是错误的，因为可能护理对象只能做到其中之一，这样就很难确定预期目标是否达到。此外，单一性也有助于护士修改目标。

3. 可观察性　可观察性指一旦发生改变，护士就可以通过直接询问护理对象或应用评估技能来发现。可观察的改变可以是生理上的、认知水平上的和行为上的。

4. 可测量性　目标陈述应使用可测量的术语，明确地描述质量、数量、频率等，以便护士客观地测评护理对象状况的改变及其改变的程度。避免使用模糊的限定词如"正常""稳定""可接受的"或"足够的"等。因为这些词对于不同的人会有不同的理解，导致确定护理对象反应的偏差。

5. 时限性　每个目标都应有实现目标的时间限定，以帮助护士确定患者的进步是否按合理的速率实现。

6. 互动性 互动地制订预期目标以确保护理对象和护士在护理的方向和目标的实现上达成共识。这就意味着实现预期目标的过程需要护理对象的积极性和合作意识。他们参与得越多，目标实现的可能性就越大。特别是一些与自尊、家庭和沟通有关的问题，护理对象必须积极参与和合作才能解决。

7. 协调性 必须确保目标与其他专业人员的治疗相一致。

8. 可行性 确定目标时必须对护理对象、环境、资源进行全面评估，以保证制订的目标是有可能达到的。

三、制订护理措施

护理措施(nursing interventions)也可称护理干预，是护士帮助护理对象实现预期目标的护理活动和具体实施方法，规定了解决健康问题的护理活动方式与步骤。制订护理措施的过程是一个决策的过程，护士应运用评判性思维，并将护理对象的评估资料与自身的专业知识和实践经验加以综合，选择最有利于预期目标实现的护理措施。

（一）护理措施的类型

依据不同的分类方法，可将护理措施分为不同的类型。目前常用的是按措施的性质分类和按措施解决问题的领域分类。

1. 按措施的性质分类 ①独立性护理措施：护士提出的护理措施，也可称为护嘱（nursing order），是护士运用科学的护理知识和技能独立进行的护理活动。例如，为患者实施健康教育、观察病情变化、提供心理支持等。②依赖性护理措施：是护士遵照医嘱或特定治疗方案实施的护理活动。如给药、静脉输液等。③合作性护理措施：又称相互依赖性护理措施，是指需要护士与其他健康保健人员共同合作实施的活动。例如，护士与营养师一起讨论制订患者的饮食营养计划。

2. 按措施解决问题的领域分类 1992年，美国护理学者布勒切克和麦克洛斯基编写了《护理措施分类》，目前已修订至第5版。该分类法依据措施所解决的问题类别将护理措施分为基本生理、复杂生理、行为、安全、家庭、保健体系和社区7个领域、30个类别、542个措施。每个护理措施都由名称、定义、一组护理行为和一个简短的背景说明列表组成。该分类为护理活动提供了标准化语言，而且所有的护理措施都与NANDA的护理诊断名称相联系，每个护理诊断都有若干相对应的护理措施，这样护士就可以根据护理对象的护理诊断、对护理对象的了解，选择最适合的护理措施。护理措施分类的应用也便于计算机处理分析资料，有助于开展护理研究和推进护理专业的发展。

（二）护理措施的内容

护理措施的内容主要包括病情观察、基础护理、检查及手术前后护理、心理护理、健康教育、执行医嘱、症状护理等。

（三）制订护理措施的要求

1. 应具有针对性 应针对预期目标。一个预期目标可通过几项护理措施来实现，按主次、承启关系排列。

2. 应切实可行 制订措施时应考虑：①患者的具体情况，应适合患者的年龄、体力、病情、认知水平和改变自己目前健康状况的愿望；②医院、病区现有的条件、设施、人员的数量和技术水平等。

3. 应明确、具体、全面 护理措施必须具有可操作性。一项完整的护理措施应包括日期、具体的内容、用量、执行的方法、执行的时间和签名。

4. 应保证患者安全 所实施的护理措施应考虑患者的病情和耐受能力，如肢体的活动锻炼等应循序渐进，使患者乐于接受，避免损伤。

5. 应以科学的理论为依据 每项护理措施都应有科学依据，这些依据可以是医学基础知识、行为科学知识、社会科学知识等。

6. 应与医疗工作协调一致 护理措施应与其他医务人员的措施相一致,因此在制订护理措施时应与其他医务人员相互协商、相互配合。

7. 应鼓励护理对象参与 护理措施的执行需要有护理对象的良好合作,因此鼓励患者及其家属参与护理措施的制订过程,有助于他们理解护理措施的意义和功能,以便更好地接受、配合护理活动,从而获得护理措施的最佳效果。

四、书写护理计划

护理计划(care plan)是将护理诊断、目标、措施等各种信息按一定规格组合而形成的护理文件。护理计划是对护理对象照顾的书面指导,它记录了护理对象的健康需求。书写护理计划是为了使护理工作更完整、更正确、更精确。

(一)护理计划的格式

护理计划一般都制成表格形式,各医院护理计划的格式不完全相同,包括日期、护理诊断、预期目标、护理措施、效果评价等内容(表 20-2)。

表 20-2 护理计划

姓名_____ 科别_____ 病室_____ 床号_____ 住院号_____

开始日期	护理诊断	预期目标	护理措施	评价效果	停止日期	签名
2018-10-5	营养失调:高于机体需要量:肥胖,与摄入量过多有关	一周内体重下降 0.5～1 kg	1. 控制每日摄入量在 6.8 MJ 内。 2. 鼓励户外散步,每日至少 0.5 h。 3. 进行一次合理饮食的健康教育	体重下降0.5 kg	2018-10-12	刘丹
		两周内学会制定低脂食谱	1. 指导患者制订食谱,1 次/天。 2. 教会患者区分高脂和低脂食物	能独立制订低脂食谱	2018-10-19	刘丹

随着信息化技术在医疗和护理文件管理中的广泛应用,护理计划也逐渐趋向于信息化。步骤:①首先,将患者的评估资料输入,系统会显示相应的护理诊断;②选择适合的护理诊断后,系统即显示对应的预期目标;③在选定预期目标后,系统即呈现对应的护理措施;④依据患者需要,选择相应的护理措施,最终形成一份适合个体需要的系统化护理计划。

(二)护理计划书写的注意事项

(1)书写护理计划应该从首要诊断开始,然后按照优先次序书写。

(2)护理计划应体现个体差异性,一份护理计划只对一个患者的护理活动起指导作用。

(3)护理计划应具有动态发展性,随着患者病情的变化、护理效果的优劣而进行补充或调整。目前临床为节省护士用于文书处理的时间,根据病种的不同制订了相应的标准护理计划。护士在护理相应疾病的患者时,可以参照标准护理计划,从中选择适合患者的部分。若患者还存在标准护理计划未能涵盖的特殊情况,护士可对标准护理计划加以补充,使之适合患者的需要。

第五节 护理措施(实施)

实施(implementation)是将护理计划付诸行动,实现预期目标的过程。从理论上讲,实施是在护理计划制订之后,但在实际工作中,特别是抢救危重患者时,实施常先于计划之前。此时,护士往往根据头脑中应对紧急情况时形成的初步护理计划,立即采取护理措施,事后再书写完整的护理计划。

一、实施的内容

(1)将护理计划内的护理措施进行分配和实施,包括协助日常生活活动的措施、预防性措施、治疗性措施、弥补不良反应的措施、抢救性措施等。

(2)执行医嘱,将医疗与护理有机结合,保持护理与医疗活动协调一致。

(3)为护理对象及家属提供有关健康问题的咨询,进行健康教育,以促进护理对象及其家庭和护士之间的人际互动,指导他们共同参与护理计划的实施活动。

(4)及时评估计划实施的质量、效果,观察病情发展变化,处理突发急症。

(5)继续收集护理对象的资料,及时、准确完成护理记录,不断补充、修订和完善护理计划。

(6)与其他医护人员保持良好、有效的合作关系,尽可能提高护理工作效率。

二、实施的方法

以下实施方法可以达到预期的目标:①提供直接护理;②对护理对象及其家庭进行健康教育并提出建议;③提供咨询;④记录和交流关于护理对象后续健康状况的相关信息。护士可选择多种方式给予护理。

(一)提供直接护理

1. 应用正确的护理技术 在医院里,护士应该凭借掌握的知识来完成每日的各种操作。在执行每一操作时,必须牢记该操作的程序、频率、步骤和预期结果,保护护理对象和自身免受损伤,运用适当的感染控制措施,将正确的护理技术应用到护理实施过程中。

2. 预防性护理措施 预防性护理措施是促进健康并预防疾病以免除急性或康复性保健需求而产生的。随着卫生保健体系的不断变化,医务工作者应该重视健康促进和疾病预防,各种保健环境、各类人群都需要这类措施。

3. 执行、辅助或指导日常生活活动 日常生活活动指日常所进行的活动,包括进食、穿衣、走动、洗澡、刷牙和修饰。如果护理对象存在虚弱、活动受限、意识混乱和疼痛等情况,就需要协助其日常生活活动。

4. 实施抢救措施 实施抢救措施是护理实践的重要组成部分。每个护士必须掌握该类操作及其步骤。当护理对象的生理或心理状态受到威胁时,就必须给予急救药物、实施心肺复苏等抢救措施。

(二)提供咨询

提供咨询是帮护理对象接受由应激所引起的现实的或即将发生的改变,如提供行为矫正、丧亲咨询服务、生物反馈、放松训练、危机干预等。

(三)教育

教育是一种向护理对象呈现卫生保健的正确原则、过程和技术以及使其了解他们的健康状况的实施方法。教育和提供咨询很相近,两者都包括运用沟通技巧对护理对象产生影响。但是,咨询产生的变化是出现新态度和情感的发展,而教育变化的重点在于智力的增长和新知识或运动技能的获得,在任何保健环境中都可以实施教育,比如急诊、家庭和社区。护士有责任评估护理对象的学习需求并保证所提供的教育质量。

(四)记录和交流

护理措施的沟通有书面和口头两种方式。沟通时所用的语言必须清楚、简洁、扼要。在护理计划中通常反映提议的护理措施,而护理记录反映的是已经执行的护理措施。记录的内容包括对简短的护理评估的描述,详细的实施过程以及护理对象的反应。护理记录有以下功能:①便于医护人员交流护理对象的健康问题及其进展;②评价护理工作效果与作为质量检查的依据;③提供护理科研的资料;④提供处理医疗纠纷的法律依据。

三、实施的步骤

实施护理计划的过程可分为 3 步。

1.准备

1)再评估护理对象 护理对象的情况是在不断变化的,因此在实施前应进行再评估,如果发现护理对象的情况发生了变化,就必须修改护理计划。

2)审阅修改计划 如果发现计划不符合护理对象的实际情况,应及时予以修改。评估护理对象的情况变化和修改护理计划是贯穿于整个护理计划实施过程中的。

3)分析实施计划所需要的护理知识与技术 如实施护理计划所需要的专业知识、认知技能、人际交流技能、操作技能,如果存在欠缺,应及时补充,包括查阅有关资料、请教专业人员或请求协助。

4)预测可能会发生的并发症及如何预防 护士应凭借自己的专业知识和工作经验,充分评估、预测实施计划过程中可能存在的风险和可能发生的并发症,采取必要的预防措施。

5)组织实施计划的资源 包括完成计划所需的设备或物品,所需要的人员数量、能力要求、配置方式,所需要的环境条件和时间等。

2.实施 实施护理计划的过程是护士运用观察能力、沟通技巧、合作能力和应变能力,娴熟地应用各项护理技术操作的过程。在这个过程中,护士要与其他医护人员相互协调配合,还要鼓励护理对象及家属积极参与护理活动;同时,密切观察执行计划后患者的反应,有无新的问题发生,及时收集资料,迅速、正确处理一些新的健康问题与病情变化。

3.记录 实施各项护理措施后应准确进行记录,亦称护理病程记录或护理记录。

1)记录目的 ①便于其他医护人员了解护理对象的健康问题及其进展情况;②作为护理工作效果与质量检查的评价依据;③为护理科研提供资料、数据;④为处理医疗纠纷提供依据。

2)记录内容 护理记录的主要内容包括:实施护理措施后护理对象和家属的反应及护士观察到的效果,护理对象出现的新的健康问题与病情变化,所采取的临时性治疗、护理措施,护理对象身心需要及其满足情况,各种症状、体征,对器官功能的评价,护理对象的心理状态等。

3)记录格式 护理记录的方式有多种,比较常用的是 PIO 格式和 SOAPE 格式。

(1)PIO 格式:P(problem)代表护理问题;I(intervention)代表护理措施;O(outcome)代表护理结果。举例如下。

P:体温过高(39 ℃),与肺部感染有关。

I:①采用物理降温——乙醇擦浴。②定期测体温,观察降温情况。

O:30 min 后测体温降至 38 ℃。

(2)SOAPE 格式:S(subjective data)代表主观资料;O(objective data)代表客观资料;A(assessment)代表估计;P(plan)代表计划;E(evaluation)代表评价。举例如下。

S:患者晨起主诉骶尾部疼痛。

O:检查局部发现骶尾部有 3 cm×2 cm 皮肤呈暗红色,表皮完整。

A:估计为术后连续 3 天平卧,局部受压,血液循环不良所致;如继续发展,可导致压力性损伤进展。

P:防止局部继续受压,增加翻身次数,局部皮肤用透明贴或减压贴保护。

E:晚间局部皮肤暗红色已部分消退,继续上述措施。

4)记录的要求　护理记录要求简明扼要、及时准确、客观完整,防止错记、漏记。

第六节　评　价

评价(evaluation)是将护理对象的健康状况与预期目标进行有计划、系统的比较,并做出判断的过程。通过评价可以了解患者是否达到预期目标。评价虽然是护理程序的最后一步,但实际是贯穿于护理程序全过程的。

一、评价方式

(1)医院质量控制委员会检查。

(2)护士查房。

(3)护士长与护理教师的检查评定。

(4)护士自我评价。

二、评价内容

1. 护理效果　这是评价中最重要的部分。好的工作方法必然体现最佳的活动结果。核心内容是评价护理对象的行为和身心健康是否得到改善,是否达到了预期目标。

2. 护理过程　主要是检查护士进行护理活动的行为过程是否符合护理程序的标准。如护理病历质量、护理措施实施情况等。

3. 组织管理　主要是评价病区整体护理的组织管理质量是否有效保证了护理程序的贯彻和执行。如护理文件的规范、病区的环境调节等。

三、评价步骤

1. 建立评价标准　评价的标准是指计划步骤中设定的护理目标。它反映的是护理对象行为的预期变化或结果。根据护理程序的基本理论与原则,选择能验证护理诊断及预期目标实现的可观察、可测量的指标作为评价标准。

2. 收集资料　根据评价标准和评价内容收集各类主、客观资料。

3. 对照检查　对照各项评价标准,衡量目标实现程度及各项工作达标情况。目标实现程度大致可分为 3 种水平:①目标完全实现;②目标部分实现;③目标未实现。

4. 分析、确定目标未实现的原因　对目标未实现、部分及未达标的工作内容进行分析讨论,以发现导致目标未实现的原因。针对目标未实现的原因通常可从以下几方面进行分析:①所收集的资料是否真实、正确、全面;②所做出的护理诊断是否正确;③所制订的目标是否个体化并切实可行;④所采取的护理措施是否具有针对性、合适、有效,执行过程是否出现偏差;⑤患者的病情是否发生了变化;⑥患者及其家属是否合作。

5. 调整护理计划　根据分析的结果,对护理计划进行修订调整。通常有以下方式。

(1)停止:对已实现的预期目标与已解决的问题,停止原有的护理措施。

直通护考
在线答题

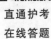

(2)继续:预期目标正确,健康问题有一定程度改善,但未彻底解决,继续执行计划。

(3)取消:原有的潜在健康问题未发生,危险性不存在了,可取消相应诊断、目标、措施等。

(4)修订:对目标未实现或部分未实现、患者健康问题仍然存在的,应重新收集资料,分析目标未实现的原因,修正不适当的诊断、目标或措施。对出现的新问题,在再收集资料的基础上做出新的诊断和制订新的目标与措施,进行新一循环的护理活动,直至最终达到护理对象的最佳健康状态。

附录 A　体温单(范例)

体 温 单

姓名 李某　性别 女　年龄 55岁　科别 胃肠外科　床号　5　入院日期 2019-2-20　住院病历号 656754

日　　期	2019-02-20	21	22	23	24	25	26
住院天数	1	2	3	4	5	6	7
手术后天数			1	2	3	4	5
时　间	2 6 10 14 18 22	2 6 10 14 18 22	2 6 10 14 18 22	2 6 10 14 18 22	2 6 10 14 18 22	2 6 10 14 18 22	2 6 10 14 18 22

脉搏 (次/分)	体温 (℃)							
180	42	入院——九时四十分	手术					出院——十五时四十分
160	41							
140	40							
120	39							
100	38							
80	37							
60	36							
40	35							

呼吸(次/分)	18 18	20	20 18	20 18	20	26 20	18 18	18 20	20	20 20	18 18	22 18 20	18 18	22 20	18 18	20
血压(mmHg)	135/80		130/80		125/75		130/75		130/80		130/75					
入量(mL)			3000		2800		2600									
出量(mL)			2200		1900		1800									
大便(次/日)	1		0		0		1		0		1		1			
小便(次/日)	4		5		5		6		5		6		3			
体重(kg)	68		卧床													
身高(cm)	170															

附录 B　长期医嘱单(范例)

姓名 _____　性别 _____　年龄 _____　科室 _____　床号 _____　住院号 _____

起始		长期医嘱	医生签字	护士签字	停止		医生签字	护士签字
日期	时间				日期	时间		

附录 C 临时医嘱单(范例)

姓名_____ 性别_____ 年龄_____ 科别_____ 床号_____ 住院号_____

起始		临时医嘱	医生签字	执行		护士签字
日期	时间			日期	时间	

附录 D　特别护理记录单(范例)

科别_____　姓名_____　性别_____　年龄_____　床号_____　住院病历号_____　入院日期_____　诊断_____

日期 时间	T ℃	P 次/分	R 次/分	BP mmHg	SpO₂ %	意识	瞳孔 mm 左	瞳孔 mm 右	反射 左	反射 右	吸氧 L/min	入量 名称	入量 mL	出量 名称	出量 mL	出量 性质	疼痛	呕吐	留置导尿管	病情观察及措施	护士签名

附录 E 护理工作交班报告(范例)

病区 _____
年 _____ 月 _____ 日 第 _____ 页

床号 姓名 诊断	病情	八时至十七时 患者总数 _____ 人			十七时至零时 患者总数 _____ 人			零时至八时 患者总数 _____ 人		
	患者总报告	入院	出院	转出	入院	出院	转出	入院	出院	转出
		转入	手术	分娩	转入	手术	分娩	转入	手术	分娩
		出生	病危	死亡	出生	病危	死亡	出生	病危	死亡

签名: 　　　　　　签名: 　　　　　　签名:

435

附录 F　201 项护理诊断一览表(2009—2011)

领域 1:健康促进(health promotion)

1. 健康维护能力低下(ineffective health maintenance)

2. 自我健康管理无效(ineffective self health management)

3. 持家能力障碍(impaired home maintenance)

4. 有免疫状态改善的趋势(readiness for enhanced immunization status)

5. 忽视自我健康管理(self neglect)

6. 有营养改善的趋势(readiness for enhanced nutrition)

7. 家庭执行治疗方案无效(ineffective family therapeutic regimen management)

8. 有自我健康管理改善的趋势(readiness for enhanced self health management)

领域 2:营养(nutrition)

9. 无效性婴儿喂养型态(ineffective infant feeding pattern)

10. 营养失调:低于机体需要量(imbalanced nutrition:less than body requirement)

11. 营养失调:高于机体需要量(imbalanced nutrition:more than body requirement)

12. 有营养失调的危险:高于机体需要量(risk for imbalanced nutrition:more than body requirement)

13. 吞咽障碍(impaired swallowing)

14. 有血糖不稳定的危险(risk for unstable glucose level)

15. 新生儿黄疸(neonatal jaundice)

16. 有肝功能受损的危险(risk for impaired liver function)

17. 有电解质失衡的危险(risk for electrolyte imbalance)

18. 有体液平衡改善的趋势(readiness for enhanced fluid balance)

19. 体液不足(deficient fluid volume)

20. 体液过多(excess fluid volume)

21. 有体液不足的危险(risk for deficient fluid volume)

22. 有体液失衡的危险(risk for imbalanced fluid volume)

领域 3:排泄(elimination and exchange)

23. 排尿障碍(impaired urinary elimination)

24. 功能性尿失禁(functional urinary incontinence)

25. 溢出性尿失禁(overflow urinary incontinence)

26. 反射性尿失禁(reflex urinary incontinence)

27. 压力性尿失禁(stress urinary incontinence)

28. 急迫性尿失禁(urge urinary incontinence)

29. 有急迫性尿失禁的危险(risk for urge urinary incontinence)

30. 尿潴留(urinary retention)

31. 有排尿功能改善的趋势(readiness for enhanced urinary elimination)

32. 排便失禁(bowel incontinence)

33. 便秘(constipation)

34. 感知性便秘(perceived constipation)

35. 有便秘的危险(risk for constipation)

36. 腹泻(diarrhea)

436

37. 胃肠动力失调(dysfunctional gastrointestinal motility)

38. 有胃肠动力失调的危险(risk for dysfunctional gastrointestinal motility)

39. 气体交换障碍(impaired gas exchange)

领域 4:活动/休息(activity/rest)

40. 失眠(insomnia)

41. 睡眠型态紊乱(disturbed sleep pattern)

42. 睡眠剥夺(sleep deprivation)

43. 有睡眠改善的趋势(readiness for enhanced sleep)

44. 有废用综合征的危险(risk for disuse syndrome)

45. 缺乏娱乐活动(deficient divisional activity)

46. 久坐的生活方式(sedentary lifestyle)

47. 床上活动障碍(impaired bed mobility)

48. 躯体活动障碍(impaired physical mobility)

49. 借助轮椅活动障碍(impaired wheelchair mobility)

50. 移动能力障碍(impaired transfer ability)

51. 行走障碍(impaired walking)

52. 术后康复迟缓(delayed surgical recovery)

53. 能量场紊乱(disturbed energy field)

54. 疲乏(fatigue)

55. 活动无耐力(activity intolerance)

56. 有活动无耐力的危险(risk for activity intolerance)

57. 有出血的危险(risk for bleeding)

58. 低效性呼吸型态(ineffective breathing pattern)

59. 心输出量减少(decreased cardiac output)

60. 外周组织灌注无效(ineffective peripheral tissue perfusion)

61. 有心脏组织灌注不足的危险(risk for decreased cardiac tissue perfusion)

62. 有脑组织灌注无效的危险(risk for ineffective cerebral tissue perfusion)

63. 有胃肠道灌注无效的危险(risk for ineffective gastrointestinal tissue perfusion)

64. 有肾脏灌注无效的危险(risk for ineffective renal perfusion)

65. 有休克的危险(risk for shock)

66. 自主呼吸障碍(impaired spontaneous ventilation)

67. 呼吸机依赖(dysfunctional ventilatory weaning response)

68. 有自理能力增强的趋势(readiness for enhanced self-care)

69. 沐浴/卫生自理缺陷(bathing/hygiene self-care deficit)

70. 穿着/修饰自理缺陷(dressing/grooming self-care deficit)

71. 进食自理缺陷(feeding self-care deficit)

72. 如厕自理缺陷(toileting self-care deficit)

领域 5:感知/认知(perception/cognition)

73. 单侧身体忽视(unilateral neglect)

74. 环境认知障碍综合征(impaired environmental interpretation syndrome)

75. 漫游状态(wandering)

76. 感知觉紊乱(具体说明:视觉、听觉、方位感、味觉、触觉、嗅觉)(disturbed sensory perception (specify:visual,auditory,kinesthetic,gustatory,tactile,olfactory))

77. 急性意识障碍(acute confusion)

78. 慢性意识障碍(chronic confusion)

79. 有急性意识障碍的危险(risk for acute confusion)

80. 知识缺乏(deficient knowledge)

81. 有知识增进的趋势(readiness for enhanced knowledge)

82. 记忆功能障碍(impaired memory)

83. 有决策能力增强的趋势(readiness for enhanced decision-making)

84. 活动计划无效(ineffective activity planning)

85. 语言沟通障碍(impaired verbal communication)

86. 有沟通增进的趋势(readiness for enhanced communication)

领域6：自我感知(self-perception)

87. 有个人尊严受损的危险(risk for compromised human dignity)

88. 无望感(hopelessness)

89. 自我认同紊乱(disturbed personal identity)

90. 有孤独的危险(risk for loneliness)

91. 有能力增强的趋势(readiness for enhanced power)

92. 无能为力感(powerlessness)

93. 有无能为力感的危险(risk for powerlessness)

94. 有自我概念改善的趋势(readiness for enhanced self-concept)

95. 情境性低自尊(situational low self-esteem)

96. 长期性低自尊(chronic low self-esteem)

97. 有情境性低自尊的危险(risk for situational low self-esteem)

98. 体像紊乱(disturbed body image)

领域7：角色关系(role relationships)

99. 照顾者角色紧张(caregiver role strain)

100. 有照顾者角色紧张的危险(risk for caregiver role strain)

101. 养育功能障碍(impaired parenting)

102. 有养育功能改善的趋势(readiness for enhanced parenting)

103. 有养育功能障碍的危险(risk for impaired parenting)

104. 有依附关系受损的危险(risk for impaired parent/infant/child attachment)

105. 家庭运作过程失常(dysfunctional family processes)

106. 家庭运作过程改变(interrupted family processes)

107. 有家庭运作过程改善的趋势(readiness for enhanced family processes)

108. 母乳喂养有效(effective breastfeeding)

109. 母乳喂养无效(ineffective breastfeeding)

110. 母乳喂养中断(interrupted breastfeeding)

111. 父母角色冲突(parental role conflict)

112. 有关系改善的趋势(readiness for enhanced relationship)

113. 无效性角色行为(ineffective role performance)

114. 社会交往障碍(impaired social interaction)

领域8：性(sexuality)

115. 性功能障碍(sexual dysfunction)

116. 性生活型态无效(ineffective sexuality patterns)

117. 有生育进程改善的趋势(readiness for enhanced childbearing process)

118. 有母体与胎儿双方受干扰的危险(risk for disturbed maternal/fetal dyad)

领域 9:应对/应激耐受性(coping/ stress tolerance)

119. 创伤后综合征(post-trauma syndrome)

120. 有创伤后综合征的危险(risk for post-trauma syndrome)

121. 强暴创伤综合征(rape-trauma syndrome)

122. 迁移应激综合征(relocation stress syndrome)

123. 有迁移应激综合征的危险(risk for relocation stress syndrome)

124. 焦虑(anxiety)

125. 对死亡的焦虑(death anxiety)

126. 有威胁健康的行为(risk-prone health behavior)

127. 妥协性家庭应对(compromised family coping)

128. 无能性家庭应对(disabled family coping)

129. 防卫性应对(defensive coping)

130. 应对无效(ineffective coping)

131. 社区应对无效(ineffective community coping)

132. 有应对增强的趋势(readiness for enhanced coping)

133. 有社区应对增强的趋势(readiness for enhanced community coping)

134. 有家庭应对增强的趋势(readiness for enhanced family coping)

135. 无效性否认(ineffective denial)

136. 恐惧(fear)

137. 悲伤(grieving)

138. 复杂性悲伤(complicated grieving)

139. 有复杂性悲伤的危险(risk for complicated grieving)

140. 个人恢复能力障碍(impaired individual resilience)

141. 有恢复能力受损的危险(risk for compromised resilience)

142. 有恢复能力增强的趋势(readiness for enhanced resilience)

143. 持续性悲伤(chronic sorrow)

144. 压力负荷过重(stress overload)

145. 自主性反射失调(autonomic dysreflexia)

146. 有自主性反射失调的危险(risk for autonomic dysreflexia)

147. 婴儿行为紊乱(disorganized infant behavior)

148. 有婴儿行为紊乱的危险(risk for disorganized infant behavior)

149. 有婴儿行为调节改善的趋势(readiness for enhanced organized infant behavior)

150. 颅内调适能力降低(decreased intracranial adaptive capacity)

领域 10:生活准则(life principles)

151. 有希望增强的趋势(readiness for enhanced hope)

152. 有精神安适增进的趋势(readiness for enhanced spiritual well-being)

153. 抉择冲突(decisional conflict)

154. 道德困扰(moral distress)

155. 不依从行为(noncompliance)

156. 宗教信仰减弱(impaired religiosity)

157. 有宗教信仰增强的趋势(readiness for enhanced religiosity)

158. 有宗教信仰减弱的危险(risk for impaired religiosity)

159. 精神困扰(spiritual distress)

160. 有精神困扰的危险(risk for spiritual distress)

领域 11:安全/防护(safety/protection)

161. 有感染的危险(risk for infect ion)

162. 清理呼吸道无效(ineffective airway clearance)

163. 有误吸的危险(risk for aspiration)

164. 有婴儿猝死综合征的危险(risk for sudden infant death syndrome)

165. 牙齿受损(impaired dentition)

166. 有跌倒的危险(risk for falls)

167. 有受伤害的危险(risk for injury)

168. 有手术期体位性损伤的危险(risk for perioperative-positioning injury)

169. 口腔黏膜受损(impaired oral mucous membrane)

170. 有外周神经血管功能障碍的危险(risk for peripheral neurovascular dysfunction)

171. 防护能力低下(ineffective protection)

172. 皮肤完整性受损(impaired skin integrity)

173. 有皮肤完整性受损的危险(risk for impaired skin integrity)

174. 有窒息的危险(risk for suffocation)

175. 组织完整性受损(impaired tissue integrity)

176. 有外伤的危险(risk for trauma)

177. 有血管损伤的危险(risk for vascular trauma)

178. 自伤(self-mutilation)

179. 有自伤的危险(risk for self-mutilation)

180. 有自杀的危险(risk for suicide)

181. 有对他人施行暴力的危险(risk for other-directed violence)

182. 有对自己施行暴力的危险(risk for self-directed violence)

183. 受污染(contamination)

184. 有受污染的危险(risk for contamination)

185. 有中毒的危险(risk for poisoning)

186. 乳胶过敏反应(latex allergy response)

187. 有乳胶过敏反应的危险(risk for latex allergy response)

188. 有体温失调的危险(risk for imbalanced body temperature)

189. 体温过高(hyperthermia)

190. 体温过低(hypothermia)

191. 体温调节无效(ineffective thermoregulation)

领域 12:舒适(comfort)

192. 有舒适增进的趋势(readiness for enhanced comfort)

193. 舒适度减弱(impaired comfort)

194. 恶心(nausea)

195. 急性疼痛(acute pain)

196. 慢性疼痛(chronic pain)

197. 社交孤立(social isolation)

领域 13:生长/发展(growth/development)

198.成人身心功能衰退(adult failure to thrive)

199.生长发展迟缓(delayed growth and development)

200.有发展迟缓的危险(risk for delayed development)

201.有生长比例失调的危险(risk for disproportionate growth)

（高燕）

Note

主要参考文献

ZHUYAOCANKAOWENXIAN

[1] 李小寒,尚少梅.基础护理学[M].6 版.北京:人民卫生出版社,2017.

[2] 冯先琼.护理学导论[M].2 版.北京:人民卫生出版社,2006.

[3] 周春美,张连辉.基础护理学[M].3 版.北京:人民卫生出版社,2014.

[4] 李小妹.护理学导论[M].3 版.北京:人民卫生出版社,2012.

[5] 高晓梅.护理学导论[M].郑州:郑州大学出版社,2017.

[6] 张金华.基础护理学[M].郑州:郑州大学出版社,2012.

[7] 姜安丽.新编护理学基础[M].2 版.北京:人民卫生出版社,2013.

[8] 吴之明,余剑珍.护理学基础[M].2 版.上海:同济大学出版社,2013.

[9] 叶玲,刘艳.基础护理学[M].北京:中国医药科技出版社,2018.

[10] 周更苏,张萍萍.护理学基础[M].北京:中国协和医科大学出版社,2011.

[11] 刘兴明.戊二醛灭菌剂在医院的正确使用[J].职业与健康,2006,22(24):2237.

[12] 张兵,刘坤,吕超英,等.医务人员职业防护与标准预防[J].中国医院,2006,10(5):13-15.

[13] 李小寒,尚少梅.基础护理学[M].5 版.北京:人民卫生出版社,2012.

[14] 殷磊.护理学基础[M].3 版.北京:人民卫生出版社,2002.

[15] 李晓松.护理学基础[M].2 版.北京:人民卫生出版社,2008.

[16] 刘美萍.护理学基础[M].北京:科学出版社,2016.

[17] 辛瑞莲,毛红云,周香凤.护理学基础[M].武汉:华中科技大学出版社,2013.

[18] 兰华,陈炼红,刘玲贞.护理学基础[M].北京:科学出版社,2017.

[19] 姜安丽,钱晓路.新编护理学基础[M].3 版.北京:人民卫生出版社,2018.

[20] 章晓幸,张美琴.基本护理技术[M].北京:高等教育出版社,2013.

[21] 张源,汪志良,蒋中平,等.社区住院患者胃管留置时间研究[J].上海医药,2014(14):38-39,45.

[22] 吕霞,胡红英,陈慕莹,等.聚氨酯胃管在老年患者胃内留置安全时间的研究[J].中华损伤与修复杂志(电子版),2014,9(1):76-77.

[23] 高燕,赵芳.硅胶胃管在长期鼻饲老年患者胃内留置安全时间的分析[J].中国继续医学教育,2017,9(2):231-232.

[24] 肖秋媚,吕霞,胡红英,等.2 种营养液对鼻饲硅胶胃管留置时间的临床研究[J].齐齐哈尔医学院学报,2013,34(6):933-934.

[25] 张静雯.膳食纤维的功能及在食品中的应用[J].食品工程,2011(4):17-18,37.

[26] 姚蕴伍,吴之明.护理学基础[M].上海:同济大学出版社,2008.

[27] 祝志慧.手术患者留置导尿管的护理进展(综述)[J].安徽卫生职业技术学院学报,2011,10(4):81-82.

[28] 林薇,李道快,王陈莲.留置导尿患者一次性集尿袋的更换时间[J].解放军护理杂志,2010,27(6):473-474.

［29］　方仕婷,余菊芬.护理学基础(临床案例版)［M］.武汉:华中科技大学出版社,2016.

［30］　程刚.生物药剂学［M］.4 版.北京:中国医药科技出版社,2015.

［31］　冷斌,刘洪臣.植入型给药系统的分类与应用［J］.中国医学装备,2007,4(5):5-8.

［32］　彭姝,张军,李慧芬,等.输液中不溶性微粒的危害综述［J］.中国药事,2018,32(8):1058-1063.

［33］　钟华苏,李柳英.静脉输液治疗护理学［M］.3 版.北京:人民军医出版社,2014.

［34］　章晓幸,邢爱红.基本护理技术［M］.2 版.北京:高等教育出版社,2018.

［35］　谢晖.基础护理学［M］.郑州:郑州大学出版社,2018.

［36］　张惠玲,朱洪清.护理学基础［M］.南京:江苏凤凰科学技术出版社,2014.